ACTA NEUROVEGETATIVA / SUPPLEMENTUM VI

Die neurovegetative Peripherie

Neurohistologisches Colloquium
im Hygiene-Institut der Universität Wien
unter dem Vorsitz von A. Weber, Genf
2. September 1954

Schriftleitung
C. Coronini
Wien

Mit 161 Textabbildungen

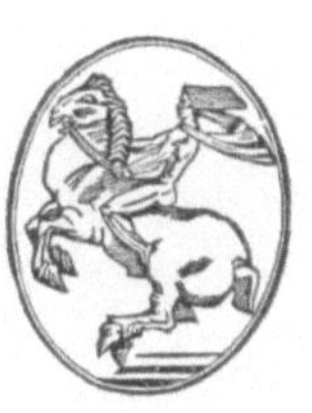

WIEN / SPRINGER-VERLAG / 1955

ISBN-13: 978-3-211-80379-0 e-ISBN-13: 978-3-7091-7849-2
DOI: 10.1007/978-3-7091-7849-2

Vorwort.

Es gereicht mir zu besonderer Freude, mit dem vorliegenden VI. Supplementband der „Acta Neurovegetativa" die im Rahmen des Wiener Colloquiums über die neurovegetative Peripherie am 2. September 1954 gehaltenen Referate der Öffentlichkeit zu übergeben.

Es war uns möglich, an Stelle des Kurzberichtes „Die plexiforme Synapse auf Distanz" von *V. Jabonero* (Oviedo, Spanien) die monographische Studie „Die anatomischen Grundlagen der peripheren Neurosekretion" desselben Verfassers in diesem Supplementband zum Abdruck zu bringen. In dieser Arbeit werden neben anderen peripheren neurosekretorischen Problemen insbesondere die sekretorischen Eigenschaften der plexiformen Synapse auf Distanz erstmalig an Hand zahlreicher einschlägiger Bilder in ausführlicher Weise aufgezeigt.

Dem Vorsitzenden der Veranstaltung, Herrn Prof. Dr. *A. Weber* (Genf), gilt mein herzlicher Dank für seine umsichtige Leitung der Tagung und für seine zwar kritische, aber stets wohlwollende Stellungnahme zu den vorgebrachten Problemen.

Ferner danke ich Herrn Prof. Dr. *R. Bieling,* Vorstand des Hygiene-Institutes der Universität Wien, für die liebenswürdige Überlassung seines Hörsaales als Tagungsort.

Ganz besonders bin ich dem Wiener Springer-Verlag, Herrn *O. Lange,* für die sehr gute Ausstattung verbunden, die er dem vorliegenden Supplementband VI der „Acta Neurovegetativa" angedeihen ließ.

Wien, im April 1955.

Carmen Coronini.

Inhaltsverzeichnis.

Aus dem histologisch-embryologischen Institut der Universität Istanbul.

Wo steht die Morphologie der neurovegetativen Peripherie?

Von

Max Clara.

Mit 8 Textabbildungen.

Die neurovegetative Peripherie gehört, ungeachtet der verdienstvollen Bemühungen zahlreicher Forscher, noch immer zu den am meisten umstrittenen morphologischen Problemen der Neurohistologie. Neben den Meinungsverschiedenheiten, die sich auf eine unterschiedliche Deutung der Befunde beziehen, haben sich nicht wenige Unstimmigkeiten lediglich aus einer unzureichenden Klarstellung der Begriffe ergeben; können erstere nur durch die Beibringung neuer, womöglich besserer Beweise beseitigt werden, so müssen letztere so schnell als möglich durch unmißverständliche Begriffsbestimmungen beseitigt werden, andernfalls wir, wie *Boeke* (1943) sich ausgedrückt hat, in ein Chaos gelangen, aus dem wir niemals wieder herauskommen können.

Die nachstehende Übersicht über den heutigen Stand der Morphologie der neurovegetativen Peripherie beschränkt sich unter bewußtem Verzicht auf literarische Vollständigkeit auf drei, als wesentlich anzusehende Probleme, und zwar die Organisation der terminalen nervösen Geflechte, die Stellung der interstitiellen Zellen und die Frage der peripheren vegetativen Synapse, wobei sie sich durchaus darüber im klaren ist, daß sie sich sozusagen zwischen Szylla und Charybdis bewegt.

I. Die Bündel der vorzugsweise markarmen bzw. marklosen vegetativen Nervenfasern gliedern sich in der Peripherie in Geflechte verschiedener Größenordnung auf, welche in ihrer Gesamtheit gewissermaßen „das nervöse Gerüst des Organs“ (*Reiser* 1943) darstellen; an der Bildung dieser Geflechte sind verschiedene Faserqualitäten — sympathische und parasympathische, efferente und afferente — beteiligt, doch lassen sich diese infolge der starken Verflechtung der Faserbündel sowie des vielfältigen Faseraustausches innerhalb des Maschengefüges bei dem heutigen Stand der histologischen Technik schon in dem makro-mikroskopischen Bereich und erst recht in der eigentlichen „nervösen Peripherie“ *(Feyrter)* im einzelnen nicht identifizieren.

Die am weitesten peripher liegenden Geflechte sind, wenn auch vielleicht nicht in ihrer ganzen Vollständigkeit, so doch in mustergültiger Weise bereits in den letzten Jahren der vorigen und in den ersten Jahren des jetzigen Jahrhunderts sowohl von italienischen

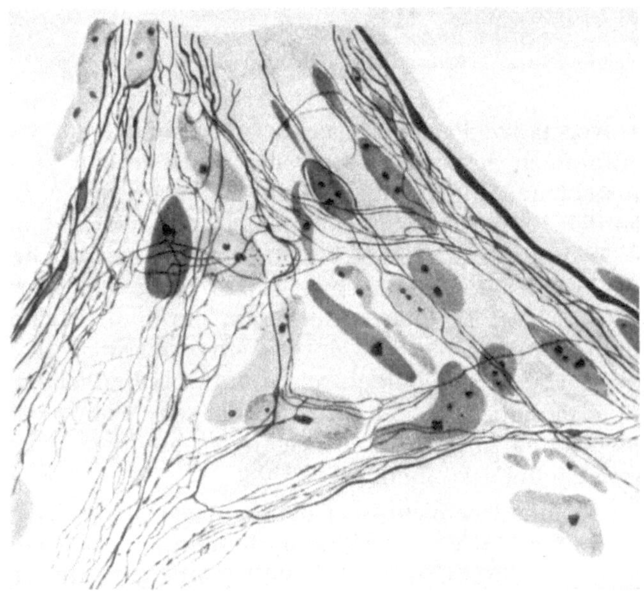

Abb. 1. Ausschnitt aus dem vegetativen nervösen Endnetz (Grundplexus) in der Chorioidea des menschlichen Auges. Bielschowsky-Methode. (Aus Boeke, Z. mikrosk.-anat. Forsch. 33, 1933.)

Autoren (*Sfameni* 1894, 1900, *Sala* 1899, *Crevatin* 1899, 1900, *Ceccherelli* 1904 sowie *Ruffini* 1905) mit der *Golgi*schen „schwarzen Reaktion“ bzw. mit der Goldchloridmethode, als auch von *Dogiel* (1895, 1898, 1899) mit der supravitalen Methylenblaufärbung dargestellt worden; seit den Untersuchungen von *Lawrentjew* (1926), *van Esveld* (1928), *Stöhr* (1930, 1932) und *Boeke* (1933) wissen wir, daß die Neurofibrillenzüge, welche diese Geflechte aufbauen, in dünne kernhaltige Plasmastränge eingebettet sind, die in ihrer Gesamtheit ein terminales Leitplasmodium bilden.

Derartige, in einem kernhaltigen Syncytium eingebettete Neurofibrillenzüge lassen sich so gut wie ubiquitär in der vegetativen Peripherie nachweisen (Abb. 1); sie entsprechen dem sympathischen

Grundplexus von *Boeke,* dem präterminalen Netzwerk von *Reiser,* dem terminalen Plexus von *Lawrentjew* sowie wenigstens zum Teil auch dem System der protoplasmatischen Nervenfasern von *Jabonero.*

Die gegen die Existenz dieser terminalen Neurofibrillengeflechte der neurovegetativen Peripherie vorgebrachten Einwände (*Michels* 1935, *Nonidez* 1936, 1937 und *Nageotte* 1937, 1938/39) dürfen, zumindest soweit sie sich auf die eben geschilderten Formationen beziehen, als widerlegt gelten. Mit *Landau* (1944) darf man wohl annehmen, „que des auteurs comme *Boeke* et ses collaborateurs, *Lawrentjew, Ph. Stöhr* et ses élèves et d'autres encore ont été capables, après toutes les précautions nécessaires, de distinguer entre une neurofibrille et une fibre de la réticuline tout ainsi bien que leurs critiques".

Wird die Existenz eines „aus feinsten, überall untereinander anastomosierenden und in einem dichten Gewirr zu breiten Bündeln zusammengeschlossenen Neurofibrillenzügen dünnsten isolierten Neurofibrillen" aufgebauten nervösen Netzwerkes *(Boeke)* in der neurovegetativen Peripherie heute wohl kaum mehr ernsthaft in Zweifel gezogen, so ist die Organisation dieses vegetativen nervösen Endnetzes, wie es von *Feyrter* genannt worden ist, noch keineswegs in einem völlig befriedigenden Sinne geklärt; während von zahlreichen Autoren, wie *Pensa, Schabadasch, Boeke, Stöhr, Stefanelli, Landau, Rossi, Jabonero, Hagen, Knoche* u. a. angenommen wird, daß dieses vegetative Netzwerk von den entbündelten Neurofibrillenzügen der ihre Individualität aufgebenden vegetativen Nervenfasern gebildet wird, sind andere Forscher (*Lawrentjew, Schimert, Nageotte, Hillarp* usw.) der Meinung, daß diese Formation nicht ein Netzwerk von Neurofibrillen, sondern ein Plexus von selbständig bleibenden Neuriten ist, „die in einem dichten Netzwerk anastomosierender, von einem terminalen *Schwann*schen Plasmodium gebildeter Stränge verlaufen" *(Hillarp).*

Der Einwand, daß die Bilder, welche die „mit tausenderlei Reagentien zu Tode gequälten" *(Stöhr)* und auch noch „nachher in der gröbsten Weise mißhandelten" *(Boeke)* histologischen Präparate zeigen, nicht die tatsächlichen Verhältnisse, sondern bestenfalls Trümmer der ursprünglichen Verhältnisse wiedergeben, hat, wie wir alle wissen, durchaus seine Berechtigung; die Frage, ob die Neurofibrillen in dem Leitplasmodium durchwegs selbständig bleiben (Abb. 2 a) oder aber auch miteinander anastomosieren (Abb. 2 b und c), kann nur von untergeordneter Bedeutung sein, zumal die Neurofibrillen als die Äquivalente von durch das submikroskopische Gefüge des Neuroplasmas vorausbestimmten, aber nicht als solche vorgeformten Strukturen gelten.

Das Problem der Organisation des vegetativen Endnetzes erschöpft sich indessen nicht in der Frage der Struktur und Natur der neurofibrillären Geflechte, sondern betrifft vor allem auch die Beschaffenheit des syncytialen Leitgewebes, in dem sie eingebettet sind.

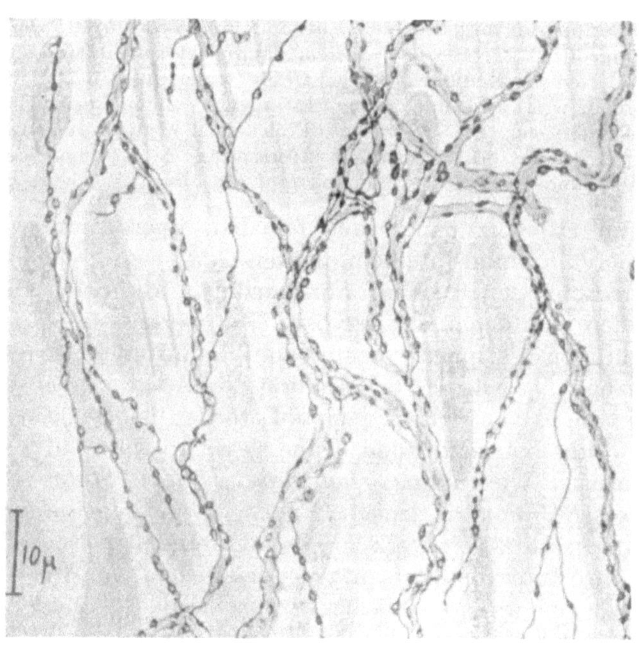

Abb. 2a.

Abb. 2. Vegetatives nervöses Endnetz mit verschiedenen Methoden dargestellt. a aus der Muskelschicht der Harnblase des Frosches. Methylenblau-Färbung (aus Hillarp 1946); b aus der Muskelschicht des Wurmfortsatzes des Menschen. Imprägnation nach Jabonero (aus Jabonero, Experientia 7, 1951); c aus dem Bindegewebe der menschlichen Haut. Bielschowsky-Methode. (Aus Boeke, Z. mikrosk.-anat. Forsch. 33, 1933.)

Dieses Leitgewebe besteht aus feinen protoplasmatischen Strängen, welche eine vakuoläre Struktur zeigen (vgl. *Stöhr jr.*, *Reiser*, *Boeke*, *Jabonero*, *Feyrter*, *Coronini*, *Lassmann* und *Skudrzyk*, *Herzog* usw.), welche von vielen Autoren als Fixierungsartefakt, von *Jabonero* hingegen als normaler Zustand bewertet wird. Die Mehrzahl der Autoren betrachtet dasselbe als einen syncytialen Verband von *Schwann*schen Zellen („Lemnoblasten"); „man kann, physiologisch gedacht, das *Schwann*sche Leitgewebe gemeinsam mit den in seinem Plasma eingebetteten Nervenfäserchen als ein nervöses terminales Plasmodium bezeichnen" (*Stöhr jr.* 1930). Die Beobachtung, daß in dem Leitplasmodium neben längsovalen Kernen, welche in ihrem Aussehen durchaus den typischen *Schwann*schen Kernen gleichen, auch rundliche oder rundlich-ovale Kerne vorkommen, welche vornehmlich an den Knotenpunkten bzw., genauer ausgedrückt, vorzugsweise an den Endstellen der terminalen Geflechte zu liegen

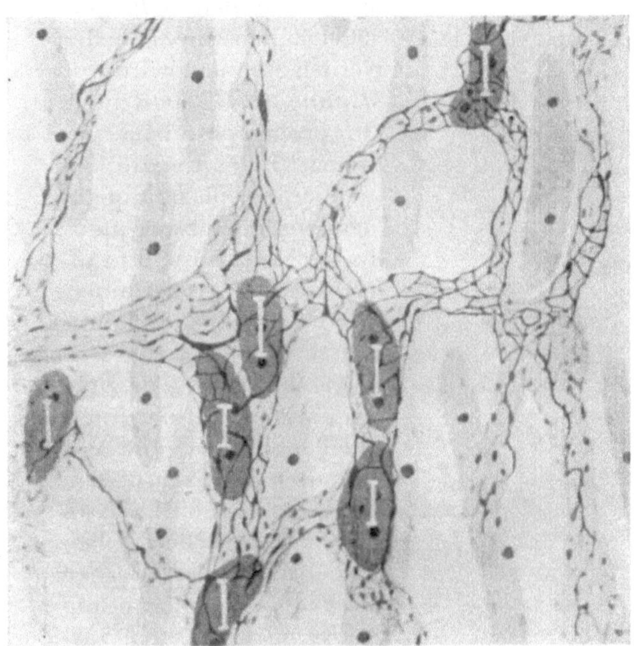

Abb. 2b.

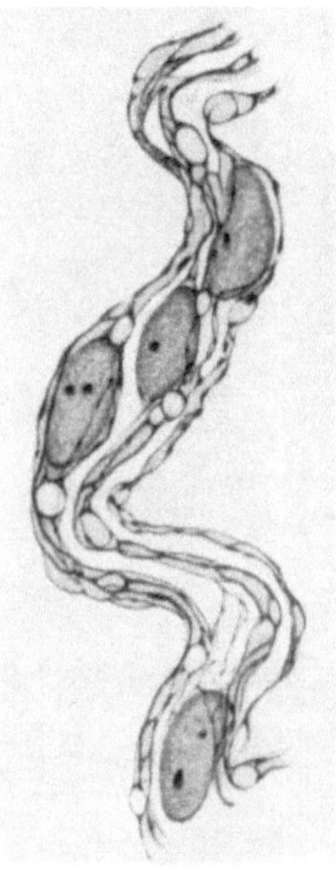

Abb. 2c.

scheinen, will indessen zu einer solchen vereinfachten Auffassung von der Natur des Leitplasmodiums nicht gut stimmen. In der Tat mehren sich die Stimmen, welche die rundlichen Kernformen nicht den *Schwann*schen Zellen, sondern den von *Cajal* (1894) entdeckten interstitiellen Zellen zuordnen wollen.

Das Verhältnis der interstitiellen Zellen zu dem Leitplasmodium betrifft nicht allein ein morphologisches, sondern vielleicht in noch höherem Maße ein physiologisches Problem, da gerade den interstitiellen Zellen eine besondere Bedeutung bei der Übertragung der nervösen Impulse auf die Erfolgsorte zugeschrieben wird.

II. Die interstitiellen Zellen unterscheiden sich von den *Schwann*schen Zellen außer durch die Form des Zellkernes auch durch das Verhalten des Cytoplasmas, indem dieses wie das Neuroplasma der Ganglienzellen supravital mit Methylenblau anfärbbar ist, eine positive Oxydase- und Peroxydasereaktion gibt, niemals *Reich*sche π-Granula enthält (*Leeuwe* 1931) und schließlich eine ausgesprochene

Argyrophilie zeigt (*Taxi* 1951); die Angabe *Leeuwes* (1931), daß in dem Cytoplasma *Nissl*-Substanz nachweisbar, ist von *Hillarp* (1946) bestritten worden.

Die Behauptung von *Stöhr,* daß die interstitiellen Zellen nicht leicht von den *Schwann*schen Zellen unterschieden werden können, wird von *Meyling* (1953) bestritten; „in properly stained methylene blue preparations ... the protoplasma of the *Schwann* cells lying along the postganglionic and afferent fibers is not stained, whereas the autonomic interstitial cells are".

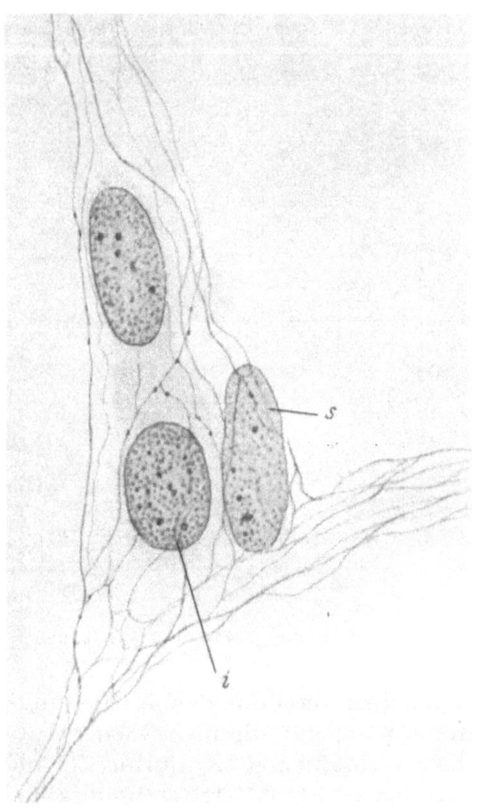

Abb. 3. Interstitielle Zelle aus dem Meissnerschen Plexus des Menschen. Bielschowsky-Methode. (Aus Stöhr jr., Z. Zellforsch. 29, 1939.) s Schwannsche Zelle, i interstitielle Zelle.

Als besonders bezeichnendes Merkmal der interstitiellen Zellen gilt das Verhalten der Neurofibrillen, welche nicht wie in den *Schwann*schen Zellen einfach an den Kernen vorbeilaufen, sondern um die Kerne jeweils ein zartes netzig verwobenes Gerüst bilden (Abb. 3) und dadurch diesen Zellen das Aussehen von kleinen Ganglienzellen verleihen.

Die durch ihre Ausläufer untereinander zusammenhängenden interstitiellen Zellen bilden nach *Boeke* (1942, 1949) und *Taxi* (1952) zusammen mit den *Schwann*schen Zellen das Leitplasmodium (Abb. 4), während *Meyling* (1953) der Meinung ist, daß das Leitplasmodium des terminalen Plexus ausschließlich aus einem Syncytium von interstitiellen Zellen aufgebaut ist; „*Schwann* cells do not exist in this syncytium". Ähnlich wie *Meyling* hat *Lawrentjew* (1926) die interstitiellen Zellen „als Endglieder einer protoplasmatischen Leitungsbahn des autonomen Nervensystems" angesehen, aber als Lemnoblasten gekennzeichnet. Die Abbildungen *Lawrentjews* zeigen indessen so eindeutig die für die interstitiellen Zellen be-

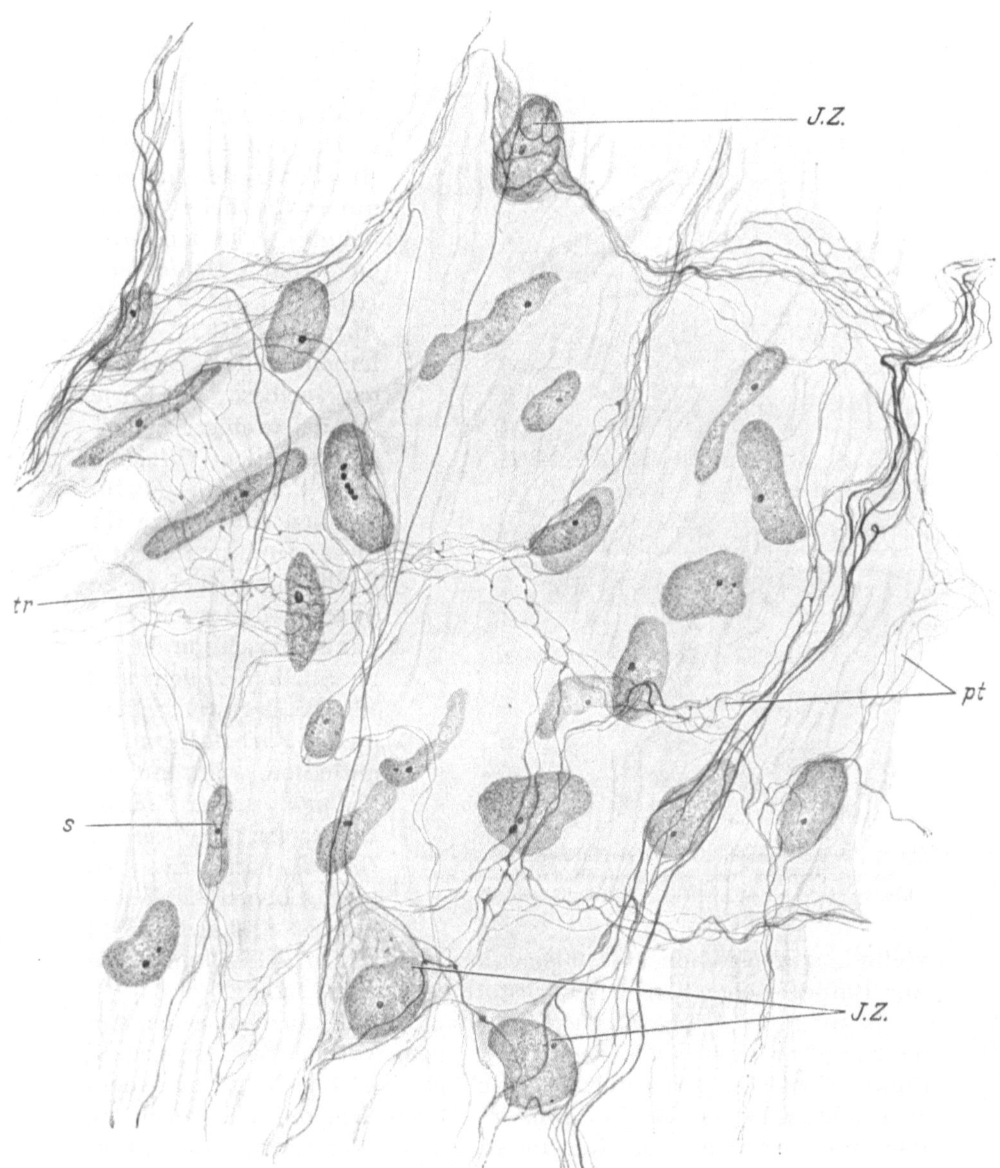

Abb. 4. Interstitielle Zelle innerhalb der vegetativen Endformation in der Adventitia der Art. uterina; Parametrium, Mensch. Bielschowsky-Methode. (Aus Knoche, Z. Zellforsch. 37, 1952.) I. Z. interstitielle Zelle; pt präterminales Netz; tr Terminalretikulum; s Schwannscher Kern.

zeichnenden Merkmale, daß ihre Deutung als Lemnoblasten mit guten Gründen als unzutreffend hingestellt werden kann; dagegen handelt es sich bei den von *Jabonero* als interstitielle Zellen angesprochenen Elementen vielfach um Anteile des *Schwann*schen Leitplasmodiums (vgl. Abb. 2 b).

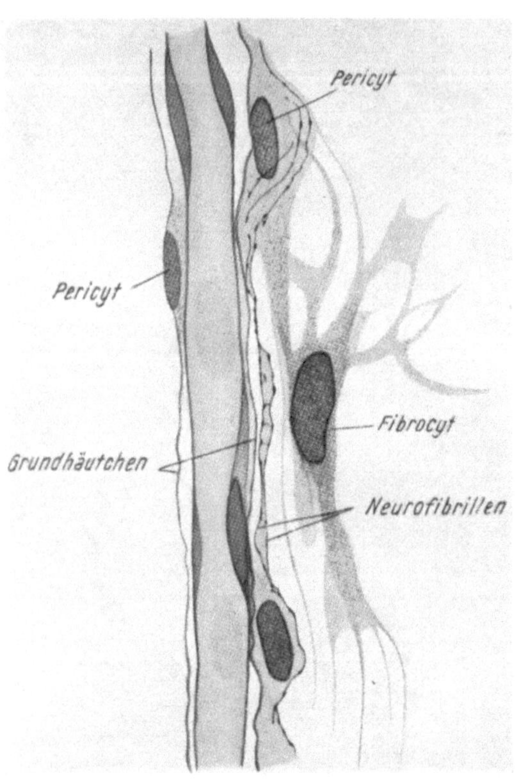

Abb. 5. Feine Neurofibrillen, welche teilweise in dem Cytoplasma der Perizyten und eines Fibrozyten verlaufen. Bielschowsky-Methode. (Aus Stöhr jr. Z. Zellforsch. 27, 1937.)

Die Natur der interstitiellen Zellen hat eine unterschiedliche Beurteilung gefunden. *Dogiel* (1895), *Heidenhain* (1911), *Kuntz* (1922), *Abraham* (1938) u. a. haben in diesen Elementen eine besondere Form bindegewebiger Zellen sehen wollen. *Ottaviani* und *Cavazano* (1940) glauben eine Stütze für diese Annahme in der Beobachtung liefern zu können, daß nach Trypanblauinjektion die interstitiellen Zellen und die Bindegewebszellen kleine Farbstoffgranula enthalten, während die *Schwann*schen Zellen immer frei von solchen Granula sind; aus den beigegebenen Abbildungen ist indessen nicht völlig klar zu ersehen, daß tatsächlich interstitielle Zellen und nicht nur Bindegewebszellen den Farbstoff gespeichert haben.

Es mag hier eingeschaltet sein, daß die Möglichkeit einer Beteiligung bindegewebiger Elemente an dem Aufbau des Leitplasmodiums nicht von vornherein ausgeschlossen bleiben kann, nachdem Beobachtungen von *Boeke, Stöhr jr., Riegele, Knoche* u. a. vorliegen, daß im Bereiche der Kapillaren auch Perizyten, Adventitiazellen und Elemente des retikulo-endothelialen Systems von feinsten Neurofibrillenzügen durchlaufen werden können (Abb. 5); wenn auch nach den Feststellungen von *Rossi* (1950) die Beziehungen der

Neurofibrillen zu den Fibrozyten und Histiozyten sowie zu den Endothelzellen der Blutkapillaren vielfach auf einen Oberflächenkontakt beschränkt bleiben und nicht zu einem intraplasmatischen Verlauf führen, so können doch sicher wenigstens in einzelnen Fällen die Neurofibrillen durch das Cytoplasma mesenchymaler Zellabkömmlinge verlaufen. Damit stellt sich aber dann die Frage, ob diese Bindegewebszellen als Glieder einer Leitbahn oder aber als Elemente besonderer Art mit besonderen neuralen Aufgaben zu deuten sind (vgl. *Knoche* 1954).

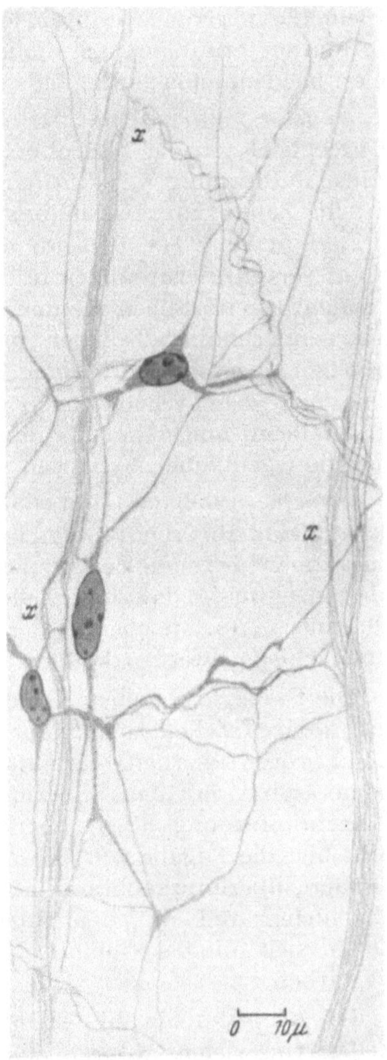

Abb. 6. Interstitielle Zellen aus dem Auerbachschen Plexus des Meerschweinchens. Methylenblaufärbung. (Aus Taxi, Arch. anat. microsc. 41, 1952.) An den mit x bezeichneten Stellen liegen wahrscheinlich Schwannsche Kerne.

Lawrentjew (1926), *van Esveld* (1928), *Schabadasch* (1930, 1934), *Schimert* (1938), *De Castro* (1942) und *Hillarp* (1946) rechnen die interstitiellen Zellen zu den Lemnoblasten; auch *Stöhr jr.* (1941, 1951) betrachtet die interstitiellen Zellen als besonders modifizierte Anteile des *Schwann*schen Leitplasmodiums; in dem Bereiche des vegetativen Endnetzes „nehmen die *Schwann*schen Kerne statt der länglich-ovalen Form eine mehr rundlich-ovale oder rundliche Gestalt an, lagern sich vorzugsweise an die Knotenpunkte des nervösen Netzwerkes und erscheinen als interstitielle Zellen". Auch *Herzog* (1954) identifiziert die interstitiellen Zellen mit modifizierten *Schwann*schen Zellen („Gliocyten"), welche syncytiale protoplasmatische Fasern bilden.

Cajal sowie eine Reihe anderer Autoren (*Boeke, Leeuwe, Tinel, Meyling, Coujard, Jabonero* usw.) halten die interstitiellen Zellen für Nervenzellen („neurones sympathiques interstitiels" *Cajal*); nach

Taxi (1951) werden die Ausläufer der interstitiellen Zellen in einer gewissen Entfernung vom Zelleib so sehr marklosen Neuriten ähnlich, daß es praktisch unmöglich wird, sie mit den üblichen neurohistologischen Methoden von diesen zu unterscheiden (Abb. 6). *Jabonero* (1948, 1952) sieht in den interstitiellen Zellen ebenfalls Elemente nervöser Natur; „le syncytium protoplasmatique de la formation terminale du système neurovégétatif périphérique efférent n'est pas lemnoblastique, mais nerveux, veritable neuroplasme".

Feyrter (1951) ist der Meinung, daß die interstitiellen Zellen zu Unrecht als solche bezeichnet worden sind; bei Anwendung der Einschlußfärbung mit *Ehrlich*schem Hämatoxylin lassen sich verästelte Zellen zur Darstellung bringen, die teils seitlich an dem präterminalen Netz, teils an dem Leitgewebe feinkalibriger markloser Nervenfasern hängen und als „ansehnliche" Zellen mit großen runden bis eiförmigen Kernen und deutlichem Kernkörperchen und als „unansehnliche" Zellen mit kleinen rundlich-eckigen Kernen unterschieden werden können. *Feyrter* glaubt in diesen besonderen, zwischen dem vegetativen Endnetz und den Erfolgszellen eingeschalteten und daher als interkaläre Zellen bezeichneten Elementen die eigentlichen Synapsen sehen zu können.

Knoche (1952) bestätigt, daß die Einschlußfärbung mit *Ehrlich*schem Hämatoxylin in der Tat verästelte, offenbar untereinander zusammenhängende Zellen zur Darstellung bringt (Abb. 7), betont aber gleichzeitig, daß diese Zellen „weder an der Farbtönung, an der Plasmastruktur noch an der Kernform von Bindegewebszellen unterschieden werden können".

Die Frage, in welchem Verhältnis die interstitiellen Zellen und die interkalären Zellen zueinander stehen, ist von *Feyrter* (1951) selbst nicht erörtert worden, sie läßt sich, wie *Knoche* (1952) sehr richtig bemerkt hat, mit den Silbermethoden „nur sehr schwer", mit der Einschlußfärbung allein überhaupt nicht klären; möglicherweise hilft hier die Angabe von *Wiedmann* (1953) weiter, daß die von ihm bei der Silberimprägnation nach *Bielschowsky-Gros* in der Haut beobachteten und mit den interkalären Elementen gleichgesetzten Zellen sich mit der *Gomori*schen Chromhämatoxylinmethode elektiv färben.

III. Nachdem sowohl den interstitiellen als auch den interkalären Zellen von vielen Autoren eine entscheidende Rolle bei der Übermittlung der nervösen Impulse an die vegetativ innervierten Erfolgsorte zugeschrieben wird, muß nunmehr das Problem der Synapsen in der neurovegetativen Peripherie aufgerollt werden, das in dem Streit der Meinungen nachgerade unlösbar zu werden droht.

Stöhr jr. und seine Schule vertreten bekanntlich die Auffassung, daß der *Boeke*sche Terminalplexus nicht den terminalen, sondern

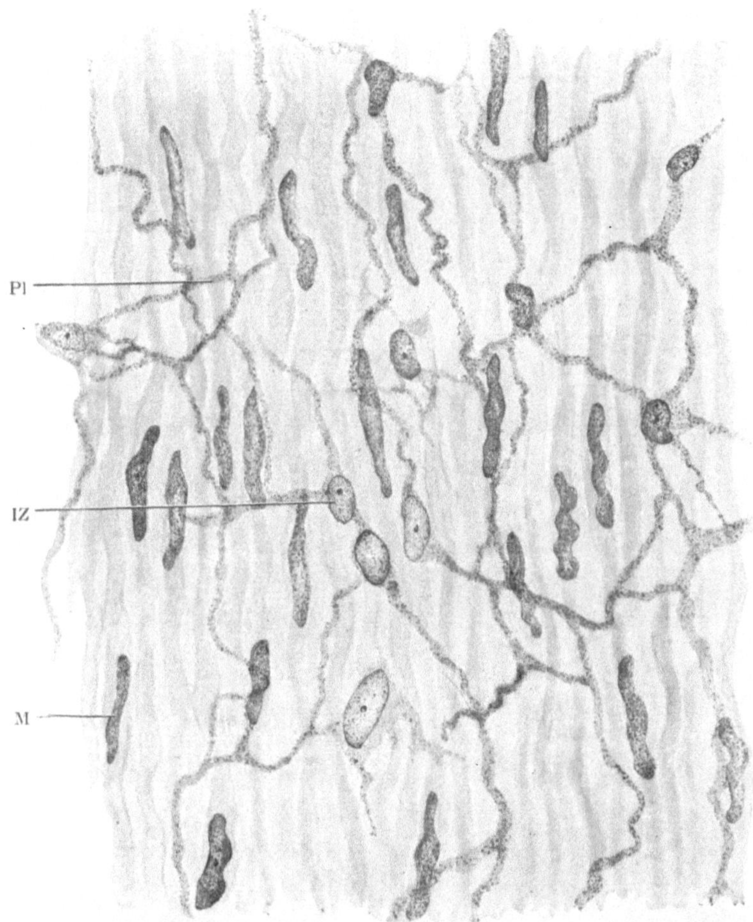

Abb. 7. Nervöse Plasmastränge in der Muskulatur des menschlichen Magens. Einschlußfärbung mit Ehrlichschem Hämatoxylin. (Aus Knoche, Z. Zellforsch. 40, 1954.) Pl nervöse Plasmastränge, IZ Kern einer interstitiellen Zelle, M Kern einer glatten Muskelzelle.

den präterminalen Abschnitt der neurovegetativen Endausbreitung darstellt, weil die eigentliche Endformation von dem sogenannten Terminalretikulum gebildet wird (Abb. 8). Bei dieser Struktur, welche „glatte Muskelzellen, Bindegewebszellen, Drüsen- und Ganglienzellen wie mit einem dünnen Schleier“ umhüllt, handelt es sich nach der von *Stöhr jr.* (1951) gegebenen Beschreibung „um ein syncytial gebautes, nervöses, teilweise noch mit kernhaltigen nervösen Plasmasträngen ausgestattetes Netz, das mit den Zellen, Geweben oder Gewebskomplexen der versorgten Organe aufs engste plasmatisch

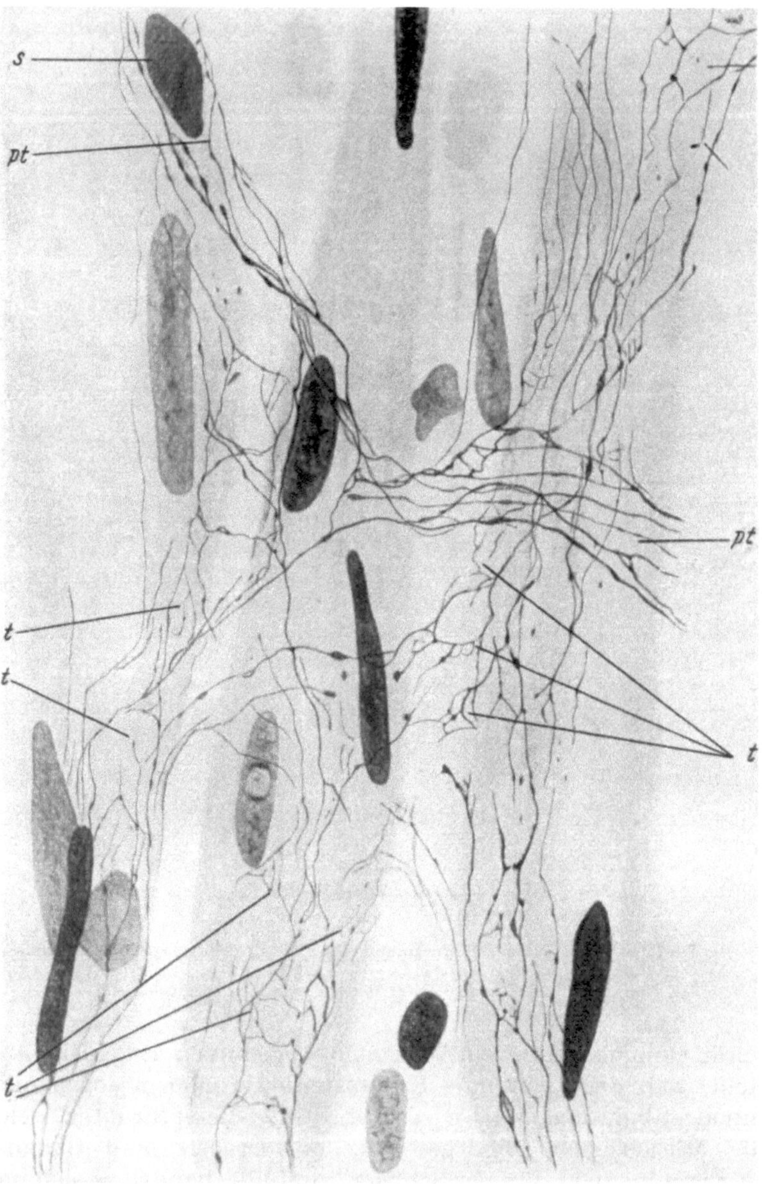

Abb. 8. Nervöses Terminalretikulum aus der Muskulatur des Wurmfortsatzes des Menschen. Bielschowsky-Methode. (Aus Reiser, Z. Zellforsch. 22, 1935.) s Schwannscher Kern, pt präterminales Netzwerk, t Terminalretikulum.

verbunden erscheint und stellenweise mit feinsten fibrillären Ausläufern in das Plasma der versorgten Gewebe gelangt".

Hat die Feststellung von *Reiser* (1935), daß es sich bei dem *Boeke*schen Grundplexus und dem Terminalretikulum um zwei verschiedene und nicht miteinander vergleichbare Strukturen handelt, indem das Terminalretikulum erst dort anfängt, wo der Grundplexus aufhört, wesentlich zur begrifflichen Klärung beigetragen, so liegt es doch anderseits in der Natur der Dinge, daß sich zwischen dem präterminalen Plexus und dem terminalen Retikulum wenigstens vorläufig nicht immer und an allen Stellen eine einwandfreie Abgrenzung durchführen läßt; dies mag wohl auch der Grund sein, daß *Stöhr jr.* selbst daran festhält, beide Formationen als ein einheitliches Ganzes unter der Bezeichnung Terminalretikulum zusammenzufassen. Daß damit einer klaren Definition kein guter Dienst erwiesen wird, bedarf wohl kaum einer weiteren Begründung.

Reiser hat bereits betont, daß das präterminale Netz aus Neurofibrillenbündeln in einem kernhaltigen Syncytium, das Terminalretikulum hingegen aus einem gleichmäßig ausgebreiteten kernlosen Wabenwerk einzelner Neurofibrillen bestehen soll. Eine unmißverständliche Abgrenzung des präterminalen Netzes von dem Terminalretikulum erscheint darüber hinaus aber nicht zuletzt deswegen unabweislich, weil wohl das präterminale Netzwerk als Äquivalent von neuroplasmatischen Substraten angesehen werden darf, während dagegen für das Terminalretikulum weder die Lebenstreue noch die wirklich nervöse Natur dieser Struktur bis heute bewiesen ist.

Stöhr (1932, 1934) selbst hat zunächst die Möglichkeit offen gelassen, „daß es eines Tages mit Hilfe verbessernder Methoden am lebenden Objekt gelingen könnte, die vakuoläre Struktur des Terminalretikulums als ein Artefakt nachzuweisen" und „daß sich das nervöse terminale Retikulum allmählich und kontinuierlich in ein immer feiner werdendes wabiges Protoplasma von *vielleicht nicht mehr ganz spezifisch nervösem Charakter* * fortsetzt" (*Stöhr jr.* 1932). *Reiser* (1943) hat das Terminalretikulum geradezu als eine Art Zwischengewebe bezeichnet, in dessen Bereich ein scharf abgrenzbares Ende der nervösen Substanz nicht zu erkennen ist.

Auch wenn man davon absieht, daß das zarte, eben noch bei stärkster Vergrößerung erkennbare Wabenwerk des Terminalretikulums bestenfalls das Äquivalentbild der Trümmer darstellt, welche das Formol aus der lebenden Substanz gemacht hat, bleibt das bis jetzt nicht wiederlegte Hauptargument gegen die postulierte nervöse Natur des Terminalretikulums die Tatsache, daß diese

---

* Von mir kursiv.

Struktur die für die nervöse Substanz charakteristische supravitale Färbbarkeit mit Methylenblau ganz allgemein vermissen läßt.

„Hier scheint in der Tat eine empfindliche Lücke unseres morphologischen Wissens auf, die sich durch Mängel selbst der besten Untersuchungsverfahren *(Bielschowsky-Gros)* erklärt, über die wir zur Erforschung dieser subtilen Verhältnisse zur Zeit verfügen“ (*Feyrter* 1950); ja man kann vielleicht sogar die Frage aufwerfen, ob überhaupt die Silbermethoden das problematische Gebiet der nervösen Endstrecke aufzuklären in der Lage sind, vor allem, wenn man bedenkt, daß die mit den Silberimprägnationsmethoden sichtbar gemachten Strukturen lichtmikroskopisch unspezifisch sind, da sämtliche fibrilläre Strukturen mit und ohne submikroskopische Periodizität sich „versilbern“ lassen (vgl. *Zeiger* 1951).

Dieses Argument ist denn auch von verschiedenen Autoren wie beispielsweise *Nonidez* (1937, 1939, 1942, 1944), *Hillarp* (1946), *Feindel, Sinclair* und *Weddell* (1947), *Millen* (1948), sowie *Kirsche* (1953) gegen die nervöse Natur des Terminalretikulums geltend gemacht worden; „for this reason already, the terminal reticulum may be suspected to be of non-nervous nature“ *(Hillarp)*. Nach *Kirsche* hat „der ubiquitäre Charakter des Terminalretikulums nur deshalb dargelegt werden“ können, „weil neben dem wirklich Nervösen auch feinste vakuoläre Gerinnungsartefakte (durch Formalin) sowie vielfach Retikulinnetze zur Darstellung gelangt sind“, die erstaunliche Ähnlichkeit, welche zwischen manchen Bildern des Terminalretikulums und den mit der Azanmethode färbbaren Faserstrukturen bestehe, lasse „die Identität beider Strukturen zumindest für möglich halten“.

Im Gegensatz zu der Auffassung von *Stöhr jr.* und seiner Schule sehen *Boeke, Hillarp* wie auch *Herzog* in dem Terminalplexus *(Lawrentjew)* die eigentliche nervöse Endformation; nach *Hillarp* ist dieser „peripheral innervation apparatus proper“ „partly found directly superimposed on the effector cells and partly woven in between them in such a way that every effector cell probably is in immediate contact with some part of it. The construction of the ground plexus regarded as a whole strongly indicates, that it is a closed terminal formation“.

Cajal (1894, 1911) hat bereits die Vermutung ausgesprochen, daß die interstitiellen Zellen oder die „neurones sympathiques interstitiels“, wie sie von ihm genannt worden sind, die Fähigkeit haben, die nervösen Impulse auf die vegetativ innervierten Erfolgsorte zu übertragen, „vielleicht unter dem Einfluß des sympathischen Plexus, mit dem sie in Verbindung stehen“. Die Lage der interstitiellen

Zellen am Ende des vegetativen terminalen Plexus scheint in der Tat für eine derartige Funktion derselben zu sprechen.

Boeke, der in den interstitiellen Zellen einen wesentlichen Bestandteil des vegetativen terminalen Plexus sieht, schreibt ihnen die Aufgabe einer Herstellung des Kontaktes zwischen dem Grundplexus und den Erfolgsorten zu; sie bilden „the synaptic part of the endformation, the humoral region, the synaptic field, where the nervous impulse is transformed, converted checked or invigorated, polarised". *Meyling* (1953) erklärt, daß das Terminalretikulum „which *Stöhr* considers to be a continuation of the neurofibrils found in the *Schwann*-Plasmodium" „zweifellos das neurofibrilläre Netzwerk in den Ausläufern der interstitiellen Zellen ist", nach seiner Auffassung ist das Netz der autonomen interstitiellen Zellen als der am weitesten peripher liegende Teil des vegetativen Nervensystems zu charakterisieren, da an ihm sowohl die afferenten als auch die efferenten postganglionären sympathischen und parasympathischen Fasern in einer offenbar synaptischen Art endigen.

Jabonero (1948, 1952) deutet die von *Lawrentjew* (1926) beschriebenen syncytialen kernhaltigen Protoplasmabänder nicht als einen syncytialen Verband *Schwann*scher Elemente, sondern als das nervöse Syncytium der interstitiellen Zellen oder, wie *Jabonero* es meist formuliert, der protoplasmatischen Nervenfasern mit oder ohne neurofibrilläre Differenzierungen; dieses distale nervöse Syncytium bildet ein einheitliches Organ, eine plexiforme Synapse „à distance, un chaînon terminal s'interposant entre les terminaisons des chaînes sympathiques et parasympathiques d'une part et les cellules des tissus innervés de l'autre". *Jabonero* betont, „que les rubans du syncytium n'ont aucune relation intime ou directe du point de vue morphologique, avec les cellules effectrices, c'est-à-dire qu'il n'y a pas . . . la moindre trace d'un réseau périterminal ou de la continuité acceptée par *Stöhr* comme existant entre les fibrilles les plus délicates du ‚terminalreticulum' et le protoplasme des éléments effecteurs".

Inwieweit die interstitiellen Zellen tatsächlich durch die Bildung und Freisetzung der Überträgerstoffe eine entscheidende Rolle bei der Übermittlung der nervösen Impulse auf die Erfolgsorte spielen (vgl. *Tinel* 1937, *Li Pei Lin* 1940, *Boeke* 1949, *Coujard* 1950, *Jabonero* 1952 usw.), ist mit den bisher zur Verfügung stehenden morphologischen Untersuchungsmethoden allein wohl überhaupt nicht zu entscheiden.

Unser wirklich gesichertes Wissen von der Morphologie der neurovegetativen Peripherie ist nach wie vor recht mangelhaft und auch dieses wird sich noch mancherlei Korrekturen gefallen lassen müssen, haben wir doch mit offenbar sehr empfindlichen Strukturen zu tun, deren Erforschung uns mitten in die Problematik unserer Untersuchungsmethoden führt; es darf in diesem Zusammenhang ausgesprochen sein, daß die vielfach geübte ausschließliche Auswertung der mit einer bestimmten Silberimprägnationsmethode gewonnenen Bilder keine endgültige Aussage über die zur Diskussion stehenden Probleme bringen kann. Wenn wir auf nicht wenige der auftauchenden Fragen nur mit einer Vermutung antworten können, dürfen wir dabei nie vergessen, „daß der Leitgedanke des Histologen ein weiser Skeptizismus sein muß, der, obwohl er die erworbenen sicheren Befunde nicht anzweifelt, sich doch nicht von der Vorstellung verleiten läßt, daß eine Wissenschaft, die ihre Methoden nur vor 40 Jahren erwarb, schon den Schlüssel zum Aufbau des Nervensystems besitzt, dessen Aufklärung die größte Arbeit der Zukunft bleibt" (*Cajal* 1936).

Zusammenfassung.

Das als Diskussionsbasis gedachte Referat gibt eine gedrängte Übersicht über den Stand der Morphologie der neurovegetativen Peripherie in bezug auf die Organisation der terminalen nervösen Geflechte, das Problem der interstitiellen Zellen und die Frage der peripheren vegetativen Synapsen.

Summary.

The report intended to be a basis for the discussion renders a concise summary on the state of the morphology of the neurovegetative periphery with regard to the organization of the terminal nervous networks, the problem of the interstitial cells, and the question of the peripheral vegetative synapses.

Résumé.

Le rapport ayant en vue d'être une base pour la discussion rend un résumé concis de l'état de la morphologie de la périphérie neurovégétative touchant l'organisation des réseaux nerveux terminaux, le problème des cellules interstitielles et la question des synapses végétatives périphériques.

Literatur.

Abraham, A., Z. Zellforsch. usw. *27* (1938), 745; *30* (1940), 273, 321. — *Boeke, J.*, Z. mikrosk.-anat. Forsch. *33* (1933), 47. Proc. Acad. Sci. Amsterdam *45*, Nr. 5 und 6 (1942). Acta neerld. Morph. norm. et path. *4* (1942), 31; *5* (1943), 131. Acta anat. *8* (1949), 18. Acta neuroveget. *2* (1951), 32. — *Cajal, R. S.*, Los ganglios y plexos nerviosos del intestino de los mamiferos. N. Moya, Madrid, 1893. Histologie du système nerveux. A. Maloine, Paris, 1911. Die Neuronenlehre. Hdb. Neurol. *1* (1935), 887. — *Castro, F. de*, Trab. Inst. Cajal *34* (1942), 217. Verh. dtsch. path. Ges. 34. Tag. (1950), 1. — *Ceccherelli, G.*, Internat. Mschr. Anat. Physiol. *25* (1904), 246. — *Coronini, C.*, *G. Lassmann* und *E. Skudrzyk*, Acta neuroveget. *1* (1950), 342. — *Coujard, R.*, Arch. anat. microsc. *39* (1950), 110. — *Crevatin, F.*, Rend. Sess. R. Accad. Sci. Bologna 1899. Mem.

R. Accad. Sci. Ist. Bologna *5* (1900), 10. — *Dogiel, A. S.*, Arch. mikrosk. Anat. u. Entw.gesch. *46* (1895), 305; *52* (1898), 44; *53* (1899), 237. — *Esveld, L. W. van*, Z. mikrosk.-anat. Forsch. *15* (1928), 1. — *Feindel, W. H., D. C. Sinclair* und *G. Weddell*, Brain *70* (1947), 495. — *Feyrter, F.*, Virchows Arch. *318* (1950), 1. Über die Pathologie der vegetativen nervösen Peripherie. W. Maudrich, Wien, 1951. — *Hagen, E.*, Z. Anat. u. Entw.gesch. *114* (1950), 640. — *Heidenhain, M.*, Plasma und Zelle. Fischer, Jena, 1911. — *Hermann, H.*, Arch. Derm. *198* (1954), 482. — *Herzog, E.*, Acta neuroveget. *10* (1954), 110. — *Herzog, H.*, Klin. Wschr. *26* (1948), 641. — *Hillarp, N. Å.*, Structure of the synapse and the peripheral innervation apparatus of the autonomic nervous system. Acta anat. Suppl. *4* (1946). — *Jabonero, V.*, Acta anat. *6*, 14 (1948), 376. Biol. lat. *4* (1951), 323. Acta anat. *18* (1953), 295. — *Jabonero, V., P. Gomez-Bosque, F. Bordallo* und *J. Perez-Casas*, Der anatomische Aufbau des peripheren neurovegetativen Systems. Springer, Wien, 1953. — *Kirsche, W.*, Psychiatrie *6* (1953), 125. Z. mikrosk.-anat. Forsch. *60* (1954), 398. — *Knoche, H.*, Z. Zellforsch. usw. *37* (1952), 205; *40* (1954), 162. — *Kuntz, A.*, The autonomic nervous system. 3. Aufl. Lea u. Febiger, Philadelphia, 1954. — *Landau, E.*, Bull. histol. appl. *1* (1944), 5. — *Lassmann, G.*, Acta neuroveget. *4* (1953), 23. — *Lawrentjew, B. J.*, Z. mikrosk.-anat. Forsch. *6* (1926), 467. — *Leeuwe, H.*, Over de interstitieele cel (Cajal). Diss. Utrecht, 1937. — *Levi, G.*, Trattato di Istologia, 4. Aufl. Unione tipografico editrice Torinese, Torino, 1954. — *Li Pei Lin*, J. Anat. *74* (1940), 348. — *Meyling, H. A.*, J. Comp. Neurol. *99* (1953), 495. — *Michels, N. A.*, Amer. J. Anat. *57* (1935), 205. — *Millen, J. W.*, J. Anat. *82* (1948), 68. — *Nageotte, J.*, C. r. Ass. anat. *32* (1937), 318. Anat. Anz. *87* (1938/39), 49. — *Noel, R.*, C. r. Ass. anat. *36* (1949), 525. — *Nonidez, J. F.*, Anat. Anz. *82* (1936), 348; *84* (1937), 315. Amer. J. Anat. *68* (1941), 151. Biol. Rev. *19* (1944), 30. — *Ottaviani, G.*, und *P. Lavazzona*, Arch. ital. Anat. *43* (1940), 75. — *Pensa, A.*, Monit. Zool. ital. *47* (1937), 217. Trattato di Istologia generale. Soc. editr. libr., Milano, 1939. — *Reiser, K. A.*, Z. Zellforsch. usw. *22* (1935), 675. Z. Neurol. *175* (1943), 485. — *Riegele, L.*, Z. Anat. u. Entw.gesch. *86* (1928), 142. Z. Zellforsch. usw. *15* (1932), 374. — *Rossi, F.*, Acta anat. *10* (1950), 161. — *Ruffini, A.*, Rev. gén. histol. *1* (1905), 3. — *Sala, G.*, Boll. Soc. med.-chir. Pavia *9* (1899). — *Sfameni, P.*, Anat. Anz. *11* (1894). Arch. biol. *36* (1902), 256; *43* (1905), 75. — *Schabadasch, A.*, Z. Zellforsch. usw. *10* (1930), 221; *21* (1934), 657; *27* (1939), 28. — *Stefanelli, A.*, Z. Zellforsch. usw. *28* (1938), 485. — *Stöhr, Ph. jr.*, Z. Zellforsch. usw. *12* (1930), 66; *16* (1932), 123. Erg. Anat. *33* (1941), 135. Acta neuroveget. *1* (1950), 74. Lehrbuch der Histologie. Springer, Heidelberg, 1951. — *Taxi, J.*, Arch. anat. microsc. *41* (1952), 281. — *Tinel, J.*, Le système nerveux végétatif. Masson, Paris, 1937. — *Wiedmann, A.*, Hautarzt *4* (1953), 125. — *Weber, A.*, Anat. Rec. (Am.) *98* (1947), 621. Experientia, Basel *4* (1948), 394; *5* (1949), 461. Bull. histol. appl. *27*, 73 (1950), 163. C. r. Soc. biol. *146* (1952), 813 u. 883. — *Zeiger, K.*, Verh. dtsch. path. Ges. *1951*, 131.

Anschrift des Verfassers: Prof. Dr. *Max Clara*, Istanbul Üniversitesi, Tip Fakültesi, Histoloji ve Embryoloji Enstitüsü, Istanbul-Beyazit, Türkei.

Laboratoire de Neuro-Histologie. Institut d'Anatomie. Université de Genève.

Différenciation de cellules dites «interstitielles» dans les plexus nerveux intestinaux, chez l'embryon de Cobaye.

Par

A. Weber.

Avec 8 Figures.

La structure des terminaisons périphériques, appartenant au système nerveux végétatif, reste une question des plus controversées. La plupart des Neuro-Histologistes, qu'ils soient partisans des réseaux syncytiaux, ou bien qu'ils admettent l'indépendance des extrémités nerveuses, leur adjoignent des cellules qualifiées d'interstitielles. Ces éléments posséderaient une véritable autonomie et pourraient expliquer, par leur activité endocrine, les réactions imprévisibles de certains tissus, comme celles des artères énervées, par exemple.

C'est surtout depuis les recherches de *J. Boeke* et de ses élèves, que les éléments interstitiels du tissu nerveux ont été généralement considérés comme de véritables neurones plus ou moins différenciés, mais pourtant capables d'émettre des médiateurs chimiques. Du reste, *Cajal* qui les a découverts dans les mailles des plexus nerveux intestinaux et qui leur a donné un nom encore en usage, reconnaissait en eux de petits neurones sympathiques, avec des prolongements peu abondants, parmi lesquels un neurite n'est pas distinct.

Il ne me paraît pas certain que les cellules interstitielles des terminaisons nerveuses autonomes soient de même nature, que celles décrites par *Cajal.* Pour tenter de définir les caractéristiques de ces dernières, je me suis adressé, comme le grand Anatomiste espagnol, au tube digestif d'un Mammifère, le Cobaye. J'ai suivi les transformations des sympathoblastes au niveau de la musculature lisse, ou bien dans le mésenchyme qui entoure l'épithélium de l'intestin grêle; dans ces deux régions, qui correspondent aux futurs plexus d'*Auerbach* et de *Meissner,* j'ai vu en outre se différencier d'autres éléments, des cellules interstitielles. Me limitant à l'emploi de ma méthode d'imprégnation argentique, je n'ai pu me poser qu'une seule question: ces éléments sont-ils oui ou non de nature nerveuse?

Actuellement, tous ceux qui s'occupent de la très fine structure des cellules nerveuses sont dans une grande perplexité. En effet, les aspects des neurones examinés au microscope électronique ne correspondent pas à ceux obtenus avec les techniques habituelles et les meilleures combinaisons optiques du microscope ordinaire. Nous savons ainsi désormais que, ni dans le cytoplasme des éléments nerveux, ni dans leurs prolongements, il n'existe de ces neurofibrilles que les magnifiques travaux de *Cajal* ont rendues classiques. Bien que ce ne soient que des productions artificielles, les fibrilles en question demeurent encore la meilleure caractéristique du protoplasme du soma nerveux. Il ne semble faire aucun doute que ce hiatus entre l'aspect de nos préparations et celui des coupes très fines du corps des neurones observées à l'aide du microscope électronique, ne provienne que du mode de fixation. En ce qui concerne les neurites et les dendrites, le fixateur que j'emploie conserve leur structure la plus fine, comme je l'indiquerai ultérieurement.

Pour le moment, il est possible d'affirmer que la coagulation qui défigure le moins la constitution ultramicroscopique de la matière vivante est celle obtenue par des solutions tamponnées de tétroxyde d'osmium (*G. E. Palade,* 1952) elles sont malheureusement peu pénétrantes et s'opposent à l'imprégnation des tissus par l'argent réduit. Cette dernière coloration reste cependant indispensable dans la recherche, avec le microscope ordinaire, de l'organisation des cellules nerveuses et de leurs prolongements. Tout en n'ignorant pas que les aspects obtenus sont artificiels et ne correspondent pas à la réalité, nous sommes amenés pourtant, en les contrôlant par la lumière polarisée, comme on le verra plus loin, à reconnaître d'une façon indiscutable ce qui est nerveux de ce qui ne l'est pas.

Il ne faut pas oublier également que les images observées diffèrent suivant les fixateurs utilisés. Avec les procédés de *Cajal,* se voient dans le corps de la cellule nerveuse, de longues neurofibrilles, relativement épaisses, qui sont reliées entre elles par des filaments plus fins, et qui passent d'un prolongement à l'autre; que ce soient des neurites ou des dendrites, elles y restent indépendantes et sont reconnaissables jusqu'à leurs extrémités. Le microscope électronique nous permet maintenant d'affirmer que, dans les uns et les autres de ces prolongements, il n'existe pas de neurofibrilles, mais seulement des filaments longitudinaux, parallèles, extraordinairement minces, dont le nombre varie dans les fibres nerveuses de même calibre, suivant leur nature. Ce sont ces filaments qui, groupés en faisceaux sous l'action de certains fixateurs, forment les neurofibrilles de l'Histologie classique (*C. A. Baud,* 1950).

Dans le fixateur que j'emploie, les inconvénients du formol, qui amène la formation de réseaux par gonflement et accolement consécutif des fibres nerveuses, disparaissent grâce à son association à des dissolvants des lipides, dont l'extraction est un des buts principaux de ma méthode. Après l'imprégnation argentique, obtenue par une variante du procédé de *Bielschowsky*, les neurites sont uniformément colorés par le dépôt d'argent, sans qu'on y voie trace de neurofibrilles. De plus, leur teinte correspond à la compacité des filaments qu'y décèle le microscope électronique: lorsque leur nombre va en décroissant dans des fibres de même calibre, les granules argentiques augmentent dans la même proportion et leur donnent ainsi des colorations allant du brun clair au noir le plus franc (*C. A. Baud* et *F. Pernoux,* 1951). Il est ainsi possible de distinguer, suivant l'intensité de leur argyrophilie, des catégories de fibres que *J. Erlanger* et *H. S. Gasser* (1930) ont caractérisées au point de vue physiologique; celles qui sont les plus foncées possèdent la conduction la plus rapide; les plus lentes sont les plus claires.

En ce qui concerne le corps de la cellule nerveuse, les imprégnations effectuées après la fixation par les liquides S. W. (*A. Weber,* 1947) ne rappellent en rien les images fournies par les méthodes de *Cajal* ou de ses successeurs. A la place des neurofibrilles classiques, dans toute l'étendue du soma du neurone, s'observe un fin réseau, dont les mailles sont à la fois orientées par la surface de la cellule et par l'origine de ses prolongements. Cet aspect se rapproche beaucoup de celui décrit par *A. Donaggio* (1906), à la suite de la fixation des éléments nerveux par la pyridine pure, mais ne rappelle en rien ceux qui résultent des fixations au formol plus ou moins concentré.

Un autre résultat dû à l'emploi de mon fixateur, est la conservation, dans une certaine mesure, de la structure la plus fine de l'axoplasme; cela permet, après l'imprégnation argentique, de distinguer grâce à la lumière polarisée, ce qui est filament nerveux de ce qui appartient à la réticuline ou bien à la névroglie. Lorsque les ondes lumineuses vibrent parallèlement à l'axe des fibres nerveuses, dans lesquelles sont incorporés des granules argentiques, il se produit un maximum d'absorption de la lumière et les fibres paraissent alors plus foncées: au contraire lorsque les vibrations lumineuses leur sont perpendiculaires, elles deviennent très pâles ou même invisibles. Ce phénomène de dichroïsme du tissu nerveux imprégné à l'argent réduit, découvert par *C. A. Baud* (1947), correspond à la conservation, par le fixateur, de l'ultrastructure de la fibre; il est d'autant plus net que le microscope polarisateur est plus sensible. Désormais, il est indispensable dans toute recherche sérieuse de pouvoir préciser ainsi, dans les centres ou bien à la péripherie, si les filaments les plus ténus sont véritablement de nature nerveuse.

Avant d'aborder la question de l'origine des cellules interstitielles dans les parois de l'intestin, je me suis tout d'abord préoccupé de la différenciation des sympathoblastes dans les plexus myentériques et

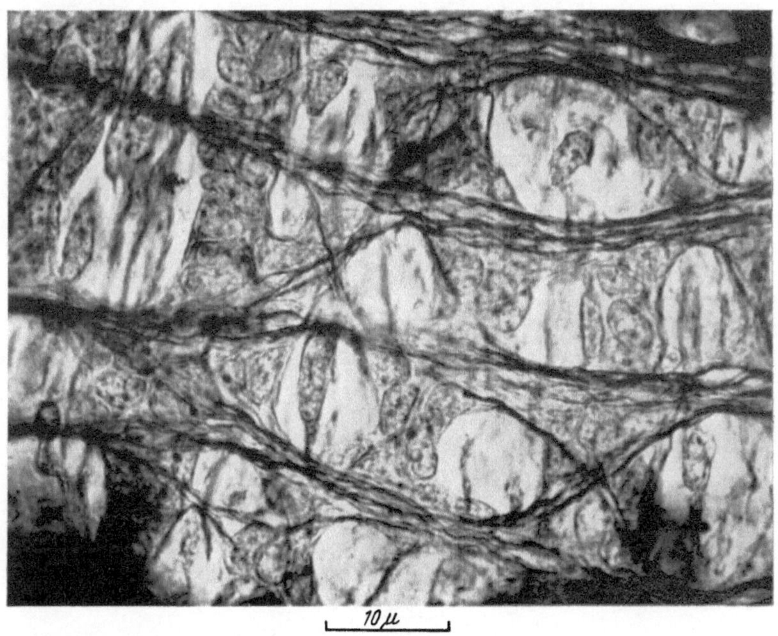

Fig. 1. Cette microphotographie, ainsi que toutes les suivantes correspond à des coupes d'un embryon de Cobaye long de 2,06 cm, fixé par le S. W. 24. et imprégné à l'argent réduit. Coupe tangentielle d'une anse d'intestin grèle, passant immédiatement au dessous de la séreuse. Au travers d'un lacis de fibres du nerf vague, surtout longitudinales, se voient des bandes circulaires de cellules épithélioïdes, parfois réunies par des travées qui leur sont transversales. Dans les mailles de ce grillage, on aperçoit les fibres musculaires circulaires, avec quelques uns de leurs noyaux.

sous-muqueux; elle débute chez des embryons de Cobaye, qui ont atteint une longueur d'environ 2 cm; à ce stade, dans toute l'étendue de l'intestin grèle, ne se trouvent que des traces de la musculature lisse longitudinale, tandis que la couche circulaire est partout présente. Entre cette dernière et la séreuse, on rencontre un grand nombre de ramifications appartenant au nerf vague; elles sont plus ou moins entrelacées, mais de préférence longitudinales. A leur surface, les noyaux des éléments de *Schwann* sont rares; ces fibres nerveuses, assez foncées et relativement épaisses, forment des fascicules à l'intérieur desquels de fins prolongements plus clairs, qui proviennent des ganglions sympathiques en voie de développement, sont alors exceptionnels. Immédiatement au dessous de ces faisceaux nerveux, entre eux et la couche circulaire presque continue des éléments contractiles, se placent des bandes compactes de cellules épithélioïdes, orientées comme la musculature, mais réunies dans leur partie la plus superficielle par des travées longitudinales. Aussi, dans

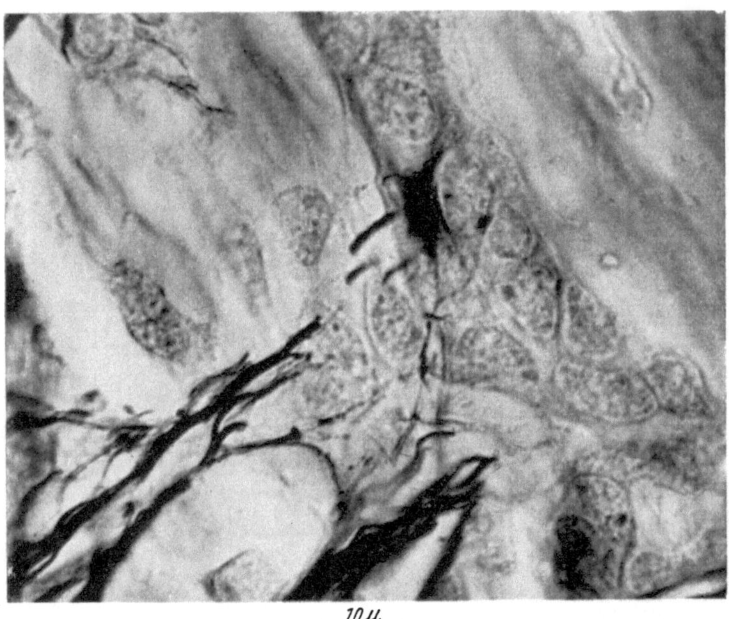

Fig. 2. Coupe légèrement oblique de l'intestin grêle montrant des éléments contractiles lisses de chaque côté d'une travée épithélioïde. Parmi les fibres du nerf vague, l'une fine et noire est croisée par un fragment nerveux transversal, immédiatement après un petit bouton, au delà duquel, elle se continue par un appareil métaterminal qui se bifurque. Sa branche droite se termine par un granule, à un sympathoblaste, dont une tache noire contre le noyau, correspond au début de la différenciation; la branche gauche touche un sympathoblaste, dont la différenciation plus avancée dessine en noir la place du futur cône axonique.

une coupe tangentielle intéressant la surface de l'intestin, sous la séreuse, cette formation apparaît comme un grillage recouvert par les rameaux du nerf pneumogastrique et laissant apercevoir dans ses mailles les fibres musculaires circulaires (fig. 1). La figure 2 montre une coupe oblique, presque transversale, d'une de ces travées épithélioïdes; les cellules qui les constituent, possèdent des noyaux clairs et granuleux, où le plus souvent se remarque un petit nucléole; leur cytoplasme est peu abondant et transparent. Au centre de la figure, une fibre nerveuse mince, assez colorée, se prolonge au delà d'un petit renflement par un filament extrêmement ténu, qui passe au dessous d'un fragment transversal de rameau nerveux, puis se bifurque, c'est un appareil métaterminal (*A. Weber,* 1946). Sa branche droite aboutit par un grain minuscule, à l'une des cellules épithélioïdes, qui se révèle être un sympathoblaste; dans le cytoplasme de ce dernier apparaît contre son noyau, un amas sombre formé d'une sorte de poussière noire, extraordinairement fine. Ce que

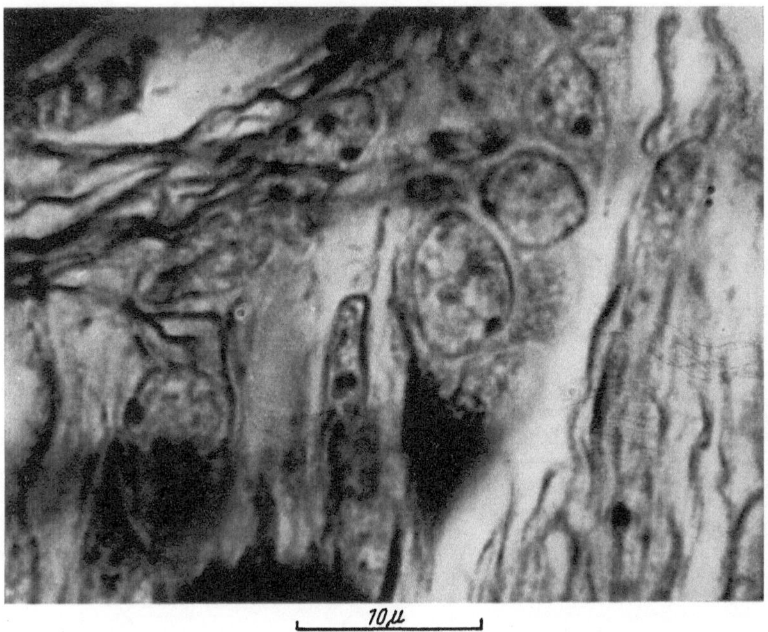

Fig. 3. Dans la même région que celle de la figure 2, transformation de la tache noire en un réseau neurofibrillaire endocellulaire, dans un sympathoblaste d'Auerbach.

l'on aperçoit au dessus de cette petite tache n'est pas le prolongement de l'appareil métaterminal, mais seulement le bord du noyau appartenant au sympathoblaste. L'autre branche de bifurcation, qui se trouve à gauche, se perd à la surface d'un autre neuroblaste, où la poussière argyrophile est plus abondante, dessinant déjà le cône axonique de la future cellule nerveuse. Peu à peu, ces taches que les meilleures combinaisons optiques arrivent difficilement à résoudre en grains séparés, s'organisent en filaments reticulés et ainsi se construit un reseau neurofibrillaire, dichroïque en lumière polarisée et qui envahit tout le cytoplasme du sympathoblaste (fig. 3). Les autres éléments épithélioïdes qui n'auront pas été utilisés pour édifier des cellules nerveuses, formeront des lemmoblastes de *Schwann* et serviront peut-être aussi à la construction de capillaires sanguins, ce qui indiquerait que tous ne sont pas d'origine ectodermique.

Dans le mésenchyme qui constituera ultérieurement la couche sous-muqueuse, les phénomènes de différenciation nerveuse ne sont pas tout à fait les mêmes. Les sympathoblastes du plexus de *Meissner* sont dissimulés dans des groupes de cellules qui, du moins à ce stade, ne semblent pas avoir de rapports avec les travées épithélioïdes du

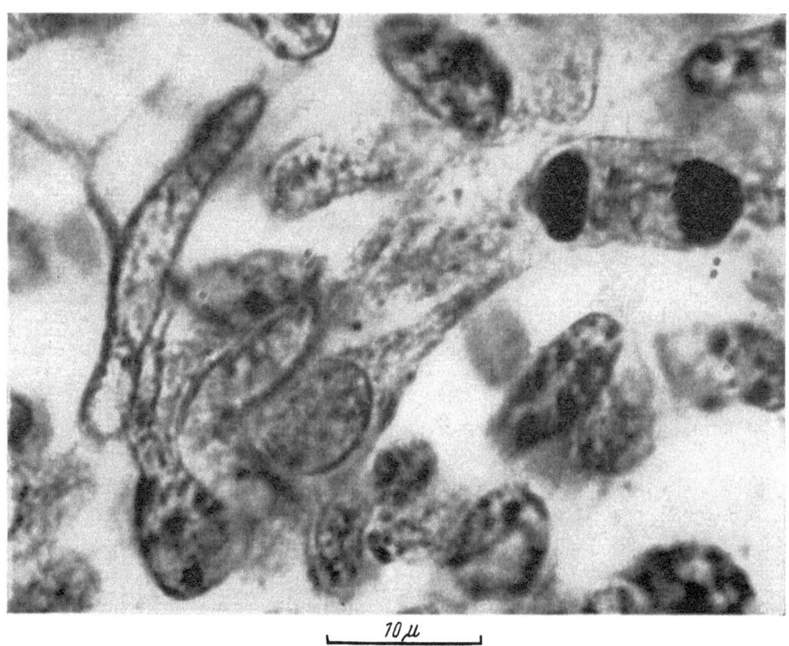

Fig. 4. Dans le mésenchyme sous-muqueux de l'intestin grêle, la pointe d'un sympathoblaste triangulaire aboutit à une cellule en division; dans cette partie de son cytoplasme, on aperçoit des grains argyrophiles, déjà dichroïques et qui commencent à s'aligner, pour donner les premières travées d'un réseau neurofibrillaire endocellulaire. A gauche, un noyau très allongé appartiendra à un capillaire sanguin.

plexus d'*Auerbach.* Les amas en question sont caractérisés par l'aspect compact du cytoplasme de leurs éléments, ce qui les distingue des cellules mésenchymateuses voisines. On y remarque des noyaux très allongés qui appartiendront à l'endothélium de capillaires sanguins; à leur voisinage immédiat, s'observent des cellules triangulaires, relativement claires et sans aucun contact avec des terminaisons nerveuses (fig. 4). Dans le cytoplasme de ces éléments s'alignent des granules argyrophiles qui, en lumière polarisée, dessinent déjà des filaments dichroïques, origine d'un futur réseau neurofibrillaire (*C. A. Baud* et *E. D. Aboulafia,* 1952).

L'aspect de ce début de différenciation ne rappelle pas celui des sympathoblastes enfouis dans les travées destinées au plexus d'*Auer-*

bach. Ce n'est que plus tard que ce réseau endocellulaire qui, dans les neuroblastes de *Meissner,* précise l'origine du neurite, deviendra plus dense et mieux teinté par l'argent. A ce stade du développement, aucune fibre nerveuse n'aboutit encore aux amas cellulaires compacts où apparaissent ces sympathoblastes.

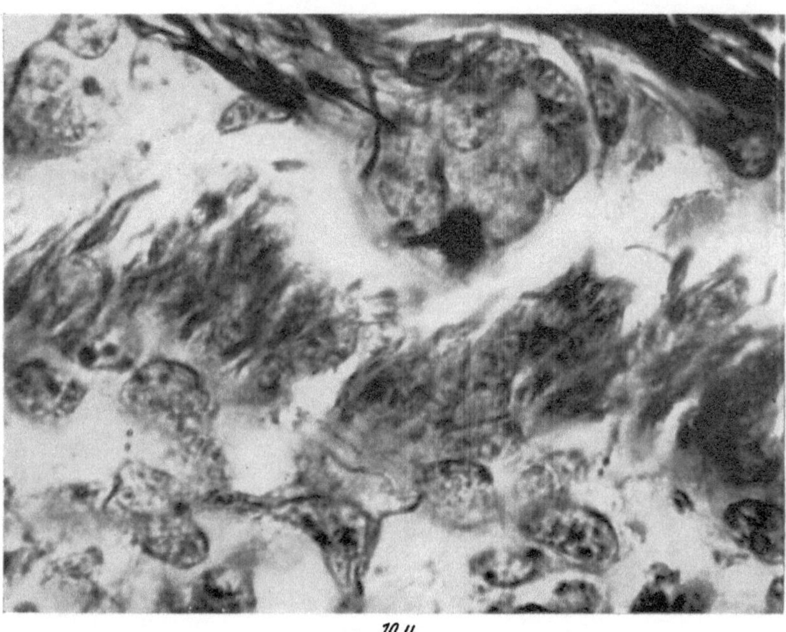

Fig. 5. Coupe transversale d'une anse d'intestin grêle, montrant, en haut, la section d'une travée épithélioïde, à laquelle aboutissent des fibres du nerf vague; un sympathoblaste caractérisé par sa tache noire, commence à se différencier. Au dessous se place la couche presque continue des fibres musculaires lisses et circulaires. Au milieu du bas de la figure, des fibres nerveuses fines pénètrent dans le cytoplasme d'une future cellule interstitielle, semblable aux éléments mésenchymateux voisins. La moins ténue de ces fibres passe à droite du noyau et rejoint deux autres filaments; dans le haut de la cellule, une fibre qui vient de traverser la musculeuse, montre un trajet rétrograde, en épingle à cheveux et sort du côté gauche.

Alors que se déroulent ces phénomènes de différenciation, un certain nombre de fibres nerveuses traversent la couche musculaire lisse et circulaire, pour pénétrer dans le mésenchyme de la future zone sous-muqueuse. Ces prolongements nerveux sont de deux sortes; les uns relativement épais et très argyrophiles, représentent des rameaux du nerf vague, les autres fins et clairs sont des neurites des premiers neurones d'*Auerbach.* Peut-être même s'y glisse-t-il déjà quelques fibres postganglionnaires, venues de la chaîne du sympathique, qui est en voie de différenciation; ces filaments ont pu passer inaperçus dans les faisceaux du nerf pneumogastrique.

Dans l'épaisseur de la musculeuse circulaire, ou bien dans le conjonctif embryonnaire de la partie la plus profonde de la paroi intestinale, on constate que nombre de ces fibres se groupent pour pénétrer dans le cytoplasme d'éléments, qui ne se distinguent en rien des cellules mésenchymateuses voisines (fig. 5). A cette époque du

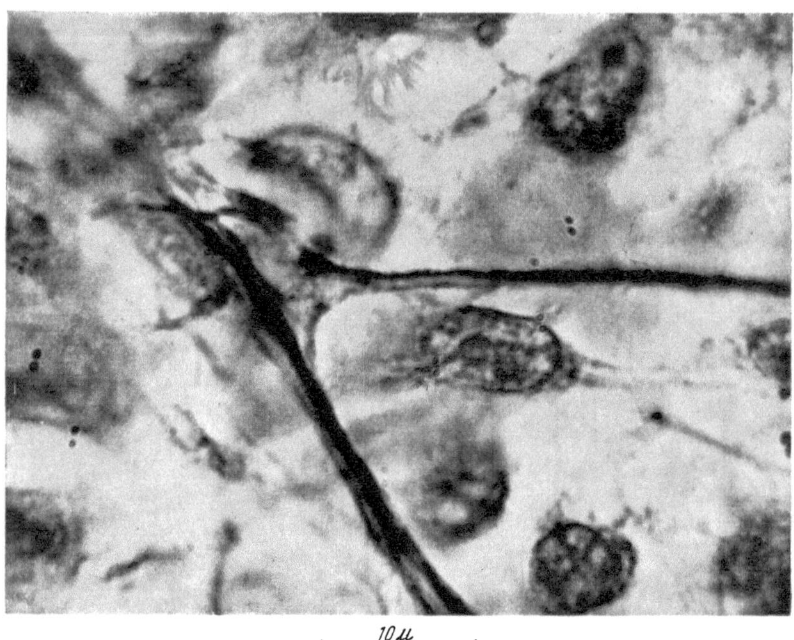

Fig. 6. Dans le mésenchyme profond de l'intestin grêle, au voisinage immédiat de la musculeuse circulaire, une fibre relativement épaisse, appartenant au nerf vague et venant de droite, pénètre, grâce à un cône de croissance trifurqué, dans le corps d'une cellule interstitielle, déjà traversée par d'autres filaments nerveux.

développement, les lemmoblastes de *Schwann* sont rares à la surface des fibres isolées ou bien sur les faisceaux nerveux. Il est impossible de décider si les éléments qui servent de lieu de rassemblement pour les prolongements des neurones, ne sont que des cellules mésenchymateuses ordinaires, ou bien appartiennent au mésectoderme. Dans leur cytoplasme, on voit pénétrer des fibres pourvues à leur extrémité, d'un cône de croissance (fig. 6); pendant leur trajet endocellulaire, les fibres de passage se dissocient parfois au voisinage d'un noyau fréquemment double (fig. 7), mais elles sortent toujours du corps de la cellule, avec l'aspect qu'elles possédaient en y entrant. En outre, il faut remarquer que soit à leur entrée, soit à leur sortie, ces prolongements nerveux sont entourés par une mince gaine, souvent très nette, qui appartient au cytoplasme de l'élément qu'ils viennent de traverser. En les examinant superficiellement, sans utiliser les grossissements microscopiques puissants que permet la bonne fixation du tissu, on a l'impression d'avoir affaire à des cellules nerveuses, semblables à celles décrites par *Cajal*. Leur pénétration par

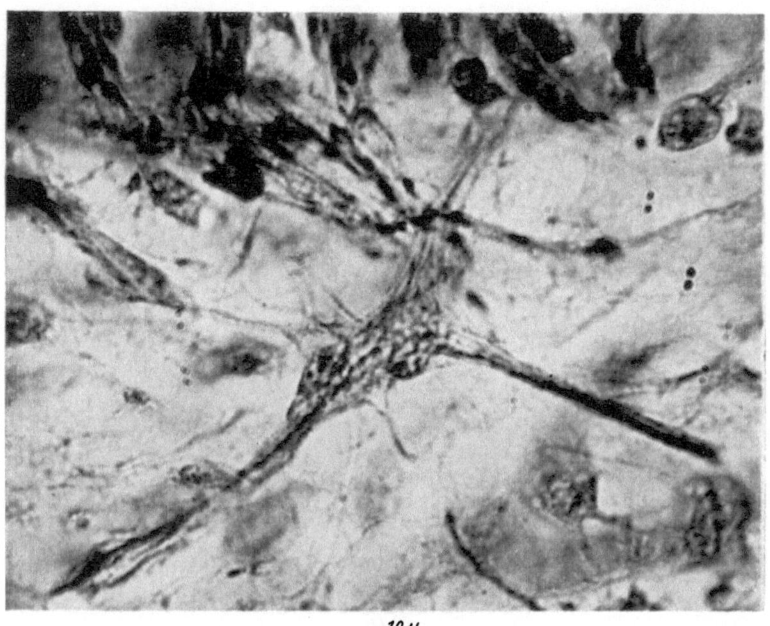

Fig. 7. En dedans de la musculeuse circulaire de la partie inférieure de l'oesophage, des fibres nerveuses de calibres différents, se dissocient tout autour du noyau d'une cellule interstitielle, puis reprennent leur aspect précédent. La grosse fibre argyrophile, venue de droite, s'éloigne vers la gauche; comme elle, les filaments ténus qui arrivent par le haut, sont entourés d'une gaine de cytoplasme. Ces dernières fibres s'échappent sur les deux côtés de la cellule interstitielle.

des cônes de croissance, ou bien la direction rétrograde, en épingle à cheveux, prise à la base de leurs pseudo-dendrites par quelques fibres, montrent bien qu'il n'en est rien (fig. 8). Soit dans le territoire du futur plexus myentérique d'*Auerbach,* soit dans la zone où se formera plus tard le plexus sous-muqueux de *Meissner,* nous assistons vraiment, durant ces phénomènes, au développement de cellules interstitielles.

A aucun moment de leurs transformations, elles ne montrent des aspects, même à peine esquissés, qui pourraient correspondre à la différenciation d'un neuroblaste du système autonome. Il s'agit cependant sans aucun doute, chez ces embryons de Cobaye, d'éléments spéciaux; ils possédent des noyaux légèrement plus volumineux que ceux des rares cellules de *Schwann*, alors visibles; les fibres nerveuses qui traversent ces éléments étoilés, semblent être leurs rayons, mais passent le plus souvent d'un de leurs prolongements à un autre, comme dans le schéma classique des neurofibrilles, dû à *Cajal* (1909). Jamais dans leur cytoplasme, je n'ai trouvé de gra-

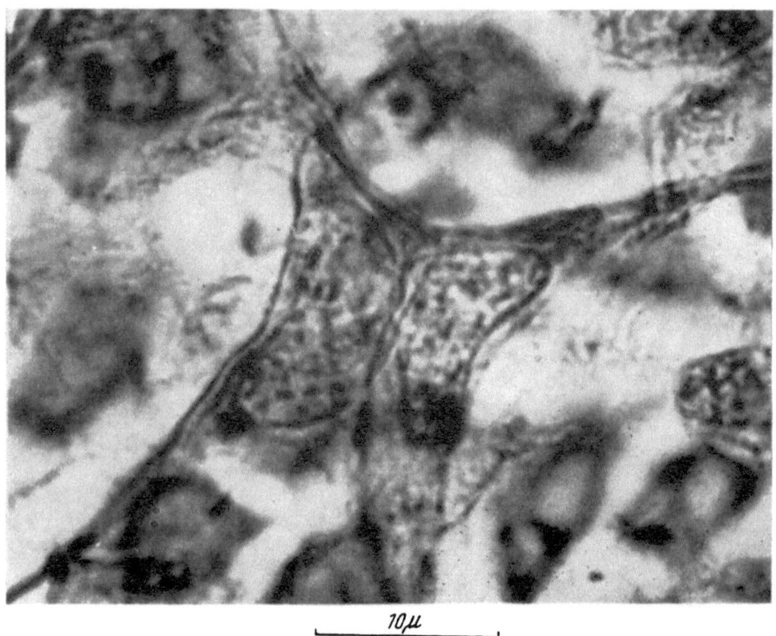

10μ

Fig. 8. Coupe transversale de la musculeuse circulaire d'une anse d'intestin grêle. Une cellule interstitielle, pourvue de deux noyaux, est traversée par plusieurs filaments nerveux, dont deux plus épais; l'un est situé entre les noyaux, l'autre qui borde un instant la cellule du côté gauche, prend une direction rétrograde vers la droite, après avoir tenté de pénétrer dans un pseudo-dendrite.

nules argyrophiles. Les efforts de *J. Boeke* (1943) et de ses élèves pour démontrer dans les cellules interstitielles, l'absence de granulations de *Reich* et la présence de corps de *Nissl,* sont peut-être moins probants que le manque total d'une trace de réseau neurofibrillaire, dans les éléments dont je viens d'exposer l'origine. Ils ne renferment vraiment, dans leur cytoplasme, comme fibres argyrophiles, que celles que leur apportent les rameaux nerveux voisins et qui les quittent peu après, pour atteindre leurs terminaisons.

Récemment a paru sur cette question, un excellent exposé de *J. Taxi* (1951), qui aboutit en grande partie, aux conclusions que me suggère l'étude de l'origine des plexus nerveux intestinaux, chez l'embryon de Cobaye. Il me paraît bien probable que le terme de «cellule interstitielle» s'applique à des éléments très différents les uns des autres. J'ai l'impression que les cellules interstitielles décrites par *Cajal,* dans les mailles du plexus d'*Auerbach,* sont vraiment des éléments nerveux; *Taxi* a dessiné l'un d'entre eux dans la figure 7 de son travail. Il s'agit d'une cellule ayant un noyau assez volumineux et pourvue de prolongements très argyrophiles, qui se perdent dans les faisceaux nerveux du voisinage; on eut souhaité pouvoir comparer cet aspect à celui des neurones d'*Auerbach,* dans les mêmes préparations. Il est également regrettable de ne pas avoir soumis les fibres de cette cellule interstitielle au contrôle du dichroïsme, en lumière polarisée.

Ce qui me paraît caractériser avant tout les cellules dont j'ai suivi le développement, c'est l'abondance relative de leur cytoplasme par comparaison avec celui des éléments lemmoblastiques. Les différences de taille ou d'aspect des noyaux schwanniens confrontés avec ceux des cellules interstitielles sont peu probantes; les formations nucléaires ont toujours une grande plasticité. Les figures 10 et 11 de *Taxi* qui se rapportent au Cobaye adulte, concordent avec mes observations chez l'embryon du même animal. Peut-être en serait-il aussi de même en ce qui concerne les figures 20 et 21, si la méthode de *Bielschowsky-Gros* avait permis de délimiter le cytoplasme des deux éléments considérés par l'auteur comme appartenant à des cellules de *Schwann?*

Enfin, il est très intéressant que par cette même technique, *Taxi* ait pu mettre en évidence, également dans les mailles du plexus d'*Auerbach,* chez le Cobaye adulte, des éléments qui possèdent dans leur cytoplasme, des granules argyrophiles. Il est probable que ce sont là des cellules interstitielles comme celles que *C. Champy* et ses élèves ont mises en évidence, avec leur méthode à l'osmium-iodure (1945); pour eux, ces éléments, bien qu'étant de nature nerveuse, sont principalement orientés vers une fonction endocrine, celle d'émettre des médiateurs chimiques, le long de faisceaux nerveux, ou bien à leur extrémité. C'est à ce même groupe de cellules interstitielles qu'il faut rattacher les éléments dont *G. Ottaviani* et *P. Cavazzana* (1940) ont démontré, au niveau du plexus d'*Auerbach,* les propriétés granulopexiques, légèrement différentes de celles d'autres cellules histiocytaires.

Résumé.

Lorsque, dans l'intestin grêle de l'embryon de Cobaye, se différencient en éléments nerveux, les sympathoblastes des futurs plexus d'*Auerbach* et de *Meissner,* un certain nombre de fibres nerveuses traversent le cytoplasme de cellules étoilées, qui ne se distinguent pas des autres éléments mésenchymateux voisins. Peu à peu, ces futures cellules interstitielles se modifient en ce qui concerne leur noyau et l'aspect de leur protoplasme assez abondant et bien délimité. Les fibres nerveuses s'y dissocient souvent lors de leur passage, mais retrouvent toutes leurs caractéristiques, alors qu'elles sortent, entourées dans leur parcours par une mince couche de ce protoplasme. Cette sorte d'éléments interstitiels n'est pas de nature nerveuse, ne manifeste, semble-t-il, aucune activité endocrine et ne constitue que des points nodaux, lors des entrecroisements des fibres appartenant aux plexus intestinaux.

Zusammenfassung.

Zum Zeitpunkt, da sich im Dünndarm des Meerschweinchenembryo die Sympathoblasten des zukünftigen Plexus myentericus und Plexus submucosus zu Nervenelementen differenzieren, durchkreuzt eine gewisse Anzahl von Nervenfasern das Cytoplasma der sternförmigen Zellen, welche sich von den anderen mesenchymatösen Elementen nicht unterscheiden. Nach und nach verändern sich diese zukünftigen interstitiellen Zellen, was ihren Kern und das Aussehen ihres ziemlich reichlichen und gut begrenzten Protoplasmas anbetrifft. Oft dissoziieren sich die Nervenfasern während dieses Durchtrittes, doch gewinnen sie alle ihre Eigenschaften wieder zurück, wenn sie, von einer dünnen Schicht Protoplasma umgeben, wieder daraus hervorgehen. Diese Art von interstitiellen Elementen ist nicht von nervöser Natur, zeigt, wie es scheint, keinerlei endokrine Tätigkeit, und bildet nur Knotenpunkte beim Kreuzen der zum Darmplexus gehörenden Fasern.

Summary.

When in the small intestine of the guinea-pig embryo the sympathoblasts of the future plexus myentericus and plexus submucosus get differenciated, a certain number of nerve fibres cross the cytoplasm of star-like cells, which do not differ from the other elements of the embryonic connective tissue. Little by little these future interstitial cells are changing as to their nucleus and to their protoplasm which is rather profuse and well delimited. The nerve fibers often dissociate themselves when passing there, but they recover the whole of their characteristics when they come out, environed by a thin layer of protoplasm. This sort of interstitial elements is of no nervous nature, seems not to show any endocrine activity and forms only nodal points at the intersections of the fibers belonging to the intestinal plexus.

Bibliographie.

Baud, C. A., Acta anat. *4* (1947), 44; *10* (1950), 461. Z. wiss. Mikrosk. *60* (1952), 369. — *Baud, C. A.*, et *E. D. Aboulafia*, C. r. Acad. sci., Paris *231* (1950), 1259. — *Baud, C. A.*, et *F. Pernoux*, C. r. Acad. sci., Paris *232* (1951), 1597. — *Boeke, J.*, Acta neerld. Morph. norm. et path. *2* (1943), 131. — *Cajal, S. R. y*, Histol. du Syst. nerv. *1* (1909), 175; *2* (1911), 923. — *Champy, C.*, et *R.* et *C. Coujard*, Bull. Acad. méd., Paris *129* (1945), 213. — *Donaggio, A.*, Arch. ital. Biol. *46* (1906), 250. — *Erlanger, J.*, et *H. S. Gasser*, Amer. J. Physiol. *92* (1930), 43. — *Ottaviani, G.*, et *P. Cavazzana*, Arch. ital. anat. embriol. *43* (1940), 75. — *Palade, G. E.*, J. exper. Med. *95* (1952), 285. — *Taxi, J.*, Arch. anat. microsc. *41* (1951), 281. — *Weber, A.*, Bull. histol. appl. *23* (1946), 41; *24* (1947), 49.

Anschrift des Verfassers: Prof. Dr. *A. Weber*, Laboratoire de Neuro-Histologie, Institut d'Anatomie, École de Médecine, Université de Genève, Schweiz.

Zum Problem der Zentren im peripheren vegetativen Nervensystem.

Von

H. Hermann, Erlangen.

Meine Ausführungen werden sich weniger mit der feineren Struktur beschäftigen. Ich hoffe auf diese Probleme noch in der Diskussion einzugehen. Ich habe mir vielmehr als Thema das Problem der Zentren im peripheren vegetativen Nervensystem gestellt.

Die Ganglien in ihrer Konstitution und Lage sind hinlänglich bekannt, und es ist wohl einzusehen, daß das Gehirn und auch das Rückenmark eine Beeinflussung der Organe auf Bahnen durchführen kann, die von diesen Zentren herkommen. Ein Beispiel dafür bietet etwa das Erbrechen bei Ekelgefühl, das Erröten bei Schamempfindungen usw. Daß die Ganglien des Grenzstranges eine Funktion als Zentren besitzen, hat *Leriche* auf Grund klinischer Beobachtungen und experimenteller Untersuchungen zu erweisen sich bemüht. Seinen Befunden nach kann an der Beteiligung etwa des obersten Grenzstrangganglions an der Innervation der Zähne und an der Mitwirkung des Ganglions stellatum an der Innervation von Herz, Kehlkopf, Bronchien und Lungen nicht gezweifelt werden. Seine klinischen Beobachtungen werden durch die pathologisch-anatomischen Untersuchungen von *Stöhr, Hagen* und einer Reihe von anderen gestützt. Auch für die übrigen Grenzstrangganglien lassen sich aus der Literatur ähnliche Beispiele in großer Zahl anführen. Insbesondere hat *Leriche* zu diesem Thema beigesteuert und den Schluß gezogen, die Ganglien des Grenzstranges leiteten die Erregungen, die sie von der Peripherie empfangen, ähnlich wie Reflexzentren wieder in die Peripherie zurück. *Cannon* hat beide Grenzstrangketten vom Ganglion stellatum an bis zu den Sakralganglien hin bei Hunden, Katzen und Affen entfernt. Derartige sympathektomierte Tiere lebten ohne auffällige Störungen weiter, teilweise sogar monatelang, allerdings unter Laboratoriumsbedingungen. Der Autor schließt aus seinen Versuchen, für das Individuum sei weder ein Teil noch die Gesamtheit des sympathischen Nervensystems unbedingt notwendig; er vernachlässigt aber doch wohl bei dieser Aussage den Unterschied zwischen den geschützten Lebensbedingungen im Laboratorium und den erhöhten Ansprüchen des Lebens in freier Wildbahn. Die Abwehr äußerer Gefahren ist seinen Versuchstieren versagt.

Bei Funktionsstörungen innerer Organe sind vielfach die in der Wand derselben gelegenen Ganglienzellen pathologisch schwer verändert. Ich erinnere an den ulcuskranken Magen, die entzündete Appendix, die steinbehaftete Gallenblase, das Megacolon, verschiedene Herzerkrankungen usw. Diese Tatsache deutet auf eine enge Verbindung der betreffenden Ganglien mit dem krankhaften Geschehen der Organe hin und läßt auf einen engen Konnex beider auch unter normalen Bedingungen schließen. Diesen Konnex zu beweisen scheinen besonders die Untersuchungen von *Condovelli* geeignet, der bei Hunden durch Pinselung des rechten Vorhofs des Herzens mit Phenollösung eine Arhythmia perpetua erzeugen konnte und an den betreffenden Herzganglien später schwere pathologische Veränderungen aufgefunden hat, die denjenigen gleichen, die andere Autoren bei derselben Erkrankung beim Menschen beschrieben haben. *Lannée* und *Anderson* haben isolierte Darmstücke mit der Haut vernäht und dabei festgestellt, daß die intramuralen Plexus der Darmabschnitte morphologisch intakt blieben und schließen auf eine Zentren-Natur der betreffenden Ganglien.

Für die Klärung der zur Diskussion stehenden Frage scheinen diese Untersuchungen aber im höchsten Grade ungeeignet zu sein. denn die morphologische Integrität der nervösen Plexus nach der Transplantation spricht weder für noch gegen die Funktion der Ganglien als Zentren, da sich ihre Tätigkeit unter den geschilderten Versuchsbedingungen weder beweisen noch leugnen läßt. Viel eher weist die Bewegung isolierter Darmstücke in isotonischer Lösung auf eine Funktion der intramuralen Ganglien als Zentren hin. Autonom innervierte Organe behalten nämlich nach Isolierung im Experiment eine gewisse Reizbarkeit, obwohl sie der Impulse, die ihnen von den extramuralen Ganglien und vom Zentralnervensystem zufließen, beraubt sind. Offenbar kann man in den intramuralen Ganglien übergeordnete Funktionszentren oder zumindest Reflexzentren erblicken. Das Problem der Reflexerregbarkeit hängt eng mit der Frage zusammen, ob die Ganglien unabhängig vom Zentralnervensystem einen Einfluß auf die innervierten Organe haben können. Die experimentellen Befunde von *Wertheim, Frank* und *Leriche* sprechen für ein Zustandekommen von Reflexen über die peripheren Ganglien. Eine selbständige Funktion kann man ihnen aber schon allein im Hinblick auf ihre morphologische enge Verbindung mit dem Zentralnervensystem wohl kaum zusprechen.

Viel wahrscheinlicher ist es, daß die Impulse, die vom Zentralnervensystem kommen, lediglich weitergeleitet und mehr oder weniger stark nach Richtung und Ablauf beeinflußt werden.

Man kann die Ganglien als sekundäre Zentralapparate auffassen, die nur unter außergewöhnlichen Bedingungen eine selbständige Tätigkeit entfalten, für gewöhnlich aber nur eine untergeordnete Rolle spielen. Eine selbständige Funktion erlangen die Ganglien nur unter pathologischen Bedingungen, z. B. bei der Endangitis obliterans oder bei der *Raynaud*schen Gangrän, bei welchen Veränderungen wohl krankhafte Impulse in den Ganglien die Oberhand gewinnen, denn nach der Exstirpation der entsprechenden Ganglien tritt unter Umständen Heilung ein, worin ein weiterer Hinweis für die in diesen speziellen Fällen als Zentren anzusehende Funktion erblickt werden kann.

Es ist denkbar, daß nach Entfernung der Ganglien die in der Peripherie ausgebreitete nervöse Substanz von ihren übergeordneten Zentren unabhängig geworden ist und ein Eigenleben als Zentrum entfaltet, wobei den interstitiellen Zellen eine besondere Rolle zugewiesen werden kann. Für eine solche Annahme sprechen die Experimente von *van Esveld,* der aus Darmstücken die Ganglien präparatorisch entfernt und in geeigneter Lösung Beweglichkeit und Reaktion der plexusfreien Darmstücke auf Pharmaca festgestellt hat. Da bei den Versuchen des Autors die Ganglien vollständig ausgeschaltet waren, wie durch histologische Kontrolle später festgestellt wurde, ist damit zu rechnen, daß die in den entfernten Darmstücken gelegenen feinsten nervösen Plexus, die interstitiellen Zellen, die Motorik des Darmes als Zentren im Experiment beherrscht haben. Für eine Zentrennatur der interstitiellen Zellen spricht auch der Befund, daß sich pathologische Prozesse manchmal lediglich am nervösen Terminalreticulum abspielen können, das haben *Stöhr, Gerling* und *Röper* bei der sogenannten neuromatösen Appendicitis und neuerdings beim Lichen ruber planus in der Schleimhaut oder in der Haut neuromatöse Gewebsneubildungen aufgefunden, die sie für das Resultat eines am nervösen Terminalreticulum auftretenden pathologischen Vorganges ansehen. Die Autoren konnten an den Nervenzellen der intramuralen Plexus bzw. der zugehörigen Ganglien des Grenzstranges keine krankhaften Veränderungen feststellen.

Zusammenfassung.

1. Mit großer Wahrscheinlichkeit sind die intramuralen Ganglien in beschränktem Sinne als Zentren für die Organfunktionen anzusehen, sie werden wohl von den Grenzstrangganglien und diese wiederum vom Zentralnervensystem beeinflußt.

2. Möglicherweise stellen die im Endausbreitungsgebiet des Nervensystems gelegenen interstitiellen Zellen ein letztes, den intramuralen Ganglien untergeordnetes Zentrum dar.

Summary.

1. The intramural ganglia are to be considered, with great probability, as centers for the function of the organs in a restricted sense. They are probably influenced by the ganglia of the sympathetic trunk and these in turn by the central nervous system.

2. The interstitial cells situated in the terminal network of the nervous system represent possibly an ultimate center subordinate to the intramural ganglia.

Résumé.

1. Les ganglions intramuraux doivent être considérés, avec grande vraisemblance, comme des centres pour les fonctions des organes dans un sens restreint. Ils sont probablement influencés par les ganglions du grand nerf sympathique et ceux-ci, de leur part, par le système nerveux central.

2. Les cellules interstitielles situées dans le réseau terminal du système nerveux représentent, peut-être, un centre ultime subordonné aux ganglions intramuraux.

Literatur.

Cannon, W. B., Amer. J. Physiol. *33* (1914), 356; *50* (1919), 399. — *Condorelli,* Riforma med. 1927. — *Esveld, L. W. van,* Arch. exper. Path. *134* (1928), 347. — *Frank,* zitiert nach *L. R. Müller,* Die Lebensnerven. — *Gerling, R.,* Z. Zellforsch. usw. *34* (1948), 124. — *Leriche, R.,* La chirurgie de la douleur. Masson, Paris, 1940. — *Röper, C.,* Bruns' Beitr. *183* (1951), 444. — *Stöhr, P.,* Z. Zellforsch. usw. *34* (1948), 1. — *Wertheimer,* Lyon chir. Mars 1922.

Anschrift des Verfassers: Dr. med. *Heinrich Hermann,* Universitätsklinik und Poliklinik für Haut- und Geschlechtskrankheiten, Erlangen, Hartmannstraße 14.

Aus dem Veterinär-Anatomischen und Embryologischen Institut der Universität Utrecht (Direktor: Prof. Dr. *H. A. Meyling*).

Das periphere Nervennetz und sein Zusammenhang mit den ortho- und parasympathischen Nervenfasern.

Von

H. A. Meyling.

Mit 21 Textabbildungen.

Die sehr verschiedenen Auffassungen über den Bau und die Bedeutung der Peripherie des vegetativen Nervensystems, die zur Zeit bestehen, sind wohl teilweise auf die verschiedenen von den zahlreichen Autoren benutzten Färbetechniken zurückzuführen. Insbesondere geben die zahlreichen Modifikationen der Silberimprägnierungsverfahren oft sehr launenhafte Resultate. Wohl geben Silberpräparate oft schöne Detailstrukturen, insbesondere das *Bielschowsky-Gros*-Verfahren. Diese Methode hat den Vorteil, daß man den Verlauf der Imprägnierung unter dem Mikroskop kontrollieren und einer Mitfärbung von Bindegewebselementen vorbeugen kann. Ein weiterer Vorteil ist, daß, weil man Gefrierschnitte imprägniert, keine Einbettung in Paraffin nötig ist und der Gebrauch von Alkohol und Xylol vermieden werden kann, wenn man nur die Schnitte in Glukosesirup oder Lävulose nach *Heringa* einbettet.

Ein Nachteil der Imprägnierungspräparate ist, daß man nur dünne Schnitte studieren kann, in welchen die Totalität der Nervenversorgung und der Zusammenhang der nervösen Elemente untereinander nicht deutlich in Erscheinung tritt.

Die vitale Methylenblaufärbung hat manche Vorteile. Erstens haben die peripheren vegetativen Nervenelemente eine besondere Affinität zu Methylenblau und zweitens kann man Totalpräparate studieren, z. B. von der Darmwand kleiner Tiere, von den Blutgefäßen, von dem Endokardium und der Harnblase. Wenn man die Totalpräparate in Glyzerin einschließt, sind sie vollkommen durchsichtig, weil keine anderen als nervöse Elemente mitgefärbt sind. Man kann so das ganze Organ durchmustern, indem man mit der Mikrometerschraube auf verschiedene Höhe einstellt.

In unserem Laboratorium benützen wir immer die Methode nach *Schabadasch* (1935), weil diese die Nervenelemente sehr selektiv färbt. Es ist sehr wichtig, daß die Konzentration des Methylenblaus nicht höher ist als 0,01% und daß man für jedes Organ und Gewebe das richtige pH des Färbegemisches bestimmt. Achtet man hierauf und läßt man das Färbegemisch nur einwirken, solange das Gewebe lebend ist, dann färbt sich sicher kein Bindegewebe und ist die Farbwirkung des Methylenblaus elektiv.

Dem Ausspruch *Stöhrs* (1954), daß es keine „elektive" histologische Methode gebe, welche nur das Nervengewebe und sonst nichts vom übrigen Protoplasma darstellt, kann ich also nicht beistimmen. Wenn in Methylenblaupräparaten bindegewebige Elemente mitgefärbt sind, dann ist das die Folge einer nicht richtigen Technik. Denn Bindegewebe färbt sich nur, wenn das Gewebe abgestorben ist, z. B. wenn man länger als zwanzig Minuten färbt, oder wenn die Konzentration des Methylenblaus höher als 0,01% ist und wenn das Färbegemisch nicht auf das richtige pH gepuffert ist. *Stöhr* sieht sogar in einer elektiven Färbung des Nervengewebes einen Nachteil, weil man den Zusammenhang mit dem übrigen Gewebe nicht studieren kann. Aber in Methylenblaupräparaten mit elektiv gefärbtem Nervengewebe kann man den Zusammenhang mit den übrigen Geweben mit Hilfe eines Phasenkontrastmikroskops sehr gut studieren. Meines Erachtens soll man immer beim Studieren der peripheren Endausbreitung des vegetativen Systems nächst Silberpräparaten Methylenblau- oder Golgipräparate studieren, um eine richtige Deutung der Bilder zu ermöglichen. Auch die native Einschlußfärbung nach *Feyrter* und die Färbung nach *Champy* sind sehr wertvoll, um unsere Einsicht in die Natur der peripheren Anteile des vegetativen Systems zu vertiefen. Jede Methode bringt einen besonderen Aspekt der Nervenstruktur hervor und ein Vergleich der mit den verschiedenen Methoden bekommenen Bilder behütet den Untersucher vor Einseitigkeit in der Interpretation.

Ich möchte hier nicht ausführlich auf die Kontroversen eingehen, die zur Zeit in den Auffassungen über die Struktur und die Natur der peripheren Endausbreitungen des vegetativen Nervensystems bestehen. Diesbezüglich kann ich auf die Arbeiten von *Stöhr* (1954), *Meyling* (1953) und *Jabonero* (1953) hinweisen. Entgegen der Auffassung, daß die postganglionären und die afferenten Nervenfasern an der Peripherie ihre Individualität behalten und mit separaten Endapparaten an den Erfolgsorganen endigen, gewinnt die Überzeugung, daß an der Peripherie ein wirkliches Nervennetz geformt wird, mehr und mehr an Boden. Aber über die Natur dieses Nervennetzes bestehen wieder sehr differente Anschauungen. Diese hängen hauptsächlich mit der Auffassung über die Natur der interstitiellen Zellen *Cajals* und ihre Beteiligung an der Formation des peripheren Nervennetzes zusammen. Viele Autoren halten die Zellen in Anlehnung an *Lawrentjew* (1926) für Lemnoblasten, *Schwann*sche Zellen. *Leeuwe* (1937) hat die ursprüngliche Auffassung von *Cajal*, es seien kleine primitive Ganglienzellen (neurones sympathiques interstitiels), wieder verteidigt; er hat auf Grund einer detaillierten Studie den Ganglienzellcharakter dieser Zellen bewiesen (s. *Meyling* [1953]). *Okamara* (1934), *Boeke* (1935, 1942, 1949), *Li* (1940), *Jabonero* (1951), *Taxi* (1952) sind auch überzeugt von der nervösen Natur dieser Zellen. Was ihre Beteiligung an dem Aufbau des peripheren Nervennetzes betrifft, war *Leeuwe* der Ansicht, daß das ganze periphere Nervennetz aus anastomosierenden, ein Nervennetz bildenden, interstitiellen Ganglienzellen aufgebaut ist. *Boeke* jedoch ist der Meinung, daß das periphere kernhaltige Nervennetz, von ihm sympathischer Grundplexus genannt, teilweise aus einem *Schwann*schen Plasmodium und teilweise aus interstitiellen Zellen *Cajals* besteht; die letzteren liegen am Ende der Nervenbahn und verbinden den sympathischen Grundplexus mit dem innervierten Gewebe. Die Protoplasmabahnen des *Schwann*schen Plasmodiums gehen kontinuierlich in das Plasma der untereinander anastomosierenden interstitiellen Zellen über. Nach *Boekes* Meinung findet in den interstitiellen Zellen eine Umwertung der Erregung statt und sie stellen eine Art Synapse dar. *Stöhr* aber behauptet, daß die interstitiellen Zellen in dem terminalen nervösen Nervennetz zerstreut liegen. Die Zellen mit runden Kernen, welche an den Knotenpunkten des Nervennetzes liegen, hält er für interstitielle, die mit ovalen Kernen dagegen für *Schwann*sche Zellen. Er gibt zu, daß es eine Fülle von Zwischenformen zwischen den rundlichen Kernen der interstitiellen Zellen und den länglichen *Schwann*schen Kernen gibt, und daß es infolgedessen schwer ist, auf Grund der Form der Kerne die interstitiellen Zellen zu identifizieren.

Jabonero ist mit *Leeuwe* und mir überzeugt, daß das ganze periphere Nervennetz ausschließlich aus interstitiellen Zellen aufgebaut ist. Er meint aber, daß man weniger von anastomosierenden Zellen reden kann, als wohl von kernhaltigen neuroplasmatischen Bändern und darum proponiert er den Namen „Synzytium oder System von neuroplasmatischen Fasern". *Taxi* ist der Auffassung, daß die Ausläufer der interstitiellen Zellen nicht anastomosieren und daß der terminale Plexus in der Muskelschicht des Darmes von Ausläufern der interstitiellen Zellen und marklosen Nervenfasern aufgebaut wird, welch letztere von *Schwannschen Zellen* begleitet sind.

Was meine eigenen Untersuchungen anbetrifft, konnte ich insbesondere in Methylenblaupräparaten einwandfrei feststellen, daß peripher in den Organen und den Geweben ein wirkliches Nervennetz vorkommt. Wenn man ein Totalpräparat der Magen- oder Darmwand, vital mit Methylenblau gefärbt, studiert, imponieren an erster Stelle die Maschen des *Auerbach*schen Plexus mit den großen Ganglienzellen (Abb. 1). Die Ganglienzellen dieses Plexus sind nicht

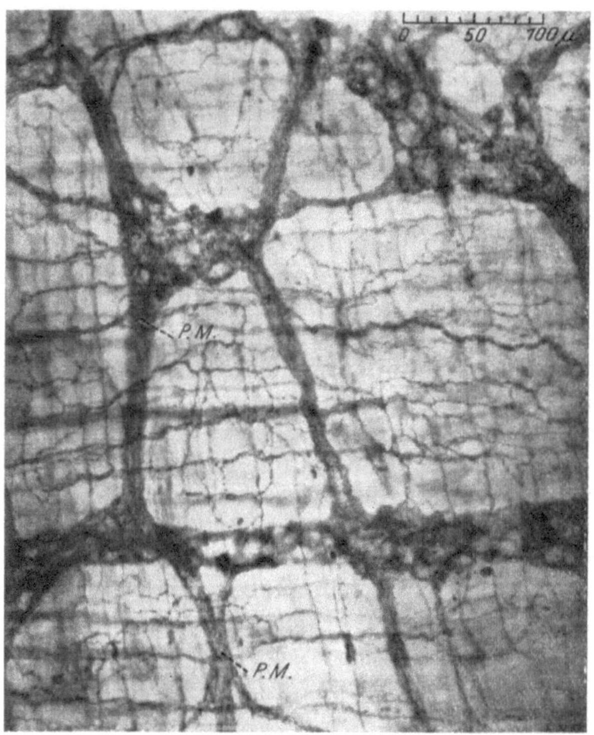

Abb. 1. Plexus myentericus (P. M.) mit (in den Maschen) dem peripheren Nervenzellennetz. Dünndarm, Ratte. Vitale Methylenblaufärbung. Mikrophotographie.

vollkommen gefärbt, weil die Zusammensetzung des Färbegemisches so gewählt war, daß es speziell das periphere Nervennetz elektiv färbte. Hat man die Absicht, die Ganglienzellen des Plexus mit ihren Ausläufern total zu färben, dann muß man das Färbegemisch jedenfalls auf ein anderes pH puffern. In den Maschen dieses Plexus sieht man das periphere Nervennetz, das zwischen den beiden Muskelschichten liegt. Man kann deutlich wahrnehmen, daß alle Fasern miteinander anastomosieren. Natürlich sieht man auch sich kreuzende Fasern, weil es ein dreidimensionales, ein schwammartiges Netzwerk ist; aber wenn man diese Fasern in die verschiedenen Ebenen verfolgt, dann sieht man, daß sie alle mit anderen Fasern kontinuierlich zusammenhängen, so daß ein wirkliches Netzwerk und kein Plexus vorliegt. Die Fasern haben einen mehr oder weniger varikösen Aspekt (hierauf komme ich noch näher zurück). Die Kerne, welche in diesem Netzwerk liegen, kann man schon bei dieser schwachen Vergrößerung wahrnehmen. Bei stärkerer Vergrößerung

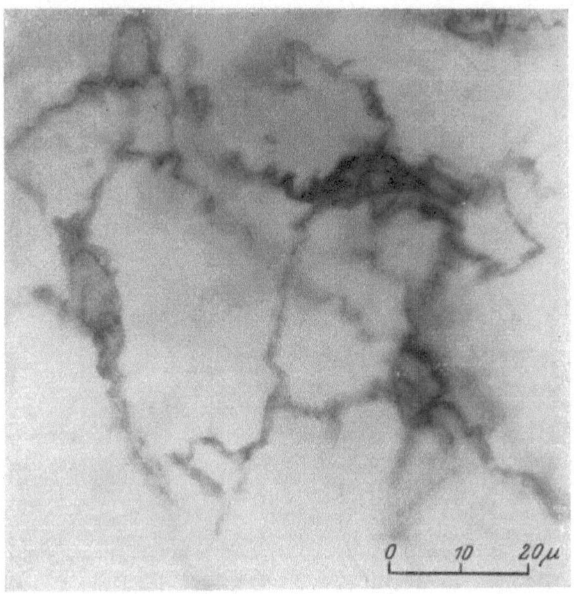

Abb. 2. Einige Zellen (autonome interstitielle Zellen) des peripheren Nervenzellennetzes der Abb. 1, mit stärkerer Vergrößerung. Mikrophotographie. (Von dem Original der Fig. 2, Plate 1, H. A. Meyling, J. comp. Neur. 99, 537.)

(Abb. 2) sieht man, daß die Kerne verschiedene Formen zeigen. Sie sind oval, wenn sie im Verlaufe einer Faser liegen, und mehr rund oder dreieckig, wenn sie an einem Knotenpunkt des Netzes liegen. Dieses terminale nervöse Netzwerk ist identisch mit dem *Schwann*schen Leitplasmodium von *Lawrentjew* und *Stöhr,* mit dem Grundplexus von *Boeke* und mit dem Synzytium der nervösen protoplasmatischen Fasern von *Jabonero.* Meines Erachtens aber sind die Kerne des nervösen Netzwerkes sicherlich keine *Schwann*schen Kerne und das Nervennetz sicher kein *Schwann*sches Plasmodium mit Neurofibrillen. Es ist vielmehr ausschließlich aus vegetativen interstitiellen Zellen aufgebaut, und die varikösen Fasern dieses Netzwerkes sind anastomosierende Ausläufer dieser Zellen. Diese Meinung stützt sich auf die folgenden Tatsachen.

Die Kerne des Synzytiums sind rings von Neurofibrillen umgeben (s. Abb. 2, 14, 17, 21), was man bei den *Schwann*schen Kernen längs den Nervenfasern des *Auerbach*schen Plexus nie sieht. Letztere liegen immer seitlich vom Achsenzylinder. Mit Methylenblau färbt sich das Plasma der Zellen des Nervennetzes elektiv, während das Plasma der *Schwann*schen Zellen immer ungefärbt bleibt (*Leeuwe* [1937], *Meyling* [1938, 1953]). Die Zellen des Nervennetzes besitzen

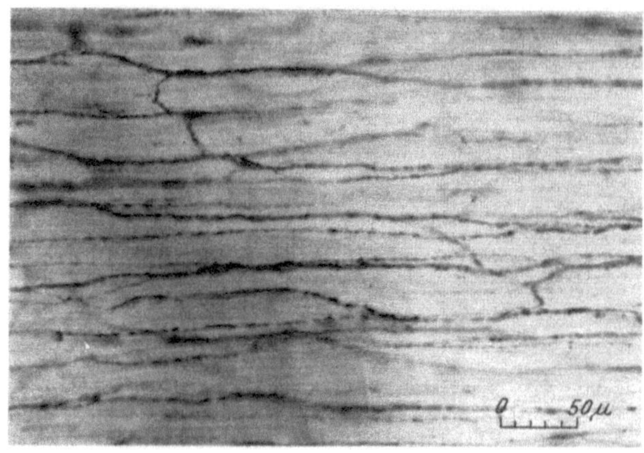

Abb. 3. Nervenzellennetz in der äußeren Muskelschicht des Dünndarmes einer Ratte. Links oben im Bilde sind deutlich drei Kerne der Nervenzellen und Querverbindungen der länglichen Maschen zu sehen. Vitale Methylenblaufärbung. Mikrophotographie. (Von dem Original der Fig. 3, Plate 1, H. A. Meyling, J. comp. Neur. 99, 537.)

keine *Reich*schen Granula wie die *Schwann*schen Zellen; dagegen besitzen die Zellen des Nervennetzes deutlich *Nissl*substanz, wie *Leeuwe* zuerst einwandfrei festgestellt hat. *Jabonero* (1951, 1954) und *Taxi* (1952) deuten die Natur der interstitiellen Zellen als „neuroïde". Aber auch *Jabonero* hat die Überzeugung, daß *Schwann*sche Zellen nicht in dem peripheren Nervennetz vorkommen. Das ganze periphere Nervennetz ist also ein Synzytium autonomer interstitieller Zellen. *Schwann*sche Kerne kommen darin nicht vor; diese liegen nur längs ortho- und parasympathischen Nervenfasern.

Dieses Nervenzellennetz zieht sich diffus und kontinuierlich durch die ganze Darmwand. Stellt man auf ein höheres Niveau ein, dann sieht man das Nervennetz in der äußeren Muskelschicht (Abb. 3). Nur die Form des Netzes ändert sich. Die Maschen sind in der Richtung der Längsachse der glatten Muskelfasern in die Länge gezogen. Die Kerne liegen weiter auseinander, oder man kann sagen, daß die varikösen Ausläufer der autonomen interstitiellen Zellen länger sind.

Man bekommt den Eindruck, daß der variköse Charakter der anastomosierenden Ausläufer mit dem Funktionszustande der glatten Muskelfasern wechselt. Ist die Muskelschicht stark kontrahiert, dann sieht man eine vermehrte Varikosität. Die Darmwand war immer in tiefster Narkose des Tieres erschlafft; dagegen war die

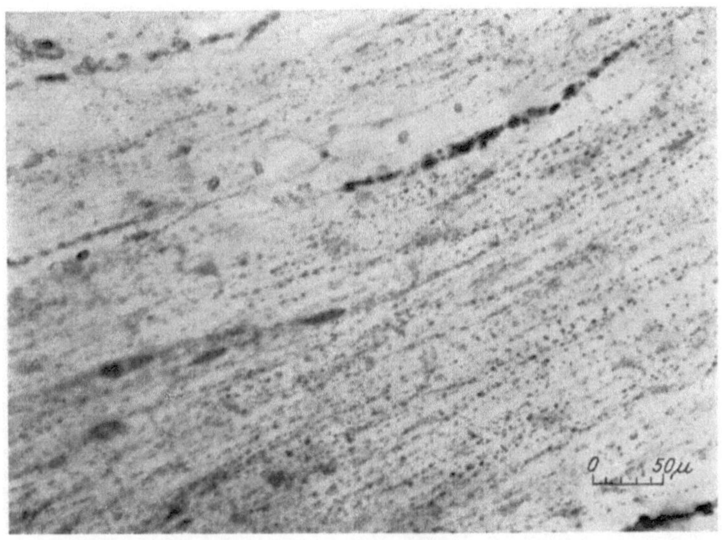

Abb. 4. Stark variköses Nervenzellennetz in der Muskulatur der Harnblase einer Ratte. Vitale Methylenblaufärbung. Mikrophotographie. (Von dem Original der Fig. 7, Plate 2, H. A. Meyling, J. comp. Neur. 99, 589.)

Harnblase immer stark kontrahiert, weil das Tier in tiefster Narkose immer die Harnblase entleerte. In Abb. 4 sieht man mit schwacher Vergrößerung in einem Methylenblaupräparat der Harnblase die sehr starke Varikosität der Ausläufer der autonomen interstitiellen Zellen in der Muskelschicht. Höchstwahrscheinlich ist das variköse Aussehen der Ausdruck einer stärkeren Neurosekretion während der Kontraktion.

Wie gesagt, zieht das Nervennetz diffus und kontinuierlich durch die Darmwand. Stellt man auf die Serosafläche der Darmwand ein, dann sieht man das Nervenzellennetz in der Subserosa (Abb. 5). Dieses ist mit dem beschriebenen Nervenzellennetz in der Muskelschicht kontinuierlich verbunden, aber es gleicht in Form mehr demjenigen in den Maschen des Plexus myentericus. Die Zellen sind mehr multipolär, die Ausläufer kürzer und das Nervennetz zeigt damit mehr einen zelligen Charakter. Oft sieht man zwei Kerne dicht nebeneinander liegen, wie in der Mikrophotographie zu sehen ist, ein typisches Merkmal der autonomen interstitiellen Zellen.

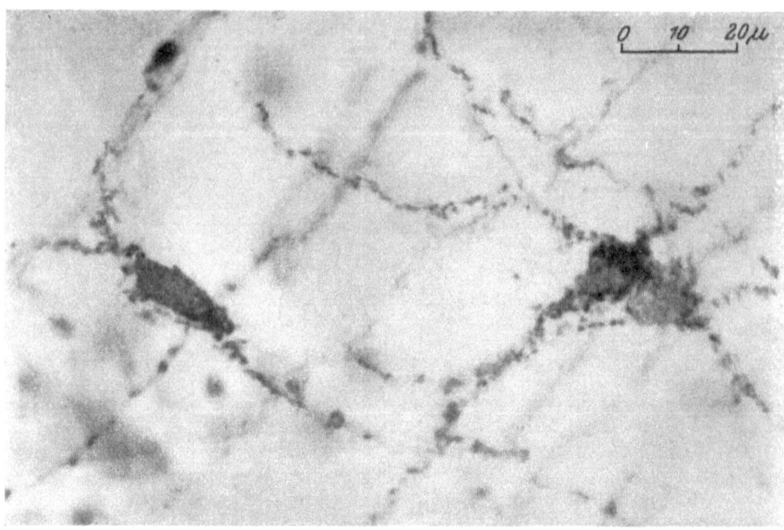

Abb. 5. Einige autonome interstitielle Zellen in der Subserosa des Dünndarmes einer Ratte. Vitale Methylenblaufärbung. Mikrophotographie.

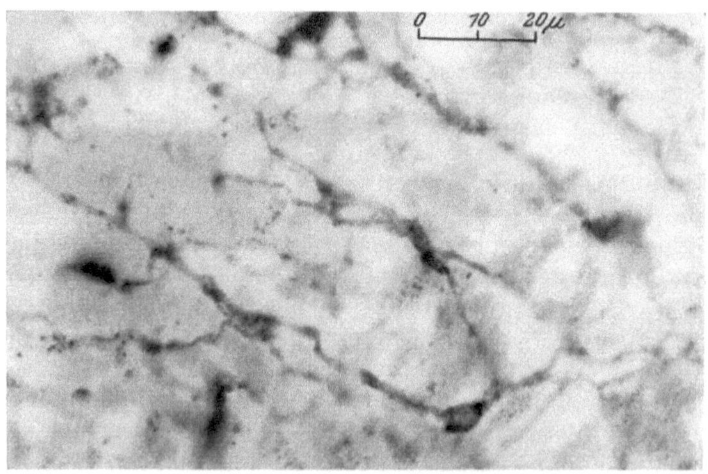

Abb. 6. Teil des Nervenzellennetzes in der Mukosa des Dünndarmes einer Ratte. Vitale Methylenblaufärbung. Mikrophotographie.

Wendet man die Mukosaseite des Präparates nach oben, dann sieht man das Nervenzellennetz in der Mukosa (Abb. 6). Die Nervenzellen sind meist multipolar, aber sie sind etwas kleiner als die in der Subserosa. Das diffuse Nervenzellennetz der Darmwand, das sich in den verschiedenen Schichten in der Form an den Verlauf der verschiedenen Strukturelemente anpaßt, steht mit dem Plexus von *Auerbach* in Zusammenhang. Die Art dieses Zusammenhanges wird näher besprochen werden, wenn der Zusammenhang der post-

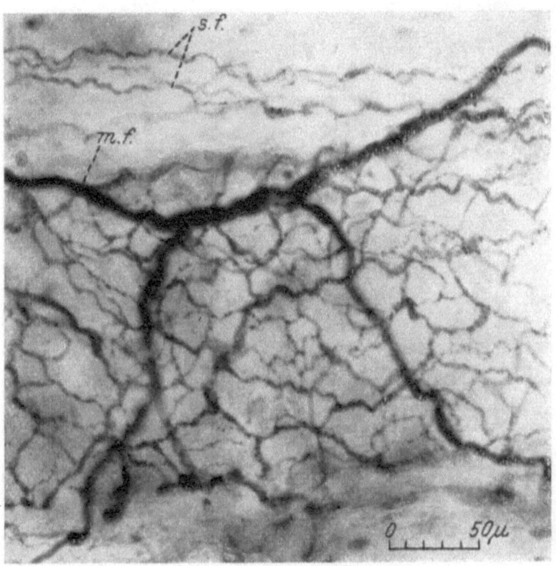

Abb. 7. Nervenzellennetz in der Wand einer kleinen Arterie in der Harnblase einer Ratte. Die Arterie verläuft quer. m. f. dicke, wahrscheinlich markhaltige parasympathische afferente Nervenfaser, s. f. dünne, marklose, wahrscheinlich sympathische efferente postganglionäre Nervenfaser. Vitale Methylenblaufärbung. Mikrophotographie. (Von dem Original der Fig. 9, Plate 2, H. A. Meyling, J. comp. Neur. **99**, 539.)

ganglionären und afferenten Fasern mit dem peripheren Nervenzellennetz im allgemeinen erörtert werden wird.

In der Wand der Blutgefäße kommt ein ähnliches Nervenzellennetz vor. Man sieht es besonders gut in Methylenblaupräparaten, weil es Totalpräparate sind, in denen die Totalität der Nervenelemente deutlich hervortritt.

Abb. 7 ist eine Mikrophotographie einer kleinen Arterie in der Harnblase. In diesem Bild liegt die Arterie quer und die nicht gefärbte Ringmuskulatur konnte deutlich wahrgenommen werden, wenn das Licht etwas abgeblendet wurde. Sie ist begleitet von dicken, wahrscheinlich markhaltigen, und einigen dünnen marklosen Nervenfasern. Das Nervenzellennetz in der Wand, das sich bis in die Intima ausbreitet, ist ein typisches Netz interstitieller Zellen. Die

Endverzweigungen der begleitenden Nervenfasern sind mit dem Nervenzellennetz in einer Weise verbunden, die später zusammenfassend behandelt werden wird. Mit stärkerer Vergrößerung (Abb. 8)

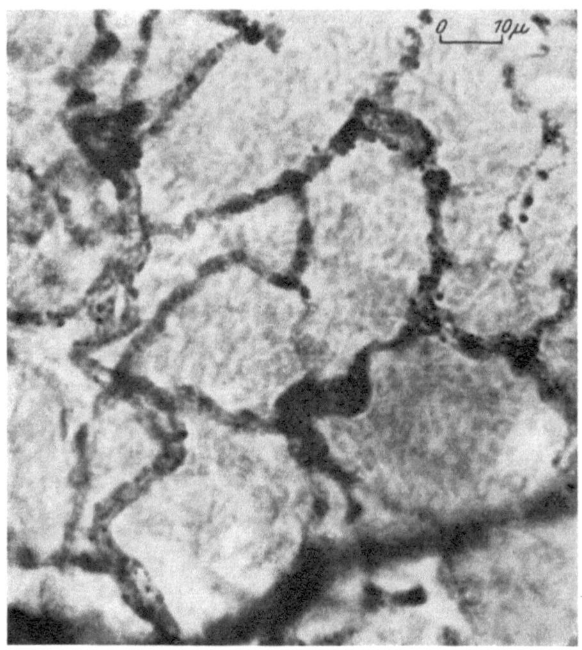

Abb. 8. Stärkere Vergrößerung eines Teiles der Abb. 7.

sieht man deutlich den zelligen Charakter des Netzes. Ist die Arterienwand stark kontrahiert, dann verlaufen die anastomosierenden Ausläufer geschlängelt und sind stark varikös (Abb. 9). In Abb. 10 sieht man das Nervennetz rings um die Kapillaren der Darmwand. Die Methylenblaufärbung der Darmwand war nicht vollkommen gelungen, nur die Nervenzellennetze längs den Blutkapillaren hatten sich gefärbt. Sie hängen mit dem diffusen Nervenzellennetz der Darmwand zusammen, aber ist das letztere vollkommen gefärbt, dann sieht man die Nervenzellennetze der Blutkapillaren nicht gesondert. Auch die Venen in der Darmwand sind stets von einem dichten Nervenzellennetz begleitet (Abb. 11). Die Wand der Vene ist ungefärbt, konnte aber mit Hilfe des Phasenkontrastmikroskops deutlich festgestellt werden.

Sehr schön färbt sich das periphere Nervenzellennetz im Endokardium. Wenn man nach der Färbung und Fixierung der Farbe das Endokardium abpräpariert und in Glyzerin einschließt, sieht man, daß es weite Maschen hat (Abb. 12). Die Kerne der Nervenzellen liegen an den Knotenpunkten, aber sie haben sich in diesem Präparat nur schwach gefärbt und sind daher in der Mikrophotographie kaum zu sehen. In den tiefen Schichten, unmittelbar an das Myokardium grenzend, sind die Maschen enger und zeigen auch neurofibrilläre Verbreiterungen, insbesondere in dem Endokardium, das die Musculi pectinati des rechten Atriums überzieht. Weil hier ein dichtes Netz von *Purkinjefasern* liegt, wie *Ter Borg* (1939) beschrieben hat, hängt die Differenz in der Form des Netzes höchstwahrscheinlich mit der Innervation dieser *Purkinje*fasern zusammen.

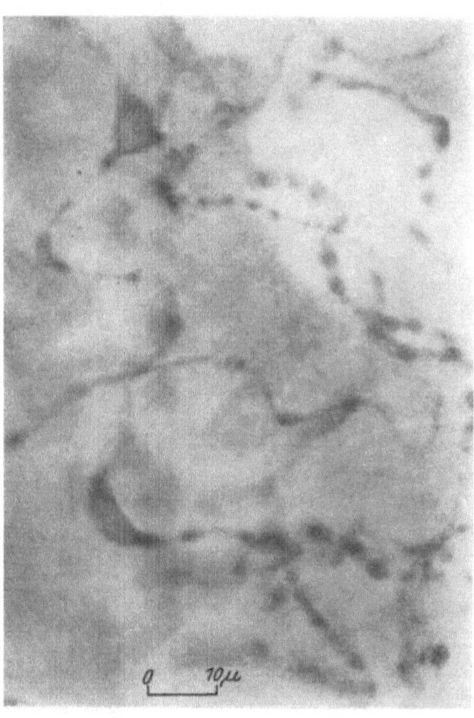

Abb. 9. Stark variköses Nervenzellennetz in der Wand einer kontrahierten kleinen Arterie in der Harnblase einer Ratte. Vitale Methylenblaufärbung. Mikrophotographie. (Von dem Original der Fig. 10, Plate 2, H. A. Meyling, J. comp. Neur. 99, 539.)

Das Reizleitungssystem des Herzens besitzt ein außerordentlich dichtes Nervenzellennetz, in Vergleich mit der gewöhnlichen Herzmuskulatur. Es gelingt schwer, dieses Nervennetz durch Injektion in die Blutgefäße mit Methylenblau zu färben. Wenn es gelingt, dann ist das Muskelgewebe des Herzens in Glyzerin nicht genügend durchsichtig und man muß Schnitte anfertigen, was die elektive Färbung sehr schädigt. Deswegen wurde hier die *Bielschowsky-Gros*sche Imprägnierung angewendet. Der Sinuaurikularknoten des Pferdes ist ein sehr geeignetes Material hierfür, besonders wenn man die Schnitte parallel zur Oberfläche des Sulcus terminalis anfertigt. Dann sieht man die Trabekel der feinen netzförmig zusammenhängenden Knotenfasern meist der Länge nach in dem Präparat verlaufen. Eine Zeichnung eines solchen Präparates zeigt Abb. 13. Man sieht eine autonome interstitielle Zelle mit langen Ausläufern, die deutlich mit solchen anderer Zellen anastomosieren. Wo diese die Muskelfasern des Knotens berühren, zeigen sie oft neurofibrilläre Verbreiterungen. Durchmustert man viele Präparate, dann gewinnt man den Ein-

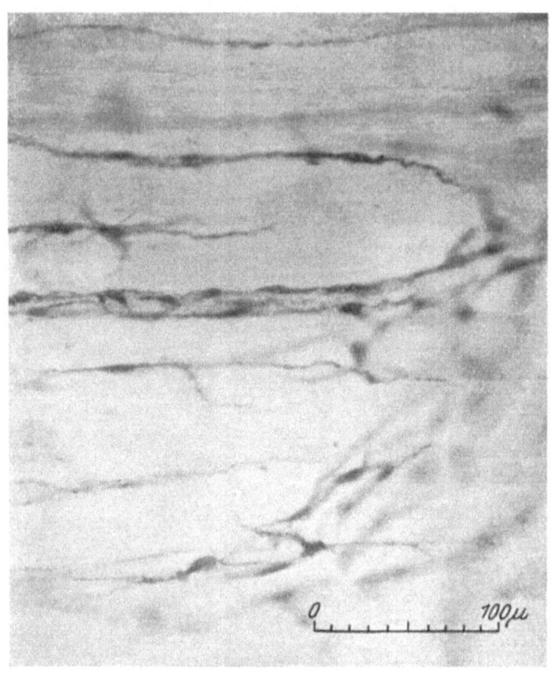

Abb. 10. Nervenzellennetz längs Kapillaren in der Darmwand einer Katze. Vitale Methylenblaufärbung. Mikrophotographie. (Von dem Original der Fig. 11, Plate 2, H. A. Meyling, J. comp. Neur. 99, 539.)

druck, daß das Netz der Knotenfasern reichlich von einem Netz autonomer interstitieller Zellen umsponnen ist.

Auch in dem atrioventrikulären Bündel kommt ein gleiches Nervenzellennetz vor (Abb. 14). Auch hier zeigt es oft neurofibrilläre Verbreiterungen, wo es der Oberfläche der *Purkinje*zellen anliegt.

Zuletzt möchte ich darauf hinweisen, daß in den sensorischen reflexogenen Zonen des Sinus caroticus und des Depressorgebietes der Aorta ein sehr dichtes Netzwerk autonomer interstitieller Zellen vorkommt, das sowohl im Methylenblau- als auch im *Bielschowsky-Gros*-Präparat deutlich hervortritt. In Methylenblaupräparaten sieht man deutlich, wie die marklosen Endverzweigungen markhaltiger sensibler Fasern mit diesem Nervenzellennetz zusammenhängen (Abb. 15). Dasselbe Bild sieht man in der Depressorzone der Aorta

(Abb. 16). Die Maschen des Nervenzellennetzes sind hier oft besonders dicht. Bei stärkerer Vergrößerung sieht man deutlich die

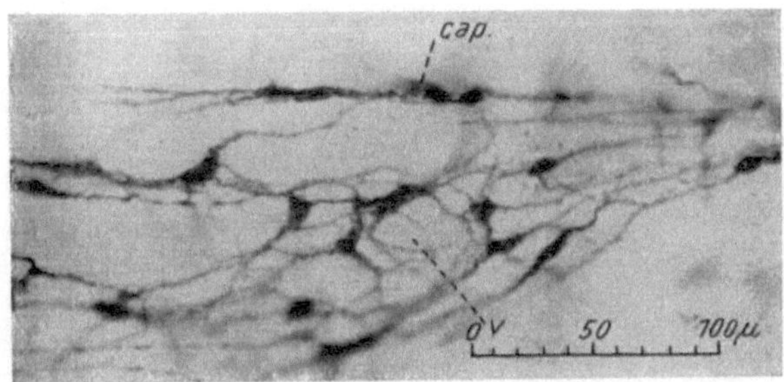

Abb. 11. Nervenzellennetz in Begleitung einer Kapillare (cap.) und einer Vene (v.) in der Darmwand einer Katze. Die Wand der Vene konnte mit Hilfe des Phasenkontrastmikroskopes festgestellt werden. Vitale Methylenblaufärbung. Mikrophotographie. (Von dem Original der Fig. 12, Plate 2, H. A. Meyling, J. comp. Neur. 99, 539.)

Kerne der autonomen interstitiellen Zellen (Abb. 17). Im Silberpräparat sieht man genau dasselbe Nervenzellennetz (Abb. 18).

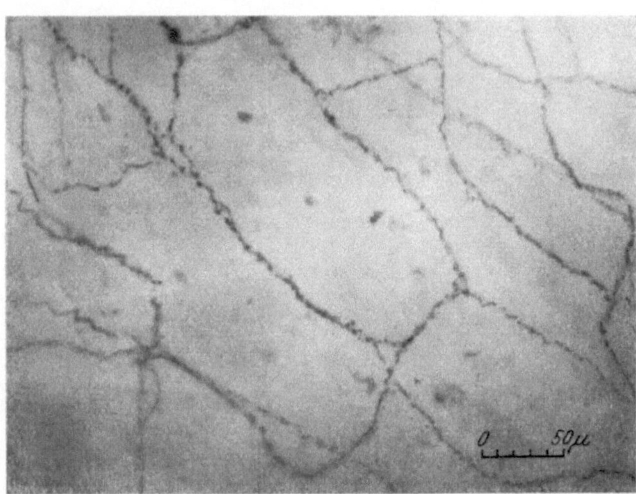

Abb. 12. Peripheres Nervenzellennetz im Endokardium der rechten Herzkammer eines Rindes. Vitale Methylenblaufärbung. Mikrophotographie.

Stöhr (1954) kritisiert unsere Auffassung, daß diese Zellen autonome interstitielle Zellen sind und meint, wir hätten hier irrtümlicherweise Clasmatozyten für Nervenelemente angesehen. Er gründet diese Meinung auf seine Erfahrung, daß im Methylenblaupräparat der Haut, abgesehen von Nervengewebe, auch eine Fülle

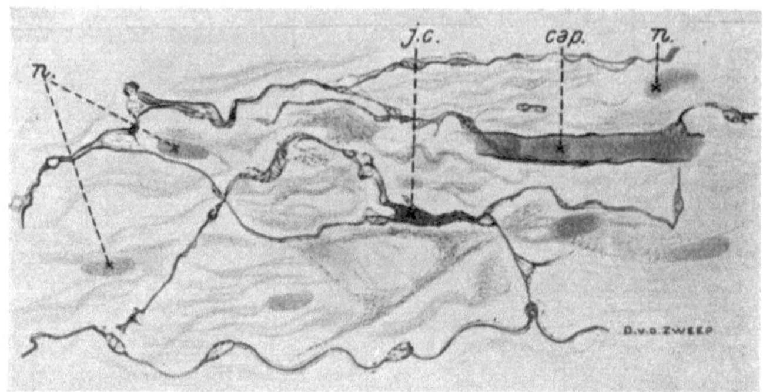

Abb. 13. Sinuaurikularknoten des Pferdes. Eine autonome interstitielle Zelle (j. c.) mit vier langen Ausläufern ist abgebildet. Die Ausläufer anastomosieren mit solchen anderer autonomer interstitieller Zellen. Sie zeigen neurofibrilläre Verbreiterungen, wo sie die Oberfläche der Knotenfasern berühren. n Kerne der Knotenfasern; cap. Kapillare. Bielschowsky-Gros-Präparat. Zeichnung. (Von dem Original der Fig. 13, Plate 3, H. A. Meyling, J. comp. Neur. 99, 541.)

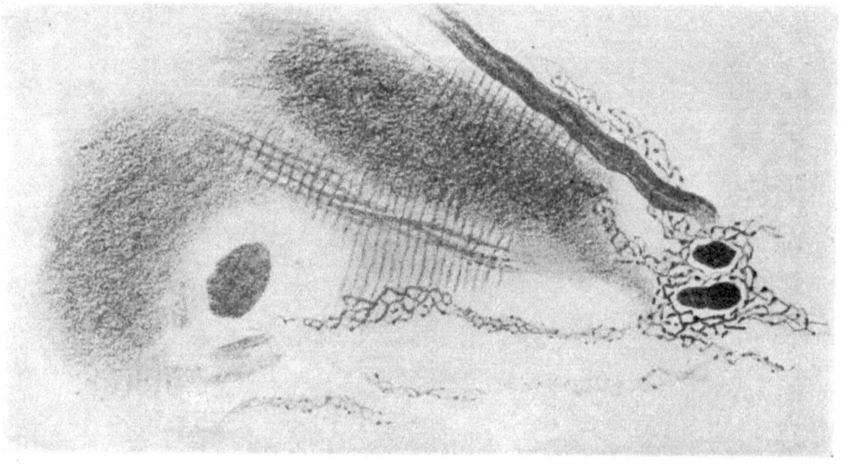

Abb. 14. Netzwerk autonomer interstitieller Zellen an der Stelle, wo der Tawaraknoten in das Crus commune übergeht. An der Oberfläche einer tangential angeschnittenen Purkinjefaser zeigt es neurofibrilläre Verbreiterungen. Bielschowsky-Gros-Präparat. Zeichnung.

bindegewebiger Elemente in schönster Weise eine Blaufärbung zeigen. Nun sagt er leider nicht, wie diese Methylenblaupräparate angefertigt sind. Vielleicht war die Konzentration des Methylenblaus in seiner Färbemischung höher als 0,01%; denn höhere Konzentrationen wirken toxisch, töten das Gewebe, und totes Gewebe nimmt mit Methylenblau eine diffuse Blaufärbung an. Vielleicht auch war die Lösung nicht auf das richtige pH gepuffert oder hat die Färbung

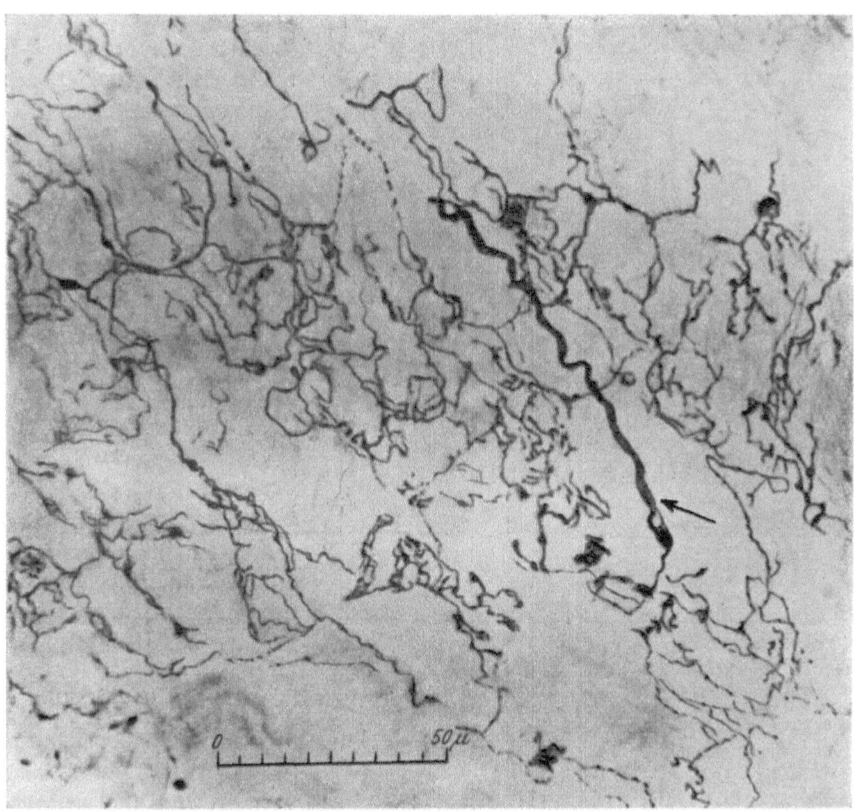

Abb. 15. Peripheres Nervenzellennetz in der Wand des Sinus caroticus eines Pferdes. Mit dieser schwachen Vergrößerung ist die zellige Struktur nicht so deutlich, aber links oben in der Abbildung sind einige Kerne autonomer interstitieller Zellen zu sehen. Eine markhaltige Nervenfaser (←) teilt sich nach Verlust der Markscheide in Endverzweigungen, welche mit dem Nervenzellennetze verbunden sind. Vitale Methylenblaufärbung. Mikrophotographie. (Von dem Original der Fig. 19, Plate 4, H. A. Meyling, J. comp. Neur. 99, 543.)

länger als 10 bis 20 Minuten gedauert. Auch sagt er nicht, ob er Totalpräparate oder Schnitte studiert hat. Macht man z. B. Paraffinschnitte und behandelt man das gefärbte Material mit Alkohol, dann wird das Methylenblau im Nervengewebe aufgelöst und färbt dann die übrigen Gewebeelemente diffus blau. Aber selbst wenn man absichtlich dergleichen Präparate anfertigt, kann man noch deutlich die nervösen Elemente von den bindegewebigen unterscheiden. Denn die Fortsätze der Bindegewebszellen zeigen nie einen varikösen Aspekt wie die autonomen interstitiellen Zellen; sie zeigen auch nie eine fibrilläre Differenzierung im Protoplasma und färben sich mit der Methode *Champy-Coujard* nie schwarz wie die autonomen interstitiellen Zellen. Diese Färbung wird noch näher besprochen.

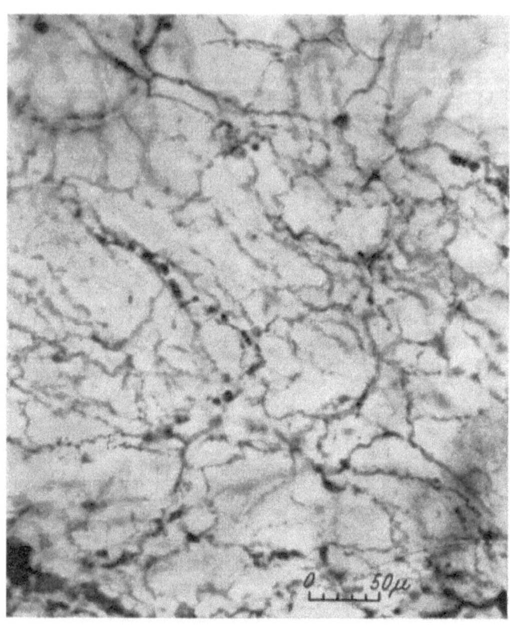

Abb. 16. Peripheres Nervenzellennetz in der Depressorzone der Aorta eines Kaninchens. Die anastomosierenden Ausläufer der autonomen interstitiellen Zellen sind stark varikös. Vitale Methylenblaufärbung. Mikrophotographie.

Die Ergebnisse meiner Untersuchungen deuten darauf hin, daß das vegetative Nervensystem an der Peripherie — soweit dieses eine Netzstruktur zeigt — nur aus anastomosierenden autonomen interstitiellen Zellen *Cajals* besteht, die man als eine besondere Art primitiver Ganglienzellen anzusehen hat. Es ist sicherlich kein *Schwann*plasmodium. Das Terminalretikulum *Stöhrs* ist meines Erachtens das elektiv imprägnierte Neurofibrillennetz dieser Nervenzellen. Die Ausläufer dieser Zellen zeigen oft neurofibrilläre Verbreiterungen, und wenn man nur die Neurofibrillen darstellt, was oft in guten Silberpräparaten geschieht, dann bekommt man das Terminalretikulum *Stöhrs*.

Auch die Färbung nach *Champy* (1913) und *Champy, Coujard* und *Coujard-Campy* (1945), welche das periphere Nervenzellennetz elektiv schwarz färbt, deutet darauf hin, daß es nur aus anastomosierenden autonomen interstitiellen Zellen besteht. Die genannten Forscher stellen fest, daß eine Mischung von Osmiumsäure- und Natriumjodidlösung Diphenole und darum auch Adrenalin spezifisch schwarz färbt. Sie fanden, daß die autonomen interstitiellen Zellen in der Speicheldrüse sich mit dieser Methode tiefschwarz färben. Daraus zogen sie die Folgerung, daß es differenzierte Nervenzellen sind. Während nach der Meinung obiger Autoren die Paraganglienzellen Nervenzellen sind, welche sich so differenziert haben, daß sie vollkommen sekretorisch geworden sind, sind die autonomen interstitiellen Zellen zwar sekretorisch wirksam, aber sie haben noch eine

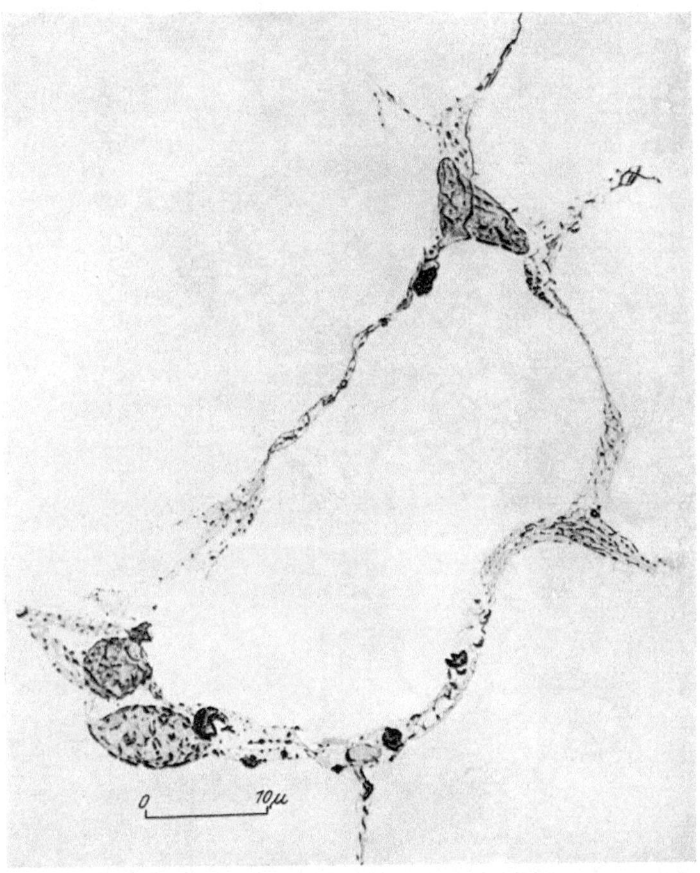

Abb. 17. Zeichnung einer Masche des Nervenzellennetzes der Abb. 15. Das Protoplasma hat eine neurofibrilläre Struktur mit Varikositäten und Vakuolenbildung. Vitale Methylenblaufärbung. (Von dem Original der Fig. 20, Plate 4, H. A. Meyling, J. comp. Neur. 99, 543.)

neurofibrilläre Differentiation beibehalten. Die Elektivität dieser Färbung für autonome interstitielle Zellen konnte ich bestätigen. Das Nervenzellennetz in der Schleimhaut der Darmwand färbt sich mit dieser Methode sehr elektiv (Abb. 19). Die Schnitte wurden parallel zur Oberfläche der Schleimhaut angefertigt. Das Nervenzellennetz tritt in diesen Präparaten nicht so vollständig wie in Methylenblau- oder Silberpräparaten hervor. Man sieht Teile dieses Netzwerkes in

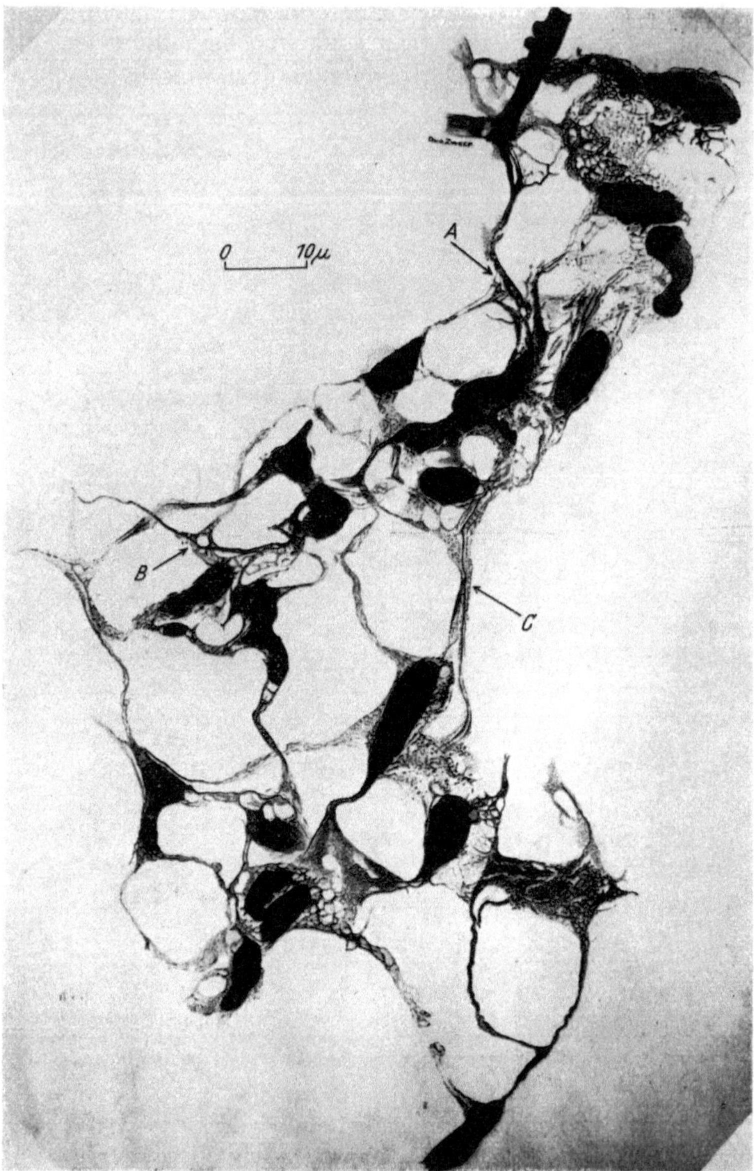

Abb. 18. Synzytium autonomer interstitieller Zellen in der Wand des Sinus caroticus des Pferdes. Endverzweigungen einer Nervenfaser verlaufen an der Oberfläche des Synzytiums (bei A, B und C) und bilden neurofibrilläre Verbreiterungen und Ösen, welche wahrscheinlich eine synaptische Verbindung darstellen. Bielschowsky-Gros-Präparat. Zeichnung.

der Form von anastomosierenden, stark varikösen Fasern. Wenn man aber viele Präparate studiert, bekommt man die Überzeugung,

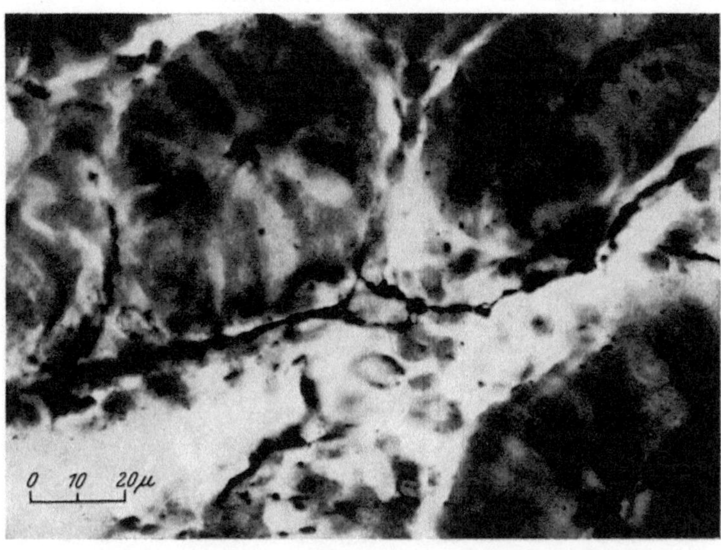

Abb. 19. Mit der Methode Champy — mikrochemische Färbung des Adrenalins — teilweise gefärbte variköse Ausläufer autonomer interstitieller Zellen in der Mukosa des Dünndarmes einer Ratte Mikrophotographie.

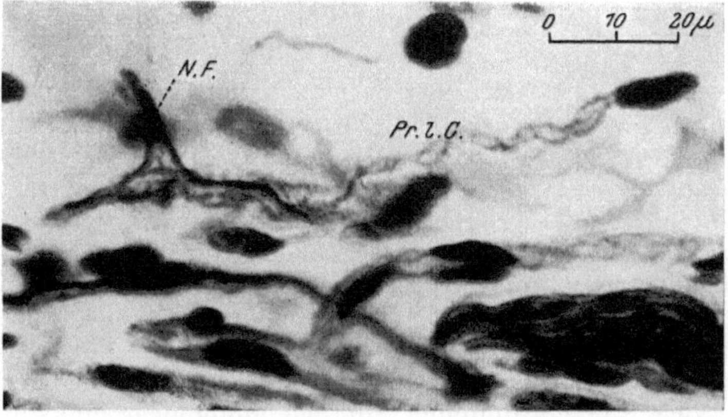

Abb. 20. Endverzweigungen einer Nervenfaser (N. F.), welche an der Oberfläche eines Ausläufers einer autonomen interstitiellen Zelle (Pr I. C.) verlaufen. Bielschowsky-Gros-Präparat. Mikrophotographie. (Von dem Orignal der Fig. 22, Plate 4, H. A. Meyling, J. comp. Neur. 99, 543.)

daß diese varikösen Fasern die Ausläufer der autonomen interstitiellen Zellen sind. An den Knotenpunkten des Netzes sieht man oft schwache, gelbbraun gefärbte Kerne, welche von tiefschwarz gefärbtem Protoplasma umgeben sind. Diese Stellen sind sicherlich die kernhaltigen Bezirke der Nervenzellennetze.

Diese peripheren Nervenzellennetze, die in den verschiedenen Geweben und Organen liegen, gleichen in Form und Struktur dem

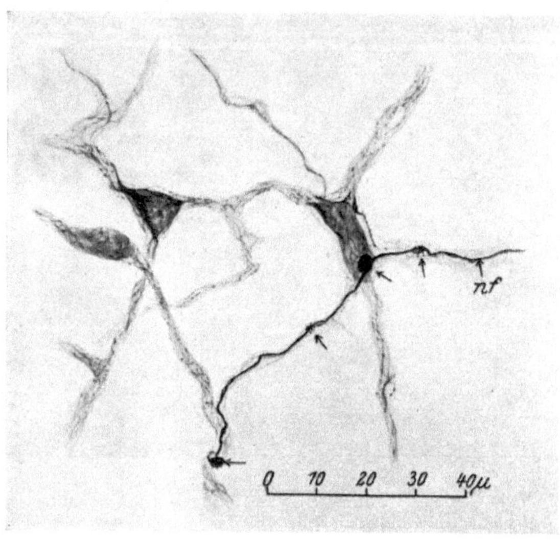

Abb. 21. Eine Nervenfaser (nf) mit Endapparaten (bei →) an der Oberfläche des Netzes autonomer interstitieller Zellen in der Rachenschleimhaut eines Frosches. Vitale Methylenblaufärbung. Zeichnung. (Von dem Original der Fig. 23, Plate 4, H. A. Meyling, J. comp. Neur. 99. 543.)

primitiven nervösen System der Coelenteraten. Die meisten Autoren (*Apathy* [1897], *La Villa* [1897], *Bethe* [1903], *Jordan* [1912] und [1928], *Droogleever-Fortuyn* [1920]) beschreiben das Nervensystem der Coelenteraten als ein Netzwerk primitiver kleiner Ganglienzellen. Diese sind nicht polär differenziert, und die gleichförmigen Ausläufer anastomosieren alle untereinander. Nach *Hanström* (1928) und *Ariëns Kappers* (1929) bleibt dieses Nervenzellennetz in der höheren phylogenetischen Reihe neben einem sich entwickelnden Zentralnervensystem erhalten. *Boeke* (1935) weist darauf hin, daß die kleinen Ganglienzellen des Plexus entericus von Amphioxis morphologisch viele Übereinstimmung mit den autonomen interstitiellen Zellen der Säugetiere zeigen. Es ist darum sehr wahrscheinlich, daß man diese Nervenzellennetze bei den Säugetieren als die Systeme autonomer interstitieller Zellen wiederfindet. Hiermit ist in Einklang, daß sie sich ontogenetisch nicht aus dem Zentralnervensystem entwickeln, doch wie *Tinel* angibt (er stützt diese Meinung auf die

Untersuchungen *Tellos* und *van Campenhouts*), entstehen sie örtlich in den Geweben. *Keuning* (1945) konnte dies mit Hilfe der Gewebekultur bestätigen. *Leeuwe* (1937) stellte fest, daß beim Frosch während der Entwicklung die Neurofibrillen zuerst in den örtlich sich differenzierenden autonomen interstitiellen Zellen entstehen, und daß diese Zellen ein Zentrum der Neurofibrillen darstellen. Die Neurofibrillen wachsen also nicht kontinuierlich vom Zentralnervensystem in diese Zellen ein.

Die obigen Tatsachen machen es nicht wahrscheinlich, daß das periphere Nervennetz die direkte Fortsetzung der afferenten und der postganglionären ortho- und parasympathischen Nervenfasern ist, mit anderen Worten, daß es nicht von den anastomosierenden Endverzweigungen dieser Fasern gebildet wird.

Sowohl in Methylenblau- als auch in Silberpräparaten sieht man, wie diese Fasern auf dem peripheren Nervenzellennetz Endapparate bilden. Öfter sieht man Endverzweigungen von Nervenfasern genau längs den Ausläufern autonomer interstitieller Zellen verlaufen (Abb. 20). Man kann die dunkel imprägnierten Fasern deutlich an der Oberfläche eines Ausläufers einer autonomen interstitiellen Zelle unterscheiden, welche eine feine neurofibrilläre Netzstruktur zeigt. In Abb. 18 sieht man, wie die Endverzweigungen einer afferenten Faser entlang dem Netzwerk autonomer interstitieller Zellen in der Wand des Sinus caroticus verlaufen. Mit stärkerer Vergrößerung sind deutlich Endringe und Endösen zu sehen, welche im Verlaufe und am Ende der Endverzweigungen der Fasern und an der Oberfläche des Nervenzellennetzes liegen. Das ist schon 1938 von mir beschrieben worden. Sehr deutlich kann man die Endapparate von Nervenfasern am peripheren Nervenzellennetz in der Rachenschleimhaut des Frosches darstellen. In Zusammenarbeit mit *Leeuwe* wurden Methylenblaupräparate hergestellt, in welchen deutlich Endigungen postganglionärer oder afferenter Fasern an das Netzwerk autonomer interstitieller Zellen zu sehen sind (Abb. 21). Auch hier sieht man deutlich das feine Neurofibrillennetz der Nervenzellen und die mehr dunkel gefärbte Nervenfaser mit Endigungen in der Form von Anschwellungen. Diese Endigungen sind in ihrer Struktur identisch mit den Perizellulärapparaten, welche präganglionäre Fasern auf postganglionären Neuronen bilden. Sie können darum gewiß funktionell als Synapse angesehen werden.

Auch in der Darmwand kommen Endigungen postganglionärer orthosympathischer Fasern an dem peripheren Nervenzellennetz vor. Um dies deutlich zu machen, muß zuerst auf das Vorkommen zweier Arten von Ganglienzellen im Plexus myentericus hingewiesen werden, die schon von *Dogiel* (1899) beschrieben worden sind. An den

Zellen des Typus I endigen parasympathische präganglionäre Fasern mit Perizellulärapparaten, wie *Lawrentjew* (1929) und *Ilja* und *Lawrentjew* (1932) nachgewiesen haben. Sympathische postganglionäre Fasern endigen an den Zellen des Typus II. Die meisten Autoren sind darin einig, daß die Zellen des Typus II Ausläufer zeigen, die alle gleichförmig sind; man kann unter ihnen keine Neuriten und Dendriten unterscheiden wie bei denen des Typus I. Nun hat *Leeuwe* zuerst wahrgenommen, daß die Ausläufer dieser Zellen kontinuierlich mit den Ausläufern der Zellen des peripheren Nervenzellennetzes zusammenhängen. Sie sind im Durchschnitt größer als die autonomen interstitiellen Zellen, aber man sieht Übergangsformen in der Größe nach den interstitiellen Zellen. Die Zellen des Typus II gehören also zu dem peripheren Nervenzellennetz, sie sind darin aufgenommen. In Methylenblaupräparaten des Darmes konnte ich diese Auffassung *Leeuwes* bestätigen. Auch *Jabonero* (1951) ist derselben Meinung. Die Perizellulärapparate orthosympathischer Fasern an Zellen des Typus II sind also wesentlich sympathische Endigungen an dem peripheren Nervenzellennetz. Es ist mir bis jetzt nicht gelungen, Endigungen von Neuriten der Zellen des Typus I an dem peripheren Nervenzellennetz aufzufinden, also Endigungen postganglionärer parasympathischer Nervenfasern.

Im allgemeinen ist es schwer, dergleichen Synapsen an dem peripheren Nervenzellennetz aufzufinden. Aber aus den Wahrnehmungen kann man sicher schließen, daß sie wirklich vorkommen.

Zusammenfassend möchte ich sagen, daß in allen Organen und Geweben asynaptisch gebaute Nervenzellennetze vorkommen (System der autonomen interstitiellen Zellen *Cajals*). Sie sind aufzufassen als die Eigensysteme der Organe, worauf *Tinel* (1937) hingewiesen hat. Das System der afferenten und ortho- und parasympathischen prä- und postganglionären Fasern ist ein synaptisch gebauter Reflexapparat, welcher synaptisch mit dem peripheren Nervenzellennetz verbunden ist. Die peripheren Nervenzellennetze sind weder ortho- noch parasympathisch, es ist ein peripheres System an sich. Die ortho- und parasympathischen Nervenfasern beeinflussen also das innervierte Gewebe nicht direkt, sondern durch Vermittlung der peripheren Systeme.

Die Neurofibrillen der peripheren Nervennetze sind also nicht die direkte Fortsetzung der afferenten und postganglionären Fasern. Man kann sich vom funktionellen Standpunkt aus schwer denken, daß, wie *Stöhr* (1954) annimmt, in diesem Nervennetz ortho- und parasympathische efferente und afferente Elemente gemeinsam verlaufen. Auch die von *Lawrentjew* (1934), *Schimert* (1937—1938), *Nageotte* (1938—1939), *Hillarp* (1946) und *Herzog* (1954) postulierte

Auffassung, daß es sich in dem peripheren Nervennetz nicht um netzartig angeordnete Neurofibrillen, sondern um gesonderte Axone handelt, die innerhalb des *Schwann*schen Leitplasmodiums ihre Individualität beibehalten und einen Plexus formen, kann nicht zutreffen. Denn das periphere Nervennetz ist tatsächlich ein Nervenzellennetz und jede kleine Nervenzelle des Synzytiums hat ihre Neurofibrillen. Der Verlauf afferenter und postganglionärer Nervenfasern an der Oberfläche des Synzytiums, die grobe Silberimprägnierung und weiter die Tatsache, daß die Ausläufer der autonomen interstitiellen Zellen oft eng aneinander verlaufen, was typisch in der glatten Muskulatur zu sehen ist, diese Tatsachen können vielleicht zu dieser Auffassung geführt haben.

Tinel hat insbesondere auf die Bedeutung der peripheren Systeme autonomer interstitieller Zellen hingewiesen. Er hat festgestellt, daß der regulierende Mechanismus der ortho- und parasympathischen Fasern nicht direkt an den Geweben der Organe angreift, sondern durch Vermittlung der lokalen Systeme autonomer interstitieller Zellen. Diese peripheren Systeme empfangen nicht nur nervöse Impulse von den postganglionären Fasern, sie reagieren auch auf die Einwirkung zirkulierender Hormone, auf Änderungen in der physisch-chemischen Zusammenstellung der umgebenden Gewebeflüssigkeit. Durch diese lokal entstehenden Reize kann das periphere Nervenzellennetz relativ autonom die Funktion der innervierten Gewebe regulieren. Durch die wechselnde Zusammenstellung des humoralen Milieus sollen, nach der Ansicht von *Tinel,* die lokalen peripheren Nervenzellennetze in eine wechselnde Reaktionslage bezüglich der nervösen Reize der postganglionären Fasern gelangen und infolgedessen in stärkerer Weise oder auch weniger intensiv und selbst modifiziert auf diese reagieren.

Eine fundamentale Frage ist wohl, in welcher Weise das periphere Nervenzellennetz die Gewebselemente in ihrer Funktion beeinflußt. Hier haben wir ein geschlossenes System. Endigungen in dem Sinne, wie man sie in dem cerebrospinalen System antrifft, gibt es nicht. Wohl sieht man in der glatten Muskulatur Verbindungen der Ausläufer der autonomen interstitiellen Zellen mit den Muskelfasern, sogenannte Innervationspunkte (*Leeuwe* [1937], *Meyling* [1953]), einen plasmatischen Zusammenhang der Neurofibrillen mit den glatten Muskelzellen (*Stöhr* [1954]).

Die Übertragung nervöser Erregungen auf die innervierten Gewebselemente wird aber höchstwahrscheinlich durch die Bildung und die Absonderung spezifischer Erregungsstoffe durch die autonomen interstitiellen Zellen zustande gebracht. So spricht *Jabonero,* in Nachfolge *Boeke,* von einer plexiformen Synapse auf Distanz. Dies geschieht in der Art einer Neurosekretion, wie sie zuerst von *Scharrer* und später von *Bargmann* an den Ganglienzellen des Hypothalamus beschrieben wurde (s. *E.* und *B. Scharrer* [1954]). Die autonomen interstitiellen Zellen zeigen dieselbe wechselnde Struktur. Auch in diesen Nervenzellen kommt *Nissl*substanz vor und es sind die Neurofibrillen oft schwer darstellbar, vor allem in den Fällen, in denen das Plasma in den Silberpräparaten eine granuläre Beschaffenheit zeigt. *Jabonero* (1951) hat hierauf auch hingewiesen, und er sagt: „les granulations argentophiles sont beaucoup moins nombreuses au fur et à mesure que les neurofibrilles augmentent".

Daß die peripheren Nervenzellen fähig sind, spezifische Stoffe zu bilden, geht auch daraus hervor, daß sie das typische Bild eiweißsynthetisierender Zellen zeigen, ein Bild, das durch die Arbeiten *Casperssons* als solches interpretiert werden kann. Die Eiweißsynthese findet im Cytoplasma vermittels der Ribonukleinsäure statt, wobei man im Cytoplasma basophile Substanzen vermehrt feststellen kann. Auch findet man in solchen Zellen ein großes Kernkörperchen: oft lagern sich nukleoläre Substanzen peripher an der Kernmembran an.

Die neurosekretorischen Ganglienzellen im Hypothalamus zeigen nach den Untersuchungen von *Scharrer* und *Bargmann* ein solches Bild. Die autonomen interstitiellen Zellen weisen ein ähnliches Bild auf. *Feyrter* hat mit seiner nativen Einschlußfärbung in *Ehrlichs* saurem Hämatoxylin die basophilen Substanzen in den interstitiellen Zellen gefärbt. Sehr schön treten sie auch in Präparaten hervor, die mit Pyronin gefärbt sind (*Meyling* [1938]). Wie gesagt, zeigen auch die interstitiellen Zellen wie die Ganglienzellen im Hypothalamus oft eine argentophile granuläre Beschaffenheit des Protoplasmas.

Ein ähnliches Bild der Neurosekretion zeigen die Zellen des Glomus caroticum und die Paraganglienzellen, welche im Verlaufe des N. vagus aufzufinden sind (*Meyling* [1938]). Auch in diesen Zellen findet man wechselnd in *Bielschowsky-Gros*-Präparaten ein granuläres oder ein neurofibrilläres Bild. Ferner zeigen sie dieselbe Kernstruktur mit einem relativ großen Kernkörperchen. Vielleicht darf man sie als spezifisch zu Glomuszellen differenzierte interstitielle Zellen bezeichnen, weil sie plasmatisch mit dem Synzytium der interstitiellen Zellen verbunden sind und Zwischenformen zwischen beiden Zelltypen zu beobachten sind.

Hiermit glaube ich annehmen zu können, daß außer den Ganglienzellen des Hypothalamus auch einige Arten peripherer Nervenzellen eine neurosekretorische Fähigkeit besitzen. Die Verschiedenheit der Bilder, welche diese Zellen aufweisen, sind abhängig von ihren Funktionszuständen, die je nach der angewandten Methodik deutlicher herauskommen, was wohl als eine der Ursachen anzusprechen ist, daß man diese Zellen oft verschieden benannt und gedeutet hat. *Wiedmann* (1950, 1952) hat neurosekretorische Vorgänge in verzweigten Zellen der Haut beschrieben, die mit ihren Ausläufern mit den Strängen des vegetativen Grundplexus zusammenhängen. Er zeigte, daß die granuläre Substanz der Zellen in das umgebende Bindegewebe abgegeben wird. Nach seiner Beschreibung gehören diese Zellen zu dem peripheren Nervennetz; zweifellos sind es autonome interstitielle Zellen. Ich bin mit *Wiedmann* überzeugt, daß sie mit den interkalären Zellen von *Feyrter* und den neurohormonalen Zellen von *Sunder-Plassmann* (1939, 1940 und 1942) identisch sind. *Feyrter* ist der Meinung, daß die interkalären Zellen ein Zwischenglied zwischen dem sympathischen Grundplexus und den innervierten Zellen darstellen. Er stützt diese Meinung auf die Angabe *Boekes,* daß die interstitiellen Zellen am Ende des sympathischen Grundplexus liegen, und dieser Autor hat sie deshalb „intercalated cells" genannt. Wie ich in dieser Arbeit klargelegt habe, besteht aber der ganze sympathische Grundplexus *Boekes* aus autonomen interstitiellen Zellen.

Jabonero (1951) hat die Wahrscheinlichkeit geäußert, daß der von den interstitiellen Zellen gebildete Erregungsstoff Adrenalin oder Sympathin ist, das in die Gewebespalten abgesondert wird und auf die Totalität der nicht nervösen Gewebe einwirkt. Aber sowohl histologische als auch physiologische Tatsachen geben Anleitung zur Vermutung, daß die adrenalinähnlichen Stoffe (vielleicht auch das Acetylcholin) das periphere Nervenzellennetz stimulieren und nicht direkt auf die Gewebselemente einwirken. In *Champy-Coujard*-Präparaten, welche adrenalinartige Substanzen schwarz färben, sieht man die Schwarzfärbung nur in den interstitiellen Zellen; man sieht nie eine Diffusion dieser Substanzen in die Gewebespalten, z. B. zwischen die glatten Muskelfasern. Nach *Dale* (1906) wirkt das Adrenalin sicherlich nicht direkt auf die glatte Muskulatur. Dieser Autor sah nach Ergotoxingaben keine Wirkung mehr von Adrenalin auf die glatten Muskelfasern, obwohl diese ihre Fähigkeit zur Kontraktion behalten. Nach *White* und *Smithwick* (1941) greift das Adrenalin auch nicht an den Endigungen der postganglionären Fasern an, weil die glatte Muskulatur noch auf Adrenalin reagiert, und selbst in verstärktem Maße, wenn die postganglionären Nervenfasern zur Degeneration gebracht sind. Darum nehmen *White* und *Smithwick* an, daß das Adrenalin an einer intermediären Gewebestruktur angreift, welche zwischen den Endigungen der postganglionären Fasern und den glatten Muskelzellen liegt. Dieses Gebiet nun ist gerade jenes der autonomen interstitiellen Zellen.

Die histologischen und physiologischen Befunde machen es sehr wahrscheinlich, daß das Adrenalin oder Sympathin am Orte der Synapse zwischen den postganglionären orthosympathischen Nervenfasern und dem Nervenzellennetz gebildet wird, und daß es hier eine Rolle bei der Übertragung des nervösen Impulses spielt. Als Arbeitshypothese darf man voraussetzen, daß Acetylcholin auf dieselbe Weise bei der Übertragung der nervösen Impulse von den parasympathischen postganglionären Nervenfasern auf das Nervenzellennetz gebildet wird. Vielleicht wird es gelingen, dies mit Hilfe der Cholinesterase-Reaktion zu beweisen. Bekannt ist, daß der Effekt einer Reizung derselben ortho- oder parasympathischen Nervenfaser auf das innervierte Gewebe nicht immer derselbe ist. Dies ist begreiflich, wenn man annimmt, daß die nervösen Impulse der Nervenfaser nicht direkt auf die Gewebselemente übertragen werden, vielmehr durch Zwischenschaltung des peripheren Nervenzellennetzes. Letzteres bestimmt die Art der Reaktion der innervierten Gewebe, indem es, abhängig von seiner Reaktionslage (welche nach *Tinel* von der wechselnden Zusammensetzung des humoralen Milieus bestimmt wird), die Impulse der Nervenfasern qualitativ abgeändert auf die Gewebselemente überträgt. Dies geschieht höchstwahrscheinlich durch spezifische Substanzen, welche auf dem Wege der Neurosekretion von dem peripheren Nervenzellennetz gebildet werden. Es sind diese neurosekretorischen Stoffe, welche die Funktion des innervierten Gewebes regulieren. Diese sind örtlich wirksam, werden aber wahrscheinlich auch mit dem Blut transportiert und entfalten so ihre Wirkung auch in anderen Teilen des Körpers. Höchstwahrscheinlich aber werden auch lokale Aktivitäten des peripheren Nervenzellennetzes auf nervösem Weg zentralwärts geleitet und bekommen so einen weiteren Wirkungskreis. Wie auch *Feyrter* (1951) annimmt, endigen außer efferenten auch afferente Fasern synaptisch im peripheren Nervenzellennetz. Diese Fasern empfangen ihre Reize durch die wechselnden Vorgänge in dem lokalen Nervenzellennetz. Vielleicht beeinflussen sie über den Hypothalamus die vegetativen Regulationen in anderen Körperteilen. *Sturm* (1952) hat vom klinischen Standpunkt aus darauf hingewiesen, daß lokale periphere Entzündungsvorgänge ihren Widerhall in vegetativen Regulationsvorgängen finden, während *Wiedmann* (1950) insbesondere die Rolle betont, welche Hautentzündungen hierbei spielen. Entzündungen rufen Verschiebungen in der Zusammenstellung des humoralen Milieus der örtlichen Nervenzellennetze hervor, die als Reize auf letztere einwirken.

Was die neurosekretorischen Prozesse in den peripheren Nervenzellennetzen anbelangt, wird es die Aufgabe der Histochemie sein, die Art der Substanzen, die hierdurch gebildet werden, zu bestimmen und die Absonderung zu lokalisieren. Im Bindegewebe, wo die vegetativen Nervenelemente u. a. die Stoffwechselvorgänge, die Bildung von Immunstoffen (*Hoff* [1930], *Belák* [1939]) regulieren, entfalten sie vielleicht eine Fermentwirkung oder können lokal wirksame Fermente aktivieren. Mit der Entwicklung des Studiums der vegetativen Peripherie in histochemischer Richtung werden sich sicher allmählich die verschiedenen Ansichten der Autoren über den Bau der vegetativ-nervösen Peripherie einander nähern, und der polemische Charakter, der bis jetzt noch zu viel das Schrifttum über dieses Thema kennzeichnet, wird hoffentlich verschwinden.

Zusammenfassung.

Die ganze Peripherie des vegetativen Nervensystems besteht, soweit sie eine Netzstruktur zeigt, nur aus einem Synzytium autonomer interstitieller Zellen, welche eine Art von primitiven Ganglienzellen sind. Dieses Synzytium stellt ein asynaptisch gebautes peripheres Nervensystem der Organe und Gewebe dar. Die ortho- und parasympathischen efferenten und afferenten Nervenfasern bilden ein synaptisch gebautes Reflexsystem. Die Fasern endigen synaptisch am peripheren Nervenzellennetz. Das periphere Nervenzellennetz reguliert die Funktionen der Gewebe durch die Bildung von spezifischen Stoffen auf dem Wege der Neurosekretion. Es wird die Aufgabe der Histochemie sein, die Art dieser Stoffe zu bestimmen und ihre Absonderung in den Geweben zu lokalisieren.

Summary.

The whole periphery of the vegetative nervous system consists, in so far as it shows a reticular structure, only of a syncytium of autonomic interstitial cells which are kind of primitive ganglion cells. This syncytium represents an asynaptically constructed peripheral nervous system of the organs and tissues. The orthosympathetic and parasympathetic efferent and afferent nervous fibers form a synaptically constructed system of reflexes. The fibers end synaptically in the peripheral nervous cellular reticulum. The peripheral nervous cellular reticulum regulates the functions of the tissues by the production of specific substances in the way of neurosecretion. It will be the task of histochemistry to determine the nature of these substances and to localize their secretion in the tissues.

Résumé.

Toute la périphérie du système nerveux végétatif consiste, en tant qu'elle montre une structure réticulaire, seulement dans un syncytium de cellules autonomes interstitielles qui sont une espèce de cellules ganglionnaires primitives. Ce syncytium représente un système nerveux périphérique des organes et des tissus asynaptiquement construit. Les fibres nerveuses orthosympathiqus et parasympathiques efférentes et afférentes forment un système de reflexes synaptiquement construit. Les fibres finissent synaptiquement dans le réseau cellulaire nerveux périphérique. Le réseau cellulaire nerveux périphérique règle les fonctions des tissus par la production de substances spécifiques par la voie de la neurosecretion. Il sera la tâche de l'histochimie de déterminer la nature de ces substances et de localiser leur sécrétion dans les tissus.

Literatur.

Apathy, S., Das leitende Element des Nervensystems und seine topographischen Beziehungen zu den Zellen. Mitt. d. zool. Station Neapel 12 (1897), 495. — *Ariëns Kappers, C. U.*, The Evolution of the Nervous System in Invertebrates, Vertebrates und Man. De Erven F. Bohn, Haarlem, 1929. — *Belák, S.*, Schutzstoffbildung als vegetative Funktion. Klin. Wschr. *18* (1930), Nr. 13, 472. — *Bethe, A.*, Allgemeine Anatomie und Physiologie des Nervensystems. G. Thieme, Leipzig, 1903. — *Boeke, J.*, The autonomic (enteric) nervous system of Amphioxus lanceolatus. Quart. J. microsc. Sci. *77* (1935), 623. The problem of interstitial cells in the nervous end-formation. Proc. k. Akad. Wetensch. Amsterdam *14* (1942), 1. The sympathetic end-formation, its synaptology, the interstitial cells, the periterminal network, and its bearing on the neuron theory. Discussion and critique. Acta anat. *8* (1949), 18. — *Borg, H. ter,* Het specifieke geleidingsweefsel in atrium en ventrikel van het hart, in het bijzonder van het paard. Diss. Utrecht, 1939. — *Champy, Ch.*, *R. Coujard* et *Ch. Coujard-Champy*, L'innervation sympathique des glandes. Acta anat. *1* (1945), 233. — *Champy, Ch.*, Granules et Substances réduisant l'Iodure d'Osmium. J. Anat. Paris *49* (1913), 323. — *Dale, H. H.*, On some physiological actions of ergot. Zit. nach *White, J. C.*, and *R. H. Smithwick* (1941), 110. — *Dogiel, A. S.*, Über den Bau der Ganglien in den Geflechten des Darmes und der Gallenblase des Menschen und der Säugetiere. Arch. Anat. u. Physiol., Anat. Abt., Leipzig *1899*, 130. — *Droogleever Fortuyn, A. B.*, Die Leitungsbahnen im Nervensystem der wirbellosen Tiere. *Ariëns Kappers* und *Droogleever Fortuyn,* Vergleichende Anatomie des Nervensystems. Teil I, de Erven F. Bohn, Haarlem, 1920. — *Hanström, B.*, Vergleichende Anatomie des Nervensystems der wirbellosen Tiere. Springer, Berlin, 1928. — *Herzog, E.*, Bedeutung und Kritik des nervösen vegetativen Terminalretikulums (Stöhr). Acta neuroveget. *10* (1954), 110. — *Hillarp, N. A.*, Structure of the synapse and the peripheral innervation apparatus of the autonomic nervous system. Acta anat., Lund, Suppl. IV (1946), 1. — *Hoff, F.*, Unspezifische Therapie und natürliche Abwehrvorgänge. Springer, Berlin, 1930. — *Iljina, W. J.*, und *B. J. Lawrentjew*, Zur Lehre von der Cytoarchitektonik des peripherischen autonomen Nervensystems. III. Ganglien des Rektums und ihre Beziehungen zu dem sakralen Parasympathikus. Z. mikrosk.-anat. Forsch. *30* (1932), 530. — *Jabonero, V.*, Etudes sur la morpho-pathologie des cellules interstitielles du système neurovégétatif périphérique I. Biol. Latina *4* (1951), Fasc. 3, 323. Der anatomische Aufbau des peripheren neurovegetativen Systems. Acta neuroveget., Suppl. IV (1953). Die interstitiellen Zellen des vegetativen Nervensystems und ihre vermutliche Analogie zu anderen Elementen I. Acta neuroveget. *5* (1952), 1. II. Acta neuroveget. 5 (1953), 266. Le syncytium nerveux distal des voies végétatives efférentes. Acta neuroveget. *8* (1954), 291. — *Jordan, H.*, Über reflexarme Tiere (Tiere mit peripheren Nervennetzen). III. Die akraspeden Medusen. Z. wiss. Zool. *101* (1912), 116. Die Theorie der Funktion des zentralen Nervensystems bei niederen Tieren. Tschr. Nederl. Dierk. Vereen., 3e Serie, *1* (1928), 1. — *Keuning, T. J.*, Over de Histogenese van den Autonomen Zenuwplexus in den Darmwand. Diss. Groningen, 1945. — *Lawrentjew, B. J.*, Über die Verbreitung der nervösen Elemente (einschließlich der „interstitiellen Zellen" Cajals) in der glatten Muskulatur, ihre Endigungsweise in den glatten Muskelzellen. Z. mikrosk.-anat. Forsch. *6* (1926), 467. Einige Bemerkungen über Fortschritte und Aufgaben der Erforschung des autonomen Nervensystems. Z. mikrosk.-anat. Forsch. *36* (1934), 651. — *Leeuwe, H.*, Over de interstitieele cel (Cajal). Diss. Utrecht, 1937. — *Li Pei Lin,* The intramural nervous system of the small intestine with special reference to the innervation of the inner subdivision of the circular muscle. J. Anat. (Brit.) *48* (1940), 348. — *Meyling, H. A.*, Bau und

Innervation von Glomus caroticum und Sinus caroticus. Acta neerl. morph. *1* (1938), 193. Structure and significance of the peripheral extension of the autonomic nervous system. J. comp. Neur. *99* (1953), No. 3, 495. — *Nageotte, J.*, Considerations sur la théorie du neurone, à propos de travaux récents. Anat. Anz. *57* (1938/39), 49. — *Okamura, C.*, Über die Darstellung des Nervenapparates in der Magen-Darmwand mittels der Vergoldungsmethode. Z. mikrosk.-anat. Forsch. *35* (1934), 218. — *Schabadasch, A.*, Theoretische und experimentelle Studien zur Methylenblaufärbung des Nervengewebes. Acta morph., Staatsverlag Gorkij, 1935. — *Scharrer, E.*, Über sekretorisch tätige Zellen im Thalamus von Fundulus heteroclitus L. Z. vergl. Physiol. *7* (1928), 1. — *Scharrer, E.*, und *B. Scharrer,* Handb. der mikrosk. Anat. des Menschen. V. Teil, Springer, Berlin-Göttingen-Heidelberg, 1954. — *Schimert, J.*, Transplantation sympathischer Ganglien. Verh. anat. Ges., Königsberg, Anat. Anz. *85* (1937/38), 173. — *Stöhr, Ph.*, Zusammenfassende Ergebnisse über die Endigungsweise des vegetativen Nervensystems. Acta neuroveget. *10* (1954), 21. — *Sturm, A.*, Eröffnungsansprache und klinische Einführung in das Thema: „Der periphere neurovegetative Vorgang." Acta neuroveget. *4* (1952), 161. — *Sunder-Plassmann, P.*, Zum Basedow-Thymusproblem. Dtsch. Z. Chir. *252* (1939), 257; *252* (1940), 435; *255* (1942), 523. — *Taxi, J.*, Cellules de Schwann et „cellules interstitielles de Cajal" au niveau des plexus nerveux de la musculeuse intestinale du Cobaye: retour au définitions. Arch. Anat. microsc. morph. exper. *41* (1952), No. 4, 281. — *Tinel, J.*, Le système nerveux végétatif. Masson et Cie., Paris, 1937. — *Villa, S. la,* zit. nach *Ramon y Cajal,* Histologie du système nerveux de l'homme et des vertebres, Teil 2, 891, A. Maloine, Paris, 1911. — *Wiedmann, A.*, Über das Vorkommen von „neurohormonalen" Zellen in der menschlichen Haut. Acta neuroveget. *1* (1950), 617. Studien über das neurohormonale System der menschlichen Haut. Acta neuroveget. *3* (1952), 354.

Anschrift des Verfassers: Prof. Dr. *H. A. Meyling,* Rijks Universiteit, Faculteit der Veeartsenijkunde, Instituut voor Anatomie, Utrecht, Holland, Bekkerstraat 141.

Aus der Chirurgischen Universitätsklinik Erlangen (Direktor: Prof. Dr. *O. Goetze*).

Das plasmodiale nervöse Terminalnetz in der Submucosa des menschlichen Rectums*.

Von

R. Greving und **W. Dressler.**

Mit 11 Textabbildungen.

Während die nervösen Bahnen des efferenten vegetativen Nervensystems im Bereich von Speiseröhre, Magen und Darm vielfach einer histologischen Untersuchung unterworfen wurden, geschah dies verhältnismäßig selten am Rectum. Die histologischen Arbeiten befaßten sich mit dem Rectum meist nur insoweit, als Formänderungen in der Cytoarchitektonik der Ganglienzellen und im Aufbau des *Auerbach*schen Plexus des Rectums im Vergleich zu den übrigen Abschnitten des Verdauungskanals untersucht wurden. Solche Arbeiten stammen besonders von *Lawrentjew* (1931), *Sokolowa* (1931), *Kolossow, Sabussow* und *Iwanow* (1932) sowie von *Irwin* (1931). In der Folgezeit wurden dem Rectum in zunehmendem Maße eigene Arbeiten gewidmet: *Iljina* und *Lawrentjew* (1932), *Iwanow* und *Radostina* (1932/33), *Murat* (1933), *Loutsch* (1934), *Kolossow* und *Polykarpowa* (1935), *Abraham* (1935/36), *Pustilnik* (1937), *Kolossow* und *Mechteriakow* (1939), *Ottaviani* (1940), *Bullon Ramirez* (1947), *Sotelo* (1947), *Jabonero* (1947), *Jabonero* und *Bordallo* (1948), *Goetze* (1951), *Goetz* (1951) und *Haferkamp* (1954). Diese Untersuchungen wurden vorzugsweise an Säugetieren, aber auch an Vögeln durchgeführt. Nur *Murat, Jabonero, Jabonero* und *Bordallo, Haferkamp* und teilweise auch *Ottaviani* benutzten menschliches Untersuchungsmaterial.

Wir verwendeten für unsere Untersuchungen Operationsmaterial, das bei der Amputation des Rectums wegen Karzinom des Rectums gewonnen wurde. Die zur Untersuchung gelangenden Stücke waren 3 bis 4 cm unterhalb des Sitzes des Karzinoms gelegen; sie wurden sofort in 10%iges Formol gebracht und nach *Bielschowsky-Gros* gefärbt.

* Herrn Prof. Dr. *L. R. Müller,* dem hervorragenden Forscher auf dem Gebiet des vegetativen Nervensystems, mit den besten Wünschen zum 85. Geburtstag gewidmet.

Wir sind von unserer bisherigen Gewohnheit, die Befunde durch Zeichnungen zu erläutern, abgewichen und verwenden hier nur Mikrophotogramme, um unsere Befunde wiederzugeben. In neuerer Zeit wurden häufiger Mikrophotographien den Arbeiten beigefügt; so haben auch wir dieses Verfahren angewandt, um Vergleiche der

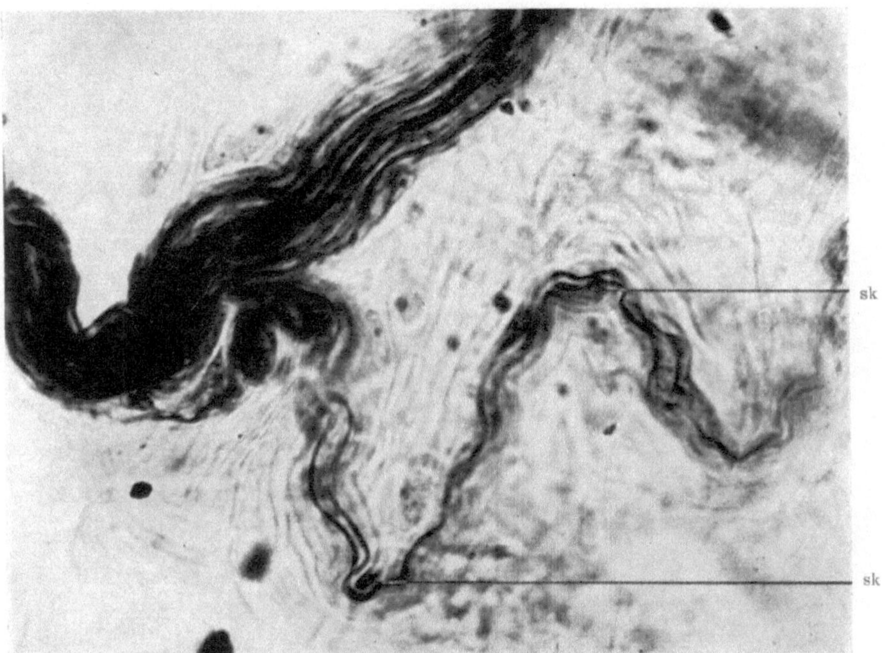

Abb. 1. Nervenbündel aus dem Meissnerschen Plexus der Submucosa. Rectum des Menschen, sk Schwannscher Kern. Bielschowsky-Gros. Vergr. 200fach. Mikrophotogramm*.

Befunde zu ermöglichen. Allerdings sollte man die „Objektivität" dieser Methode nicht überschätzen, da, zumal bei starken Vergrößerungen, ein klares Bild der tatsächlichen Verhältnisse oft nicht zu erhalten ist. Schwächere Vergrößerungen aber können gute Dienste leisten, wie dies aus den folgenden Abbildungen zu sehen ist.

Die Submucosa des menschlichen Rectums wird, wie in den übrigen Abschnitten des Magen-Darmkanals, von den kräftigen Nervensträngen des *Meissner*schen Plexus durchzogen. Ein stärkeres Nervenbündel dieses submucösen Plexus ist in seinem histo-

* Bei der Anfertigung der Mikrophotogramme wurden wir von Herrn *K.* ***Riepl,*** Präparator an der Chirurgischen Universitätsklinik Erlangen, in dankenswerter Weise unterstützt.

logischen Aufbau aus Abb. 1 zu ersehen. Der starke Nervenstrang setzt sich aus einer Anzahl glatter, parallel verlaufender Nervenfasern zusammen, die keinerlei Varikosität erkennen lassen. Besonders klar ist dies an dem abzweigenden schmalen Nervenbündel festzustellen, das sich aus zwei Nervenfasern zusammensetzt.

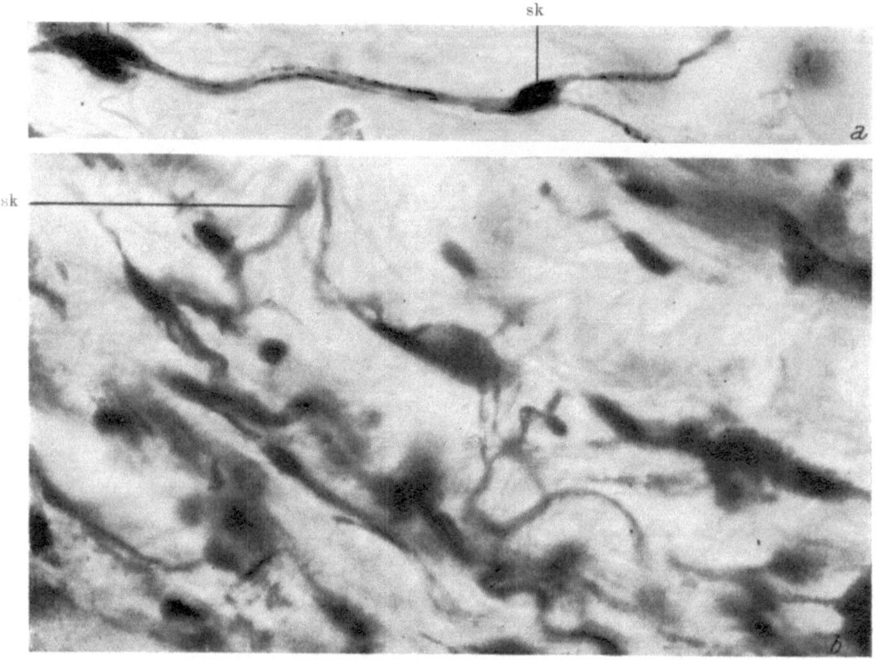

Abb. 2. Plasmodiales nervöses Terminalnetz. Submucosa des menschlichen Rectums. a plasmodialer Strang. b Terminalnetz. sk Schwannscher Kern. Vergr. 450fach. Im übrigen s. Abb. 1.

Letztere sind in das *Schwann*sche Plasmodium eingebettet, das besonders in der rechten Hälfte des Nervenbündels durch seine graue Tönung sowie durch die eingelagerten ovalen Kerne nachweisbar ist. Die beiden Nervenfasern ermöglichen einen guten Vergleich mit den feinen Nervenfäserchen der späteren Abbildungen hinsichtlich der Dicke der jeweils auftretenden Nervenfasern, dem Fehlen oder Vorhandensein von Varikositäten und Vakuolen und dem unabhängigen oder anastomosierenden Verlauf der einzelnen Nervenfasern.

Außer den Nervenbündeln, wie sie in Abb. 1 zu sehen sind, finden sich noch eine ganze Anzahl von feinen Fäden oder Strängen, welche die Submucosa in zahlreichen Windungen durchziehen. Die Grundelemente dieser Stränge sind aus Abb. 2 a zu erkennen. Sie bestehen aus einem plasmatischen Faden oder Strang, der in gewissen

Abständen ovale Kerne enthält. Einer dieser Kerne ist links in die Längsrichtung des plasmodialen Stranges eingefügt, der andere liegt rechts an einer Teilungsstelle des Stranges. Wir haben hier jene Bildungen vor uns, die einst von *Cajal* als „interstitielle Zellen" bezeichnet und von *Lawrentjew* (1926) als Lemmoblasten angesehen wurden. Seitdem sind diese plasmodial verbundenen Zellen von zahlreichen Forschern bei dem Studium der Innervation der inneren Organe erneut angetroffen und in der verschiedensten Weise gedeutet worden. In neuerer Zeit wurden diese kernhaltigen Protoplasmastränge von *Jabonero* (1947 bis 1954) in ihrer Gesamtheit als „distales nervöses Synzytium" zusammengefaßt und dabei betont, daß neurofibrilläre Strukturen nicht einen notwendigen Bestandteil der geschilderten Stränge darstellen. Gleichartige Stränge wurden von *Feyrter* (1951, Abb. 4) unter der Bezeichnung „vegetatives nervöses Endnetz" mit fadenförmigen Anteilen und Kern in der Submucosa des menschlichen Wurmfortsatzes dargestellt. Neurofibrillenfreie Fasern wurden von *Jabonero* als „rein protoplasmatische Fasern" bezeichnet. Nervenhaltige protoplasmatische Stränge wurden auch von *Stöhr jr.* (1931), *Reiser* (1932), *Llombart* (1935), *Llombart* und *Forrés* (1949) sowie *Isidor* (1949) beobachtet. In dem plasmodialen Strang der Abb. 2 a lassen sich Nervenfasern nicht mit Sicherheit nachweisen; dies gilt auch für Abb. 2 b, wo die plasmodialen Stränge netzartig untereinander verbunden sind. Doch dieses Fehlen nervöser Elemente in den plasmodialen Strängen beweist uns noch nicht, daß die Nervenfasern nicht vorhanden sind. Ohne Zweifel können sie zwar vorhanden, aber nicht gefärbt worden sein und können sich so dem Nachweis entzogen haben. Man kann auch nicht bei Färbung der Nervenbündel ohne Protoplasmafärbung das Vorhandensein eines *Schwann*schen Plasmodiums leugnen, für das die niemals fehlenden *Schwann*schen Kerne ein ausreichendes Zeugnis ablegen (*Irwin*, 1939). Es kommt hinzu, daß dort, wo in unseren Präparaten die Silberfärbung augenscheinlich am besten gelungen ist, stets in dem plasmodialen Netz auch die Nervenelemente tief schwarz gefärbt hervortreten. So finden sich in allen Abbildungen außer in Abb. 2 a und b neurofibrilläre Strukturen in verschiedenartiger Gestaltung und Feinheit.

Die Abb. 2 b dient dazu, die netzartige Verknüpfung der kernhaltigen plasmodialen Stränge zu beweisen. Da wir diese Stränge in den meisten Fällen mit nervösen Elementen versehen finden, uns normalerweise auch nicht eine Leitung der Erregung ohne das Vorhandensein von Nervenfasern denken können, so bezeichnen wir die in der Submucosa des Rectums nachweisbaren nervösen

Strukturen als „plasmodiales nervöses Terminalnetz“. Auf die Berechtigung der Bezeichnung „Terminalnetz“ werden wir später noch eingehen. Zunächst sei der nervöse Inhalt der plasmodialen Stränge eingehend dargestellt.

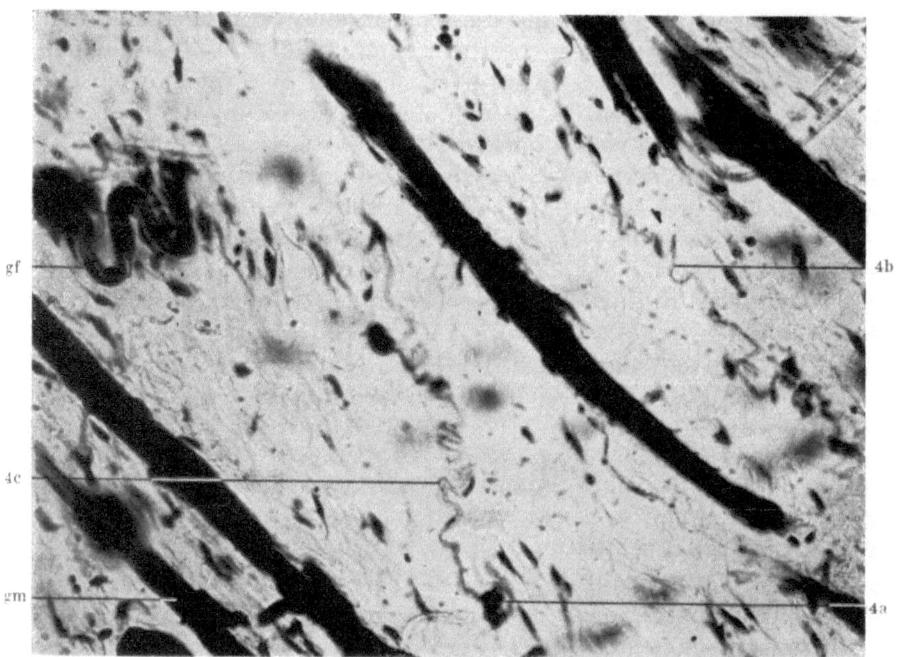

Abb. 3. Übersichtsbild der Submucosa des menschlichen Rectums. gf Gefäß, gm Bündel glatter Muskelfasern. 4a-c s. Text. Vergr. 100fach. Im übrigen s. Abb. 1.

Die allgemeinen Verhältnisse der Submucosa des menschlichen Rectums, wie sie in unseren Präparaten in Erscheinung tritt, sind aus dem Übersichtsbild der Abb. 3 zu ersehen. Man sieht hier die Submucosa mit ihren Bindegewebszellen, durchquert von einzelnen Bündeln glatter Muskelfasern. Zwischen diesen ziehen in vielfachen Windungen zwei plasmodiale Stränge, von denen Teile in der Abb. 4 bei stärkerer Vergrößerung zu sehen sind. In der linken oberen Ecke wird ein gleichfalls in Windungen verlaufendes Gefäß sichtbar. Wir heben schon hier die Tatsache hervor, daß Gefäße und Nervenstränge fast durchwegs einen geschlängelten Verlauf nehmen. Das Gefäß wird uns in den Abb. 5 und 6 bei stärkerer Vergrößerung wieder begegnen und uns ein Beispiel für die histologische Form der Gefäßinnervation in der Submucosa abgeben.

Der plasmodiale Strang, welcher in Abb. 3 in der Mittellinie von oben nach unten das Gesichtsfeld durchzieht, ist in Abb. 4 c in seinem mittleren Abschnitt bei stärkerer Vergrößerung wiedergegeben. Es zeigt sich nun deutlich, daß der Strang außer den

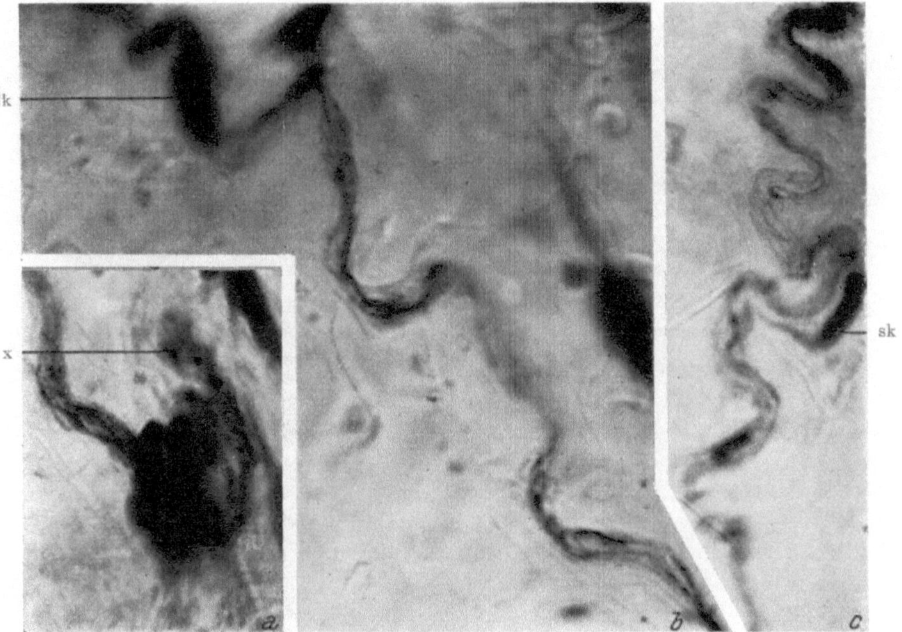

Abb. 4. Plasmodiale nervöse Stränge. a Knäuelbildung, Vergr. 900fach. b und c Vergr. 450fach. sk Schwannscher Kern, s. Text. Im übrigen s. Abb. 1.

ovalen Kernen feine variköse Nervenfäserchen beherbergt. Die gleiche Feststellung ist auch aus Abb. 4 a abzulesen, wo die varikösen Fäserchen dicht oberhalb der Knäuelbildung deutlich zu erkennen sind. Auch in dem Strang der Abb. 4 b sind zwei bis drei feinste variköse Nervenfäserchen nachweisbar, die zum Teil miteinander anastomosieren; am oberen Rand der Abbildung ist ein ovaler *Schwann*scher Kern sichtbar. Einige Vakuolen sind im Verlauf des Stranges festzustellen.

Der Strang der Abb. 4 a und c ist auch noch deshalb von Interesse, weil er an seinem scheinbaren unteren Ende eine Knäuelbildung aufweist. Wir sprechen hier von scheinbarem Ende, weil der Strang sich zu einem Knäuel zwar aufwickelt, diesen aber an seinem rechten oberen Rand wieder verläßt und nach kurzem Verlauf durchschnitten ist (bei x). Schon früher wurde von einem von uns

(*R. Greving,* 1931) im Rahmen einer Schilderung der Innervation der Speiseröhre in deren Submucosa eine „sensible Knäuelbildung" beschrieben und damals die Vermutung ausgesprochen, es könnte sich hierbei um eine rezeptorische Formation zur Aufnahme sen-

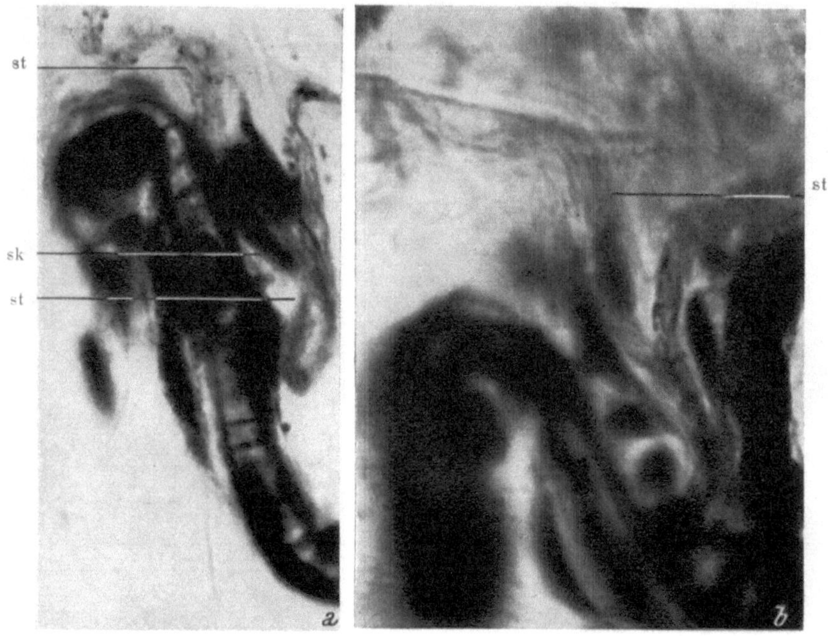

Abb. 5. Gefäßinnervation in der Submucosa des menschlichen Rectums. st plasmodiale nervöse Stränge. a Vergr. 200fach und b Vergr. 450fach. Im übrigen s. Abb. 1.

sibler Reize handeln. *Stöhr jr.* (1931) hat diese Schlingenbildungen im Magen als „Schlingenterritorien" bezeichnet. Auch von anderen Autoren wurden diese Gebilde beschrieben, so von *Ottoviani* (1940) im Rectum, von *Jabonero* (1953) und anderen; auch diese Autoren nehmen eine afferente Funktion dieser Gebilde an. Wir sind jedoch im Laufe der Zeit von dieser Anschauung abgekommen, nachdem wir die Knäuelbildung in der verschiedenartigsten Form stets in der Submucosa aller Abschnitte des Verdauungskanals vorgefunden haben. Meist setzen sich die Knäuelbildungen aus mehreren, übereinander gelegenen Schleifen oder Achtertouren zusammen. Letztere sind bald enger zusammengezogen, so daß sie einem Knoten gleichen (Abb. 4 a), oder lockerer geschlungen (Abb. 7). Es finden sich aber auch Schlingenbildungen, deren Kreistouren sehr viel weiter gezogen sind. So gibt es von dem schwächer oder stärker ausgebildeten welligen Verlauf der plasmodialen nervösen Stränge über eine einfache oder mehrfache Schleifenbildung derselben alle Übergänge bis zu den ausgesprochenen Knäuelbildungen. Auf Grund dieser Beobachtungen nehmen wir an, daß die Knäuelbildungen mehr in dem lockeren dehnungsfähigen Gewebe der Submucosa und in der durch die Fixierung bedingten Schrumpfung des Gewebes ihre Ursachen haben, als daß sie Ausdruck einer afferenten Funktion wären. Diese Auffassung findet auch noch eine weitere Stütze in der Tatsache, daß das Rectum ebenso wie zu kräftiger Kontraktion auch zu stärkerer Dehnung befähigt sein muß. Eine solche Dehnung auszuhalten und sich ihr anzupassen, ist für die Nerven nur bei starker Schlängelung und Schlingenbildung möglich. Mit diesen Zuständen sind aber zugleich auch die Vorbedingungen für die Knäuelbildung gegeben, wie dies in Abb. 8 c nahegelegt wird.

Indem wir nunmehr zum Problem der Gefäßinnervation übergehen, verweisen wir auf Abb. 5 und 6, von denen die erstere die allgemeine Anordnung des plasmodialen nervösen Stranges, die letztere mehr dessen histologische Einzelheiten zeigt. Der Strang folgt dem Gefäßverlauf, indem er einerseits die Fältelung des Gefäßes nachahmt, anderseits sich bald dem Gefäß bis zur scheinbaren Berührung nähert, bald sich weiter von ihm entfernt. Da rechte und linke Hälfte vom Gefäß und Nervenstrang nicht in einer Ebene lag, wurde Abb. 5 aus zwei Aufnahmen mit verschiedenen Einstellungen zusammengesetzt. Abb. 6 ist aus zwei Aufnahmen mit verschiedener Einstellung der rechten Stranghälfte zusammengefügt; hierbei wurde nur auf die scharfe Einstellung der Nervenelemente geachtet. Die äußerst feinen varikösen Nervenfäserchen sind nun in teils netzartiger Verknüpfung, teils parallelem Verlauf deutlich erkennbar, wie sie früher in der Submucosa des Magens von einem von uns (*Greving*, 1939, sowie *Greving* und *Berg*, 1954) mit nur schwacher Protoplasmafärbung oder ohne diese nachgewiesen wurde. Zwei länglich ovale Kerne des *Schwann*schen Plasmodiums sind nachweisbar (Abb. 5) und zwei Vakuolen in dem aufwärts ziehenden Teil des Nervenstranges zu erkennen.

Die bisherigen Beobachtungen sollen bezüglich der histologischen Struktur der nervösen Stränge, der Knäuelbildung und der Gefäßinnervation noch durch einige Befunde ergänzt werden.

Ein plasmodialer nervöser Strang, der auf den ersten Blick weitgehend den bisher beschriebenen Strängen gleicht, unterscheidet sich von diesen doch in einem wesentlichen Punkt (Abb. 7). In diesem plasmatischen Strang verlaufen vier bis fünf feine Fäserchen nebeneinander, ohne eine Anastomosierung erkennen zu lassen. Geringe weitere Unterschiede sind noch darin zu sehen, daß die Nervenfäserchen nicht so fein wie in den letzten Abbildungen erscheinen, allerdings wesentlich feiner als die beiden Nervenfasern, die in einem gemeinsamen Plasmodium von einem Hauptstamm des *Meissner*schen Plexus abzweigen (Abb. 1). Außerdem ist

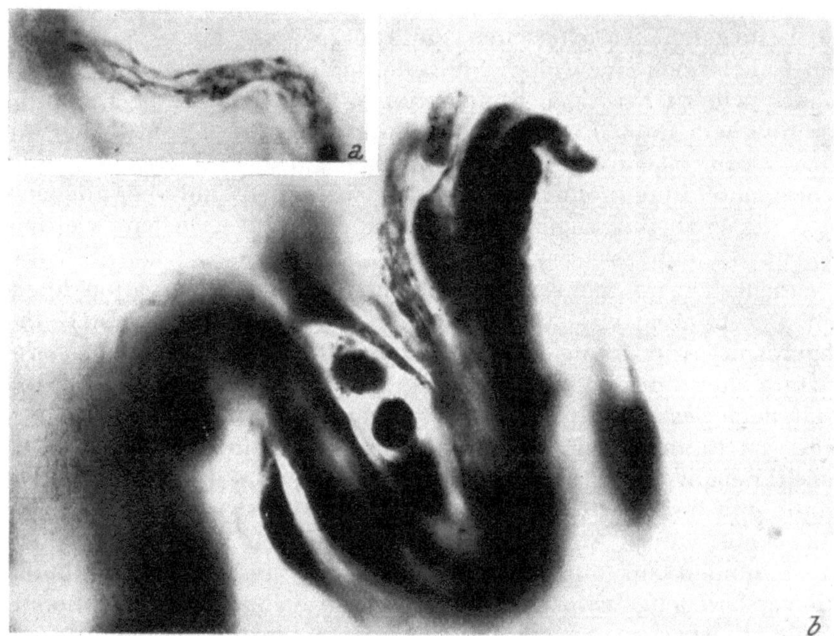

Abb. 6. Plasmodiale nervöse Stränge im Rahmen der Gefäßinnervation. a und b Vergr. 450fach. Im übrigen s. Abb. 1.

die Zahl der Nervenfäserchen etwas größer als in den letzten Strängen. Nun stammt Abb. 7 aus dem gleichen Präparat wie die Stränge der Abb. 4. Es gibt also in dem gleichen Präparat plasmodiale Stränge mit unabhängig voneinander verlaufenden feinsten Nervensträngen und solche mit anastomosierenden Nervenfäserchen. Die Vorstellungen der Neuronisten wie jene der Gegner der Neuronenlehre lassen sich also aus demselben Präparat ablesen und photographisch festlegen. Bei Annäherung an das Ende der Innervationsbahn tritt die Anastomosierung mehr und mehr in den Vordergrund. Ein besonders klares Beispiel für diese Behauptung stellt die oben besprochene histologische Struktur des nervösen Stranges der Abb. 6 dar, sowie die folgende Abb. 8 a bis c. Bevor wir uns der Besprechung dieser Abbildung zuwenden, sei noch auf die Knäuelbildung des Stranges in Abb. 7 eingegangen. Es zeigt sich hier, daß der Strang als solcher an der Knäuelbildung beteiligt ist, ganz unabhängig davon, wieviele Nervenfasern den Strang bilden. Nach den Abbildungen mancher Autoren könnte man annehmen, daß gewöhnlich nur eine Nervenfaser die Knäuel-

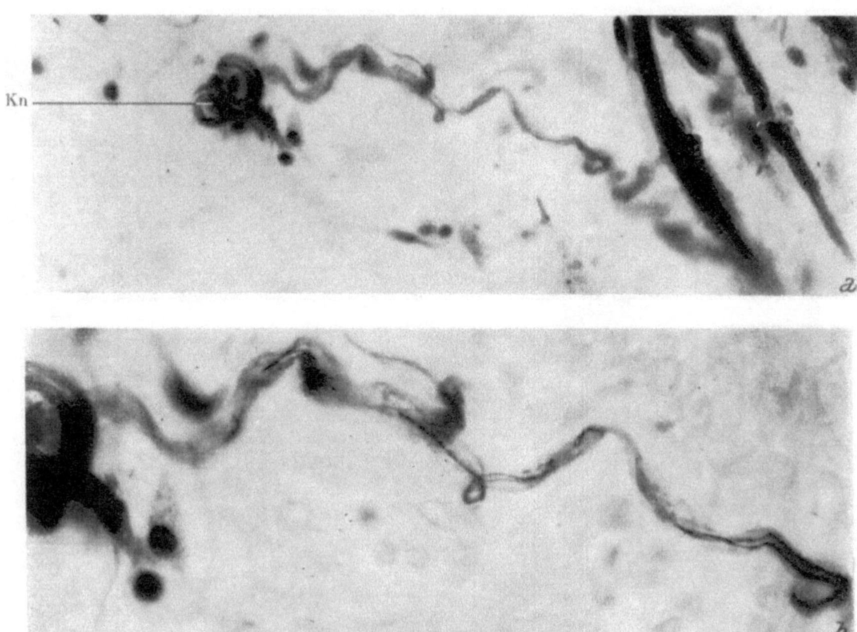

Abb. 7. Plasmodialer nervöser Strang, a bei 200facher, b bei 450facher Vergrößerung. Kn Knäuelbildung. Im übrigen s. Abb. 1.

bildung ausführt. Das kommt zwar vor, doch ist es durchaus nicht immer der Fall; ganze Nervenbündel können vielmehr zu einem Knäuel aufgewickelt sein, was auch für die Richtigkeit unserer Auffassung spricht.

Abb. 8 a bis c zeigt gleichfalls das *Schwann*sche Plasmodium mit seinen lang gestreckten Kernen und den in dieses Protoplasma eingebetteten feinen, varikösen Nervenfäserchen, die anastomotisch miteinander verbunden sind. Abb. 8 c ist ferner noch von Interesse, weil sich hier, wie oben ausgeführt, die Anfänge der Entstehung eines Nervenknäuels leicht ablesen lassen, nämlich das Zusammenschieben einiger Schlingen eines plasmodialen Stranges auf engem Raum. Würde man die Schlingen auseinanderziehen, so könnte der sichtbare Strang den vierfachen Zwischenraum zwischen dem jetzigen oberen und unteren Ende überbrücken; das gibt ein ungefähres Bild für die Dehnungsmöglichkeiten, die in dem welligen Verlauf der Nervenbündel enthalten sind.

Nachdem wir uns bisher vorwiegend mit dem histologischen Aufbau des plasmodialen nervösen Terminalnetzes beschäftigt haben, wäre noch die Beantwortung der Frage wünschenswert, in

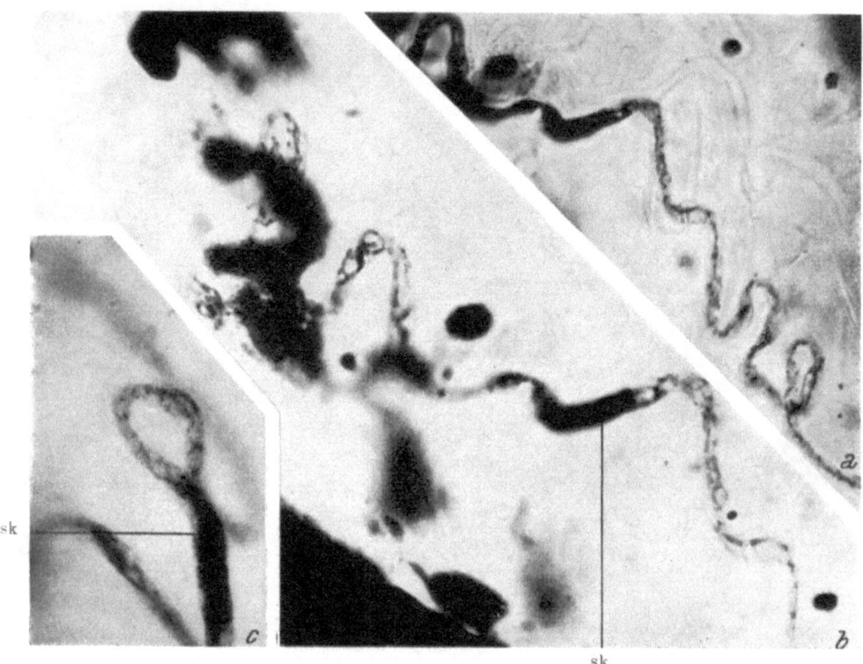

Abb. 8. Ein plasmodialer nervöser Strang, a bei 200facher. b bei 900facher Vergrößerung. Ein zweiter Strang c mit Schlingenbildung bei 450facher Vergrößerung. sk Schwannscher Kern. Im übrigen s. Abb. 1.

welcher Form sich die Verbindung der nervösen Elemente mit den Erfolgszellen vollzieht. Da die Submucosa zahlreiche Gefäße beherbergt und diese durch die Nervenfasern des *Meissner*schen Plexus innerviert werden, war es das Gegebene, die Gefäße mit besonderer Sorgfalt zu untersuchen. Einer endgültigen Klärung der genannten Frage steht in unseren bisherigen Präparaten die starke Imprägnierung der Gefäße entgegen, die es verhindert, daß die Nerven auf den Gefäßen sich klar abzeichnen. So müssen wir uns zunächst damit zufrieden geben, den histologischen Aufbau der an die Gefäße herantretenden Nervenelemente einer genauen Betrachtung zu unterziehen.

Zum Studium der terminalen Äste bringen wir in Abb. 9 eine Übersicht über mehrere Gefäße, in deren Bereich wir einmal einen wellenförmig dahinziehenden, plasmodialen nervösen Strang und außerdem mehrere gerade verlaufende Stränge beobachten können. Mit diesen beiden Strangarten wollen wir uns im folgenden näher beschäftigen.

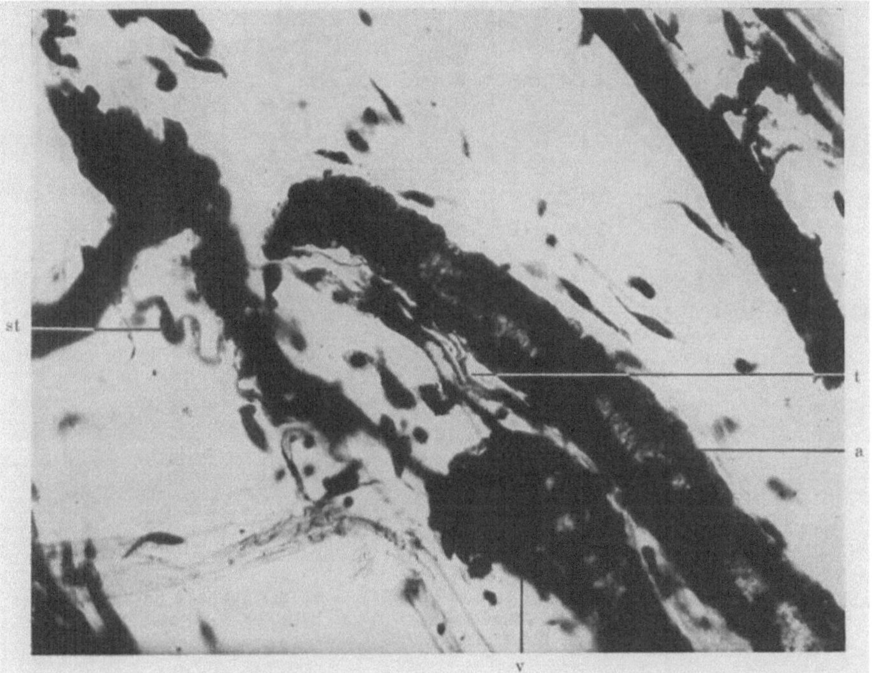

Abb. 9. Übersicht über das plasmodiale nervöse Terminalnetz an Gefäßen der Submucosa. st Strang; t Terminalnetz; a Arterie; v Vene. Im übrigen s. Abb. 1.

Abb. 10 a zeigt den geschlängelten nervösen Strang bei starker Vergrößerung in seinem oberen Teil und Abb. 10 b bei mittlerer Vergrößerung in seinem unteren Teil, jeweils bei scharfer Einstellung. Die Teilaufnahmen 10 a und b lassen sich ohne weiteres mit der Übersicht in Abb. 9 vergleichen. Der linke Teil des Stranges (Abb. 10 a) enthält einen ovalen *Schwann*schen Kern *(sk)*. Anschließend ist eine etwas stärkere variköse Nervenfaser sichtbar, die in zentraler Lage das protoplasmatische Band durchzieht und dabei von feinsten, gleichfalls varikösen Fäserchen umgeben ist. Die zwei Pünktchen am unteren Protoplasmarand stellen Varikositäten dar und sind durch eine dünne Faser verbunden *(f)*; das gleiche sieht man in dieser Gegend am oberen Rand des protoplasmatischen Bandes. Etwas oberhalb zeichnet sich ein wabiges Netzwerk ab. Ein Vergleich der Dicke der genannten zwei Pünktchen mit der zentralen Varikosität, die Berücksichtigung einer 900fachen Vergrößerung ermöglicht es erst, die Feinheit der

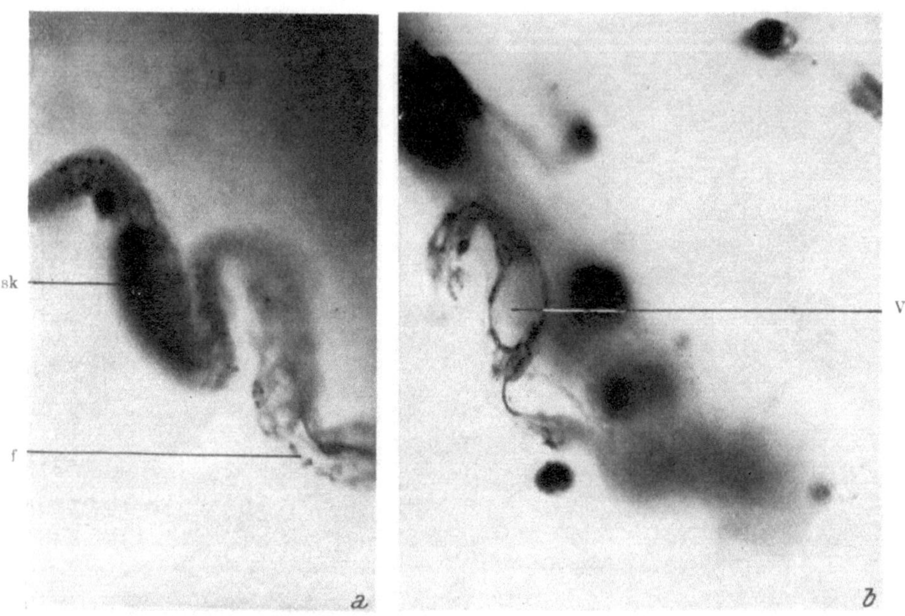

Abb. 10. Teilaufnahmen des plasmodialen nervösen Stranges (st) der Abb. 9. a linke Hälfte mit Schwannschem Kern (sk) bei 900facher Vergrößerung. b rechte Hälfte bei 450facher Vergrößerung. V Varikosität. Im übrigen s. Abb. 1.

dünnen Nervenfäserchen richtig abzuschätzen. Selbst diese feinen Fäserchen bezeichnen wir nicht als Neurofibrillen, da Varikositäten durch ein Auseinanderweichen von Neurofibrillen entstehen; diese feinen Nervenfäserchen müssen also aus mehreren Neurofibrillen bestehen. Die histologischen Strukturen im weiteren Verlauf dieses plasmodialen Stranges zeigen sich in Abb. 10 b in etwas eigenartiger Form. In dem aufsteigenden Schenkel laufen eine Anzahl von feinen Nervenfasern scheinbar parallel zueinander. Der plasmodiale Strang biegt dann in scharfer Krümmung nach abwärts um und teilt sich nach kurzem Verlauf in zwei schmale Stränge, die einen ovalen Raum zwischen sich frei lassen und sich darauf wieder vereinigen. Die zentrale Nervenfaser teilt sich wie der plasmodiale Strang in zwei Nervenfäserchen, die links und rechts um den ovalen Raum herumlaufen, um sich dann wieder zu vereinigen. Die feine Nervenfaser hat also eine große Varikosität *(v)* gebildet, die aber im Innern leer ist; die Varikosität ist etwa halb so groß wie der *Schwann*sche Kern in Abb. 10 a. Die Varikosität ist in der Abb. 10 b deutlich zu erkennen; der Längen-

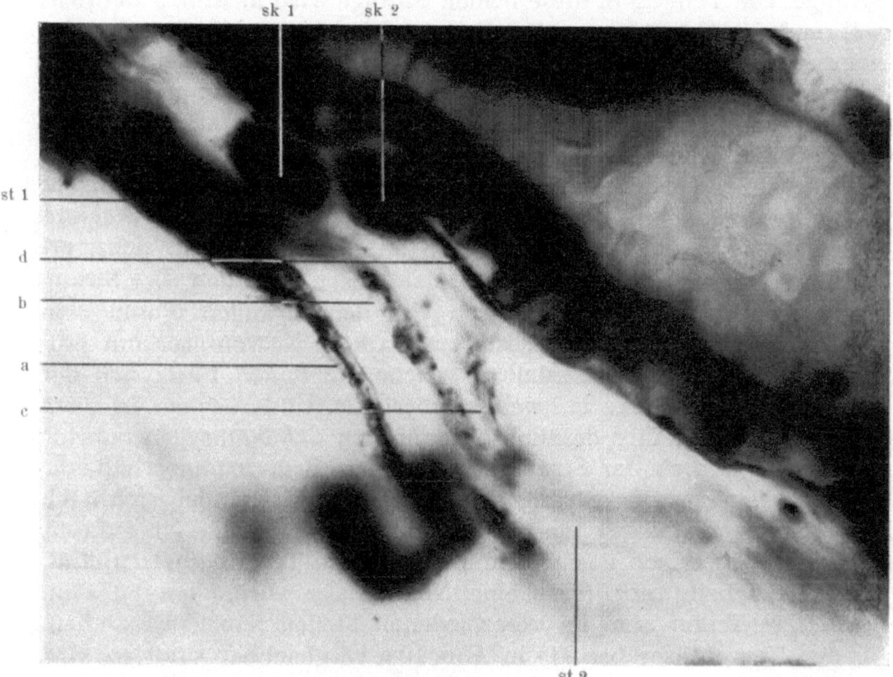

Abb. 11. Plasmodiales nervöses Terminalnetz an einer Arterie der Submucosa. st plasmodiale nervöse Stränge teilen sich in feinere Zweige a – c; d weiterer feiner Zweig. Im übrigen s. Abb. 1.

durchmesser beträgt in der Abbildung 12 mm, der Breitendurchmesser 6 mm. Das untere Ende der Varikosität setzt sich in eine feine Nervenfaser fort, die gleichfalls in der Abbildung zu sehen ist; sie ist weiter in dem plasmodialen Strang zu verfolgen. *Jabonero* und *Bordallo* scheinen ähnliche Gebilde dargestellt zu haben; über ihre Natur möchten wir uns einstweilen nicht äußern.

Die oben erwähnte zweite Strangart der Abb. 9 ist in Abb. 11 bei stärkerer Vergrößerung zu sehen; man erkennt drei schmale plasmodiale Stränge, die man leicht mit denen der Abb. 9 vergleichen kann. Am unteren Rand der Arterie zieht von links oben ein plasmodialer Strang *(st 1)*, der einen länglichen *Schwann*schen Kern enthält, herab und teilt sich in zwei schmälere Protoplasmabänder (*a* und *b*). Dem genannten Strang kommt von unten herauf ein zweiter Strang *(st 2)* entgegen, der sich gleichfalls in zwei protoplasmatische Bänder aufteilt (*b* und *c*). Die beiden Stränge stehen also durch ein protoplasmatisches Band *(b)* in netzartiger Verbindung. Das protoplasmatische Band *c* teilt sich abermals in zwei protoplasmatische Stränge. Die Teilung in diese beiden Stränge wird in Abb. 9 sichtbar, während in Abb. 11 nur der Faden *d* in seinem Verlauf an der Arterienwand entlang erkennbar ist. Die topographische Schilderung des zwischen Arterie und Vene ausgebreiteten Nervennetzes zeigt, daß wir uns hier wahrscheinlich am Ende der Innervationsbahn für die dort gelegenen Gefäße befinden. Die histologische Struktur der feinen Stränge *b* und *c* entspricht den bisher geschilderten Strängen: In der protoplasmatischen Hülle verlaufen feinste variköse Nervenfäserchen, deren nähere Beziehungen untereinander nicht sicher erkennbar sind; sie scheinen keine Anastomosen zu bilden. Der Strang *a* unterscheidet sich grundsätzlich von den Strängen *b* und *c* in zweifacher Hinsicht. Einmal ist eine stärkere Nervenfaser mit gröberen Varikositäten festzustellen, welche die feinen Fäserchen der Abb. 3 bis 10 an Dicke bei weitem übertrifft. Und zweitens ist diese Nervenfaser von einer deutlich erkennbaren *Schwann*schen Scheide umgeben, wodurch der Strang seine scharfe Begrenzung erhält, die ihn von allen anderen Strängen unterscheidet. Es handelt sich nach dem ganzen histologischen Befund um eine sensible Nervenfaser, die ihren Weg durch das plasmodiale nervöse Terminalnetz nimmt. Zunächst scheint nur diese eine Nervenfaser vorhanden zu sein, doch dann findet man an verschiedenen Stellen feinste Fäserchen, die den Nervenfäserchen *(f)* in Abb. 10 a vergleichbar sind; so wird die Nervenfaser von zwei feinsten Nervenfäserchen begleitet, die gerade noch bei Ölimmersion zu sehen sind. Hinsichtlich dieser Beobachtung erhebt sich die Frage, ob die feinen, varikösen Fäserchen durch Abzweigung aus der zentral verlaufenden dickeren Nervenfaser herstammen; es würde sich dann auch bei ihnen um sensible Fäserchen handeln. Anderseits könnten die varikösen Fäserchen zu den marklosen Nervenfasern gehören, die man nicht selten in Begleitung von sensiblen Nervenfasern gefunden und als „akzessorische Fasern“ oder „Nervenfasern zweiter Ordnung“ bezeichnet hat. Letztere wurden zuerst von *Timofeeff* in den *Vater-Pacini*schen Körperchen beschrieben und später von einer Anzahl Untersuchern an verschiedenen Endkörperchen gefunden; sie werden teils als Abzweigungen sensibler Nervenfasern, teils als sympathische Nervenfasern angesehen.

Akkeringa (1930), der mehrere Beispiele von spinalsensiblen Nervenfasern mit akzessorischen Nervenfasern aus der Tunica conjunctiva interna am Sinushaar einer Ratte mit Übergang der akzessorischen Nervenfasern in das nervöse Synzytium wiedergibt, hält die sympathische Natur der letzteren für gesichert. Von *Jabonero* (1947, 1951, 1953) wurden isolierte Scheiden an vereinzelten Strängen des nervösen Synzytiums im Verdauungstraktus, besonders im Afterkanal, in der Haut der Areola mammae und im Larynx nachgewiesen. Die Scheiden werden von einem Synzytium mit ovalen Kernen gebildet, dem „die Natur oder wenigstens die Bedeutung von Lemmoblasten (*Schwann*schen Zellen)" zugesprochen werden kann (1953, S. 69). Im Innern der Scheiden finden sich nicht nur Stränge des nervösen Synzytiums, sondern manchmal auch sensible Nervenfasern. Die von den postganglionären Fasern anlangenden Impulse sollen zur Freisetzung des chemischen Übertragungsstoffes innerhalb der Scheiden führen. Der eingeschlossene Übertragungsstoff soll durch „eine Art Selbsterregung" zu einer wirksamen Übermittlung der Impulse in das Ausbreitungsgebiet des nervösen Synzytiums führen. *Jabonero* sieht also in den marklosen Fasern efferente Elemente des Synzytiums, die in keinem Zusammenhang mit sensiblen Endapparaten stehen. *Förster* (1927) sieht durch die Befunde von *Agduhr* den Beweis erbracht, daß es sich um sympathische Nerven handelt, da sie nach Durchschneidung der Spinalnerven zentral vom Eintritt des Ramus communicans erhalten bleiben und bei Ausrottung der zugehörigen sympathischen Ganglien degenerieren. Es wird hiermit die Anschauung begründet, daß die inneren Organe eine doppelte Versorgung besitzen, und zwar einerseits durch afferente sympathische Fasern und anderseits durch cerebrospinale Fasern (Vagus, Phrenicus, Pelvicus). Auch *O. Gagel* (1953) vertritt diese Anschauung. Gegen diese Theorie ist jedoch einzuwenden, daß bisher in den sympathischen Ganglien trotz zahlreicher Untersuchungen keine besondere Zellform nachgewiesen wurde, die als eine afferente sympathische Zelle angesehen werden konnte.

Somit können wir die Frage nach der Bedeutung der mit den markhaltigen Nervenfasern verlaufenden marklosen Nervenfasern, die man auch fast regelmäßig in die sensiblen Endkörperchen eintreten sieht, keineswegs als gelöst ansehen. Die mit einer *Schwann*schen Scheide versehene dickere variköse Nervenfaser in Abb. 11 ist sicher eine sensible Nervenfaser, die zugleich in ihrer Scheide zwei feine, variköse Nervenfäserchen mit sich führt. Letztere können Abzweigungen der sensiblen Nervenfasern darstellen. Sie können aber auch sympathische Fasern sein; in diesem Falle vermuten wir eine efferente Leitung mit einer Art von trophischer oder tonischer Funktion in Analogie zur quergestreiften Muskulatur.

Die in beiden Fällen zentral verlaufenden Nervenfasern erinnern uns an Verhältnisse, wie sie der eine von uns (*Greving,* 1939, sowie *Greving* und *Berg,* 1954) kürzlich im Präterminalplexus der Submucosa des Magens beschrieb. So war in einem Nervenbündel des Präterminalplexus im Bereich der Muscularis mucosae des menschlichen Magens zwischen fünf bis acht feinen varikösen Nervenfäserchen, die teilweise netzartig verbunden waren, eine stärkere Nervenfaser zu sehen, die Abzweigungen feiner Nervenfäserchen zeigte (1939, Abb. 10). Eine gleichartige Beobachtung enthält die Arbeit von *Greving* und *Berg,* 1954, Abb. 9. Hier fand sich im Plexus muscularis mucosae ein aus feinsten Nervenfäserchen bestehendes Nervenbündel, das von einer stärkeren varikösen Nervenfaser durchzogen wurde; aus letzterer sah man feinste Nervenfasern abzweigen, so daß die Annahme nahe lag, es könnten die feinen Nervenfasern sich zum Teil aus der zentral gelegenen Nervenfaser abgezweigt haben. Man könnte letztere als Zentralfaser bezeichnen.

Zum Schluß sei noch auf den protoplasmatischen Strang *(d)* hingewiesen, der in Abb. 11 an dem unteren Rand der Arterie in enger Anlehnung an deren Wand entlang zieht. An seinem oberen Ende tritt er unter einen rundlichen *Schwann*schen Kern (siehe *sk 2*). Der Strang ist nicht, wie es den Anschein hat, diffus schwarz gefärbt, sondern er sieht wie ein von schwarzen Körnern erfüllter grauer Strang aus, das heißt also, es handelt sich um einen mit neurofibrillärer Substanz erfüllten protoplasmatischen Strang. Es dürfte die feinste Masche des Terminalnetzes sein, die wir gesehen haben.

Schlußfolgerungen.

Auf Grund der hier mitgeteilten Befunde kommen wir zu einigen Schlußfolgerungen, auf die hier kurz eingegangen sei. In der Submucosa des menschlichen Rectums lassen sich neben den bekannten Verzweigungen des *Meissner*schen Plexus feine protoplasmatische nervöse Stränge mit der Silbermethode von *Bielschowsky-Gros* nachweisen. Diese Stränge sind, wie besonders dicke Schnitte zeigen, netzartig verbunden. Ihrer histologischen Struktur nach handelt es sich um feinste Nervenfäserchen, die in synzytial verbundene, kernhaltige Protoplasmabänder eingebettet sind. Ähnliche Gebilde wurden von *Jabonero* und *Bordallo* (1948) im Rectum und von *Jabonero* (1946 bis 1954) in einer Anzahl von Organen (Wurmfortsatz, Gebärmutter, Hoden, Milchdrüse, Kehlkopf u. a.) unter der Bezeichnung „distales nervöses Synzytium" oder als „protoplasmatische Nervenfasern" nachgewiesen. Wie wir oben ausführten, halten wir die Nervenfasern für den wesentlichsten Bestandteil der protoplasmatischen nervösen Stränge, dem vorwiegend die Weiterleitung der nervösen Erregung anvertraut ist. Daher kommt auch die Bezeichnung „plasmodiales nervöses Terminalnetz" unseren Vorstellungen am nächsten. Ebenso wie an der Aufnahme eines afferenten Reizes die Nervenfaser unmittelbar beteiligt ist, so ist dies wahrscheinlich auch bei der Übermittlung der nervösen Erregung an die Erfolgszelle der Fall. Jedenfalls gelangt die Nervenfaser bis in die unmittelbare Nähe der Erfolgszelle, beispielsweise bis zu Kern und Protoplasma einer glatten Muskelfaser. Die Bedeutung der Nervenfaser geht zur Genüge aus den Arbeiten von *Boeke, Stöhr jr.* und deren Mitarbeitern sowie *Ottoviani, Stefanelli* u. a. hervor. Auch die Innervationsart der motorischen Nervenfaser an der Endplatte der quergestreiften Muskelfaser zeigt, daß Leitung und Übertragung der Erregung mit Notwendigkeit an das Vorhandensein von neurofibrillären Elementen gebunden ist.

Bei der Beschreibung der Befunde haben wir, sogar bei den feinsten Elementen, nur von Nervenfasern, nicht aber von Neurofibrillen gesprochen. Auch die feinsten Nervenfäserchen zeigten in ihrem Verlauf kleinste Verdickungen. Diese Varikositäten entstehen durch ein Auseinanderweichen der die Nervenfasern bildenden Neurofibrillen, so daß in solchen Fällen die Bezeichnung „Nervenfaser“ als das Richtige erscheint.

Diese feinen varikösen Nervenfäserchen ziehen zum Teil unabhängig voneinander durch die protoplasmatischen Stränge, zum Teil bilden sie untereinander Anastomosen; an den letzteren sind die feinsten Fäserchen beteiligt.

Es sei besonders betont, daß weder die Stränge, noch die Nervenfasern irgendeine Endigung aufweisen. Nirgends findet sich ein Endring, Öse, Endkopf oder Kolben oder eine sonstige Endformation. Auch dies dürfte dafür sprechen, daß die plasmatischen Stränge in Wirklichkeit zu einem nervösen Endnetz zusammengefügt sind.

Neben den Nervenfasern findet sich als weiteres Bandelement der plasmodialen Stränge das kernhaltige Protoplasma, das, wie wir bereits erwähnten, mit den interstitiellen Zellen *Cajals* und dem *Schwann*schen Plasmodium, wie es von *Lawrentjew* beschrieben wurde, identisch ist. Die Natur dieser synzytial verbundenen Zellen, ihre Aufgabe und ihre Funktion sind seit ihrer Entdeckung umstritten geblieben, so daß bis zum heutigen Tag über sie keine allgemein anerkannte Theorie existiert. Wer sich mit der Histologie des peripheren autonomen Nervensystems befaßt, trifft auf diese Zellen oder deren Kerne, welches Organ er auch untersuchen mag. Immer wird das periphere Nervenbündel von Kernen begleitet und bei entsprechender Färbung von einer protoplasmatischen Hülle umgeben gefunden. So finden sich die Zellen in Speiseröhre, Magen und Darm und sind auch in der Submucosa des menschlichen Rectums nachzuweisen. Ohne hier auf die ausgedehnte Literatur über diese Zellen eingehen zu wollen, schließen wir uns der Anschauung von *Lawrentjew* (1926) an und sehen die Aufgabe der Zellen darin, die Nervenfasern mit einem *Schwann*schen Leitplasmodium zu umhüllen und diese von dem übrigen Gewebe abzugrenzen.

Die Nervenfasern, die in den Nervenbündeln des peripheren autonomen Nervensystems des Magen-Darmkanals angetroffen werden, leiten sich letzten Endes aus den Ganglienzellen sympathischer Ganglien oder den Ganglienzellen des *Auerbach*schen und *Meissner*schen Plexus her; sie sind durch eine fortlaufende Aufteilung der

Achsenzylinder der genannten Ganglienzellen entstanden. Wenn wir uns kurz das histologische Bild der Ganglienzellen des Typus I nach *Dogiel* nach Silberimprägnation ins Gedächtnis zurückrufen; so sehen wir diese Ganglienzellen von einer „Kapsel" von Kernen umgeben, die große Ähnlichkeit mit unseren *Schwann*schen Kernen aufweisen. Diese Kapselzellen sind nach den Untersuchungen von *del Rio Hortega* und *Prado* (1941), *de Castro* und *Sala* (1941) und *Herzog* (1954) ektodermalen Ursprungs, besitzen eine komplizierte Struktur und bilden um die Ganglienzellen Syndesmien. Da sie den Oligodendrogliazellen analog sind, wurden sie von *del Rio Hortega* als Gliozyten bezeichnet; *Herzog* spricht von peripherer Glia. Wenn wir nunmehr den Achsenzylinder einer Ganglienzelle des Typus I auf seinem Wege folgen, so zeigt sich, daß in einiger Entfernung von dem Zellkörper ovale Kerne auftreten, die sich nahe an den Achsenzylinder anschmiegen. Diese Kerne sind nichts anderes als die Kerne von *Schwann*schen Zellen (s. Abb. 357 und 358 in *Greving* „Die Innervation der Speiseröhre" in *L. R. Müllers* Lebensnerven, 1931). Während die Nervenfasern sich als Achsenzylinder der Ganglienzellen aus den Neuroblasten entwickeln, wandern die *Schwann*schen Zellen als Gliazellen aus dem Rückenmark aus und folgen den in der Peripherie sich ausbreitenden Achsenzylindern nach. Das zeigen in überzeugender Weise die Untersuchungen von *Held* (1909, 1929) über die Entwicklung des Nervengewebes sowie die Beobachtungen von *K. F. Bauer* (1932, 1938, 1953) über das Wachstum von Nervengewebe „in vitro". So dürfte es sich auch bei den *Schwann*schen Zellen, die ein wesentliches Element der peripheren Nervenbündel des vegetativen Nervensystems bilden, sehr wahrscheinlich um gliozytäre Elemente handeln, wie auch von *Herzog* (1941 und 1954) und *O. Gagel* (1953) angenommen wird.

An sehr verschiedenen Stellen sind die *Schwann*schen Zellen gelegen, eine Tatsache, die sich auch in ihrer Form geltend macht. Sie finden sich, wie gesagt, in Begleitung der Achsenzylinder der Ganglienzellen in den Ganglien des *Auerbach*schen und *Meissner*schen Plexus, gelangen in die stärkeren und schwächeren Nervenbündel der glatten Muskulatur und sind schließlich in Submucosa und Mucosa anzutreffen. Durch die Lage in den verschiedenartig gebauten Schichten des Verdauungskanals ergeben sich notwendige Rückwirkungen auf die Dichte der *Schwann*schen Kerne und deren Form. So findet man entsprechend ihrem Standort bald rundliche, bald mehr ovale, oder wie in den hier abgebildeten schmalen Strängen, länglich ausgezogene *Schwann*sche Kerne. Manche Autoren bezeichnen die rundlichen Kerne als interstitielle Zellen und wollen sie damit von den *Schwann*schen Zellen in histologischer und funktioneller Hinsicht unterscheiden. In unseren Präparaten fanden sich keine histologischen Kennzeichen, die eine solche unterscheidende Bezeichnungsweise gerechtfertigt erscheinen lassen. Insbesondere ist die Anschauung abzulehnen, daß das *Schwann*sche Plasmodium ein Synzytium von Ganglienzellen darstellt, das synaptisch mit sympathischen oder parasympathischen postganglionären Fasern ververbunden sein soll.

Die feinen varikösen Nervenfasern, die sich in dem plasmodialen nervösen Terminalnetz vorfinden, entstehen zum Teil durch eine fortlaufende Aufteilung der postganglionären parasympathischen Nervenfasern, also der Achsenzylinder der Ganglienzellen des *Auerbach*schen und *Meissner*schen *Plexus;* zum Teil wird es sich auch um Aufteilungen von postganglionären sympathischen Nervenfasern handeln. Für diese beiden Faserarten scheint es in den nach *Bielschowsky-Gros* gefärbten Präparaten keine Unterscheidungsmöglichkeit zu geben. Sicher kommen noch afferente Fasern im Terminalnetz vor, wie wir in Abb. 11 zeigen konnten. Ob hierbei Ganglienzellen des Typus II eine Rolle spielen, ist noch ungeklärt. In der nächsten Umgebung des Epithelsaumes der Mucosa vorgefundene Nervenbündel können vielleicht afferenter Natur sein. Wir hoffen, auf diese Frage in einer späteren Arbeit zurückkommen zu können.

Das am Rectum beschriebene Terminalnetz entspricht in seinen nervösen Elementen und deren Anordnung dem sympathischen Grundplexus von *Boeke* sowie dem präterminalen Netzwerk von *Reiser;* es enthält damit die kernhaltigen Teile des von *Stöhr* beschriebenen Terminalretikulum. Die gleichen feinen varikösen Nervenfasern wurden kürzlich von einem von uns (*Greving* und *Berg,* 1954) in der Submucosa und Muscularis mucosae des menschlichen Magens beschrieben. Ein Unterschied zwischen den Befunden am Magen und am Rectum besteht nur insofern, als es sich am Rectum um feinere Nervenbündel handelt und hier das Protoplasma zusätzlich gefärbt ist. Es sei hier nochmals hervorgehoben, daß wir nicht an das Vorkommen von nervenfreien Protoplasmafasern glauben, sondern das scheinbare Fehlen von Nervenfasern als einen Mangel in der Färbung ansehen.

Die schmäleren plasmodialen Stränge enthalten gewöhnlich 2 bis 3 Nervenfäserchen. Nicht selten findet man unter ihnen eine etwas stärkere Faser, die bisweilen kleine Abzweigungen erkennen läßt. So kann man annehmen, daß die feineren Nervenfäserchen aus der stärkeren Faser hervorgegangen sind; dementsprechend kann man diese stärkere, mit Abzweigungen versehene Nervenfaser als Zentralfaser bezeichnen.

Die feinste plasmodiale Nervenfaser, die wir beobachten konnten (Strang *d* in Abb. 11), gestattete zugleich die Feststellung, daß sie eine Strecke weit an einer Arterie in engstem Kontakt mit dieser entlang zog. Das histologische Bild legt den Gedanken nahe, man könnte an dieser Stelle eine Synapse zwischen Nervenfaser und den Zellen, die das Gefäß bilden, vor sich haben. Die Synapse würde durch folgende Elemente gebildet: Nervenfaser, *Schwann*sches Plasmodium, glatte Muskelzellen. Diese aus dem histologischen Bild entwickelte Theorie bedarf natürlich weiterer Beweise, doch scheint für diese Theorie auch die ganz ähnliche Konstruktion der interneuronalen Synapse zwischen prä- und postganglionärem Neuron zu sprechen, da diese sich gleichfalls aus drei Elementen zusammensetzt: Präganglionäre Faser, Protoplasma der gliozytären Kapselzelle und Ganglienzelle. Es soll jetzt nicht näher auf die kurz skizzierte Theorie über den Aufbau der Synapse zwischen nervösem Terminalnetz und Erfolgszelle eingegangen werden, da es hierzu weiterer histologischer Befunde bedarf. Doch erscheint der histologische Nachweis bemerkenswert, daß feinste terminale Nervenelemente, die offenbar der Gefäßinnervation dienen, vom *Schwann*schen Plasmodium umhüllt sind.

Zusammenfassung.

An Silberpräparaten ließ sich in der Submucosa des menschlichen Rectums ein plasmodiales, nervöses Terminalnetz nachweisen. Die Stränge dieses Netzes setzen sich aus feinsten varikösen Nervenfasern zusammen, die in ein *Schwann*sches Plasmodium eingebettet sind. Neben einem unabhängigen Verlauf der feinen Nervenfasern sind Anastomosierungen und netzartige Verbindungen der varikösen Nervenfasern festzustellen; sie treten besonders in der Nähe der Erfolgszellen auf (z. B. bei der Gefäßinnervation in der Nähe der Gefäße). Das Terminalnetz stellt nicht eine besondere nervöse Bildung dar, sondern ist durch vielfache Aufteilung der Achsenzylinder der postganglionären sympathischen und parasympathischen Neurone entstanden zu denken; im Terminalnetz wurden sensible Fasern festgestellt. Die im Verlauf der plasmodialen Stränge auftretenden Knäuelbildungen oder Schlingenterritorien sind nicht als eine afferente nervöse Vorrichtung zur Aufnahme sensibler Reize zu deuten, sondern durch örtliche Verhältnisse bedingt (lockeres Gewebe, Schrumpfung bei der Fixierung, Schlängelung als vorbeugende Maßnahme gegen Dehnung).

Summary.

By means of silver impregnation a plasmodial nervous terminal network in the submucous membrane of the human rectum could be proved. The strands of this network are composed of very fine varicose nervous fibers embedded in *Schwann* cells-plasmodium. Beside an independent course of the fine nervous fibers are found anastomoses and reticular communications between the varicose nervous fibers. They are found chiefly near the terminal cells (f. i., in the innervation of the vessels near the vessels). The terminal network does not constitute a particular nervous formation but it is to be conceived as having originated by multiple axial division of the postganglionic sympathetic and parasympathetic neurones. In the terminal network were found sensitive fibers. The globular formation and winding territories occuring in the course of the plasmodial strands are not to be interpreted as an afferent nervous mechanism for the reception of sensitive stimulations but as being due to local conditions (loose tissue, shrinking after fixation, winding as a preventive measure against extension).

Résumé.

À l'aide de préparations argentiques on a pu prouver un réseau terminal nerveux plasmodique dans la membrane submuqueuse du rectum humain. Les voies de ce réseau se composent de fibres nerveuses variqueuses très fines dans un plasmodium *Schwann*ien. Outre des fibres nerveuses fines à cours indépendant on voit des anastomoses et des communications réticulaires entre les fibres nerveuses variqueuses. On les trouve surtout dans le voisinage des cellules terminales (p. e. au cours de l'innervation vasculaire dans le voisinage des vaisseaux). Le réseau terminal n'est pas une formation nerveuse particulière mais il doit être conçu comme ayant pris naissance par multiple division des cylindraxes des neurones sympathiques et parasympathiques postganglionnaires. Dans le réseau terminal se trouvent des fibres sensitives. Les formations globulaires et les territoires à mailles dans le cours des voies plasmodiques ne sont pas à interprété comme un mécanisme nerveux afférent pour la réception de stimulations nerveuses mais comme effet des conditions locales (tissu lâche, rétrécissement après la fixation, sinuosité comme mesure préventive contre l'extension).

Literatur.

Abraham, A., Arb. 1. Abt. ung. biol. Forsch.inst. *8* (1935), 1. — *Boeke, J.*, Z. mikrosk.-anat. Forsch. *33* (1933), 23, 233, 276. Morph. norm. et path. *5* (1943), 131. Acta anat. *8* (1949), 18. — *Bauer, K. F.*, Z. mikrosk.-anat. Forsch. *28* (1932), 47; *43* (1938), 48. Organisation des Nervengewebes und Neurenzytiumtheorie. Urban & Schwarzenberg, München, Berlin, 1953. — *Bullon Ramirez, A.*, Trab. Inst. Cajal Invest. Biol. *39* (1947), 253. — *Castro, F. de*, y *P. de Sala*, Mem. Real. Acad. Nac. Med. Madr. (1941). — *Feyrter, F.*, Über die Pathologie der vegetativen nervösen Peripherie und ihrer ganglionären Regulationsstätten. W. Maudrich, Wien, 1951. — *Förster, O.*, Die Leitungsbahnen des Schmerzgefühls und die chirurgische Behandlung der Schmerzzustände. Urban & Schwarzenberg, Berlin, Wien, 1927. — *Gagel, O.*, Arch. Ohr- usw. Heilk. und Z. Hals- usw. Heilk. *163* (1953), 1—97. — *Goetz, K.*, Zbl. Chir. *76* (1951), 302, 802. — *Goetze, O.*, Dtsch. Z. Nervenhk. *166* (1951), 177. — *Greving, R.*, Die Innervation der Speiseröhre. In *L. R. Müller*, Die Lebensnerven und Lebenstriebe. Springer, Berlin, 1931. Zbl. Neur. *167* (1939), 465. Dtsch. Arch. klin. Med. *171* (1931), 10. — *Greving, R.*, und *G. Berg*, Acta neuroveget. *8* (1954), 325. — *Haferkamp, O.*, Acta neuroveget. *8* (1954), 466. — *Held, H.*, Die Entwicklung des Nervengewebes bei den Wirbeltieren. Leipzig, 1909. Fschr. naturwiss. Forsch. (N. F.) *8* (1929), 1—45. — *Herzog, E.*, Z. Zellforsch. usw. *40* (1954), 199. — *Herzog, E.*, und *B. Günther*, Z. Zellforsch. usw. *31* (1941), 461. — *Iljina, W. J.*, und *B. J. Lawrentjew*, Z. mikrosk.-anat. Forsch. *30* (1932), 530. — *Isidor, P.*, Bull. Histol. appl. etc. *157* (1950). — *Irwin, D.*, Amer. J. Anat. *49* (1931), 141. — *Iwanow, I. F.*, und *F. N. Radostina*, Trav. Labor. Rech. biol. Univ. Madr. *28* (1932/33), 303. — *Jabonero, V.*, Trab. Inst. Nac. Cienc. Méd. Madr. *9* (1947), 237. Der anatomische Aufbau des peripheren neurovegetativen Systems. Springer, Wien, 1953. — *Jabonero, V.*, und *F. Bordallo*, Trab. Inst. Nac. Cienc. Méd. Madr. *11* (1948), 149. — *Kolossow, N. G.*, und *G. A. Polykarpowa,* Z. Anat. u. Entw.gesch. *104* (1935), 716. — *Kolossow* und *Mechtheriakow,* Arch. russ. d'Anat. etc. *20* (1939), 279, 396. — *Sabussow, G. H.,* und *J. F. Iwanow,* Z. mikrosk.-anat. Forsch. *29* (1932), 541. — *Lawrentjew, B. J.,* Z. mikrosk.-anat. Forsch. *23* (1931), 527. — *Llombart, A.,* Rev. españ. Biol. *4* (1935), 19. — *Llombart, A.,* und *E. Forrés,* Trab. Inst. Nac. Cienc. Méd. Madr. *12* (1949). — *Loutsch, H.,* Ann. Anat. path. *11* (1934), 811. — *Murat, V. N.,* Trav. Labor. Rech. biol. Univ. Madr. *28* (1933), 387. — *Müller, L. R.,* Die Lebensnerven und die Lebenstriebe. Springer, Berlin, 1931. — *Ottaviani, G.,* Z. mikrosk.-anat. Forsch. *47* (1940), 151. — *Passtilnik,* Anat. Anz. *84* (1937), 106. — *Reiser, K. A.,* Z. Zellforsch. usw. *15* (1932), 761. — *Rio Hortega, P. del,* y *J. M. Prado,* Rev. Soc. argent. Biol. *17* (1941), 512. — *Sokolowa, M. L.,* Z. mikrosk.-anat. Forsch. *23* (1931), 552. — *Sotelo, J. R.,* Inervación del aparato digestivo. En *B. Varela Fuentes* y *A. Munilla,* Patologia Digestiva II Espasa Calpe Argentina. Buenos Aires, 1947. — *Stöhr jr., Ph.,* Lehrbuch d. Histologie u. d. mikr. Anatomie. Springer, Berlin-Göttingen-Heidelberg, 1951. Z. Zellforsch. usw. *12* (1931), 66. Erg. Anat. *33* (1941), 135; *34* (1952), 250. — *Stefanelli,* Z. Zellforsch. usw. *28* (1938), 485.

Anschrift der Verfasser: Prof. Dr. *R. Greving,* Erlangen, Rathsbergerstraße 8$^1/_2$; Priv.-Doz. Dr. *W. Dressler,* Erlangen, Chirurgische Universitätsklinik.

Histology Division, Institute of Physiology, University of Glasgow, Scotland.

The Autonomic Ground Plexus in the Connective Tissues of the Human Nipple.

By

H. S. D. Garven.

With 10 Figures.

Short descriptions of the sympathetic ground plexus have already been given in the wider study of the innervation of the human nipple (*Cathcart, Gairns* and *Garven*, 1948), in the statement accompanying a demonstration of microscopic slides at the International Anatomical Congress in Oxford (*Garven* and *Gairns,* 1950) and also in the detailed account of the *Bielschowsky-Gros* silver diammine ion method as used in this laboratory (*Garven* and *Gairns,* 1952).

This communication illustrates more completely the structure of the ground plexus as it appears in the different stages of silver impregnation. The term "autonomic ground plexus" is now used in preference to "sympathetic ground plexus" and is applied as equivalent to the "plexus sympathique fondamental" of *Boeke,* the "cellules interstitielles" of *Cajal* now described by *Meyling* as the "autonomic interstitial cells" or "A. I. C.". It is essentially the same as the "Terminalreticulum" of *Stöhr* as this is now recognised to contain nuclei and cytoplasm.

As recent detailed discussions of the whole question of the peripheral autonomic system have been given by *Meyling* (1953) and *Jabonero* (1953 a, 1953 b), no further general discussion is given in this communication.

Material and Method.

All the illustrations are taken from sections from one case, a woman of forty-five years, who died of mitral stenosis and who had no pathological condition in the breast or nipple. The method used has already been given in full detail (*Garven* and *Gairns,* 1952). The figures represent different stages in the silver impregnation and have been selected in order to illustrate the very varied pictures which may be obtained by the one method in material from one case.

In this selection of figures, some show a single strand of the plexus lying in approximately one plane: these have been sought for so that they may be more easily photographed. The branching nature of the plexus in three dimensions is however clear in the other figures.

In each figure a photomicrograph is supplemented by a photo diagram. The frozen sections used in this method of staining are relatively thick and are excellent for the tracing of continuity of structure: they present however difficulties in the preparation of photomicrographs which give only one plane of focus. The photodiagrams are made by preparing a light print on matt paper from the same negative and on this print is drawn the structure as it is seen in the different planes of focus necessary to illustrate it in its entirety.

All the figures, both photomicrographs and photodiagrams, are at the same magnification (x 1500).

Results.

Full descriptions of Figs. 1 to 10 are given with the figures.

With this method it is possible to obtain an almost black and white picture, fine nerve fibrils deeply impregnated lying apparently naked on a clear almost unstained background. The fibrils may vary in thickness. The thicker ones show areas where the constituent neurofibrils are separated from one another and dispersed in an oval swelling: this may be completely black and show no internal detail at all; it may however show as a lighter area across which pass the individual neurofibrils. The thinnest fibrils may show beads or minute drop-like swellings, often stained deep black but sometimes showing as very small clear vesicles. No other element within the strand may be stained and the impression given is therefore one of naked fibrils coursing through the tissues. This is however an incomplete picture.

In other impregnations the nuclei of the strand may be stained to varying depths. If not completely black the nucleus shows a granular texture in which lies a relatively small nucleolus. The nuclei are often long oval with pointed ends but may be more rounded.

In still other impregnations the cytoplasm of the strand is stained to varying degrees. Where it is more deeply stained it shows two prominent features, its granularity and the presence of vacuoles. These vacuoles may be small or may be so large that they occupy the whole width of the strand. The strand itself varies in thickness but is often 3 to 4 micra in thickness. Within this cytoplasmic continuum lie the nuclei, sometimes more deeply stained but often less deeply stained than the cytoplasm. Within the cytoplasm also some nerve fibrils can be seen and these show beads which are usually deeply stained. Similar black dots or beads may be seen without any visible connection with nerve fibrils: other black dots or beads may be seen at the poles of the vacuoles.

Sometimes the strand of vacuolated cytoplasm can be clearly seen but no nerve fibrils or beads can be identified.

In less commonly encountered impregnations, not figured in this communication, the cytoplasmic strand may be so darkly impregnated that it shows as a completely black strand in which no detailed structure is visible at all. On other occasions the strand may be relatively unstained giving only faint indication of its edges while the nuclei are intensely black.

The stages illustrated and described are not isolated entities but sample selections from a series of gradations which merge into one another.

A careful examination of the strands of the plexus in those specimens, in which both the cytoplasm of the strand and that of the surrounding connective tissue cells are stained, makes it clear that in some instances the connective tissue cell may be very closely applied to the strand and even wind itself round the strand. In some instances also the connective tissue cell nucleus may assume a long oval form similar to that of the strand nuclei. In such cases however if the impregnation is not too deep these connective tissue cell nuclei show a large spherical nucleolus, usually stained a deep black. The true nuclei of the strand, the interstitial cell nuclei, do not show this large nucleolus but a distinctly smaller one.

In the course of a single strand of the plexus the nuclei of the plexus have a long oval form with relatively pointed ends. In this site they do not have the rounded oval form of the Schwann cell nuclei seen on single nerve fibres or in small nerve bundles. When however the nuclei of the strand occur at a point of division of the strand they usually are more rounded oval in shape.

Discussion.

The demonstration of this very extensive and often profuse autonomic ground plexus in the connective tissue of the nipple suggests that this tissue is not the simple inactive "binding" element it is commonly supposed to be. It may well be that it serves as a medium from which active humoral agents diffuse out to influence both its own cells and those of the other tissues which it surrounds and binds together.

In 1950 the suggestion was made that the beads and perhaps the dispersions on the larger fibrils were the actual release points for humoral agents. The further study of these specimens certainly reinforces this suggestion.

The axon of the nerve fibre in its living state is a viscous fluid. In this the neurofibrils are represented by closely packed linear alignments of molecules. Fluid is known to pass down the nerve fibres from the cell body to the periphery. In the larger nerve fibrils composed of a number of individual neurofibrils the presence of points at which the neurofibrils are dispersed in a bulbous swelling may well indicate accumulations of this fluid on its way to the periphery. In the individual neurofibril or in small numbers of neurofibrils in a bundle the presence of beads may also indicate the presence of fluid. Many of the impregnated specimens certainly have the appearance of drops of water passing along telephone wires. In the cytoplasmic continuum it is possible to make a complete transition series of appearances, in which at one end there is a very small black bead and at the other a very large clear vacuole. Such a series of transitional stages suggests that in the vacuolated cytoplasm we are dealing with the actual physical visible representation in the fixed specimen of the mechanism for the release of neurohumoral agents. If this is so, the number and size of the vacuoles at any point in the plexus may indicate the degree of activity or of one phase of activity in the release of neurohumoral agents.

As has been emphasised in previous papers the varying pictures which the autonomic ground plexus presents in these different impregnations are all aspects of the same fundamental structure. As *Jabonero* (1953 b) has pointed out the syncytium consists of strands of cytoplasm in which lie nuclei, neurofibrils, deeply staining beads and clear vacuoles. His photomicrographs illustrate the same features as those given here. The plexus is indeed the same structure as that described by *Boeke, Stöhr* and *Meyling*. With different methods of fixation and staining its different features may be emphasised to different degrees as is indeed natural when all of these are representations in fixed material of the originally living entity. Of the reality of the plexus as a neural entity there can be no doubt.

Acknowledgements.

I am indebted to my colleague *F. W. Gairns* for permission to use material which was used in previous joint communications. To Mr. *D. Macallister* for his continued cooperation with the photomicrographs and to Mr. *R. Callander* for his patient and skillful assistance with the photodiagrams I gladly acknowledge my debt.

Part of the expenses involved in this work has been borne by the Rankin Medical Research Fund. For this I am grateful to the University Court.

Description of the Figures.

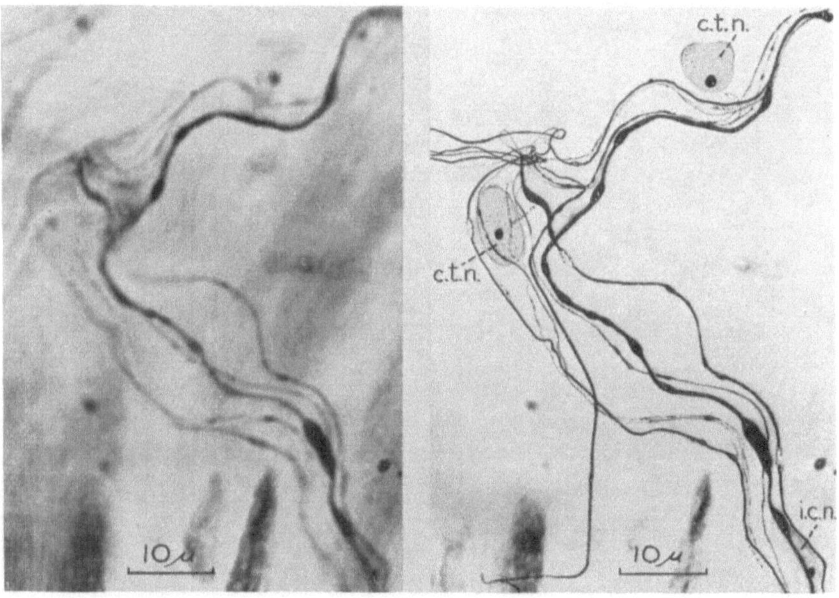

Fig. 1. A strand of the plexus in the connective tissue lying between the smooth muscle fasciculi in an area at some distance from the lactiferous ducts and deep within the nipple well below the level of the sphincter musculature.

c. t. n. = connective tissue cell nucleus. i. c. n. = interstitial cell nucleus of the strands of the plexus.

Fig. 1. The smooth muscle cells in the immediate vicinity are darkly stained while the collagen fibres of the connective tissue are not stained. The connective tissue cell nuclei are a light yellow colour and their nucleoli are large and black. The nuclei of the smooth muscle cells are darker in colour and show usually two black nucleoli.

The largest nerve fibril shows a number of larger and smaller oval enlargements due to the dispersion of its constituent neurofibrils. The thinner fibrils are not so darkly stained and show similar smaller dispersions of their neurofibrils: these are either darkly stained or remain as clear spaces. On the finest fibrils a few beads occur.

The nucleus within the strand of the plexus is only lightly stained and contains a rather smaller dark nucleolus.

The cytoplasm of the strand is not visible at all.

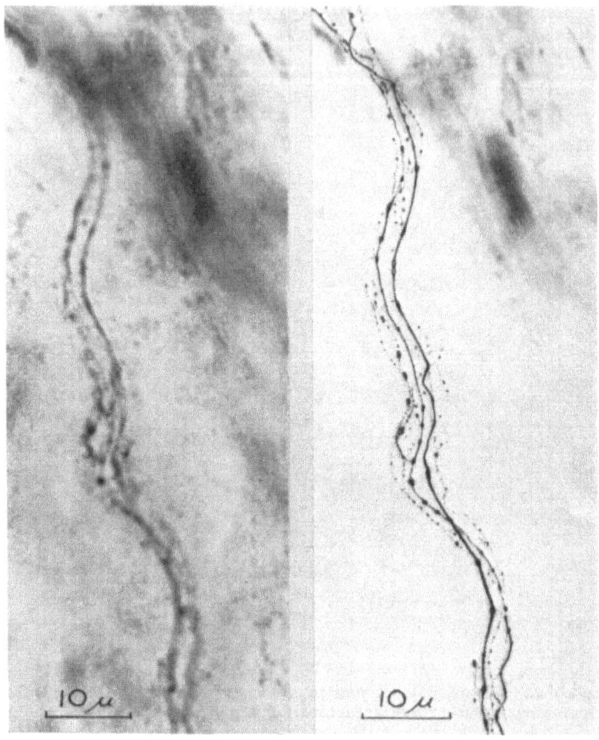

Fig. 2. A strand of the plexus in the periductal connective tissue, i. e. between the duct epithelium and the smooth muscle fasciculi, at a point deep within the nipple.

Fig. 2. The collagen fibres of the surrounding connective tissue show some slight staining.

The nerve fibrils in this strand are all fine, some indeed are exceedingly fine. The fine fibrils show oval enlargements, many of which are dark, while a few are clear. All the exceedingly fine fibrils show marked black beading.

In this length of the strand no nuclei are present and no cytoplasm can be distinguished.

Fig. 3. The wavy bundles of collagen fibres surrounding the strand are very lightly stained. The strand of the plexus conforms to the general pattern of these undulations. Only the nucleolus of the connective tissue cell nucleus is sharply stained, the nuclear outline being only just visible.

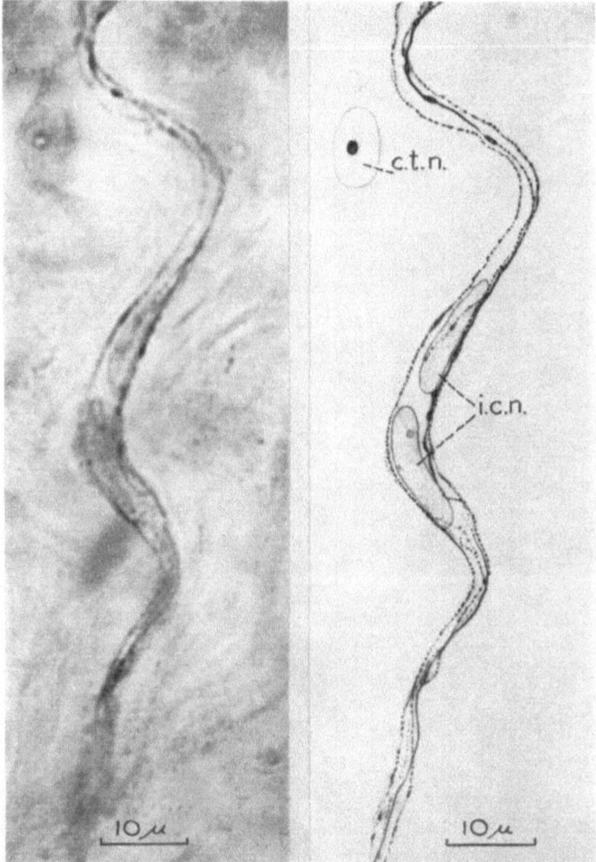

Fig. 3. A strand of the plexus in the periductal connective tissue at a point just below the sphincter region.

In the strand the fine fibrils are deeply stained and show some beads. Within the limits of the strand as defined by the nerve fibrils lie two lightly stained long oval nuclei. They are rendered visible by the weak haemalum staining used subsequent to the silver impregnation. In one of these nuclei a nucleolus can just be seen.

No cytoplasm is identifiable within the strand.

Fig. 4. The collagen fibres of the surrounding connective tissue are not stained but the connective tissue cell nuclei show as brown granular bodies with large nucleoli.

The nerve fibrils are deeply stained, usually black, and beading is prominent even in the finest fibrils. One of the larger fibrils shows an oval dispersion of neurofibrils.

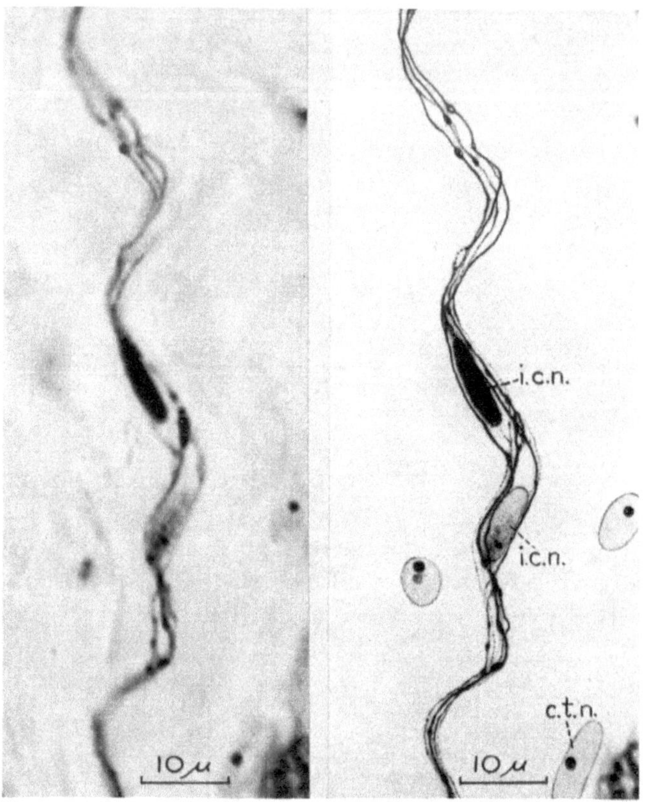

Fig. 4. A strand of the plexus in the connective tissue between the smooth muscle fasciculi not far from a lactiferous duct and well below the sphincter level. This strand can be traced further and comes to be closely associated with a blood vessel wall.

One of the nuclei within the strand is stained black while the other is greybrown in colour and shows a small nucleolus.

The cytoplasm is not stained.

Fig. 5. The surrounding collagen fibres are not stained. The connective tissue cell nuclei are very lightly stained but their large black nucleoli are clear.

The strand contains many fine fibrils which show a number of beads and also some oval dispersions of neurofibrils which may be either black or clear.

The nuclei vary in staining from black to light brown or very pale brown and their nucleoli, where visible, are small.

The cytoplasm within the strand is not visible.

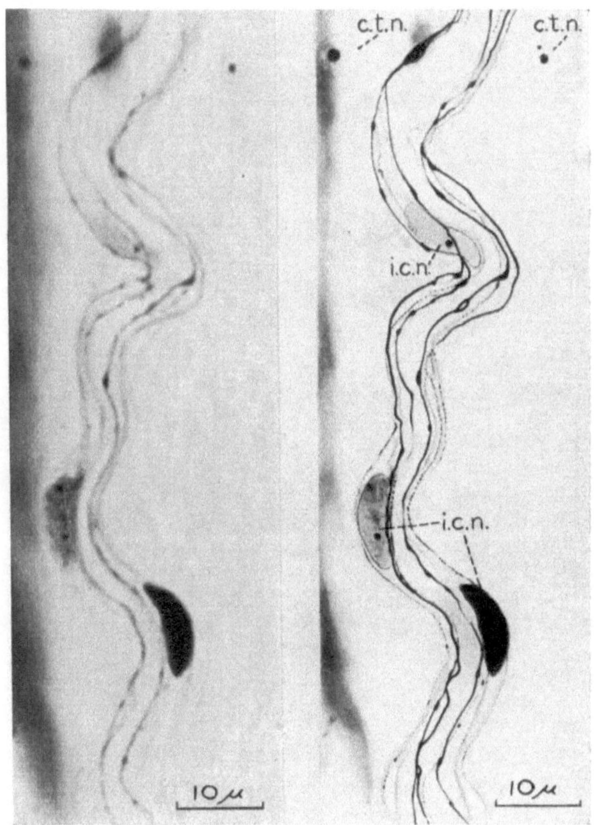

Fig. 5. A strand of the plexus in the connective tissue between the muscle fasciculi near a lactiferous duct well below the sphincter musculature.

Fig. 6. The collagen fibres show as refractile shadows. The connective tissue cell nuclei are a light brown or a yellow colour and their large nucleoli are black. One connective tissue cell shows a very intimate relationship with the strand. In this cell the cytoplasm can just be identified stained a pale yellow colour.

In the strands of the plexus the nerve fibrils are black or very dark brown. Beads are present along their course, some black and others clear.

The nuclei of the strand are a light yellow colour and their nucleoli small and black.

The cytoplasm within the strand is at one point stained a pale yellow colour so that its borders can there be defined. Vacuoles however cannot be seen in it.

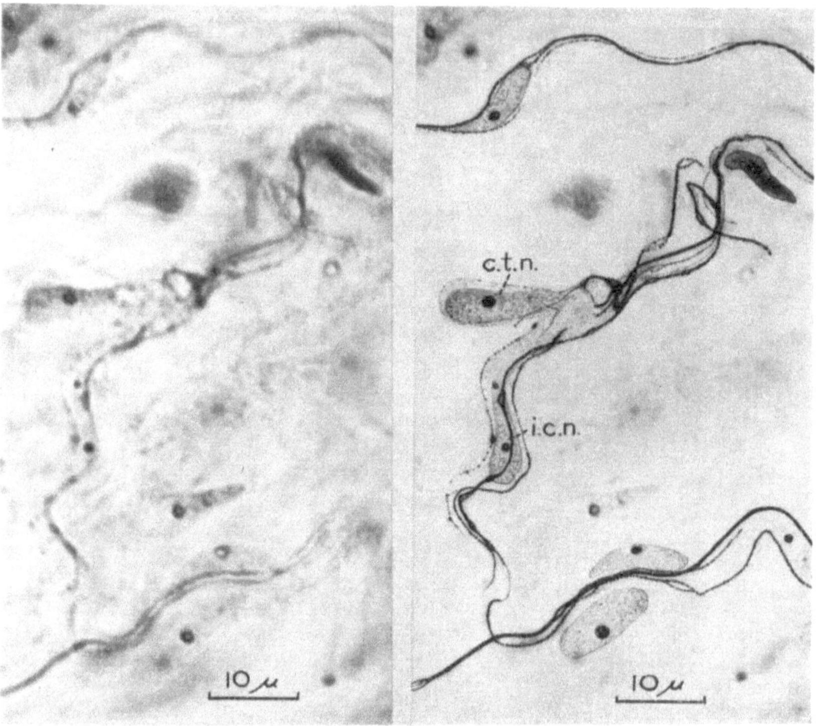

Fig. 6. Strands of the plexus in the connective tissue between the muscle fasciculi at some distance from the lactiferous ducts below the sphincter feltwork.

Fig. 7. The collagen fibres surrounding the strand are stained a light brown colour. The connective tissue cells can in some instances be seen with their cytoplasm stained a light brown colour and their nuclei a very dark brown with large black nucleoli.

The nerve fibrils vary in thickness. One of the largest shows a marked dispersion of its neurofibrils. Some of the very finest may represent one neurofibril: these show marked beading. Some beads are black but some are clear. In the course of some of the fibrils much larger clear vacuoles are seen: some of these show black beads at their poles.

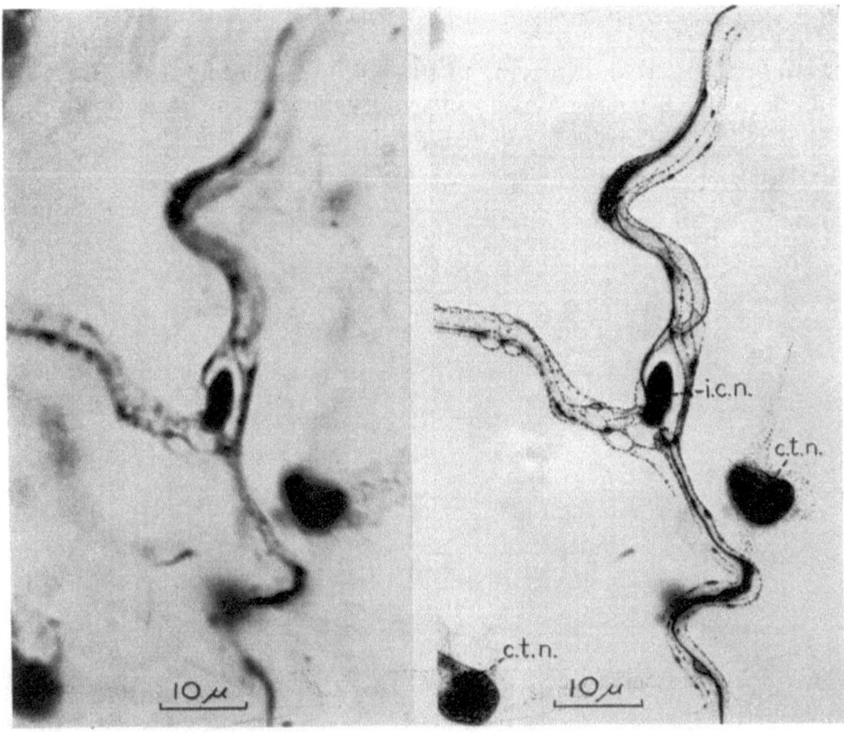

Fig. 7. A branching strand of the plexus in the connective tissue between the muscle fasciculi at some distance from the lactiferous ducts deep within the nipple.

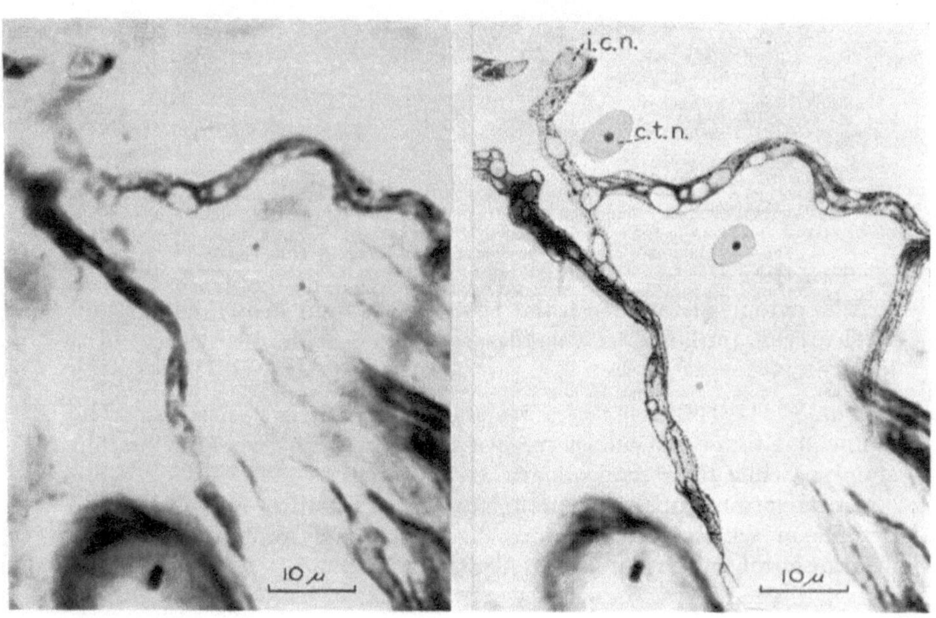

Fig. 8. Branching strands of the plexus in the connective tissue between the smooth muscle fasciculi which lie round a sebaceous gland near the mouth of a lactiferous duct.

One nucleus is shown lying at the point of division of the strand. It is deep black colour and no internal detail can be seen. It is surrounded by a lighter zone of cytoplasm.

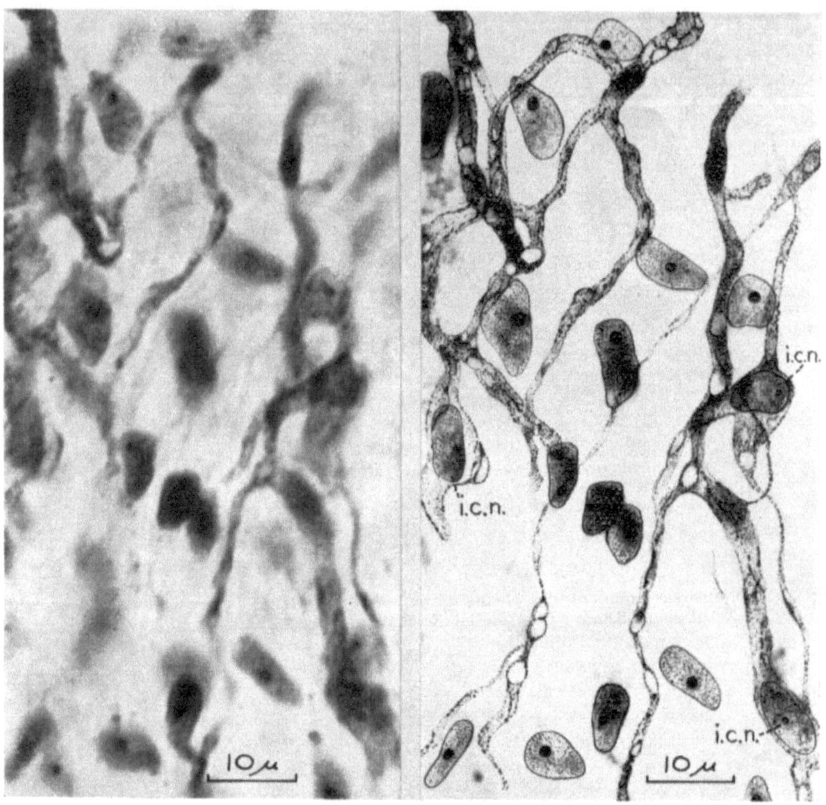

Fig. 9. A portion of the plexus inside a dermal papilla at some distance from the mouths of the lactiferous ducts. This is an example of the plexus in its most profuse state. Many of the strands of the plexus extend up to the epithelium but they have not been seen to enter the epithelium. The dark granular area is a portion of the basal layer of the epithelium.

The cytoplasm of the strand is stained a light brown colour and is clearly granular. The vacuoles associated with the nerve fibrils lie in it.

Fig. 8. The collagen fibres are stained a light brown colour. The connective tissue cell nuclei are just visible with the weak haemalum staining while their nucleoli are dark brown.

In the strands of the plexus the prominent feature is the granular cytoplasm which is now more deeply stained and is beset with a large number of vacuoles often of relatively large size. The nuclei of the strand are almost unstained and the nucleoli are not easily located. A few nerve fibrils can be seen with a few beads. At the poles of some of the vacuoles dark dots, similar to the beads, occur. One strand of the plexus passes to lie close to a small blood vessel wall.

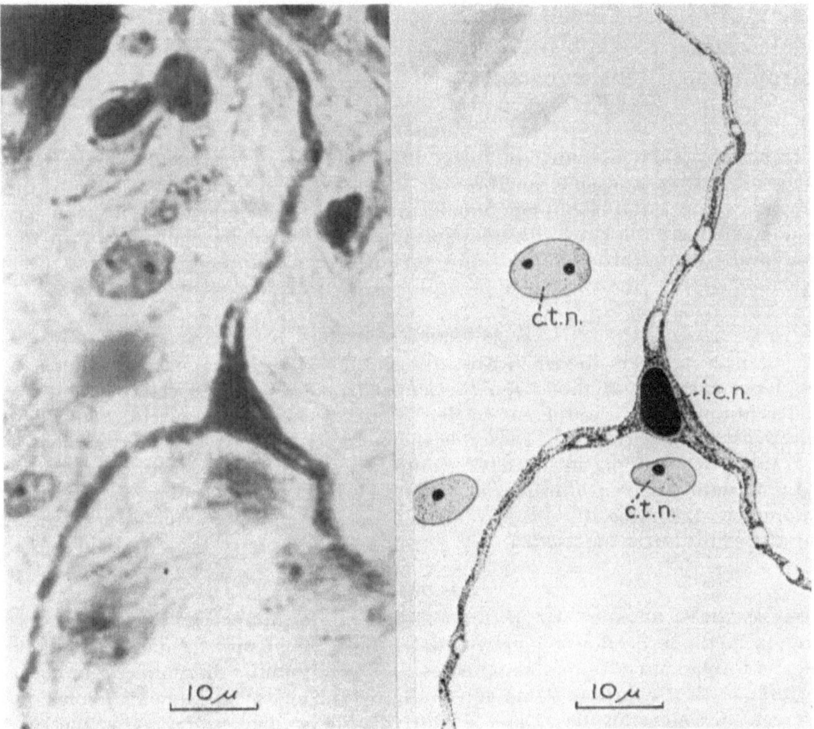

Fig. 10. An area of the connective tissue of a dermal papilla not far from that shown in Fig. 9. Here the plexus is much less profuse and in this figure only that portion of the plexus radiating from one nucleus is shown: this corresponds to one interstitial cell.

Fig. 9. The collagen fibres are stained a light brown. The connective tissue cell nuclei are a deeper brown colour and their large nucleoli black. Their cytoplasm is not identified.

The strands of the plexus are clearly outlined by the brown granular cytoplasm in which lie numerous vacuoles. The three nuclei within the strands are only lightly stained and show small nucleoli. At points in the strands, lengths of nerve fibrils can be seen stained black and some of these show beads. Other small beads can be seen in the cytoplasm: some of these lie at the poles of the vacuoles.

Fig. 10. The collagen fibres of the surrounding connective tissue are lightly stained. The connective tissue cell nuclei are brown with large black nucleoli. The cytoplasm of the connective tissue cells cannot, in those illustrated, be seen.

The strands of the plexus are clearly delimited by the darker granular cytoplasm. Some vacuoles occur within the cytoplasm. A few portions of nerve fibrils can be distinguished in the cytoplasm and also some black beads. Black dots or beads can be seen at the poles of some of the vacuoles.

Summary.

From the results obtained in different grades of silver impregnation *(Bielschowsky-Gros)* a complete picture of the autonomic ground plexus in the connective tissues of the human female nipple has been built up. This consists of a nucleated granular cytoplasmic continuum in which lie neurofibrils. In the course of the neurofibrils, "beads" and vacuoles occur: it is suggested that these represent stages in the release of neurohumoral substances.

Zusammenfassung.

Aus den in den verschiedenen Abstufungen der Silberimprägnation erhaltenen Ergebnissen nach der Methode von *Bielschowsky-Gros* ließ sich ein vollständiges Bild des autonomen Grundplexus in den Bindegeweben der menschlichen weiblichen Brustwarze darstellen. Dieser besteht aus einem mit Kernen versehenen und granulierten cytoplasmischen Continuum, in dem sich Neurofibrillen befinden. Im Verlauf der Neurofibrillen kommen „Perlen" und Vakuolen vor. Es wird angenommen, daß diese Bildungen verschiedene Stadien der Ausschüttung neurohumoraler Substanzen darstellen.

Résumé.

Des résultats obtenus par différents degrés de l'imprégnation argentique d'après la méthode de *Bielschowsky-Gros* on a pu construir une image complète du plexus fondamental autonome dans les tissus conjonctifs du mamelon humain de la femme. Il se compose d'une continuité cytoplasmique granulé et nuclée où se trouvent des neurofibrilles. Dans le cours des neurofibrilles, il y a des «perles» et des vacuoles. On présume que ces formations représentent différentes phases d'une libération de substances neurohumorales.

References.

Cathcart, E. P., F. W. Gairns and *H. S. D. Garven,* Trans. Roy. Soc. Edinbgh *61* (1948), 699—717. — *Garven, H. S. D.,* and *F. W. Gairns,* Abstr. Comm. Intern. Anat. Congr. Oxford (1950), 73—74. — *Garven, H. S. D.,* and *F. W. Gairns,* Quart. J. exper. Physiol. *37* (1952), 131—142. — *Jabonero, V.,* Der anatomische Aufbau des peripheren neurovegetativen Systems. Acta neuroveget., Suppl. IV, Springer, Wien (1953 a). — *Jabonero, V.,* Acta neuroveget. *6* (1953 b), 243—272. — *Meyling, H. A.,* J. comp. Neur. (Am.) *99* (1953), 495—543.

Anschrift des Verfassers: *H. S. D. Garven,* M. D., Histology Division, Institute of Physiology, University of Glasgow, Glasgow W. 2, Scotland.

Laboratory for Pharmacology, State University of Utrecht, The Netherlands
(Director: Prof. *U. G. Bijlsma*, M. D.).

Structure and Function of the Peripheral Autonomic Nervous System*.

By

F. A. Nelemans and **J. Dogterom.**

With 21 Figures.

Introduction.

"Different conceptions of the structure of the ultimate peripheral extension of the autonomic nervous system still exist, and the old problem as to whether the innervation is by individual nerve fibres, as in the cerebro spinal nervous system (*Retzius*, 1892; *Cajal*, 1911) or by the formation of a peripheral terminal nervous network (*Apathy*, 1897; *Bethe*, 1903) has not yet been solved" is a quotation of *Meyling* (1953) in a recent publication we fully approve.

As it is our conviction that a physiological, respectively pharmacological analysis without a strong anatomical base easily takes us on a wrong course, we tried to find an answer on questions important for further physiological and pharmacological investigations.

As far as we can see one of the main problems is the relation between the postganglionic sympathetic and parasympathetic fibres and the so called interstitial network of *Cajal*. It seems reasonable trying to find an answer with so called denervation experiments. Therefore we studied the peripheral innervation of the frogs tongue, the small intestine of the mouse, the rat, the guinea-pig and the kitten, the iris of the albino rat, the bloodvessels and musculi arrectores pilorum in the rabbits ear and the nictitating membrane of the cat before and after denervation.

Material and Methods.

We have studied: 1. the innervation of the frog's tongue coloured with methylene blue before and after having cut through the glosso-

* Supported by a grant of the foundation: Nederlandse Organisatie voor Zuiver Wetenschappelijk Onderzoek (Netherlands' Organisation for Pure Scientific Research) wherefore our deep gratitude is expressed also here.

pharyngeal and hypoglossal nerves on one or both sides. The section was done either in the base of the extended tongue or after splitting the skin of the throat. The animals were anesthetised by submersion in a 10% ethyl alcohol solution; the operation was done with aseptic precautions. The skin was sutured with silk. We have examined the animals in a period from some days to more than six months after the operation, in just the same way as we have described formerly (*Nelemans,* 1948).

2. The innervation of the small intestine of the mouse, the rat, the guinea-pig and the kitten coloured with methylene blue as indicated by us (*Nelemans* and *Dogterom,* 1953). Chiefly in mice the mesenteric ganglion was extirpated under anesthesia with ether or part of the mesenterium was cut through and the bloodvessels being there either double ligated and sectioned or as well as possible prepared free from their surroundings and „cleaned".

3. The innervation of the iris of the albino rat and in a few cases of the guinea-pig and the rabbit with the impregnation of silver according to *Jabonero* (1951) slightly modified. We followed several procedures to denervate the iris partially or totally. Extirpation of the superior cervical ganglion, electro coagulation of the ciliaric ganglion or chemical destruction by a retrobulbar injection of 0,03 ml of a quinine-antipyrine solution in the neighbourhood of the ciliaric ganglion were performed in ether anesthesia. We performed the operation or injection always on one side and kept the other eye as a control. The animals were sacrified after a period from three hours to several weeks after the operation. We operated on a few guinea-pigs too.

The modification of *Jabonero's* technic was this, that after the reduction with formol and a very short washing the irides were submersed for a moment into the ammonical silver solution, washed very shortly in destilled water and brought back into the formol, where they coloured brownish quickly. After a few minutes the irides were washed again and brought back into the ammonical silver solution, which was renewed after 30 bis 60 seconds. They stayed there for about sixteen hours. Further we followed *Jabonero* exactly. We anesthetised the rat with ether or urethane, isolated the eye-ball and fixed it with pins on an excaveted cork. Incision of the cornea with a small and sharp knive just central of the place where cornea and iris are attached to each other. With a curbed pair of scissors cornea and iris are cut together along the periphery just posteriously to the attachment of the iris and moved together to a slide. Now the cornea is removed and the iris stretched out with two needles. During about 30 seconds the iris is dried at the air, followed by fixation in 12% neutral formol at least during one week, preferably during 3 or 4 weeks. Provided no water or saline-solution is added during the stretching, the iris will not come off with subsequent treatment.

4. The innervation of the bloodvessels and the mm. arrectores pilorum in the ears of albino-rabbits. Partially we coloured with methylene blue, partially we impregnated with silver according to *Jabonero* (unmodified). We extirpated the superior cervical ganglion and the nerves fibres originating from the stellar ganglion as completely as was possible without opening the thoracal cavity and or sectioned the n. auricularis magnus at the base of the ear on one side.

The animal was anesthesised some time later with an intra peritoneal injection of 5% chloralhydrate (14 ml for 2 kg). After having cut of both ears, we fixed a few parts of the base in formol. We perfused the ears with a methylene blue solution as indicated below via the marginal vene. Then we cut parts of about 4 square cm. and tore off the skin from the cartilagineous layer. We coloured in the aerated solution for 4 hours and fixed afterwards (ammonium molybdanate or -picrate). The in ammonium molybdanate fixed preparations were stored in liquid paraffine according to *Smith* as described by us before. The in picrate fixed preparations were stored in glycerine, saturated with ammonium picrate.

The composition of the methylene blue solution was as follows:

methylene blue in destilled water	1 %	30 ml
sodium tartrate	10 %	5 ml
sodium pyruvate	10 %	5 ml
carbaminoyl choline	0,01%	0,5 ml
bisodium phosphate	0,2 mol.	7,7 ml
citric acid	0,1 mol.	1,8 ml
sodium chloride	10 %	6,8 ml

This solution was diluted with normal saline solution 100 times; we added as much ethyl alcohol as was needed for a final concentration of 1% ethyl alcohol.

5. The innervation of the nictitating membrane of the cat, impregnated with silver according to *Jabonero* (1951) or *Nauta* and *Gygax*. The denervation was performed by extirpation of the superior cervical ganglion on one side; the other side served as a control. In this case too, we investigated on different times after the denervation.

Description of the Histological Findings.

The frog's tongue. We can be very short about the peripheral innervation of the autonomic nervous system in the frog's tongue, as the pictures were completely in accordance with those we described before (1948). Just as in 1948 we found, that, after having cut through the hypoglossal and glossopharyngeal nerves, the

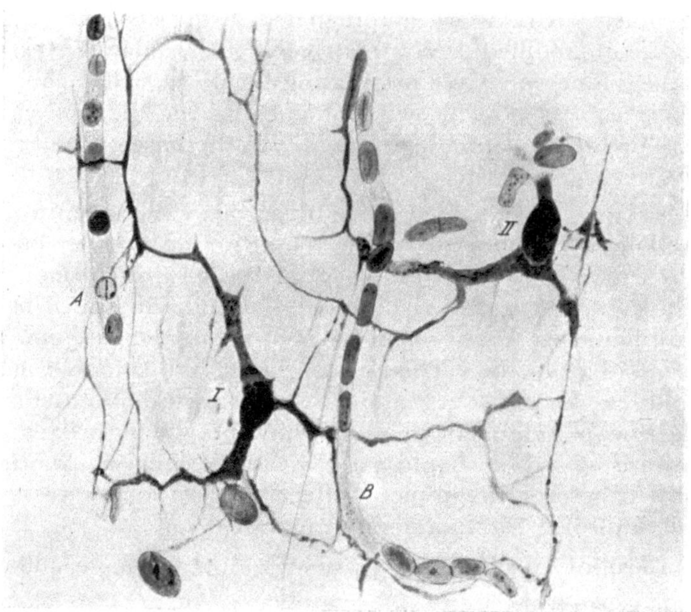

Fig. 1. Small intestine of the mouse; methylene blue. Bloodvessel A and B innervated by interstitial cell I; bloodvessel B innervated by interstitial cells I and II. Drawing.

degeneration of those nerves can be observed clearly in a short time (some days); although the tingibility of the interstitial network lessened strongly in the beginning, we found — just as before — after a few months the most beautiful pictures again. Especially in the first month after the operation one gets the distinct impression that the interstitial network has become slightly deficient as compared with normal animals. As we have not found any trace of de- or regeneration in the interstitial network, we still are inclined to attribute this impression to the lessening of the tingibility of the network. Especially in tongues operated four months ago or longer on the interstitial network was beautiful again. For pictures of our findings we refer to our former publication (1948).

Small intestine. So far as the description of the preparations of the intestine concerned we may be brief as well. Coloured with

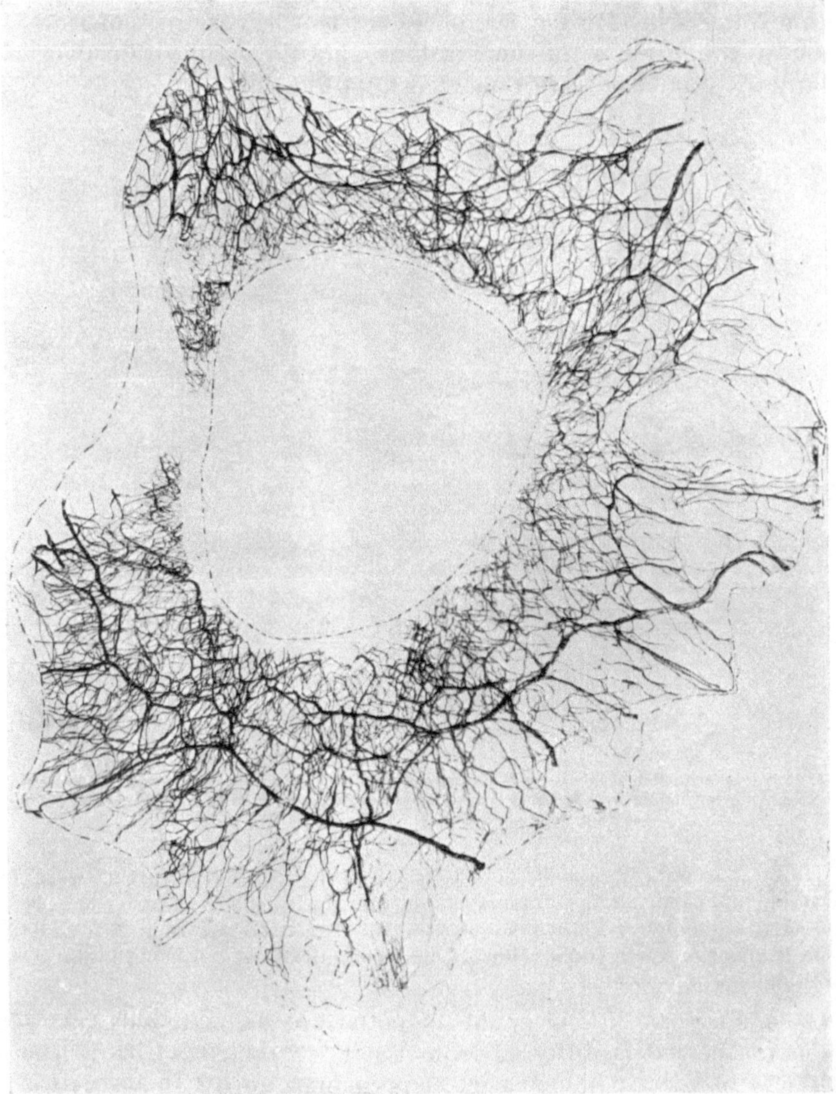

Fig. 2. The innervation of the iris (dilatator muscle) of the albino rat. Drawing.

methylene blue they showed us those details as described in the literature. For the description we can refer to the publications of *Van Esveld* (1927), *Leeuwe* (1937), *Meyling* (1953) and others. We could not observe any difference in the ultimate peripheral autonomic innervation between "normal" and "denervated" gut. In the preparations coloured a few days after the operation we found some times a few degenerating nerve fibres entering via the mesenterium, which we could follow for some distance, but the peripheral network as far as we could observe remained totally intact.

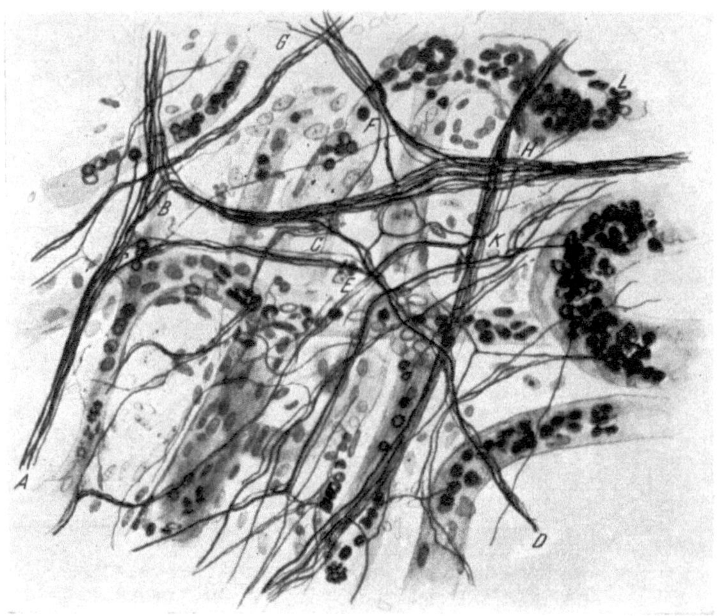

Fig. 3. Silver impregnation of the iris of the albino rat. The thicker fibres prefer certain pathways. So there are fibres running from A via B C to D and from E via K H to L. In the same way one sees fibres running from D via E F to G. Drawing.

Interesting, although not directly referring to our subject is, that we could observe in the small intestine of the mouse that the smallest bloodvessels were innervated not only by more than one interstitial cell (as far as it is allowed to speak about *one* interstitial cell), but that one interstitial cell could innervate more than one vessels (fig. 1).

Iris of the rat. Without doubt the pattern of the peripheral innervation of the iris is different from what we see elsewhere in the periphery of the autonomic nervous system. Figure 2 shows us the innervation in the musculus dilatator pupillae of the albino rat drawn as exactly as possible. Distinctly we see here how numerous bundles enter the iris from the periphery. These bundles dissolve themselves in smaller which partly combine with each other, then again leave each other and finally form an inextricable network of the finest and smallest nerve fibres losing themselves between and around the muscle cells. Studying our preparations we were strongly impressed by the fact that the thicker nerve fibres obviously give preference to certain pathways. One does not see them going higgledy-piggledy, but as figure 3 shows, each of the strands, which make up the meshwork consists of a number of nerve fibres, switching from one strand to another at many crossings. In the periphery the fibres become thinner and thinner and loose themselves gradually. Here too we often saw that the thinnest fibres in their way chose for a part

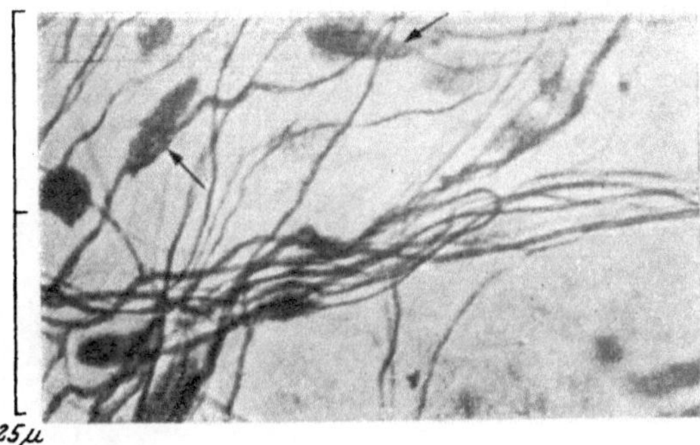

Fig. 4. Peripheral innervation pattern of the with silver impregnated iris of an albino rat. ← oval shaped nuclei along the nerves fibres.

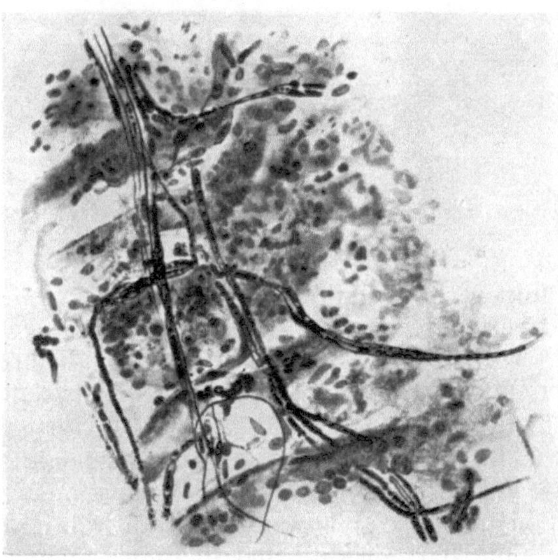

Fig. 5. Same rat as fig. 3; the other eye. Injection into the ciliaric ganglion of 0,03 ml quinine-antipyrine. After 2 days. The degeneration of the thicker fibres clear; the thinnest fibres already disappeared. A single fibre escaped the injection. Drawing.

the pathway of a thicker fibre. As we mentioned before the periphery is an inextricable total; one misses — at least with the technic used by us — the typical peripheral protoplasmatic structure, which the neurofibrils are bedded in. Properly speaking one gets the impression more of a wickerwork than of a network. As far as we could observe (but that is not a simple matter!) there were no anastomoses between

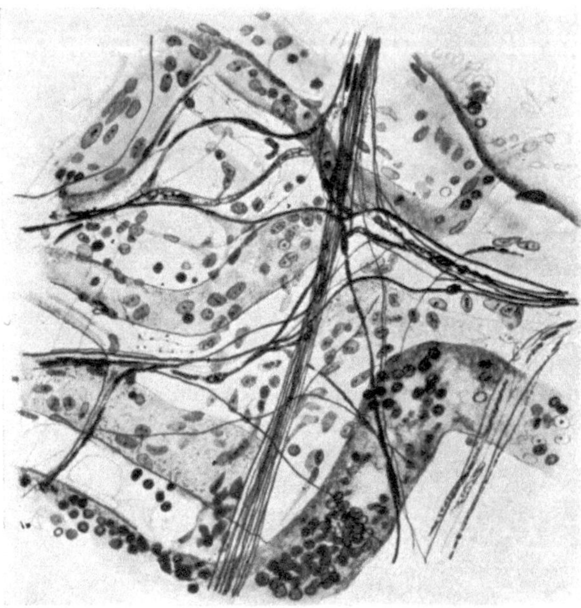

Fig. 6. Iris rat impregnated with silver 3 days after a (for the most part unsuccessful) injection in the ciliaric ganglion. Only a small number of fibres are degenerating. Drawing.

the ultimate thin peripheral fibres originating by branching from thicker fibres; very often on the other hand they joined for some distance together. Along the fibres and the very small fibres we found oval nuclei here and there (fig. 4); repeatedly with two nucleoli. Properly speaking we could not find special end-structures.

Trusting the literature, that all the postganglionic sympathetic fibres originate from the superior cervical ganglion we extirpated this ganglion on one side and examined both irides various times after the operation. It is striking that the innervation pattern does not change. We made investigations from 3 hours to four weeks after the operation. From about 12 hours after the denervation to a few days one finds in both (!) irides sporadicly a thicker fibre with a strong abnormal structure (vacuols, puffed and interrupted structure) but as an whole one finds no alterations. Although as a rule both pupils had about the same size, we conclude from the fact that after irritation of the animals the „denervated" pupil became wider

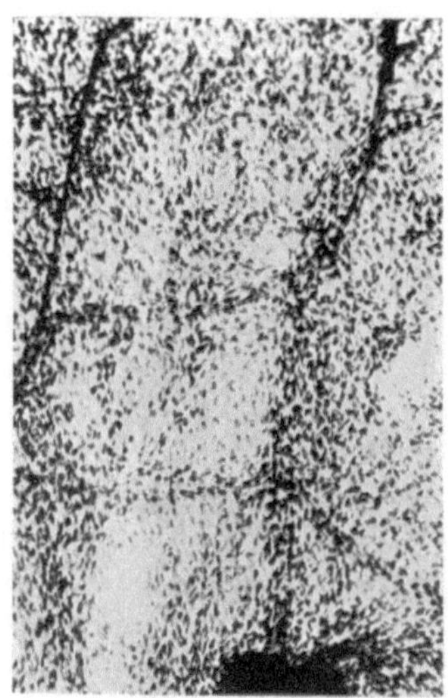

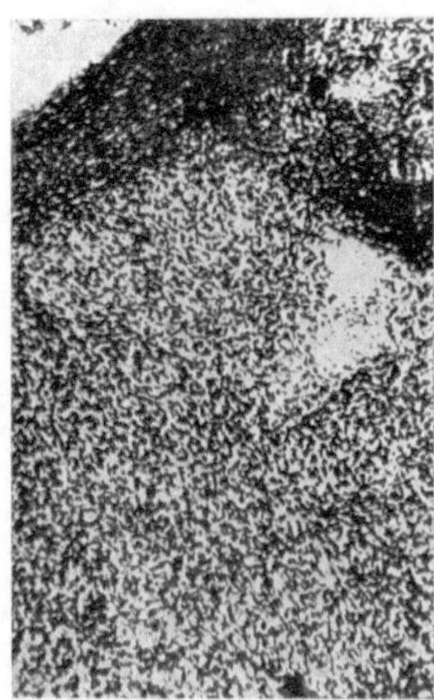

Fig. 7 and 8. Iris rat, impregnated with silver; small magnification, fig. 7 control; fig. 8 three weeks after injection of quinine-antipyrine in the ciliaric ganglion. Unretouched photomicrographs. On the right side one distinguishes the sphincter.

than the normal side, that the operation was performed in the right way. Our conclusion from the experiments must be, that practically all nerve-fibers, we impregnated in the iris, are not postganglionnic fibres, originating from the superior cervical ganglion. Moreover one is able to establish that the thinner nerve-fibres (and indeed the thicker and thick ones too) are not influenced by the extirpation of the superior cervical ganglion.

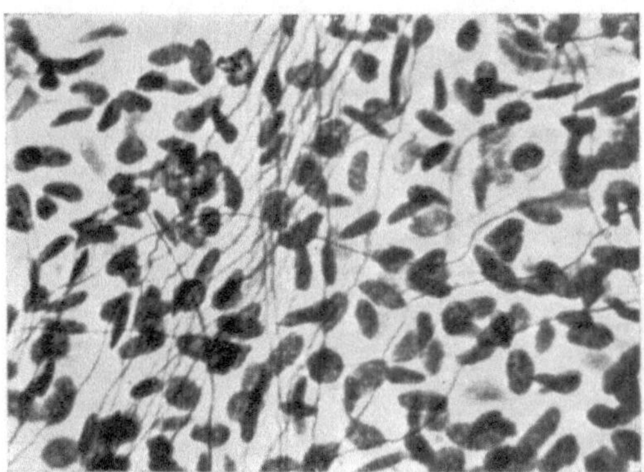

Fig. 9. Silver impregnation iris of the rat. Fig. 9 control; fig. 10 four weeks after injection in the ciliaric ganglion. Unretouched photomicrograph.

Removing of the ciliaric ganglion shows us quite another picture. In well succeeded injections or coagulations we found the first signs

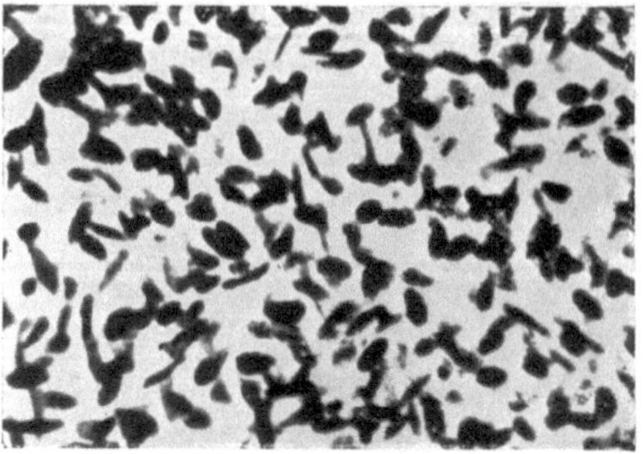

Fig. 10. Silver impregnation iris of the rat. Fig. 9 control; fig. 10 four weeks after injection in the ciliaric ganglion. Unretouched photomicrograph.

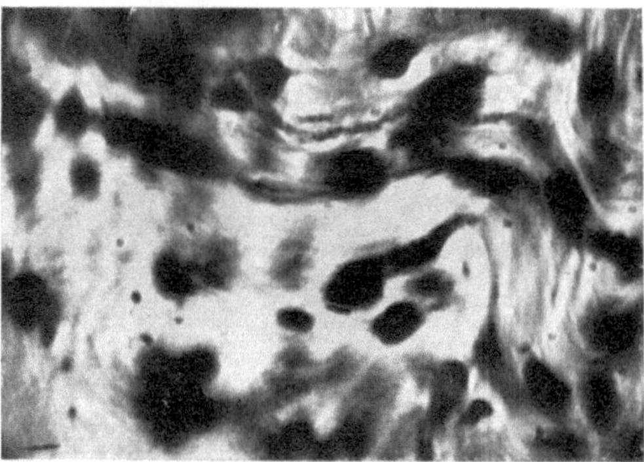

Fig. 11.

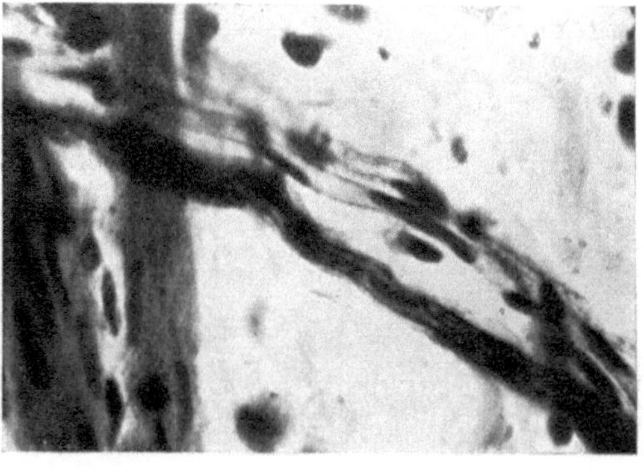

Fig. 12.

Fig. 11 and 12. Rabbits ear; impregnation with silver according to Jabonero. Innervation of small bloodvessel. Unretouched photomicrographs.

of degeneration concerning practically all nervefibres after very short a time (about 6 hours). After about a fortnight practically no fibres could be found. The few fibres we found, most probably were not reached by the injection or the electrocauterisation. In accordance with *Koppanyi* we found after instillation with 0,2% pilocarpine a constriction of the pupil instead of a dilatation. On the control side we could not detect any alteration. The figures 5 to 10 show some pictures we saw. We concluded from these experiments that after removal of the ciliaric ganglion nerve-fibres in the iris cannot be demonstrated any more (with the technic used by us).

The rabbits ear. The most important experiments to our opinion were those with the rabbits ear. Not in the least because it was possible to study the innervation of the bloodvessels as well as the innervation of the mus. arrectores pilorum both with silver impregnation and methylene blue colouring.

a) Impregnation by silver.

The picture of the innervation of the vessels and

the hairmuscles showed nothing out of the common. The pictures we saw were completely in accordance with those described by *Jabonero* and others. We think it enough refering to the figures 11, 12 and 13. After section of the big nerves at the base of the ear, extirpation of the superior cervical ganglion and section of as much

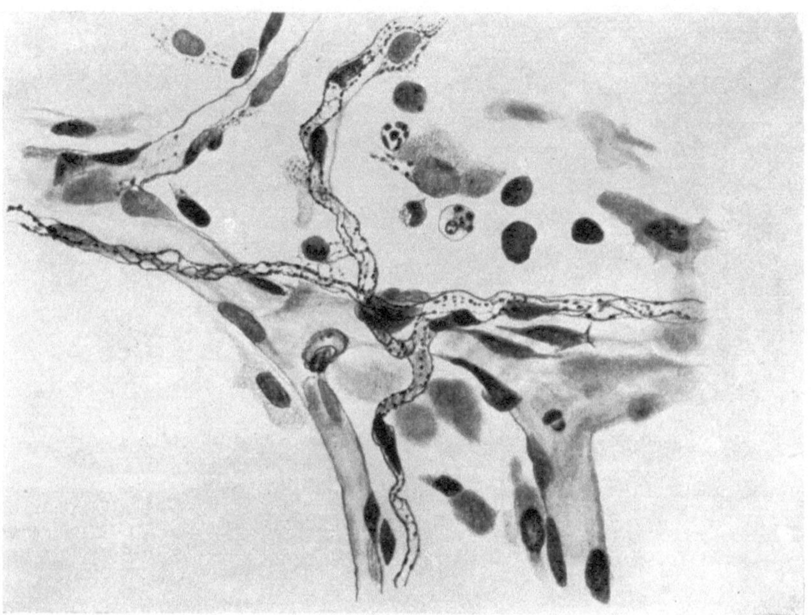

Fig. 13. Normal innervation of small bloodvessel in the rabbits ear. Silver impregnation. Drawing.

fibres as possible coming from the stellar ganglion we found very clear signs of degeneration already after three days. After one week the peripheral nervous network has disappeared practically totally. Only one gets the impression, that it is possible from some nuclei to recognize where the interstitial network had been. After more than a week we found no peripheral nervous tissue in the "denervated" ears; regeneration we could not detect. Figure 14 gives us a clear picture of the degeneration. We think it justified omitting pictures of later stadia, because there, just as in the iris, no nerve tissue could be made visible.

b) Methylene blue.

The innervation of the bloodvessels coloured with methylene blue gives the normal pictures as these are given by other authors (e. g. *Meyling*, 1953). Figure 15 shows a drawing of the innervation of a small artery. Here too we see a clear degeneration of the interstitial network after three days (fig. 16) and just as with the silver impre-

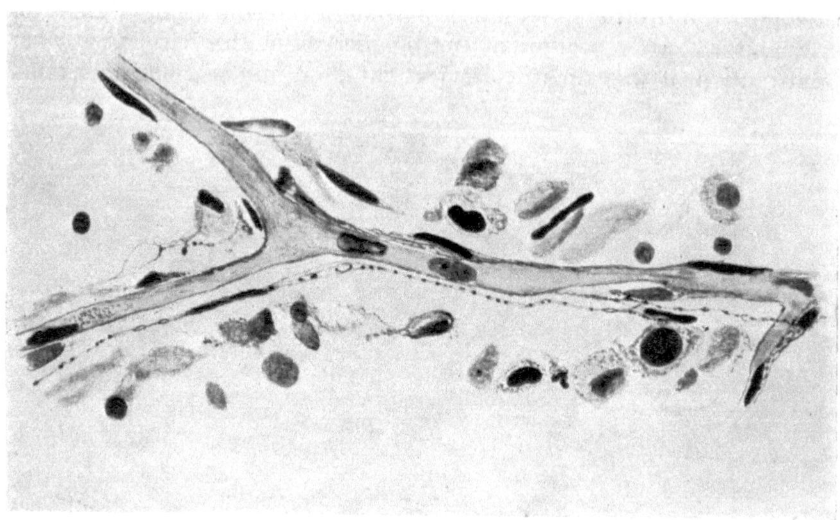

Fig. 14. Same rabbit as fig. 13; same technic. Other ear, three days after denervation. Drawing.

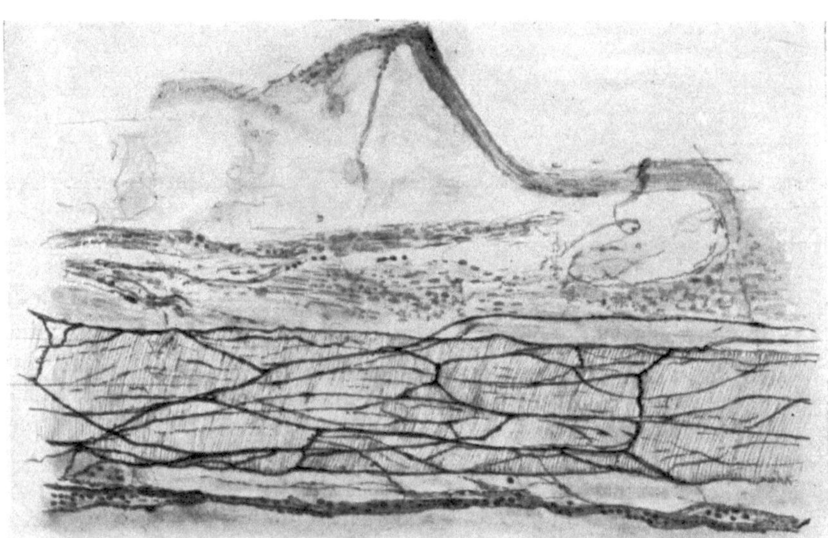

Fig. 15. Same rabbit as fig. 13. Methylene blue. Innervation of small artery. Drawing.

gnation we do not find much of the innervation after a week and longer. Some nuclei most likely indicate the places, where the interstitial network was.

After extirpation of the superior cervical ganglion alone or cutting of the big nerves at the base of the ear we found the interstitial

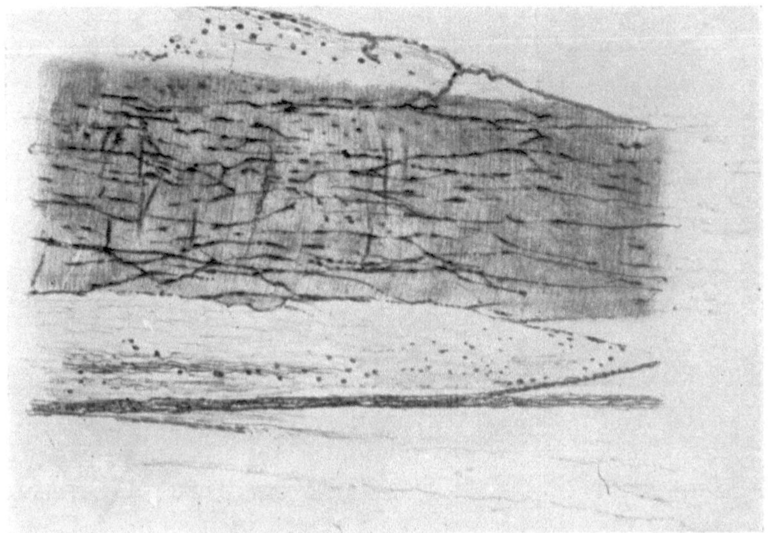

Fig. 16. As fig. 15. Methylene blue. Small artery; three days after denervation. Drawing.

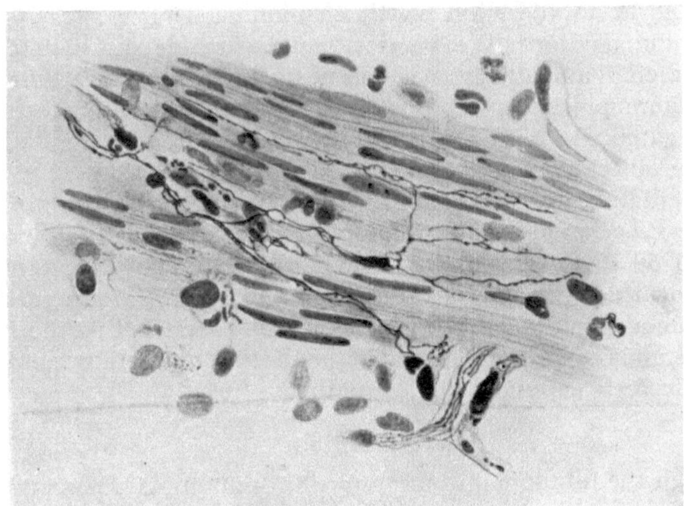

Fig. 17. Same rabbit as fig. 13. Innervation of the musculi arrectores pilorum. Impregnation with silver. Drawing.

network at least in many places totally in tact; we could not make out if perhaps here or there some parts had disappeared although there were no indications for this. Our conclusion is that the interstitial network completely disappeared only by total denervation of the ear: extirpation of the sympathetic (in any case of the superior

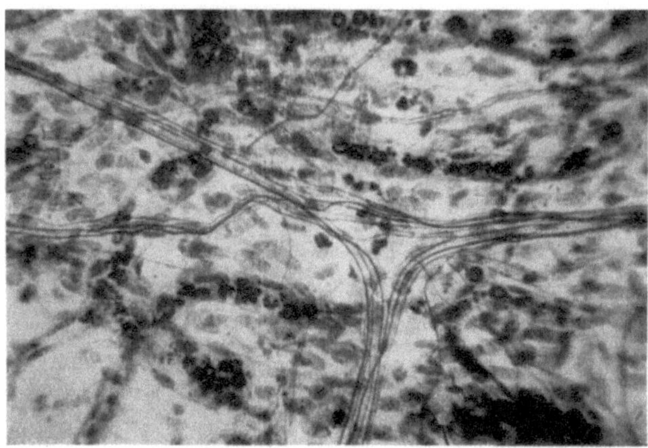

Fig. 18a. Normal iris (rat) (silverstaining according to Jabonero). See fig. 3. Unretouched photomicrograph.

cervical ganglion) or section of the big nerves (parasympathetic?) separately gives no alteration worth mentioning here.

Membrana nictitans. We want to emphasize above all that the silver impregnation of the nervous tissue of the nictitating membrane is much more precarious and whimsical than of the other organs we investigated. With this reservation we could not find with certainty any differences between the peripheral innervation of the normal nictitating membrane and the membrane on the side of the extirpated superior cervical ganglion. We investigated the animals from 3 to 30 days after the operation. Repeatedly we saw nerve bundles formed by numerous fibres on the side operated on too. With the above mentioned reservation we conclude that the ultimate peripheral innervation pattern of the nictitating membrane does not change after extirpation of the sympathetic.

Discussion.

Although the ultimate periphery of the autonomic nervous system gradually thoroughly is studied (*Jabonero* et al. 1953 published on the anatomy alone an impressive monograph with a long list of references) the acts are but closed on this subject. Most authors agree that everywhere in the periphery of the sympathetic and parasympathetic a network of interstitial cells can be found. Many investigators are convinced that the original conception of *Cajal,* that the interstitial network is nervous, is right, especially after the impressive material collected by *Leeuwe, Boeke, Jabonero* and numerous others.

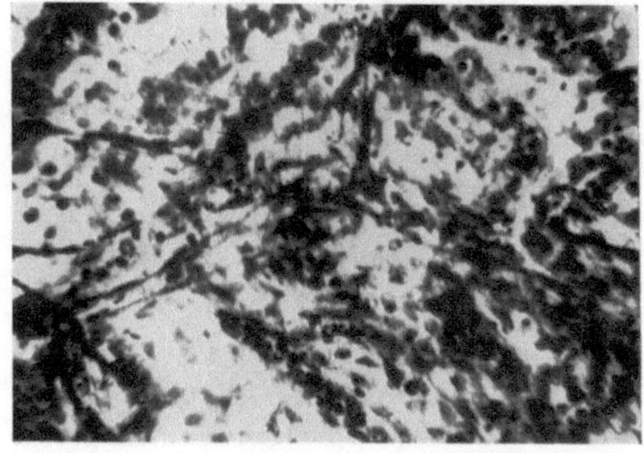

Fig. 18 b. Five days after destruction of the ciliaric ganglion. See fig. 5. Unretouched photomicrograph.

Accepting the nervous character of the interstitial cells, the problem remains how the sympathetic and parasympathetic make connections with the by them influenced endorgans and what the role of the interstitial network there in is. Some authors defend the idea that the sympathetic and parasympathetic go through the interstitial cells (thus using the way the interstitial cells offer) to reach the endorgan. After sectioning the sympathetic (the parasympathetic remaining intact) one would expect either interstitial cells with normal next to degenerating fibres or, if sympathetic and parasympathetic should use separate interstitial cells, normal and degenerating cells next to each other. In our preparations there was nothing that could be interpretated in this way, nor as far as we know are convincing pictures for this described in the literature. An other conception, as strongly defended by *Meyling,* is that there is a synaptic connection between the postganglionic fibres and the interstitial network. Formerly we have argued *(Nelemans* and *Nauta)* that it should be well possible that there would be a synaptic connection between the interstitial network and afferent nerve fibres, but that we could not find synaptic connections between the postganglionic (efferent) fibres and the network. This much more comprehensive material has not showed us with certainty anything that could be interpreted as a synaptic connection between postganglionic fibres and the interstitial network. We, therefore, cannot support the description of *Meyling,* a description indeed, that as far as we could see nowhere in the literature is supported.

In his well known book Le système nerveux végétatif (Masson, 1937) *Tinel* speaks about the interstitial cells as ganglionic cells of the third order, but he gives neither anatomical nor other evidence for this opinion.

Indeed the extraordinary quick degeneration of the interstitial network plead against a synaptic connection in the classical sense.

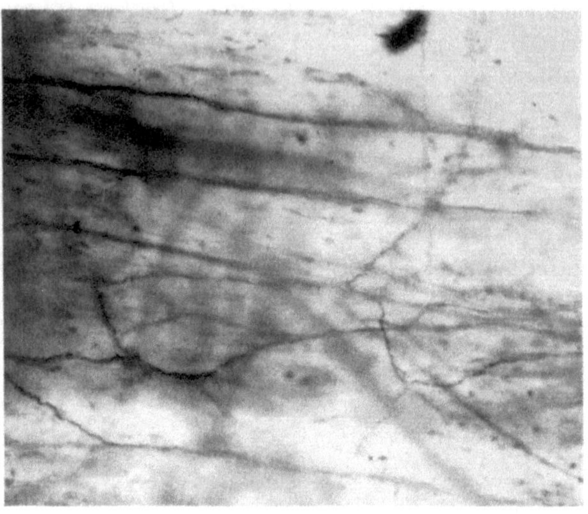

Fig. 19a. Innervation of a small artery in the rabbits ear (Methylene blue). See fig. 15. Unretouched photomicrograph.

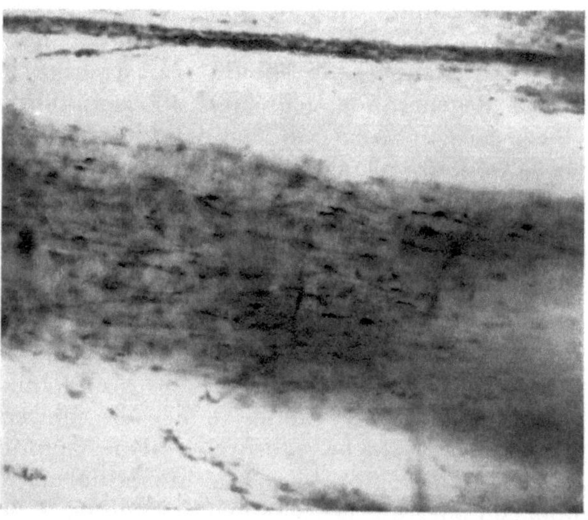

Fig. 19b. Three days after cutting the sympathetic and parasympathetic. See fig. 16. Unretouched photomicrograph.

A third conception is of *Leeuwe,* who supposes that there is an intimate relation between the (ortho) sympathetic ganglion cells and the interstitial network. We believe, that we do not wrong him, interpreting his conception in this way that the interstitial network inextricable interwoven with the offshoots of the (ortho) sympathetic ganglion cells forms a continuation of the latter. In our eyes pleads the fact that after sectioning and degeneration of the relating (ortho) sympathetic we could not find distinct alterations in the interstitial network strongly against *Leeuwe's* conception.

A fourth possibility should be that the interstitial network is the continuation of the parasympathetic exclusively; after degeneration of the latter the network would degenerate too. It will not be easy to investigate this possibility as in most organs the postganglionic neuron of the parasympathetic finds its origin in the organ itself. Only our experiments with the rabbits ear may give us an indication that the interstitial network may remain intact after degeneration of the postganglionic parasympathetic. After extirpation of the sympathetic (superior cervical ganglion and the branches from the stellar ganglion) the network remains unaltered; after degeneration of the big nerves at the base of the ear (containing postganglionic parasympathetic fibres?) no changes in the network can be found; the combined operation gives a total disappearance of the interstitial cells.

The last possibility is that the interstitial network needs postganglionic both sympathetic and parasympathetic fibres to remain intact. From our experiments with the rabbits ear and the iris of the albino rat we know that "total" denervation gives rapidly a degeneration and a total loss of the interstitial cells. As far as we could investigate we could not find any indications that there are tissues that can be deprived from their peripheral autonomic innervation by degeneration of the sympathetic or parasympathetic alone. Only extirpation of both gives the disappearance. The postganglionic sympathetic and parasympathetic forms with the interstitial cells an inextricable total.

According to some authors (*Leeuwe, Boeke, Nelemans* and *Nauta*) all the cells of an effector, or in any case part of the cells are provided from the interstitial network individually, so that one may speak of a certain end formation. According to others *(Jabonero, Stöhr)* one cannot speak of a specific end formation, but the periphery is wholly interwoven with the thinnest fibres. Every cell is as it were encircled with offshoots of the interstitial network. One cannot speak of a personal connection of an interstitial offshoot with the effector but there is a diffuse communication. The many hundreds of preparations we studied the last three years, leave us — contrary to the former opinion of one of us *(Nelemans)* — no other conclusion than that there is no *specific end formation*. One finds in the periphery an inextricable network of the thinnest fibres, which have no specific endformation but interweave as it were all cells.

Although one can find very often in the literature, that some organs are innervated by the sympathetic (adrenergic) fibres alone (e. g. m. dilatator pupillae, musc. arrectores pilorum, membrana nictitans) and the m. constrictor pupillae by the parasympathetic (cholinergic) fibres alone our experiments do not support this conception. Therefore we suppose that all autonomic innervated tissues recieve a double innervation, also from the sympathetic as from the parasympathetic.

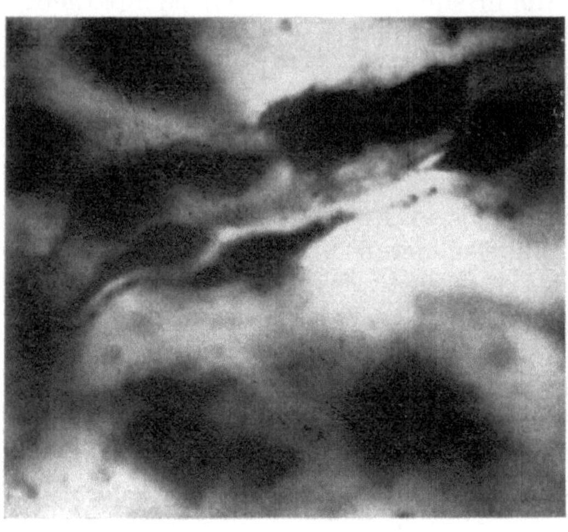

Fig. 20a. Silverstaining of the same ear as in fig. 19a. See fig. 13. Unretouched photomicrograph.

The experiments with the frog's tongue are not in agreement with our findings in mammals. We had two important reasons to repeat our experiments. First *Joftes* (1951) described a quick degeneration of the perivascular plexus in the retrolingual membrane of rana pipiens after having cut through the hypoglossal and glossopharyngeal nerves; he found an atrophy of the smooth muscles too. Next to this is our conclusion: "Somatic and sympathetic denervation of the tongue failed to produce any significant degeneration in the interstitial plexus" (1948) contrary to what we found in the other preparations. For the present we are not able to give an explanation.

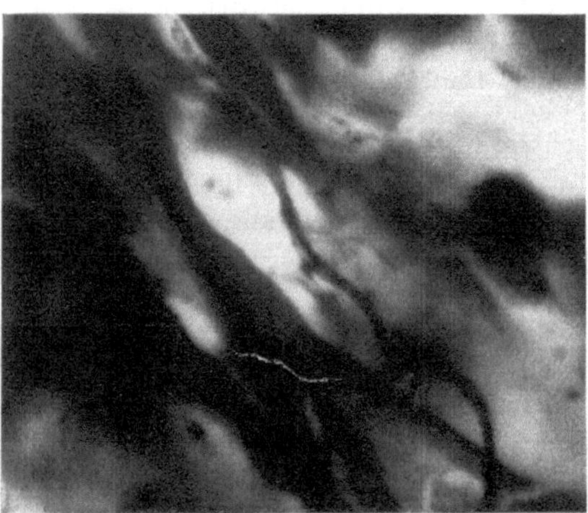

Fig. 20b. Silverstaining of the same ear as in fig. 19b. See fig. 14. Unretouched photomicrograph.

The morphological conclusion from our experiments on warm blooded animals must be the following:

a) The independance of the interstitial network with respect to the parasympathetic and sympathetic as accepted by one of us formerly has not been confirmed.

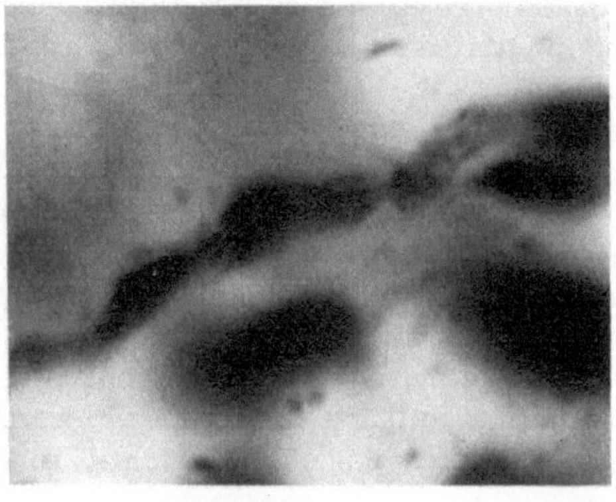

Fig. 21a. As fig. 20a (Oil immersion). Unretouched photomicrograph.

b) Most probably both sympathetic and parasympathetic must degenerate before degeneration of the interstitial network begins. It is not explained why there is no degeneration in the frog's tongue after sectioning of the glossopharyngeal and hypoglossal nerves. Although we could not find starting points, we must take into consideration that in some way or an other postganglionic fibres reach the tongue except along the above mentioned nerves. An other possibility would be that the peripheral autonomic nervous system in the frog's tongue behave essentially differently from that in the mammals.

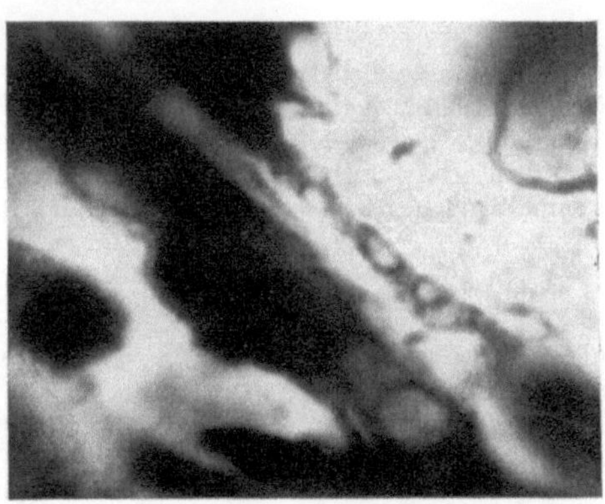

Fig. 21b. As fig. 20b (Oil immersion). Unretouched photomicrograph.

The intention of this investigation was to give a more solid anatomical foundation to an already before published hypothese (*Nelemans* and *Nauta,* 1946, 1951). Immediately we must confess that we have not succeeded in our purpose. On the contrary. Thought we originally that the interstitial network showed qúite an independance towards the sympathetic and parasympathetic now we shall have to admit that this is not the case at least in the organs investigated by us (with the possible exception of the frog's tongue?). And with that the physiological conclusions one of us made have lost part of their value. Yet we find the interstitial network at the end of the sympathetic and parasympathetic so constantly, that it will be very difficult to deny some physiological meaning of it. Most organs, containing interstitial cells in considerable quantity have rhythmicity (heart, intestine, uterus, stomach). The bloodvessels too show rhythmic contractions. Therefore — and several of our arguments can be found in the already several times quoted publication of 1951 — it seems to us most probable that we have to find the origin of this rhythmicity in the interstitial network. In complete accordance with this is the publication of Miss *Wilson* (1953) who found rhythmic contractions in the vessels of the rabbits ear stop after sectioning the sympathetic and parasympathetic. If she removed one the rhythmicity remained. In respect to our experiments it means that in those ears, where there were intact interstitial cells, there was rhythmicity, without interstitial cells the rhythmicity stopped. In this moment we cannot say more about it; further physiological and pharmacological research will throw light on this subject.

Summary.

The ultimate peripheral autonomic nervous network in the frog's tongue remaining intact after sectioning of the hypoglossal and glossopharyngeal nerves, one sees a quick degeneration of the peripheral structures in the iris of the albino rat and the rabbit's ear after total (sympathetic and parasympathetic) denervation.

Zusammenfassung.

Das terminale periphere autonome nervöse Netzwerk in der Zunge des Frosches bleibt nach Durchtrennung des Nervus hypoglossus und des Nervus glossopharyngeus intakt. Man sieht eine rasche Degeneration der peripheren Strukturen in der Iris der Albino-Ratte und im Kaninchenohr nach totaler (sympathischer und parasympathischer) Denervation.

Résumé.

Le réseau nerveux autonome périphérique de la langue de la grenouille reste intact après la section des nerfs hypoglosse et glossopharyngien. On voit une dégénération rapide des structures périphériques de l'iris du rat albinos et dans l'oreille du lapin après la dénervation (sympathique et parasympathique) totale.

Acknowledgement.

We want to express our sincere gratitude for the valuable help and useful criticism of *M. T. Jansen, M. D.*, Utrecht.

References.

1. *Boeke, J.*, 1949, Acta Anat. 8, 18—61. — 2. *Esveld, L. W. van*, 1927, Thesis Utrecht University. — 3. *Jabonero, V.*, 1951, Biologica Latina 4, 323—356. — 4. *Jabonero, V., P. Gomez Bosque, F. Bordallo* und *A. Perez Casas*, 1953, Der anatomische Aufbau des peripheren neurovegetativen Systems. Acta neuroveget., Suppl. IV. — 5. *Joftes, D. L.*, 1951, Dissertation Boston University Graduate

School. — 6. *Koppanyi, T.*, 1928, J. P. E. T. *34,* 73—83. — 7. *Leeuwe,* 1937, Thesis Utrecht University. — 8. *Meyling, H. A.*, 1953, J. comp. Neur. (Am.) *99,* 495—543; 1938, Acta Neerl. Morph. *1,* 193—288. — 9. *Nauta, W. J. H.*, and *P. A. Gygax,* 1951, Stain Technology *26,* 5—9. — 10. *Nelemans, F. A.*, 1948, Amer. J. Anat. *83,* 43—66. — 11. *Nelemans, F. A.*, and *J. Dogterom,* 1953, Stain Technology *28,* 81—85. — 12. *Nelemans, F. A.*, and *W. J. H. Nauta,* 1946, Acta Brevia Neerl. *14,* 94—96. — 13. *Nelemans, F. A.*, and *W. J. H. Nauta,* 1951, Geneeskundige Bladen uit Kliniek en Laboratorium 45, *II,* 47—64. — 14. *Wilson, H. E.*, 1953, Amer. J. Physiol. *174,* 162—164.

Anschrift des Verfassers: Dr. *F. A. Nelemans,* Utrecht, Cornelis Houtmanstraat 18, Holland.

Aus dem pathologisch-anatomischen Institut der Universität Wien
(Vorstand: Prof. Dr. *H. Chiari*).

Nerval gesteuerte Regulationsmechanismen am Coronargefäßsystem des Hundeherzens.

Von

I. Obiditsch-Mayer.

Mit 10 Textabbildungen.

Zur Behebung funktioneller Ausfälle am Coronararteriensystem des Menschen wird unter anderen Möglichkeiten eine Revaskularisation durch Implantation einer außerhalb des Herzens befindlichen benachbarten Arterie in das Myocard in Erwägung gezogen. Unsere Untersuchungen führten wir am Hundeherzen durch, bei welchem *Wenzel* und *Wense* diesen Gedanken tierexperimentell, allerdings am gesunden Hundeherzen, verwirklichten, wobei sie die von *Vineberg* und Mitarbeitern angegebene Operationstechnik modifizierten (Abb. 1). Die Genannten implantierten die linke Arteria mammaria interna in das Myocard des linken Ventrikels, nachdem sie das in das Myocard versenkte, distal durchtrennte Gefäßende durch Ligatur verschlossen und das Gefäß selbst knapp vor der Ligatur seitlich gelocht hatten. In einer früheren Arbeit wurde von *Wenzel* und *Wense* das geübte Operationsverfahren genauer geschildert und auch durch Unterbindung des Ramus descendens der linken Coronararterie einerseits sowie Kontrastmittelfüllung des Kranzarteriensystems anderseits, die entwickelte Kommunikation zwischen Mam-

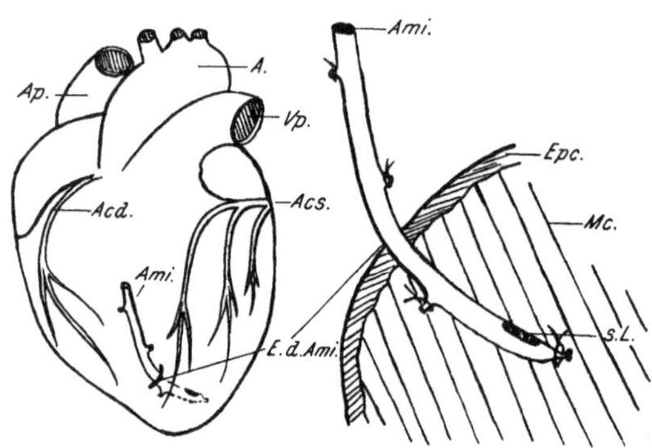

Abb. 1. Schematische Darstellung der eingepflanzten Arteria mammaria interna. Ap. Arteria pulmonalis, A. Aorta, Vp. Vena pulmonalis, Acd. Arteria coronaria dextra, Acs. Arteria coronaria sinistra, Ami. Arteria mammaria interna, Epc. Epicard, Mc. Myocard, E. d. Ami. Eintrittsstelle der Arteria mammaria interna in das Myocard des linken Ventrikels, s. L. seitliche Lochung.

maria interna und Kranzarterien dargestellt. Gemeinsam mit den genannten Autoren berichteten wir über das mikroskopische Aussehen der Implantationsstelle kurz (2 Tage) nach der Einpflanzung des Gefäßes sowie 14 Tage und zirka ein Jahr nach der Operation.

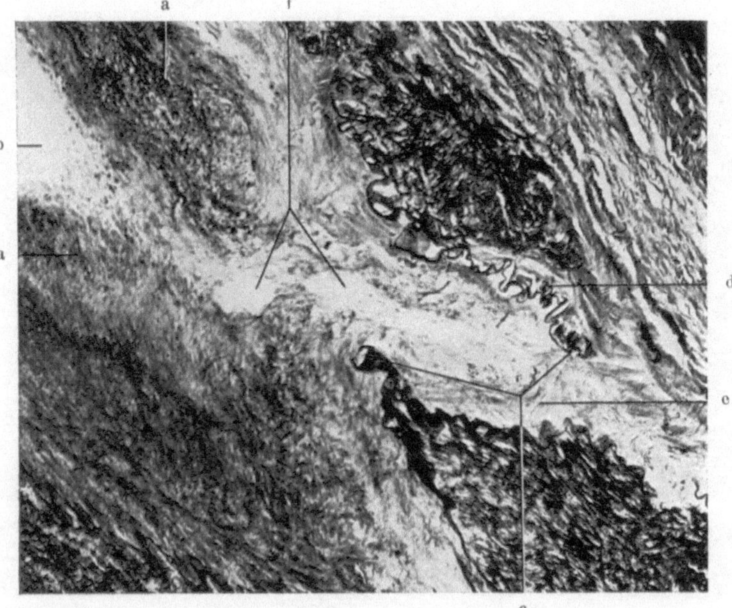

Abb. 2. S. P. 7394/54. Paraffinschnitt Elastica-van-Giesonfärbung, Serienschnitt Nr. 65. Leitz Panphot, Obj. 3, Ok. 4, Balgauszug 38 cm. a Arteria mammaria interna, b Lichtung derselben, c Stelle der seitlichen Lochung, d Elastische Lamellen, e Bindegewebe, f Kapillares Gefäß.

Auf die verschiedenen Stadien im Verlauf der Entwicklung der anastomosierenden Gefäße und auf die dynamisch-mechanische Komponente bei ihrer Ausbildung soll hier nicht näher eingegangen werden. Vielmehr möchten wir an dieser Stelle die nervale Beeinflussung bei der Anastomosenbildung in den Vordergrund stellen.

Die im folgenden zu zeigenden Befunde erhoben wir an einem in der geschilderten Weise operierten Hundeherzen, welches von einem Tier stammte, das zirka ein Jahr nach dem Versuch getötet wurde. Es zeigte während der Versuchszeit keine Störungen von Seite des Herzens.

Aus einer Schnittserie der Implantationsstelle zeigen wir Abbildungen (Abb. 2 bis 6) von der Arteria mammaria interna am proximalen und distalen Ende der seitlichen Lochung bzw. von neugebildeten Gefäßen in der unmittelbaren Nachbarschaft der implantierten Arterie, wobei die Hauptmasse derselben etwa entsprechend der Mitte der seitlichen Lochung entwickelt ist. Das erste Bild (Abb. 2) zeigte die Arteria mammaria interna (Abb. 2 a) im Myocard am proximalen Anteil der seitlichen Lochung. Die Gefäßlichtung (Abb. 2 b) mittelweit, die Intima leicht fibrös verbreitert. Die Gefäß-

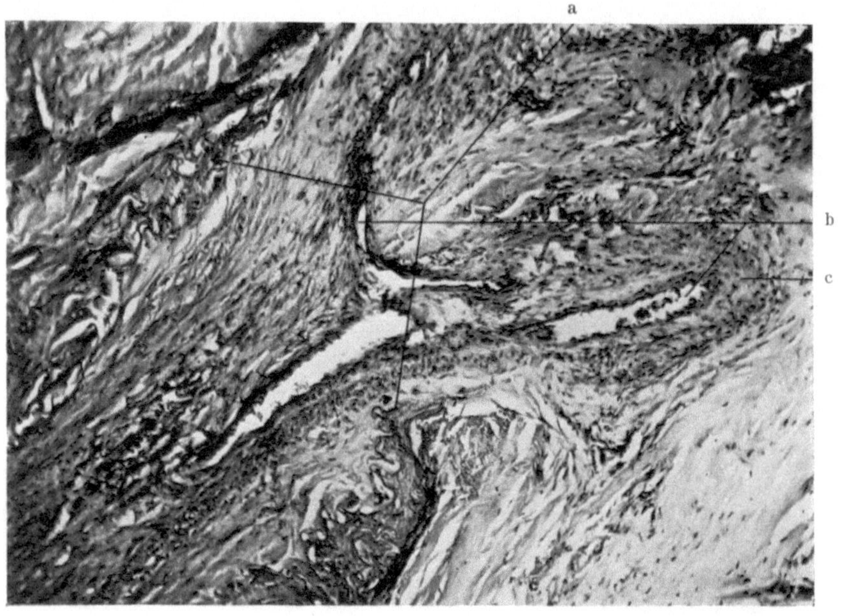

Abb. 3. S. P. 7394/54. Hämatoxylin-Eosinfärbung, Serienschnitt Nr. 18. Leitz Panphot, Obj. 3, Ok. 5, Balgauszug 38 cm. a Stelle der seitlichen Lochung, b aus der seitlichen Lochung austretende dickwandige Gefäße, c Helle Zellen in der Gefäßwand.

wand im Bereich der seitlichen Lochung unterbrochen (Abb. 2 c) und wie fibrös dissoziiert, die elastischen Lamellen (Abb. 2 d) an ihrem Ende stark gewunden, teils verdickt, teils wie zerbrochen. An der Stelle der seitlichen Lochung ist in der Gefäßwand ein faserreiches Bindegewebe entwickelt, das in kontinuierlichem Zusammenhang mit dem Bindegewebe, das gefäßreich erscheint und Nahtgranulome enthält und die implantierte Arteria mammaria umgibt, steht und ohne scharfe Grenze in das Myocard übergeht. Dieses Bindegewebe (Abb. 2 e) wird an der Stelle der seitlichen Lochung von einem kapillaren Gefäß (Abb. 2 f), das zur Lichtung der Arteria mammaria strebt und dieselbe erreicht, durchquert. Die in ihrem weiteren Verlauf durch das Myocard gedrehte und winkelig abgeknickte Arteria mammaria interna zeigt überall ein deutliches Lumen und intaktes Endothel. Erreicht man den distalen Anteil der seitlichen Lochung (Abb. 3), so läßt sich erkennen, daß der Defekt in der Gefäßwand hier viel größer erscheint als in Abb. 2 (Abb. 3 a), die elastischen Lamellen weichen nach außen ab und aus der Arteria mammaria treten, die ursprüngliche Lichtung teilend, zwei dickwandige Gefäße (Abb. 3 b) unter Bildung eines spitzen Winkels aus.

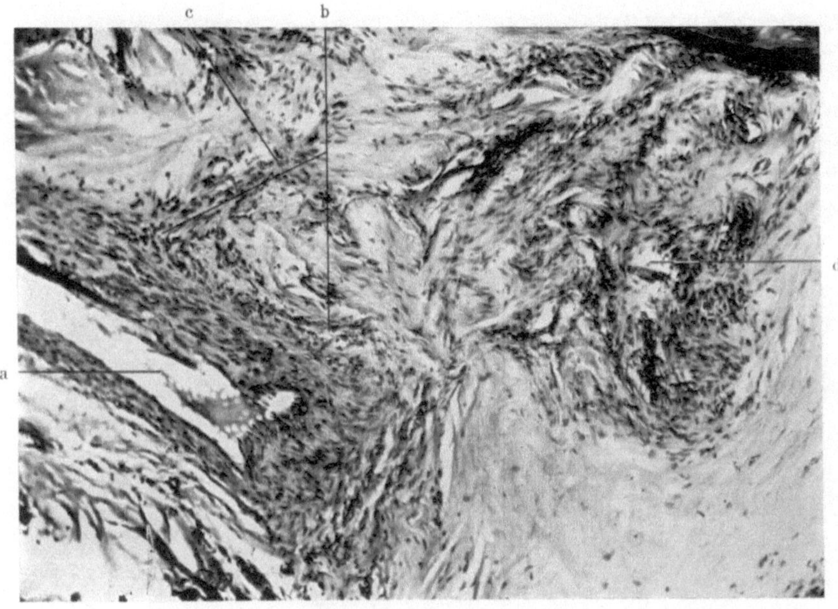

Abb. 4. S. P. 7394/54. Hämatoxylin-Eosinfärbung, Serienschnitt Nr. 18. Leitz Panphot, Obj. 3, Ok. 5, Balgauszug 39 cm. a Aus der seitlichen Lochung austretendes dickwandiges Gefäß, b Kapillare Gefäße von a abzweigend, c Helle Zellen, d Glomus-ähnliche Gefäßbildungen.

Die Gefäße mit wechselnd weiter Lichtung lassen in ihrer Wand keine elastischen Lamellen erkennen, zeigen ein intaktes Endothel, an das ein sehr locker gefügtes Bindegewebe anschließt, wobei die Gefäßwand im übrigen fast ausschließlich aus mäßig plasmareichen Zellen mit rundlichen bis ovalen Kernen besteht. Das Plasma hell, die Zellen dicht nebeneinander gelegen (Abb. 3 c); typische glatte Muskelzellen sind in der Gefäßwand nicht nachweisbar. Verfolgt man die beiden austretenden Äste (Abb. 4 a), so läßt sich erkennen, daß sich dieselben in ihrem weiteren Verlauf in kleinere aufteilen und überdies kleinste Seitenäste abgeben, die zum Teil Kapillargefäßen (Abb. 4 b), zum Teil dickwandigen Gefäßen entsprechen. Letztere lassen im Anschluß an das Endothel wieder mittelgroße, plasmareiche Zellen mit rundlichen bis ovalen Kernen erkennen, wobei das Plasma hell erscheint (Abb. 4 c). Diese hellen Zellen, dicht nebeneinander gelegen, gleichen den sogenannten epitheloiden Gefäßwandzellen und bilden um das Gefäßendothel wechselnd dicke Polster. Ihr Verlauf ist völlig regellos gewunden und neben dem epicardwärts gerichteten, aus der Mammaria interna austretenden großen Gefäßast bilden diese kleinen Gefäße einen kleinen Knäuel

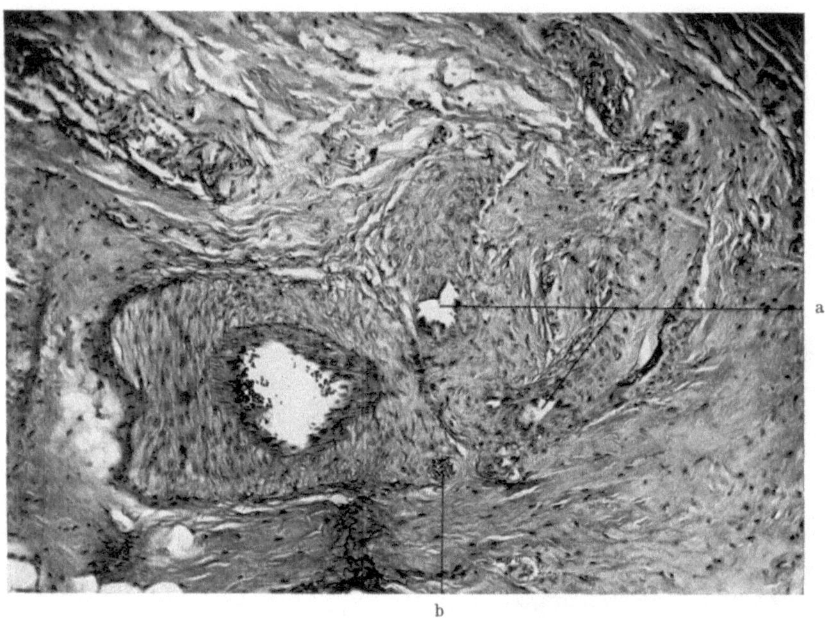

Abb. 5. S. P. 7394/54. Hämatoxylin-Eosinfärbung, Serienschnitt Nr. 49. Leitz Panphot, Obj. 8, Ok. 5, Balgauszug 38 cm. Kleine dickwandige Gefäße mit epitheloiden Zellen, die an Coronararterienäste herantreten, a, und bei b über die Elastica interna in die Media vordringen.

(Abb. 4 d) im Schwielengewebe. Die aus dem Knäuel austretenden Gefäße zeigen nur mehr vereinzelt kapillaren Charakter, der Hauptsache nach erweisen sie sich als kleine dickwandige Gefäße mit enger Lichtung und ihre Wand läßt neben dem Endothel nur die schon geschilderten, mäßig plasmareichen hellen Zellen erkennen. Elastische Elemente in der Gefäßwand nicht zu sehen. Auch der Verlauf dieser Gefäße ist ein vielfach gewundener und an mehreren Stellen sieht man, wie diese kleinen dickwandigen Gefäße immer näher an Coronararterienäste herantreten (Abb. 5 a) und durch die Elastica externa bis in die Media hineinreichen (Abb. 5 b). Ein benachbarter Schnitt zeigt die eine Hälfte eines auch hinsichtlich seiner Membrana elastica interna wohl erhaltenen Kranzschlagaderastes (Abb. 6 a), dessen andere Hälfte aus einem ganz anders gebauten Gefäßwandabschnitt (Abb. 6 b) gebildet wird. Die Elastica interna des Kranzschlagaderastes hört unmittelbar auf, scheint nach außen umgekrempelt (Abb. 6 c), elastische Elemente fehlen in der anderen Gefäßhälfte vollkommen. Es steht außer Zweifel, daß es sich hier um einen direkten Übergang neugebildeter Gefäße in Kranzschlagaderäste handelt (Abb. 6). Über das Zustandekommen

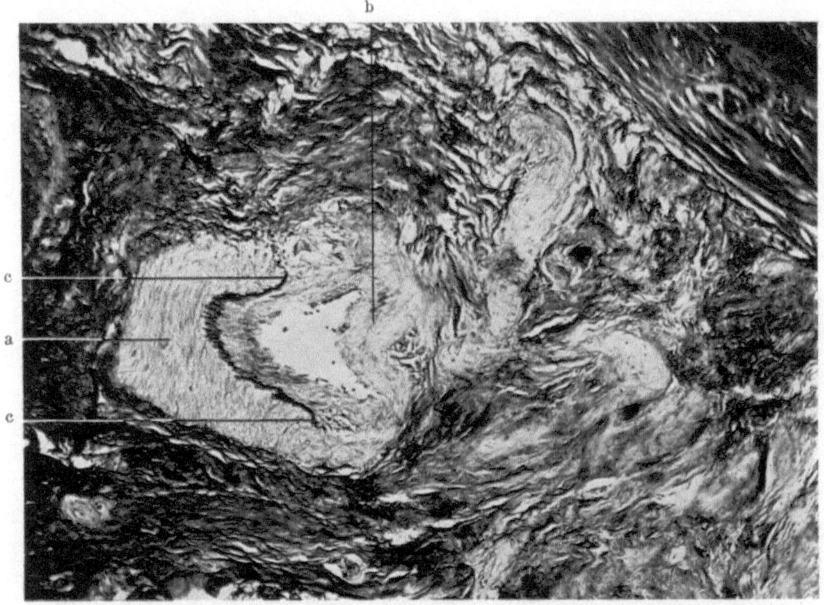

Abb. 6. S. P. 7394/54. Elastica-van-Giesonfärbung, Serienschnitt Nr. 48. Leitz Panphot, Obj. 3, Ok. 5, Balgauszug 38 cm. a Gefäßwandhälfte von arteriellem Typ, b Gefäßwandhälfte von Glomus-ähnlichem Typ, *c* Unterbrochene Elastica interna einer Kranzarterie.

dieser nunmehr kontinuierlichen Verbindung der neugebildeten Gefäße mit präexistenten Ästen der Kranzschlagader wäre zu sagen, daß es sich einerseits um eine Verbindung an jenen Stellen handelt, wo gelegentlich der Tunnelierung seinerzeit Kranzschlagaderäste eröffnet worden sind, anderseits wäre die Möglichkeit in Erwägung zu ziehen, daß die in Abb. 5 bereits in den Mediaschichten eines sonst unveränderten Kranzschlagaderastes sichtbaren Gefäße aktiv eingedrungen sind und so allmählich von sich aus eine Verbindung hergestellt haben.

Von dem nach proximal an die Paraffinschnittserie angrenzenden Myocardteil aus dem Bereich der Implantation wurden Gefrierschnitte angefertigt und nach der Methode von *Bielschowsky-Gros* versilbert. Diese lassen im Bindegewebe, das die implantierte Arteria mammaria umgibt und die geschilderten neugebildeten Gefäße enthält, ein sehr reichlich entwickeltes und unregelmäßiges neurofibrilläres Netz erkennen. Bei schwächerer Vergrößerung (Abb. 7) finden sich neben den neugebildeten Gefäßen (Abb. 7 a) und vermutlich präexistenten (Abb. 7 b) nervale Elemente, die teils als dichtere Nervenfaserzüge in der Nähe größerer, zumeist präexisten-

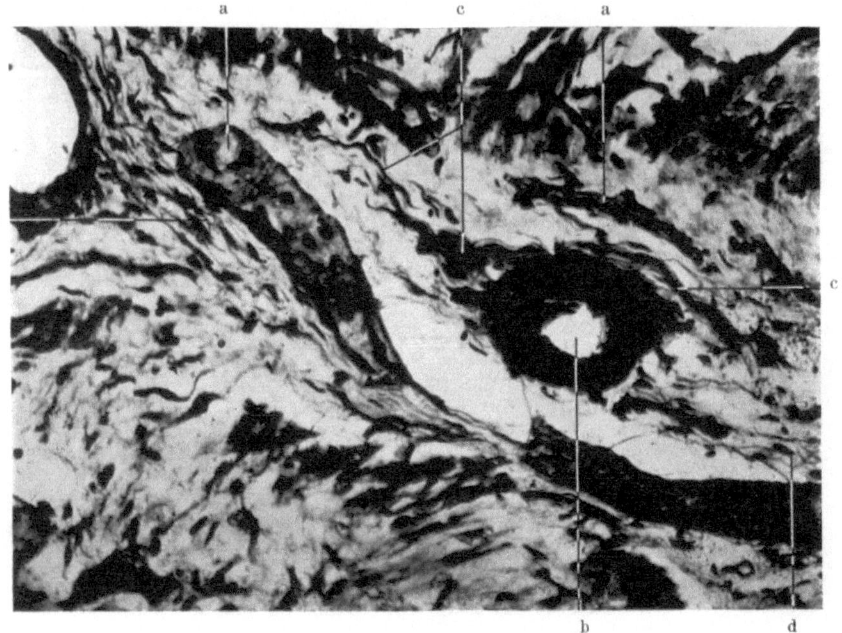

Abb. 7. S. P. 7394/54. Gefrierschnitt, Bielschowsky-Gros-Färbung. Leitz Panphot, Obj. 3, Ok. 10, Balgauszug 43 cm. a Neugebildete Gefäße, b Präexistente Gefäße, c Größere Nervenfaserzüge, d Netzförmige nervale Strukturen.

ter Gefäße liegen (Abb. 7 c), teils netzförmig das Bindegewebe durchsetzen (Abb. 7 d) und enge Lagebeziehungen zu den neugebildeten Gefäßen zeigen. Bei stärkerer Vergrößerung (Abb. 8) lassen sich innerhalb der nervalen Strukturen völlig unregelmäßige fibrilläre Bildungen (Abb. 8 a) erkennen, die sowohl schlecht darstellbar, wie verwaschen (Abb. 8 b), als auch verklumpt (Abb. 8 c) erscheinen. An anderer Stelle bei noch stärkerer Vergrößerung (Abb. 9) lassen sich neben den erwähnten darstellbaren, scheinbar neurofibrillären Elementen (Abb. 9 a) auch versilberbare Strukturen erkennen, die nervalen Protoplasmabändern zu entsprechen scheinen (Abb. 9 b). Der Verlauf ist auch hier ein unregelmäßiger und die Endausläufer der geschilderten nervösen Elemente legen sich Gefäßen von kapillarem Charakter (Abb. 9 c) an oder lassen sich bis in die inneren Wandschichten größerer Gefäße verfolgen (Abb. 9 d). Die darstellbaren Enden dieses Faserwerkes sind stellenweise plump (Abb. 9 e). Abb. 10 zeigt im Bindegewebe glomusähnliche Gefäße (Abb. 10 a), daneben reichlich unregelmäßig verlaufende, neurofibrilläre Netzwerke (Abb. 10 b), die an neugebildete Gefäße herantreten oder sich

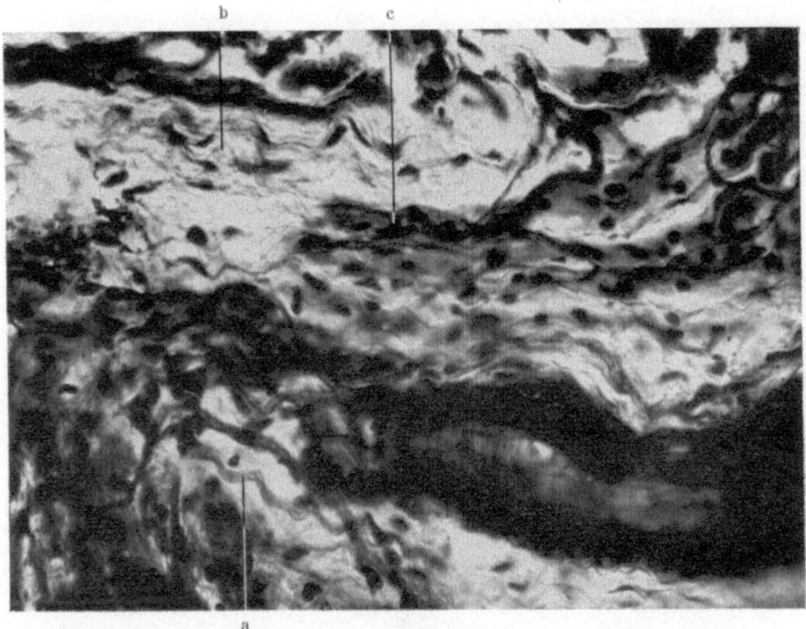

Abb. 8. S. P. 7394/54. Gefrierschnitt, Bielschowsky-Gros-Färbung. Leitz Panphot, Obj. 45, Ok. 4, Balgauszug 39 cm. a Unregelmäßige neurofibrilläre Bildungen, bei b schlecht darstellbar, bei c verklumpt.

an Zellen des Bindegewebes anlegen (Abb. 10 c). Neben plumpen Enden (Abb. 10 d) lassen sich auch büschelförmige (Abb. 10 e), kaum sichtbare Ausläufer darstellen.

Es konnte gezeigt werden, daß die implantierte Arteria mammaria interna mit dem Coronararteriensystem in Verbindung tritt und diese Verbindung nach Zwischenschaltung neugebildeter Gefäße von kapillarem und glomusartigem Charakter erfolgt. Die sehr zahlreichen Nervenelemente, welche sich im Bindegewebe, das die neugebildeten Gefäße enthält, darstellen lassen, sind wohl zum größten Teil als regenerierte aufzufassen mit Überschußbildung und ohne normalen strukturellen Aufbau. Die Ursache für die Bildung dieser neurovaskulären Regenerate scheint uns in der Differenz des zu großen Blutangebotes aus der implantierten Arteria mammaria interna einerseits und des relativ kleinen Blutaufnahmevermögens in den benachbarten kleinen Coronararterienästen anderseits zu liegen. Die Reduktion des Gefäßquerschnittes der implantierten A. mammaria erfolgt über ein dicht verschlungenes Netz neugebildeter kleiner Gefäße. Diese haben durch ihre Epitheloidzelleinlagerung in ihrer

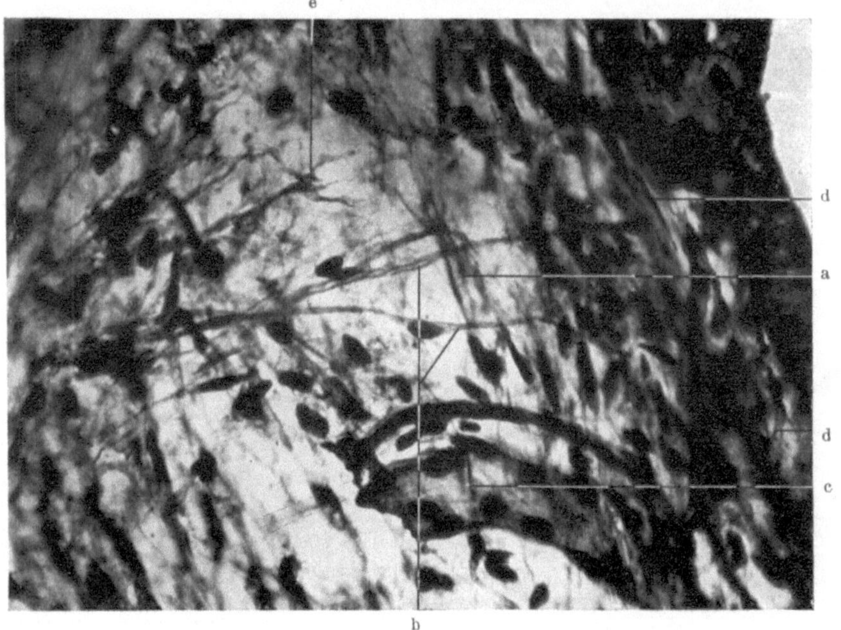

Abb. 9. S. P. 7394/54. Gefrierschnitt, Bielschowsky-Gros-Färbung. Leitz Panphot, Obj. 45, Ok. 4, Balgauszug 44 cm. a Neurofibrilläre Elemente, b Protoplasmatische Stränge, c Neurofibrillen an einem kapillaren Gefäß, d Neurofibrillen in den inneren Wandschichten eines großen Gefäßes, e Plumpe Enden der Neurofibrillen.

Wand Ähnlichkeit mit Glomusgefäßen und werden gleich diesen von einem dichten Nervenfasernetz umsponnen. Auch die Coronararterienäste im Bereich der Schwiele — im Gegensatz zu den entfernter liegenden — zeigen die umgebenden Nerven relativ breit und nicht ganz regelmäßig in ihrem Verlauf.

Wir glauben diese morphologischen Befunde funktionell dahingehend deuten zu können, daß zur Drosselung des Blutangebotes aus der Arteria mammaria interna, vagale Einflüsse, die, wie bekannt, auf die Kranzgefäße tonisierende Wirkung haben, sich geltend machen. Es werden bei der Entwicklung der Anastomosen Gefäße gebildet, in deren Wand die epitheloide Zelle ein integrierender Bestandteil ist. Dieser Zelle wird bei der humoralen Erregungsübertragung vagaler Nerven eine entscheidende Rolle zugeschrieben. Ihr sehr zahlreiches Vorkommen in den neugebildeten anastomosierenden Gefäßen wollen wir zusammen mit den vermutlich neugebildeten zahlreichen Nervenelementen im Schwielengewebe, vor allem in der Nachbarschaft der Gefäße, als den Ausdruck nerval gesteuerter Regulationen im Sinne funktioneller Anpassung auffassen.

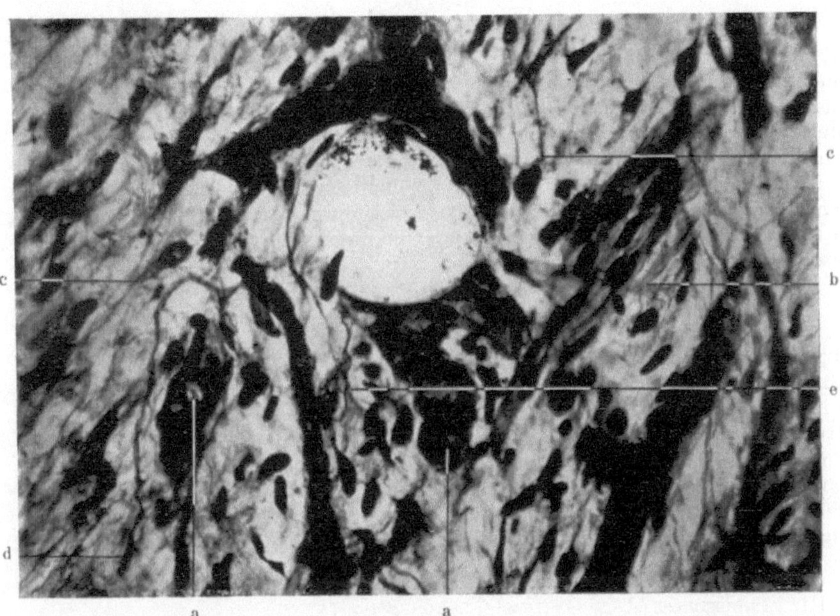

Abb. 10. S. P. 7394/54. Gefrierschnitt, Bielschowsky-Gros-Färbung. Leitz Panphot, Obj. 45, Ok. 4. Balgauszug 44 cm. a Glomus-ähnliche Gefäße, b Neurofibrilläre Netzwerke, c Neurofibrillen an Bindegewebszellen angelagert, d Plumpe Ausläufer der Neurofibrillen, e Büschelförmige Ausläufer der Neurofibrillen.

Zusammenfassung.

Durch histologische Untersuchung konnte gezeigt werden, daß die in das Myocard implantierte und seitlich gelochte Arteria mammaria interna Anschluß an das Coronararteriensystem findet. Die Verbindung zwischen Arteria mammaria interna und Ästen der linken Kranzschlagader wird durch neugebildete Gefäße von glomusartigem Charakter bewerkstelligt. Diese lassen Epitheloidzelleinlagerungen in ihrer Wand erkennen und werden von reichlich, vermutlich regenerierten Nervenelementen umgeben. Vagale Steuerung bei der Anastomosenbildung mit regulierender Wirkung auf den Coronararterienkreislauf wird auf Grund der morphologischen Befunde in Erwägung gezogen.

Summary.

It was possible to show by histologic research that the internal mammary artery, implanted into the myocard and laterally perforated, communicates with the system of the coronary arteries. The communication between the internal mammary artery and the branches of the left coronary artery is effected by newly formed vessels of a glomuslike character. They show epitheloid cells embedded in their wall and are surrounded by numerous, probably regenerated, nervous elements. Vagal influence in the formation of anastomoses with a regulative effect on the circulation in the coronary arteries is taken into consideration, in view of the morphological findings.

Résumé.

Il était possible de démontrer au moyen de recherches histologiques que l'artère mammaire interne, implantée dans le myocarde et latéralement perforée, communique avec le système des artères coronaires. La communication entre l'artère mammaire interne et les branches de l'artère coronaire gauche est effectuée par des vaisseaux nouvellement formés d'un caractère gloméroïde. Ils montrent des cellules épithéloïdes déposées dans leur paroi et ils sont entourés par des éléments nerveux nombreux, probablement régénérés. Une influence vagale dans la formation d'anastomoses avec un effet régulateur sur la circulation dans les artères coronaires est prise en considération, en vue des résultats morphologiques.

Literatur.

Obiditsch, I., *M. Wenzl* und *G. Wense,* Zur Revascularisation des Herzmuskels (tierexperimentelle und histologische Untersuchungsergebnisse nach Implantation der Arteria mammaria interna). Langenbecks Arch. und Dtsch. Z. Chir. *280* (1955), 143. — *Vineberg, A.,* Development of Anastomosis between the coronary vessels and a transplanted internal mammary artery. J. thorac. Surg. *18* (1949). — *Vineberg, A.,* und *S. Bencosme,* Histologic studies of the internal mammary artery after implantation into the myocardium. Amer. Heart J. *45* (1953). — *Wenzl, M.,* und *G. Wense,* Experimentelle Vascularisation des Herzmuskels. Langenbecks Arch. und Dtsch. Z. Chir. 275 (1953).

Anschrift der Verfasserin: Dozent Dr. med. *Irmtraut Obiditsch-Mayer,* Wien XVIII, Eckpergasse 11.

Aus der Universitätsklinik für Geschlechts- und Hautkrankheiten in Wien
(Vorstand: Prof. Dr. *A. Wiedmann*).

Histochemische Darstellungsmethoden von Hautnerven mittels Schiffs Reagens.

Von

G. Niebauer.

Mit 3 Textabbildungen.

Bisher wurden Untersuchungen über die nervöse Peripherie hauptsächlich mit Silbermethoden verschiedener Modifikation durchgeführt. Durch diese Färbemethoden gelang es, das Nervengewebe in einer Weise darzustellen, wie es mit anderen gebräuchlichen Methoden unmöglich war. Dadurch hat diese Forschungsrichtung in den letzten beiden Jahrzehnten einen gewissen Höhepunkt, gleichzeitig aber auch einen gewissen Abschluß gefunden. Erst durch Anwendung neuer Färbungen zur Darstellung von nervösem Gewebe sind wieder wesentlich neue Erkenntnisse auf diesem Gebiete zu erwarten.

So bedeutet die Einschlußfärbung mit einem Weinsteinsäure-Thioningemisch nach *F. Feyrter* [1] oder die von *A. Wiedmann* [2] erstmalig an der Haut angewandte Gomorifärbung mit Chromalaunhämatoxylin-Phloxin einen erfolgreichen Schritt weiter in dieser Richtung.

Während aber sowohl die Silbermethoden als auch die Einschlußfärbung mit Weinsteinsäure-Thionin und meist auch die Gomorifärbung formolfixiertes Gewebe voraussetzen (d. h. die Einwirkung des Formaldehyds auf die Gewebe Vorbedingung ist, um die Nerven anzufärben), bieten gerade Untersuchungen an „überlebendem" Gewebe (d. h. Gefrierschnitte unfixierten, möglichst lebensfrisch gewonnenen Gewebes) die Möglichkeit, nicht nur morphologische, sondern auch funktionelle Studien der nervösen Peripherie zu betreiben.

Als erfolgreicher Versuch in dieser Richtung ist die von *F. Feyrter* [1] angegebene Einschlußfärbung nativer Gefrierschnitte in *Ehrlichs* saurem Hämatoxylin zu nennen.

Der Nachteil aller dieser Färbemethoden ist, daß wir über die Chemie des Färbevorganges wenig wissen. Bei den von *F. Feyrter* angegebenen Einschlußfärbungen dürften die Ergebnisse auf einer Anfärbung von Lipoiden bzw. Lipoproteiden beruhen [1]. Das sind Substanzen, die in alkoholvorbehandelten Schnitten infolge Lösung der fettigen Stoffe fehlen und die in besonders großer Menge im Nervengewebe vorkommen. Auch bei der Gomorifärbung gelingt es nur nach alkoholfreier Fixation, die Gomorisubstanz, welche Lipoproteidcharakter haben dürfte [3], darzustellen. Äußerst mangelhaft informiert sind wir über die Chemie der Versilberungsverfahren zur Darstellung des Nervengewebes.

Da wir aus den angeführten Gründen nur wenig Möglichkeit haben, mit diesen gebräuchlichen Methoden morphologische und funktionelle Studien gleichzeitig zu betreiben, kommt histochemischen Methoden, bei denen durch Anfärben chemisch faßbarer Substanzen Nervengewebe selektiv dargestellt wird, um so größere Bedeutung zu.

Eine solche histochemische Methode steht uns in der Plasmalfärbung zur Verfügung. Diese von *R. Feulgen* und *K. Voit* erstmalig 1924 [4] beschriebene Reaktion unterscheidet sich von der Nuclealreaktion einerseits und der Kohlehydratreaktion anderseits (alle drei beruhen auf der Anwendung von *Schiff*schem Reagens) durch die Art der Vorbehandlung, so daß mit dem gleichen Reagens verschiedene Substanzen dargestellt werden können. Während die Nuclealfärbung nur nach Alkoholextraktion und saurer Hydrolyse, die Kohlehydratreaktion nach Vorbehandlung mit Chromsäure oder Perjodsäure gelingt, findet die Plasmalreaktion nur unter Vermeidung von Alkohol nach Einwirkung von Schwermetallsalzen ($HgCl_2$) oder Säuren statt.

Plasmal ist eine Substanz, welche mit allen Aldehydreagenzien (Phenylhydrazin, Semikarbazide, *Schiff*sches Reagens usw.) eine Verbindung eingeht, vorausgesetzt, daß es durch Sublimat oder Säuren aus „Plasmalogen“ freigesetzt wird. Durch die Studien von *R. Feulgen* und Mitarbeiter [5] wurde die chemische Natur dieser letzteren Substanz als Acetalphosphatid aufgeklärt. Plasmalogen ist wie Lecithin und Kephalin in die Gruppe der Phosphatide einzuordnen, von denen es sich dadurch unterscheidet, daß es an Stelle von Fettsäuren nur ein Molekül Fettaldehyd pro Molekül Glyzerin enthält, wobei die Verbindung zwischen Fettaldehyd und Glyzerin vom zyklischen Acetaltyp ist.

Ungefähr 20 bis 30% der in der Myelinscheide enthaltenen Phosphorlipoide sind Plasmalogene [6]. Schon *K. Imhäuser* und *J. Verne* haben den hohen Plasmalgehalt markhaltiger Fasern beschrieben, worauf *J. Verne* zu der irrigen Meinung kam, daß Myelin und Plasmal identisch seien. Alle Autoren aber stimmen überein, daß das Nervengewebe besonders reich an Plasmal ist und diese Substanz vorzüglich in den Markscheiden der Nervenfasern lokalisiert ist. In dem an sich kleinen Schrifttum über Plasmal und peripheres Nervensystem finden wir seither meist die Angabe, daß mittels der Plasmalreaktion *nur* die Markscheiden angefärbt werden. Dagegen zeigen die Arbeiten von *J. Wallraff* [9] deutlich, daß nicht nur die Markscheiden, sondern auch die Achsenzylinder der Nervenfasern plasmalhaltig sind. Diese enthalten aber im allgemeinen weniger Plasmal als die Markscheiden.

Bei Anwendung fuchsinschwefeliger Säure gelang es nicht nur mit der „Plasmalreaktion" Nervengewebe darzustellen, sondern, wie aus dem Schrifttum der letzten Jahre hervorgeht, auch mit anderen histochemischen Methoden, welche diesen Farbstoff verwenden. So konnte *C. Chu* [10, 18] Nervenendigungen in der Mäuseepidermis mittels *Feulgens* Nuclealreaktion anfärben. *Hsu-Mu-Liang* [11] färbte 1947 nervöses Gewebe mit *Schiffs* Reagens allein ohne vorhergehende Hydrolyse. *McManus* und Mitarbeiter beobachteten erstmals 1950 [12], daß gewisse menschliche Nervenfasern im präaortalen Fettgewebe mittels der Perjodsäure-*Schiff*schen Methode anzufärben sind.

Man sieht also, daß es nicht nur mit der Plasmalfärbung (Nachweis von Acetalphosphatiden), sondern auch mit der Nuclealfärbung (Nachweis von Thymonucleinsäure) oder der PAS-Färbung (Nachweis von Kohlehydraten), ja sogar auch mit *Schiffs* Reagens allein *ohne* Vorbehandlung (Nachweis von freien Aldehydgruppen) gelang, Nervenfasern histochemisch darzustellen. Die damit gewonnenen histologischen Bilder bieten zwar morphologisch nicht jene eindrucksvolle Deutlichkeit der Struktur, die wir von den mit Silbermethoden gefärbten Schnitten gewohnt sind; da wir aber mit den vorhin erwähnten Färbungen chemisch genauer definierbare Nervensubstanzen anfärben und durch **Modifikation der Färbeverfahren** chemische Reaktionen ausführen können, gewinnen wir gegenüber den bisher gebräuchlichen Verfahren den großen Vorteil, Einblick in die Stoffwechselvorgänge des nervösen Gewebes zu gewinnen.

Es schien uns daher vorerst notwendig, die bisher in der Literatur angegebenen verschiedenen histochemischen Methoden zur Färbung von Nervenfasern mittels *Schiffs* Reagens kritisch zu prüfen und zu vergleichen, um so erstmals herauszufinden, welche dieser Methoden am besten geeignet erscheint, Nervengewebe darzustellen. Auch schien uns die kritische Betrachtung nötig, ob durch die verschiedenen Methoden tatsächlich jeweils verschiedene Substanzen (wie Thymonucleinsäure, Plasmal, Kohlehydrate) angefärbt werden.

Methodik.

Die zu untersuchenden Hautstücke stammen von durch kosmetische Gesichtsoperationen (Hautgesunde) gewonnenem Material. Die Hautstücke wurden in physiologischer Kochsalzlösung im Eiskasten bei + 4° C aufbewahrt und meist noch am gleichen Tag verarbeitet. Allen histochemischen Reaktionen gemeinsam ist die Anwendung von *Schiffs* Reagens [13]. Folgende Untersuchungen wurden durchgeführt:

1. Nachweis von freien Aldehydgruppen. Gefrierschnitte unfixierter Haut wurden (ohne vorhergehende Hydrolyse) mit *Schiffs* Reagens durch 30 Minuten, bzw. 60 Minuten, bzw. 2 Stunden behandelt und danach in drei hintereinanderstehenden Färbeküvetten, die mit SO_2haltigem Wasser gefüllt waren, dreimal 2 Minuten gewaschen; anschließend Spülen der Schnitte 5 Minuten im Brunnenwasser. Die Präparate wurden sodann in Glyzerin eingeschlossen. Zur Kontrolle wurden Gefrierschnitte vor Beginn der Reaktion für etwa 24 Stunden in 96%igem Alkohol eingelegt.

2. *Nachweis von Thymonucleinsäure (Nuclealfärbung nach Feulgen).* Die Hydrolyse wurde bei unfixierten Gefrierschnitten in einer auf 60° C erwärmten normalen Salzsäure (im Brutschrank) durch genau 4 Minuten vorgenommen. Der Vorgang wurde durch Eintauchen der Objektträger in Wasser unterbrochen. Anschließend wurden sie mit *Schiffs* Reagens bei Zimmertemperatur 60 Minuten behandelt und dann in SO_2haltigem Wasser unter genau denselben Bedingungen wie bei den anderen Färbungen gewaschen und eingeschlossen. Einige Schnitte wurden vor Beginn der Hydrolyse durch 24 Stunden in 96%igem Alkohol belassen.

3. Nachweis von Acetalphosphatiden (Plasmalfärbung nach Feulgen). Zwei verschiedene Methoden wurden durchgeführt:

1. Unfixierte Gefrierschnitte wurden durch 5 Minuten in einer gesättigten wässerigen Sublimatlösung vorbehandelt und, nachdem sie gewaschen wurden, mit *Schiffs* Reagens durch 15 Minuten behandelt; dann Spülen in SO_2-Wasser und Einschließen.

2. Nach der Methode von *A. Pischinger* [14] wurden unfixierte Gefrierschnitte nach Aufziehen auf den Objektträger in einer unmittelbar vor Gebrauch zusammengesetzten Mischung von 1 Teil gesättigter wässeriger Sublimatlösung und 3 Teilen *Schiffs* Reagens durch 10 Minuten belassen und dann in üblicher Weise mit SO_2-Wasser usw. weiterbehandelt.

Wieder wurden Kontrollschnitte mit Alkohol vorbehandelt.

4. Nachweis von Kohlehydraten. Folgende Färbungen wurden durchgeführt:

1. Die Färbung mit Chromsäure nach *H. Bauer* [15].
2. Die Färbung mit Perjodsäure (PAS-Färbung nach *McManus* [16]).
3. Unfixierte Gefrierschnitte wurden durch 15 Minuten mit 1%iger wässeriger Perjodsäure behandelt und nach Waschen in fließendem Wasser 30 Minuten in *Schiffs* Reagens gelegt. Dann wurden sie in üblicher Weise (SO_2-Wasser usw.) weiterbehandelt.

Kontrollschnitte wurden vor der Färbung einerseits der Speichelprobe unterzogen, d. h. bei Raumtemperatur eine Stunde in Speichel eingelegt, anderseits wie vorhin mit Alkohol durch 24 Stunden vorbehandelt.

Ergebnisse.

1. Unfixierte Gefrierschnitte wurden mit *Schiffs* Reagens durch 30 Minuten, 60 Minuten und 2 Stunden behandelt. Kontrollschnitte wurden durch 24 Stunden mit 96% Alkohol vorbehandelt. Bei diesen Kontrollschnitten war keinerlei Farbbildung zu beobachten. Bei den nicht mit Alkohol vorbehandelten Schnitten kamen (am besten nach einstündigem Einwirken von *Schiffs* Reagens) deutlich in den tiefen Coriumschichten dicke Nervenstämme zur Darstellung. Das Nervengewebe war von blaßbläulichroter Farbe und undeutlicher Struktur; dennoch kamen diese dicken Faserstämme gut zur Darstellung, da sich keine anderen Gewebselemente der Haut mit anfärbten, so daß eine gute Kontrastwirkung erreicht wurde. Die Farbintensität war im Vergleich zur Plasmalfärbung wesentlich geringer. Pro Schnitt waren zirka 0 bis 3 derartige Nervenfaserbündel zu beobachten und diese immer in den tiefen Schichten des Coriums. Durch längeres Einwirkenlassen der Farbe konnten keine besseren Resultate erzielt werden. Wirkte allerdings das Reagens länger als eine Stunde ein, so war auch ein diffuses blasses Sichmitanfärben des umliegenden Bindegewebes zu beobachten, ohne daß das Nervengewebe an Farbintensität gewonnen hätte.

2. Ein Anfärben von Nervengewebe mittels der von *Feulgen* angegebenen Nuclealreaktion zum Nachweis von Thymonucleinsäure gelang *nicht,* sofern man sich an die Vorschrift hielt, vor Beginn der Färbung durch Fettlösungsmittel Substanzen mit „Plasmalreaktion" zu eliminieren.

Wurde aber unter Vermeidung von Fettlösungsmitteln die Reaktion durchgeführt (d. h. leichte Hydrolyse in saurem Milieu und erst dann Färben mit *Schiffs* Reagens), so gelangten so wie unter 1. die dicken Nervenstämme der tiefen Coriumschichten zur Darstellung. Diese Nerven waren diesmal von leuchtend bläulichroter Farbe und scharfer Struktur. Sie boten ein weitgehend gleiches Bild wie bei der Plasmalfärbung. Es gelangte mit dieser Methode mehr Nervengewebe zur Darstellung als mit der unter 1. angegebenen Färbung.

3. Sowohl mittels der von *Feulgen* angegebenen Methode zum Nachweis von Plasmalogenen als auch mit der von *Pischinger* angegebenen Modifikation der Plasmalfärbung kam Nervengewebe zur Darstellung. In alkoholvorbehandelten Kontrollschnitten war keine Farbreaktion nachweisbar. Die hervorstechend leuchtend bläulichrote Farbe des Nervengewebes zeichnete sich von den anderen plasmalpositiven Gewebselementen (wie Epidermis, Ausführungsgänge der Schweißdrüsen) durch ihre starke Farbintensität aus. Nur die tiefsten Zellschichten des Stratum germinativum waren stellen-

weise von ähnlich starker Farbintensität wie das Nervengewebe. Das Hautbindegewebe war völlig ungefärbt, wodurch die Nerven besonders deutlich hervortraten (Abb. 1 und 2). Mittels der Plasmalreaktion gelangten nicht nur dicke Nervenstämme der tiefen Coriumschichten zur Darstellung, sondern auch die dünnen Nervenfasern

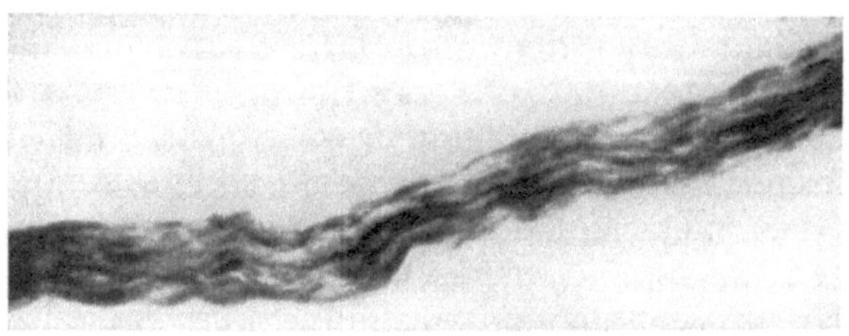

Abb. 1. Plasmalfärbung nach der Methode von A. Pischinger, dicker Nervenstamm; Vergr. Reichert Obj. 20:1, Planokular 5mal, Tubus 1160 mm.

des Stratum papillare und subpapillare; diese Nervenfasern hauptsächlich in der Nähe von Anhangsgebilden. Auffallend war, daß sich das nervöse Gewebe fast augenblicklich anfärbte, während die

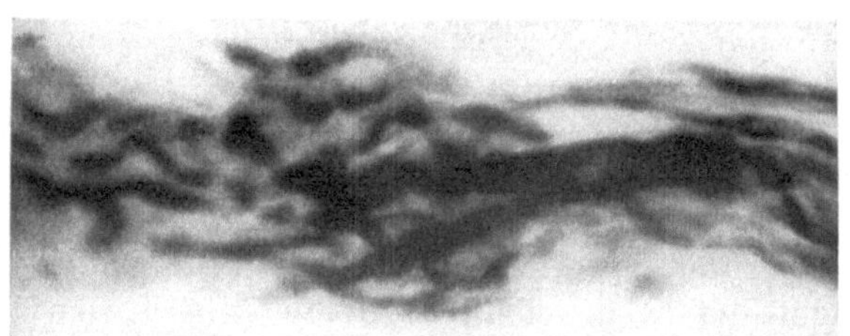

Abb. 2. Plasmalfärbung nach der Methode von A. Pischinger, dicker Nervenstamm; Vergr. Reichert Obj. 60:1, Planokular 12mal, Tubus 1160 mm.

übrigen plasmalpositiven Gewebselemente erst nach verschieden langer Reaktionszeit die typische violette Farbe zeigten. Die Nervenfaserbündel zeigten reichlich plasmalpositive Kerne angelagert. Die Unterscheidung zwischen Markscheide und Achsenzylinder gelang auch mit Immersion nur schwer, war aber dadurch möglich, daß der Achsenzylinder heller und blasser rot gefärbt war als die Markscheide.

4. Mit den üblichen histochemischen Methoden zum Nachweis von Kohlehydraten mittels *Schiffs* Reagens (nämlich sowohl nach der Methode von *H. Bauer* als auch nach der Methode von *McManus*) gelang es nicht, Nervengewebe färberisch darzustellen. Wurden dagegen unfixierte Gefrierschnitte mit Perjodsäure vorbehandelt und

mit *Schiffs* Reagens angefärbt, so gelangte reichlich nervöses Gewebe zur Darstellung. Die dicken Nervenfaserbündel waren von gleicher Deutlichkeit und gleicher leuchtend bläulichroter Farbe wie bei der Plasmalfärbung. Bei Betrachtung mit Immersion schien die Differenzierung zwischen Markscheide und Achsenzylinder besser, wobei die Markscheide mehr blaurot, der Achsenzylinder mehr hellrot gefärbt war. Überall, wo Nervenfasern dargestellt wurden, fanden sich reichlich PAS-positive Kerne angelagert. Dünne Nervenfasern wurden mit dieser Färbemethode reichlicher dargestellt als mit der Plasmalfärbung. Es ist uns bisher bei diesen dünnen Fasern nicht gelungen, markhaltige von marklosen zu unterscheiden, doch lassen sich solche von starker Farbintensität und scharfer Kontur von unscharf konturierten Fasern mit blasser PAS-Reaktion unterscheiden. Diese dünnen Nervenfasern fanden sich vorzüglich in der Umgebung von Anhangsgebilden (Abb. 3) und im Stratum papillare und subpapillare. Bei den Schnitten, welche vor dem Anfärben der Speichelprobe unterzogen wurden, war die Darstellung der nervösen Elemente im wesentlichen unterschiedlos gegenüber den vorhin erwähnten Schnitten. Wurden dagegen Kontrollschnitte mit Alkohol vorbehandelt, so gelangte kein nervöses Gewebe zur Darstellung.

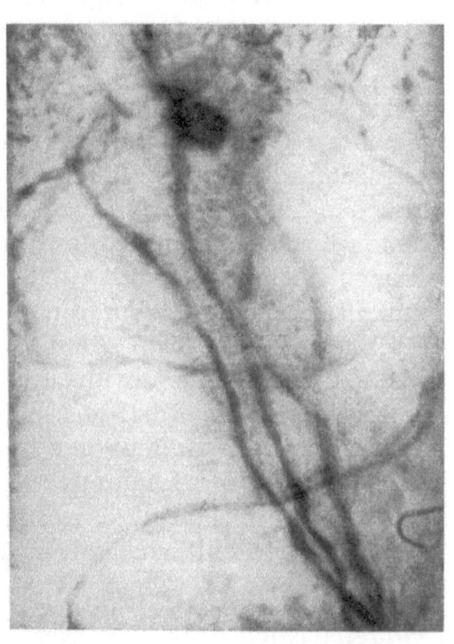

Abb. 3. PAS-Färbung der dünnen Nervenfasern des Stratum subpapillare; Vergr. Reichert Obj. 60:1, Planokular 12mal, Tubus 1160 mm.

Diskussion.

Wie aus unseren Versuchen hervorgeht und wie schon *Liang* 1947 [11] an motorischen Nerven, sensiblen Nerven und Nerven des Plexus myentericus zeigen konnten, gelingt es an frischen, unfixierten Hautstücken ohne Vorbehandlung, mit *Schiffs* Reagens allein, Nervenfasern anzufärben. Daraus hat schon *Liang* geschlossen, daß die Nerven eine reduzierende Substanz von Aldehydcharakter besitzen und meint, daß die meisten der gebräuchlichen neurohistologischen Methoden auf dieser Eigenschaft des Nervengewebes beruhen. Da sich nur die dicken Nervenstämme der tiefen Coriumschichten anfärben, glauben wir daraus schließen zu dürfen, daß die freien Aldehydgruppen hauptsächlich in den Markscheiden und da nur spärlich vorkommen, so daß nur dicke Fasern die zur Farbbildung notwendige Menge reaktive Substanz besitzen. Werden die Schnitte mit einem Fettlösungsmittel vorbehandelt, gelingt die Färbung nicht, was für den Lipoidcharakter der reaktiven Substanz spricht.

So wie es mit dieser Methode gelingt, nur dicke Nervenfasern hauptsächlich in den tiefen Coriumschichten nachzuweisen, so ist auch die Ausbeute mit *Feulgens* Nuclealfärbung (leichte Hydrolyse in saurem Milieu) nicht wesentlich besser. Da wir aber nur dann von einer „Nuclealreaktion" (d. h. spezifische Reaktion auf Thymonucleinsäure) sprechen dürfen, wenn die Gefrierschnitte durch 24 Stunden mit 96% Alkohol vorbehandelt wurden, nach dieser Vorbehandlung aber in unseren Schnitten kein Nervengewebe mehr nachweisbar war, dürfte es sich auch bei dieser Färbung um eine Reaktion mit Fettaldehyden handeln, die zum Teil erst durch die saure Hydrolyse freigesetzt wurden (aus Plasmalogen? Aus ungesättigten Fettsäuren?), weshalb auch quantitativ mehr Nervengewebe dargestellt wird als in der Gruppe 1.

Wenn es *C. H. U. Chu* 1947 gelang, in der Mäuseepidermis mit *Feulgens* Nuclealreaktion Nervenfasern nachzuweisen [10] und wenn es auch bekannt ist, daß Nervengewebe Thymonucleinsäure enthält, so ist damit noch nicht der Beweis erbracht, daß dieselbe in diesem Falle mit *Schiffs* Reagens reagiert. Denn bei der von *C. H. U. Chu* angegebenen Technik wird das Gewebe mit 1 Teil Formalin und 9 Teilen abs. Alkohol, gesättigt mit Pikrinsäure (*Rossmans* Lösung) fixiert; die Pikrinsäure macht aber z. B. Lecithin in Alkohol unlöslich, so daß durch die saure Hydrolyse aus Lecithin die für die Färbung notwendigen Aldehyde freigesetzt werden können.

Die Tatsache, daß man mittels der Plasmalreaktion Nerven anfärben kann, ist so lange bekannt wie die Plasmalfärbung selbst. Während aber frühere Beobachter wie *K. Imhäuser* [7], *J. Verne* [8] und *L. Lison* [17] der Meinung sind, daß nur die Myelinscheide gefärbt wird, gewinnt die Plasmalfärbung gerade dadurch an histologischem Interesse, daß aus den Arbeiten von *J. Wallraff* [9] und neuerdings von *C. H. U. Chu* (1950) [18] hervorgeht, daß auch der Achsenzylinder gefärbt wird. Eine Tatsache, die nicht weiter verwunderlich ist, da nach Angaben einiger Autoren (nähere Literatur s. *V. Patzelt* [19]) die Substanzen des Lipoidgemisches, das die Markscheide bildet, auch im Neurit vorkommen sollen.

Von den vielen Modifikationen der ursprünglich von *Feulgen* angegebenen Plasmalfärbung hat sich uns die Methode von *A. Pischinger* am besten bewährt; sie ist einfach auszuführen und scheint mangels Vorbehandlung den physiologischen Gegebenheiten am ehesten zu entsprechen. Mit dieser Methode gelangen nicht nur dicke Nervenfasern zur Darstellung, sondern man erkennt auch im Stratum papillare und subpapillare dünne Nervenfasern besonders in der Umgebung von Anhangsgebilden.

Die für die Reaktion mit *Schiffs* Reagens notwendige freie Aldehydgruppe entsteht aus den Acetalphosphatiden dadurch, daß sie durch Säuren langsam bzw. durch Schwermetalle prompt freigesetzt wird. Wir müssen aber berücksichtigen, daß Plasmal nicht das einzige Fettaldehyd in den Geweben ist [20]. So werden Substanzen von Aldehydcharakter in großer Menge durch die Oxydation von ungesättigten Fettsäuren gebildet. Die Tatsache, daß die Fettsäuren von Cholesterinestern und Phosphorlipoiden im hohen Maße ungesättigt sind, muß berücksichtigt werden. Sublimat allerdings hat nur wenig Wirkung auf die Bildung von Aldehyden aus ungesättigten Fettsäuren, so daß es sich bei der Plasmalfärbung mit Sublimat tatsächlich um ein Anfärben von hauptsächlich Acetalphosphatiden handelt. Perjodsäure dagegen (worauf wir noch später zurückkommen) bildet große Mengen von Aldehyden aus ungesättigten Fettsäuren.

Große Diskussionen hat die Frage ausgelöst, ob es im Gewebe nichtaldehydische Substanzen gibt, welche mit *Schiffs* Reagens positiv reagieren. Diese Frage ist deshalb von so großem Interesse, da es angeblich gelungen ist, mit anderen Aldehydreagenzien (Phenylhydrazin [21] usw.) Ketosteroide im Gewebe nachzuweisen. *G. Gomori* hat sich dieser Frage eingehend gewidmet [20] und er kommt zum Schluß, daß es zur Zeit keine einzige Reaktion gibt, um Ketone (noch weniger Ketosteroide) nachzuweisen. Nach *G. Gomori* [22] entspricht die *Bennet*sche Färbung der Plasmalfärbung. Bei beiden Färbungen werden Oxydationsprodukte von ungesättigten Cholesterin-Fettsäureestern, entstanden durch den Stoffwechsel der Steroidhormone, angefärbt. Da aber solche Stoffwechselprodukte immer reichlich in Verbindung mit Ketosteroiden vorkommen, müssen wir auch diesem Umstand bei Beurteilung der Schnitte Rechnung tragen.

Wenn wir auch heute über die Physiologie der Acetalphosphatide noch wenig wissen, so spricht doch das Vorkommen dieser Substanzen in so vielen Geweben (Niere, Lunge, endokrine Drüsen, Blutserum usw.) sowie auch der Umstand, daß das Gehirn das an Acetalphosphatiden reichste Organ ist [23], für seine Bedeutung, sei es als Ausdruck einer besonderen Gewebsbeschaffenheit, sei es als Zwischenprodukt im Rahmen des Lipoidstoffwechsels [24]. Da gerade in letzter Zeit Plasmalfärbungen der normalen und pathologisch veränderten Haut starkes Interesse gefunden haben [25], schien uns auch aus diesem Grunde eine gesonderte Betrachtung der Färbemöglichkeit der Hautnerven mittels *Schiffs* Reagens notwendig.

1950 gelang es *McManus* und Mitarbeitern [12] erstmals, in unfixierten Gefrierschnitten des präaortalen Fettgewebes mittels der PAS-Färbung Nervenfasern darzustellen. Die Verfasser beschreiben, daß nach Paraffineinbettung diese Färbemöglichkeit der Nerven verlorengeht. Auch uns gelang es nicht, nach der Originalmethode von *McManus* [16] (Oxydation mit HJO_4) bzw. *Bauer* [15] (Oxydation mit Chromsäure), in beiden Fällen nach Fixieren und Paraffineinbettung, Nervenfasern darzustellen. *McManus* vermutet, daß Kohlehydrate vom Cholinesterasetyp für die positive PAS-Reaktion verantwortlich sind, faßt also auch diese Reaktion an unfixierten Geweben als Kohlehydratreaktion auf. Es ist uns aber an Hand von Serienschnitten gelungen, mit der PAS-Methode Nervenfasern von gleicher Struktur und gleicher leuchtend bläulichroter Farbintensität wie mit der Plasmalfärbung darzustellen. Der morphologische Unterschied zwischen beiden Reaktionen ist eher ein quantitativer, d. h. es gelangt mit der PAS-Färbung mehr Nervengewebe zur Darstellung. Es ist dies wohl auf die Eigenschaft der Perjodsäure zurückzuführen, ungesättigte Lipoide zu oxydieren, so daß sich diese mit *Schiffs* Reagens anfärben. *M. Wolman* konnte 1950 [26] durch In-vitro-Versuche nachweisen, daß Cerebroside, Sphingomyelin, Lecithin, ungesättigte Fettsäuren usw. (alles Stoffe, welche Doppelbindungen enthalten) nach Vorbehandlung mit HJO_4 mit *Schiffs* Reagens eine positive Farbreaktion geben. Wir dürfen daher annehmen, daß die PAS-Reaktion bei unseren Färbungen dem Prinzip der oxydativen Plasmalreaktion weitgehend entspricht, nur daß außer Plasmalogen noch andere Lipoide durch HJO_4 oxydiert werden. So wäre es zu verstehen, daß mit dieser Färbemethode mehr Nervengewebe zur Darstellung kommt als mit der Plasmalfärbung; es scheint nämlich Perjodsäure die Fähigkeit zu besitzen, gerade jene Lipoide rascher zu oxydieren, welche besonders reichlich im Nervengewebe vorkommen. Da die Färbung nach Vorbehandlung mit Alkohol nicht gelingt, anderseits die Speichelprobe negativ ausfällt, scheint der Lipoidcharakter jener mit PAS angefärbten Substanzen des Nervengewebes um so wahrscheinlicher. Bemerkenswert sind in diesem Zusammenhang die Studien von *C. H. U. Chu* (1950) [18], der mit 90% aldehydfreiem Alkohol Gehirnextrakte herstellte, welche nun ihrerseits eine positive *Schiff*sche Reaktion gaben. Der Verfasser konnte nachweisen, daß ungesättigte Fettsäuren des Lecithins für den positiven Ausfall der Reaktion verantwortlich sind.

Zusammenfassung.

Folgende Methoden wurden geprüft, um das Nervengewebe der Haut histochemisch darzustellen: 1. ohne Vorbehandlung, nur mit *Schiffs* Reagens, 2. die Nuclealreaktion, 3. die Plasmalreaktion, 4. die PAS-Reaktion; allen diesen Färbemethoden gemeinsam war die Anwendung von *Schiffs* Reagens auf unfixierte Gefrierschnitte der Haut. Jede dieser Methoden eignet sich zum Nachweis von Nervengewebe. Die Brauchbarkeit und histochemische Bedeutung dieser Färbungen wurde besprochen.

Summary.

The following methods for the histochemical disengagement of the nervous tissue of the skin have been examined: 1. without preparation, only with *Schiff's* reagent, 2. the nuclear reaction, 3. the plasmal reaction, 4. the PAS reaction. All these staining methods had in common the application of *Schiff's* reagent to unfixed freezing sections of the skin. Any of these methods is suited for the proof of nervous tissue. The suitability and histochemical significance of these staining methods have been discussed.

Résumé.

On a examiné les méthodes suivantes pour le désengagement histochimique de la peau: 1. sans préparation, seulement avec le réactif de *Schiff*, 2. la réaction nucléaire, 3. la réaction plasmale, 4. la réaction PAS. Toutes ces méthodes de coloration avaient en commun l'application du réactif de *Schiff* à des coupes à congélation non-fixées de la peau. Chacune de ces méthodes est propre à la preuve de tissu nerveux. La propriété et l'importance de ces méthodes de coloration ont été discutées.

Literatur.

1. *Feyrter, F.*, Über die Pathologie der vegetativen nervösen Peripherie und ihrer ganglionären Regulationsstätten. Maudrich, Wien, 1951. — 2. *Wiedmann, A.*, Hautarzt *4* (1953), 125. — 3. *Hild, W.*, und *G. Zetler*, Z. exper. Med. *120* (1953), 236. — 4. *Feulgen, R.*, und *K. Voit*, Arch. ges. Physiol. *206* (1924), 389. — 5. *Feulgen, R.*, und *T. Bersin*, Z. physiol. Chem. *260* (1939), 217. — 6. *Brante, G.*, Acta physiol. scand. *18*, Suppl. 63 (1949). — 7. *Imhäuser, K.*, Biochem. Z. *186* (1927), 360. — 8. *Verne, J.*, C. r. Soc. Biol. Paris *99* (1928). — 9. *Wallraff, J.*, Z. mikrosk.-anat. Forsch. *51* (1942), 206. — 10. *Chu, C. H. U.*, Science *106* (1947), 70. — 11. *Hsu-Mu-Liang*, Anat. Rec. (Am.) *99* (1947), 511. — 12. *McManus, J. F. A.*, *J. C. Sanders*, *G. B. Penton* und *J. E. Cason*, Science *111* (1950), 155. — 13. *Coleman, L. C.*, Stain Technol. *13* (1938), 123. — 14. *Pischinger, A.*, Z. mikrosk.-anat. Forsch. *52* (1942), 530. — 15. *Bauer, H.*, Z. mikrosk.-anat. Forsch. *33* (1933), 143. — 16. *McManus, J. F. A.*, Stain Technol. *23* (1948), 99. — 17. *Lison, L.*, Histochimie animale. Ganthier, Paris, 1936. — 18. *Chu, C. H. U.*, Anat. Rec. *108* (1950), 723. J. nat. Cancer Inst. *10* (1950), 1344. — 19. *Patzelt, V.*, Acta neuroveget. *6* (1953), 170. — 20. *Gomori, G.*, Microscopic Histochemistry. University of Chicago Press, 1952. — 21. *Bennet, H. S.*, Proc. Soc. exper. Biol. a. Med. (Am.) *42* (1939), 786. — 22. *Gomori, G.*, Proc. Soc. exper. Biol. a. Med. (Am.) *51* (1942), 133. — 23. *Stammler, A.* und *U.*, und *H. Dehbuch*, Hoppe-Seylers Z. *296* (1954), 80. — 24. *Verriotis, C.*, La Med. internat. *60* (1952), 221. — 25. *Farris, G.*, Minerva Dermat. *29* (1954), 37. — 26. *Wolman, M.*, Proc. Soc. exper. Biol. a. Med. (Am.) *75* (1950), 583.

Anschrift des Verfassers: Ass. Dr. *G. Niebauer*, Universitätsklinik für Geschlechts- und Hautkrankheiten, Wien IX, Alserstraße 4.

Aus der experimentell-pathologisch-histologischen Abteilung des Hygiene-Institutes der Universität Wien (Leiter: Prof. Dr. *C. Coronini*).

Über die Verwendbarkeit der Silbermethoden zur Darstellung des peripheren vegetativen Nervensystems.

Von

G. Lassmann.

Mit 4 Textabbildungen.

Der Anwendung der Versilberung des Nervengewebes, insbesondere des peripheren, stellen sich gewisse Schwierigkeiten entgegen, die hier kurz erörtert werden sollen:

1. Die Meinung, daß die Versilberung eine spezifische Methode zur Darstellung des Nervengewebes sei, ist nur unter gewissen Einschränkungen gültig, da viele bis heute auch noch ungeklärte Faktoren ihr selektives Gelingen hintanhalten.

2. Diese Tatsache erschwert daher ganz erheblich Routineuntersuchungen des Nervengewebes, vor allem des peripheren und trägt dazu bei, die Resultate experimenteller Arbeiten mittels dieser Methodik in größerem Maßstab auf ihre Richtigkeit erfolgreich prüfen zu können. Vielleicht ist dies mit ein Grund, warum heute, 60 Jahre nach Beginn der histologischen Erforschung des Nervengewebes, relativ wenig experimentelle Arbeiten vor allem über die vegetative Peripherie vorliegen.

3. Infolge dieser Schwierigkeiten und durch die Anwendung *verschiedener, in keiner Weise standardisierter Silbermethoden* haben sich die einzelnen Forscher und ihre Schulen in ihren Auffassungen über den Aufbau und die Organisation der nervösen vegetativen Peripherie leider noch immer nicht auf einer gemeinsamen Ebene gefunden. Wir glauben jedoch mit *Jabonero,* daß die prominenten Forscher auf vegetativ-neuralem Gebiet *eigentlich dasselbe meinen, es aber dank ihrer Versilberung anders sehen* und infolgedessen verschieden deuten.

Die Schwierigkeiten bzw. Divergenzen in der Durchführung der Versilberungen beginnen schon im Augenblick der Fixation. Das möglichst frisch entnommene Material wird von den meisten Untersuchern in Formalin eingebracht. Über die *Konzentration* dieses

Fixierungsmittels gehen die Meinungen auseinander bzw. es herrscht keine einheitliche Auffassung über das käufliche „konzentrierte" Formalin. Dieses ist laut Definition von *Romeis* eine 30 bis 40%ige Lösung des gasförmigen Formaldehyds in Wasser. Zur Versilberung wird beispielsweise das *35%ige säurefreie Formalin von Merk* verwendet, das in brauner Flasche in den Handel kommt und auch von uns gebraucht wird. Trotz dieser Feststellung gibt es Autoren, welche die 40%ige Stammlösung für die Verdünnung einer 100%igen gleichsetzen, während andere von der 40%igen Lösung ausgehen. Für die ersteren enthalten dann z. B. *100 ccm einer 10%igen Lösung 4 ccm Formaldehyd, für die letzteren dagegen 25 ccm!* Um über diese Klippe hinwegzukommen, wäre für die Anbahnung einer Standardisierung im Rahmen des Formols als Fixierungsmittel nicht nur dessen Provenienz, sondern mit Umgehung der Prozentangaben am besten das Mischungsverhältnis anzugeben. Zum Beispiel: Formol 1 : 4 (das ist 1 Teil Formol und 4 Teile Wasser) unter Angabe des Prozentgehaltes der käuflichen Stammlösung an Formaldehyd z. B. Formol (40%) 1 : 4. Diese Vorsichtsmaßregel ist unerläßlich, weil die oben geschilderten Divergenzen nur zu leicht auftreten.

Eine ebenso große Rolle spielt das zu verwendende *Wasser.* Was ist sozusagen als ein „Standardwasser" zu bezeichnen? Es ist sicher kein Zufall, daß die Wiege der großen Versilberer in Spanien stand, dem Land des Urgesteins mit seinem weichen Wasser. *Jabonero* versilbert ohne besondere Rücksichtnahme auf die Beschaffenheit des Wassers, weil sein spanisches Wasser eben ein „gutes" ist. Wir hier in Wien haben hartes, kalkhaltiges und noch dazu chloriertes Wasser, Eigenschaften, die geradezu versilberungsfeindliche Faktoren darstellen. Daher empfiehlt *Koehler* mit Recht chlorfreies, kalkarmes Wasser. Wir müssen uns eines destillierten Wassers bedienen, dessen pH um 6,8 liegt. Dadurch erzielen wir ein Formalin von etwa 6,6 bis 6,8 pH. Nach *Seki* soll das Formalin (allerdings ohne Angabe der Konzentration) ein pH von 6,6 bis 6,8 haben.

Eine zu starke Ansäuerung verhindert jede Versilberung, die durch Calcium-Karbonat und öfteres Wechseln des Formalins hintangehalten wird, was bei der drei- bis vierwöchentlichen Fixation sehr anzuempfehlen ist. Die Angaben von *John,* die besten Versilberungsresultate mit Bachwasser zur Zeit der Schneeschmelze gesehen zu haben, decken sich damit, daß auch die Bonner Schule Bachwasser verwenden soll. Nach *Seki* dürfte das Grundwasser, das uns hier aber nicht zur Verfügung steht, die beste Pufferwirkung besitzen. *Garven* (Glasgow) verwendet destilliertes Wasser mit Zusatz von Natriumchlorid zur Erzeugung einer 0,0005%igen Lösung. *Ein „standardisiertes Wasser" wäre demnach ein weiches, mit einem pH um 6,6.* Es ist selbstverständlich, daß die zu fixierenden Gewebsblöcke nur klein sein dürfen, damit die Fixationsflüssigkeit den Block rasch und gleichmäßig durchtränkt. Blutreiche Organe, wie etwa die Milz, sind schwerst zu versilbern, daher hat *Tischendorf* seine Objekte (Tiermaterial) durch Durchspülung vom Blut befreit. Bindegewebsreiche Organe bzw. muskuläre Organe geben oft auch schlechte Resultate, da diese Gewebe ebenfalls infolge ihrer Dichte Silber aufnehmen. Eine gleichmäßige Temperatur, etwa um 20° C, fördert die Fixation wie auch die Versilberung selbst.

Die von *Bielschowsky* angegebene Beizung mit Pyridin bewirkt nach *Seki* eine Mazeration aller anderen Gewebe, jedoch nicht der Neurofibrillen. Auch löst das Pyridin die Lipoidstoffe, wodurch eine Anlagerung der Silberkeime begünstigt wird und bringt das Bindegewebe zur Quellung. Ähnliches dürfte die von *Rogers* empfohlene Behandlung mit Ammoniakalkohol und Essigsäure zeitigen. Ebenso wirkt nach *Seki* die von *Stoehr* angegebene Natronlaugenbeizung für die *Gross-Schulze*sche Methode. Die von *A. Weber* verwendeten Fixierungsgemische sollen Fettsubstanzen lösen. *Die mazerations- und quellungsfördernden Beizen verändern also die Gewebsdichte und unterstützen so die Selektivität der Nervenversilberung.*

Die Bekeimung in der Silbernitratlösung ist ein standardisierter und wenig variabler Vorgang, bei dem keine einschneidenden, die Resultate der Methodik beeinflussenden Veränderungen zu erwarten sind. Das sich bildende Ag 20 wird in den anschließenden Arbeitsgängen der Versilberung reduziert. Diese Reduktion, wie etwa bei der von *Jabonero* angegebenen Methode, soll ebenfalls durch neutrales Formalin herbeigeführt werden. Wünschenswert ist es laut unserer Erfahrung, zu 100 ccm Formalin 1 : 20 1 g Natriumzitrat nach *Lippo-Cramer* hinzuzufügen. Das Silberzitrat erfüllt dabei anscheinend drei Funktionen:

1. Das Aufsaugen überschüssiger Silberkeime in den Randgebieten bei Stück- und Schnittimprägnation.
2. Langsameres Anlagern an die bereits haftenden Silberkeime und dadurch bedingte gleichmäßigere Imprägnation.
3. Aufsaugung lockerer, in großen Intermicellarräumen haftender Silberkeime und dadurch verbundene Hemmung der Mitversilberung anderer, beispielsweise bindegewebiger Texturen.

In der der Reduktion folgenden Wässerung, wie etwa bei der *Jabonero*schen Methode, dürfen die Schnitte nicht allzu viel Formalin verlieren. Der Verlust des Formalinüberschusses ist nicht durch Variation des Ammoniaküberschusses, sondern lediglich durch Formalin kompensierbar. *Jabonero* bedient sich eines 1%igen (1 : 100) Formalin, wir verwenden ein 2,5%iges (2,5 : 100). Da das

Ansetzen der ammoniakalischen Silberlösung bezüglich des Ammoniaküberschusses ein rein empirisches Verfahren darstellt, das vor allem auch von der Temperatur abhängig ist und daher keine genauen Angaben über Ammoniakmenge ermöglicht, verleiht das Silberkarbonat von *Jabonero* der Lösung eine gewisse Stabilität des

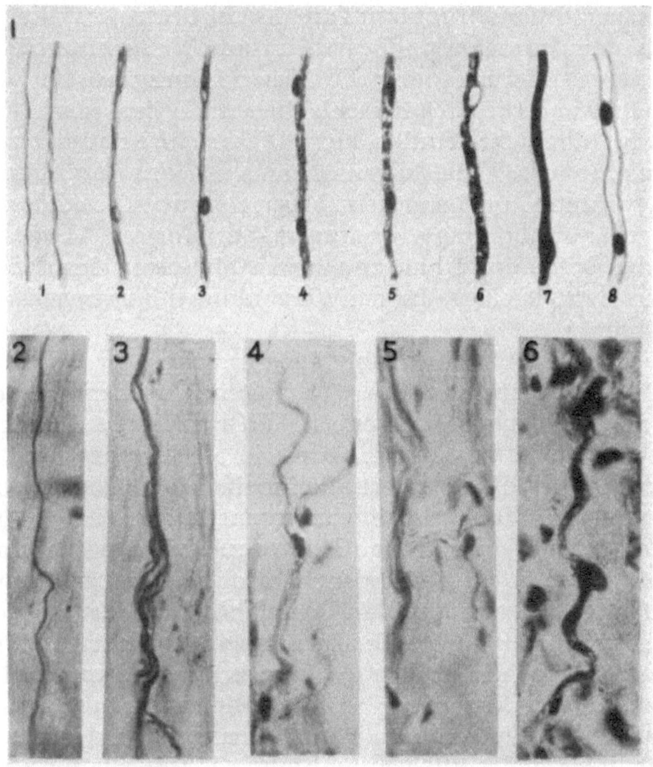

Abb. 1. Fig. 1. Series of drawings of peripheral sympathetic fibres to illustrate types of impregnation. Fig. 2—6. Human nipple. Photomicrographs of some types shown in the drawings (Fig. 1) x 400. Aus Garven, H. S. D. and F. W. Gairns, The silver diamine ion staining of peripheral nerve etc. Quart. J. Exper. Physiol. 37 (1952), 131.

pH. Dadurch wird die Ungenauigkeit der quantitativen Bestimmung des Ammoniaküberschusses hintangehalten. Überdies wirkt die alkalische Silberlösung quellend auf das Gewebe, wie Pyridin und Natronlauge, und verhindert zumindest teilweise die Mitversilberung des Bindegewebes. Das Optimum des pH der Silberkarbonatlösung liegt bei 11,5, der durch Zusatz von 1% Formalin (Formalin . . .), gemessen mit Merkschem Meßpapier, bei höheren Werten erreicht werden kann.

Aus den Ausführungen von *Garven* und *Gairns* geht hervor, daß durch mehrmalige Verwendung der ammoniakalischen Silbernitratlösung eine unterschiedliche Darstellung der Neuralstruktur erzielt werden kann. So zeigen die ersten in diese Lösung eingebrachten Schnitte eine fibrilläre Struktur, während die folgenden, mit derselben Lösung behandelten fibrilläre und plasmatische und schließlich nur plasmatische Strukturen zur Ansicht bringen. Wir glauben, daß durch den vermehrten Formalinzusatz bei mehrmaliger Verwendung eine Änderung des pH dieser Lösung zustande kommt und dies der Grund für die unterschiedlichen Ergebnisse ist (Abb. 1).

Die Vergoldung der Schnitte ändert das erzielte Resultat nur mehr geringfügig. Saure Goldlösungen bedingen eine Rotfärbung der Schnitte, während in neutralen bzw. schwach alkalischen die Schnitte eine Grautönung annehmen. Zu langes Verweilen der Schnitte im Goldchlorid kann zu einem Abblassen feinster Neuralstrukturen bzw. zu einer starken Vergoldung bindegewebiger Elemente führen.

Ein von der Methodik unabhängiger, aber sehr wesentlicher Faktor ist das unterschiedliche Verhalten einzelner Gewebe und deren Funktionszustände gegenüber Silbermethoden. So schreibt *Agduhr,* daß jeder Organtypus bzw. jede Tierart spezielle Modifikationen der Methodik erfordert und meint, daß möglicherweise die Bestimmung der Wasserstoffionenkonzentration des zu imprägnierenden Stückes leichter eine Reihe von Anhaltspunkten für den nötigen Grad der Alkaleszenz der Fixierflüssigkeit geben würde. Auch *John* weist darauf hin, daß der biologische Zustand des Gewebes auf den Ausfall einer Versilberung wesentlichen Einfluß ausübt. Diese fällt nach seinen Beobachtungen besonders gut bei chronisch entzündlichen Prozessen, bei Stagnation der Stoffwechselvorgänge, z. B. bei der Sclerodermie bzw. Eburnisation der Haut durch Röntgenschäden, aus. Wir wissen, daß die Darstellung neuraler Strukturen in der Lunge schwierig ist und *Dijkstra* dazu eine Modifikation der ammoniakalischen Silberlösung verwendete. Eine solche scheint *Knoche,* leider ohne Angaben der Modifikation, auch bei der Darstellung feinster Strukturen der Niere vorgenommen zu haben.

Aus eigener Erfahrung wissen wir, daß entwicklungsgeschichtlich junges Eiweiß besonders silbergierig ist, wie etwa das Eiweiß von Fibroblasten usw. Bestimmte Veränderungen der Neuralstruktur, wie z. B. die Hyperplasie derselben bei der neurogenen Appendikopathie begünstigt möglicherweise die Versilberung. Es ist wahrscheinlich, daß dabei die Mehrbildung eines adrenergischen Mediatstoffes, den die sekretorische postganglionäre Synapse auf Distanz von *Jabonero* ausarbeiten dürfte, für den guten Ausfall der Versilberung verantwortlich gemacht werden kann, da nach *Seki* das Adrenalin, die Ascorbinsäure, das Kreatinin und das Glutathion durch Silbernitrat im Gewebe als Granula sichtbar werden und Melanin, Lipofuscin,

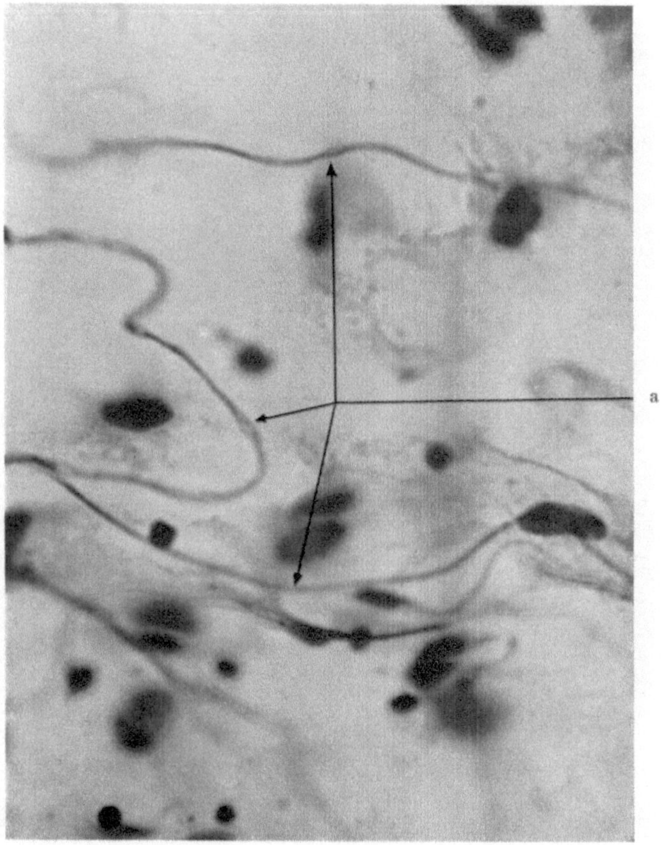

Abb. 2. VP. 222/52, keine klinischen Daten. Diagnose: Chronische Entzündung der Mamma. Neurale Stränge der plexiformen Synapse auf Distanz nach Jabonero, a kleine Vakuolenbildung in den Neuralformationen, Versilberung nach Jabonero. Optische Ausrüstung: Zetopan C. Reichert, Vergr.: ca. 900:1, Photo: Dr. Lassmann, Präparat: Dr. V. Jabonero, Oviedo, Spanien.

Granula in den Retikuloendothelien, eosinophile Granula und Plastosomen durch ammoniakalische Silbernitratlösung versilbert werden können. Die Reaktionsfähigkeit der Gewebe kann außerdem durch Tannin stark geändert werden.

Zurückkommend auf die in Abb. 1 wiedergegebenen, laufenden Formveränderungen der peripheren sympathischen Neuralstrukturen (entlehnt bei *Garven* und *Gairns*) möchten wir darauf hinweisen, daß die durch den Versilberungsvorgang bedingten pH-Verschiebungen *jeweils eine andere Phase des von Jabonero vermuteten Sekretionszustandes der postganglionären Synapse auf Distanz darstellen dürften. Garven* und *Gairns,* die ihre Technik an dem von

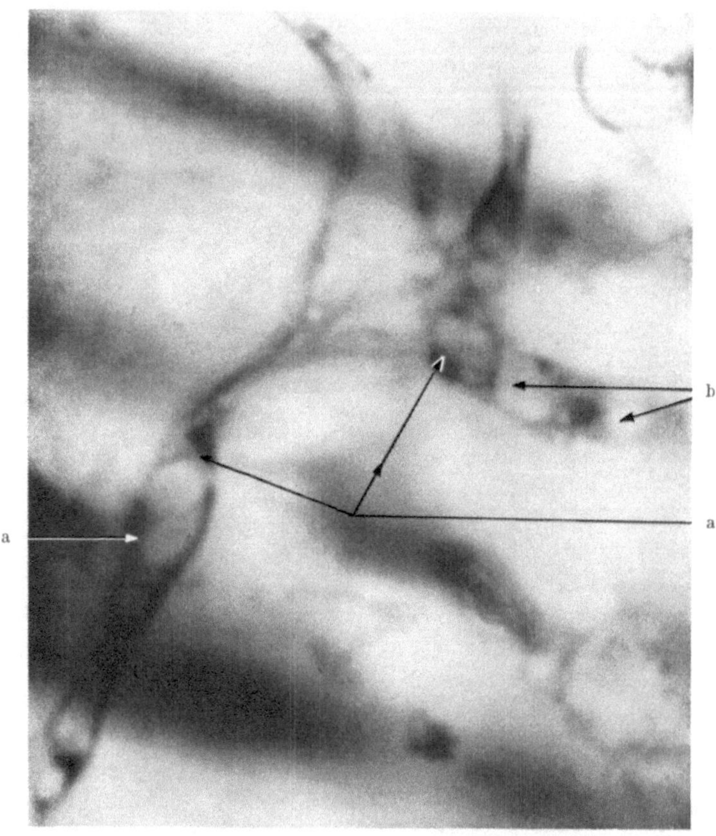

Abb. 3. VP. 2/53 (Elisab. Sp., SP. 1869/52), weibl., 60 J Diagnose: Glanduläre cystische Hyperplasie der Mamma. Mächtige Vakuolenbildung in der plexiformen Synapse (Pathologische Hypersekretion?). a Anteile der Synapse, b Vakuolenbildung, Optische Ausrüstung: Zetopan C. Reichert Optik: 8+100:1 (Fluorit-Immers.), Vergr.: 2000:1, Photo: Dr. Lassmann, Präparat: Dr. Lassmann, Versilberung nach Jabonero.

ihnen modifizierten *Bielschowsky-Gros*-Verfahren genau analysierten, können diesen Phasenablauf jeweils sichtbar machen, was auch in den heute hier demonstrierten Bildern *Garvens* zum Ausdruck kam. Dieses ist ebenso mit der Technik von *Jabonero* möglich, sofern man sich an die von uns aufgezeigten Richtlinien hält.

Wie variabel der Aspekt der plexiformen sekretorischen Synapse auf Distanz von *Jabonero* sein kann, zeigen Abb. 2 und 3. Abb. 2 gibt in einem Originalpräparat von *Jabonero* bei einer chronischen

Entzündung der Mamma fädige kernführende Strukturen der Synapse mit kleinen Vakuolen ohne sichtbares Protoplasma wieder, während Abb. 3 eine grobvakuoläre Umwandlung im Plasma mit

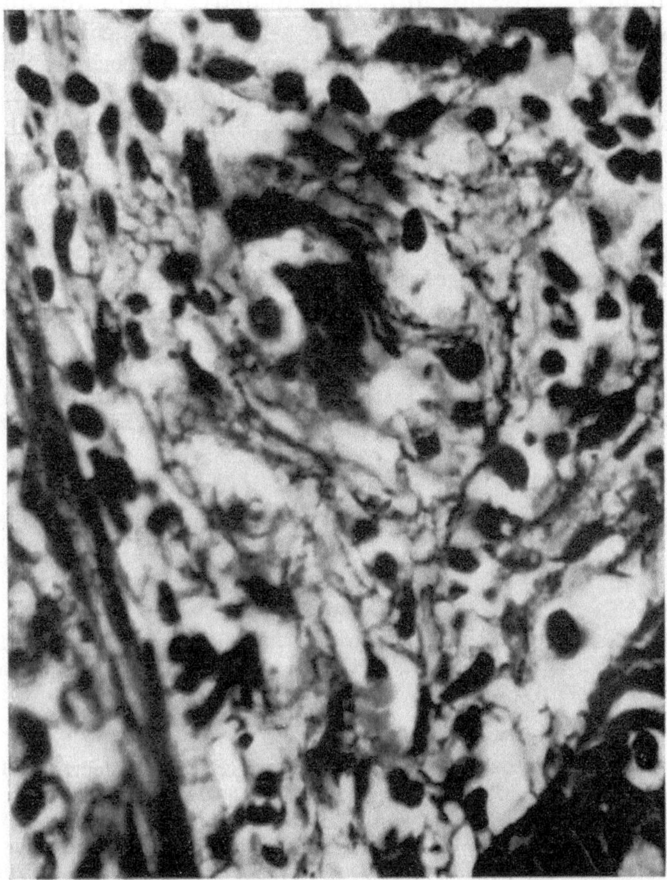

Abb. 4. SP. 2236/51 (Elisab. Sp., Labor. Priesel-Brecher, P. N. 1431/51), weibl., 43 J. Diagnose: Neurogene Appendikopathie (Operationspräparat). Hyperplastische, plexiforme Synapse auf Distanz im Schleimhautstroma des Wurmfortsatzes mit angeschnittener Epithelkrypte. Vergr.: ca. 800:1, Photo-Dr. Schludermann, Ultrabeschallte Versilberung nach Gratzl, Präparat: Frau B. Turmann.

Granulierung und Faserbildung erkennen läßt. Das Nebeneinander dieser gegensätzlichen Strukturverhältnisse wird beispielsweise auch von *Feyrter* in Abb. 28 in seiner Monographie über die Pathologie der vegetativen nervösen Peripherie und ihrer ganglionären Regulationsstätten wiedergegeben.

In der von uns entwickelten und früher geübten ultrabeschallten Versilberung nach *Gratzl* gelingt es so gut wie niemals, das Protoplasma der plexiformen Synapse auf Distanz zur Darstellung zu bringen. Diese Methode, die nicht wie die *Jabonero*sche wegen des Faktors Ultraschall ohne weiteres und einwandfrei genormt werden kann, stellt die Synapse nur in Form retikulärer Strukturen mit eingestreuten Kernen und Vakuolen dar (Abb. 4). Die Bilder solcher Präparate ähneln weitgehend den allerdings zeichnerischen Wiedergaben des *Stoehr*schen Terminalretikulum und des *Boeke*schen Grundplexus in den zahlreichen Arbeiten dieser Autoren und ihrer Schüler. Diese Hinweise zeigen auch, daß die jeweils angewendete und modifizierte Technik die sekretorische Synapse auf Distanz mehr oder weniger unvollkommen oder vollkommen wiedergibt und daß alle Meinungsverschiedenheiten über ihre wirkliche Natur lediglich dieser Tatsache zuzuschreiben sind. Auf diesen Umstand hat *Jabonero* schon des öfteren mit allem Nachdruck hingewiesen.

Zusammenfassung.

Es werden die verschiedenen Faktoren erörtert, die zur Standardisierung der Versilberungstechniken zwecks Darstellung der vegetativen Peripherie anzuwenden sind.

Summary.

There are discussed the various factors which are to be applied for the standardization of the silver stain technique aiming at the demonstration of the vegetative periphery.

Résumé.

On discute les facteurs variés que l'on doit appliquer pour la standardisation des techniques de coloration à l'argent en vue de la démonstration de la périphérie végétative.

Literatur.

Agduhr, E., Anat. Anz. *69* (1930), 269. — *Bergel, S.*, Klin. Wschr. *1* (1933), 672. — *Bielschowsky, M.*, Neur. Zbl. *1902*, 579; *1903*, 644 und 997. J. Psychol. u. Neur. *3*, 171; *4*, 227; *12*, 135. — *Coronini, C., G. Lassmann* und *E. Skudrzyk*, Acta Neuroveget. *1* (1950), 342. — *Brontë, J.*, and *H. W. Beams*, The microtomists Vade-mecum. (Bolles Lee.) J. & A. Churchill, Ltd., London, 1950. — *Dijkstra, C.*, Beitr. Klin. Tbk. *92* (1939), 445. — *Fajerstain, J.*, Neur. Zbl., Nr. *3* (1901). — *Garven, H. S. D.*, and *F. W. Gairns*, Quart. J. exper. Physiol. *37* (1952), 131. — *Held, H.*, Anat. Anz. *30* (1907). — *Jabonero, V., P. Gomez Bosque, F. Bordallo* y *J. Perez Casas*, Organizacion anatomica del systema neurovegetativo periferico. C. S. I. C., 1951. Der anatomische Aufbau des peripheren neurovegetativen Systems. (Acta Neuroveget., Supplementum IV), Springer, Wien, 1953. — *John, F.*, Z. Zellforsch. Abt. A. *30*, 297. — *Knoche, H.*, Z. Zellforsch. *36* (1951), 448. — *Köhler, H.*, Arch. exper. Vet.med. *6* (1952), Heft 5 und 6. — *Landau, E.*, Z. Mikrosk. *41* (1924). — *Lipp, W.*, Protoplasma *40* (1951), 275. — *Lippo-Cramer*, zit. bei *Seki, M.* — *Rogers, W. M.*, Anat. Rec. *49* (1931). — *Romeis, B.*, Mikroskopische Technik. 15. Aufl., Leibnitz-Verlag, München, 1948. — *Seki, M.*, Z. Zellforsch. *30* (1940), 529 und 548. — *Stöhr, Ph. jun.*, Anat. Anz. *54* (1921), 529.

Anschrift des Verfassers: Dr. *Gustav Lassmann*, Wien XVIII, Bastiengasse 53.

Neue elektive Färbungen des Nervensystems.

Von

P. Vonwiller, Rheinau-Zürich.

Mit 4 Textabbildungen.

Wir haben Ihnen an den Symposien von Überlingen, Salzburg und Florenz unsere damaligen Ergebnisse mit neuen elektiven Nervenfärbungen schildern und demonstrieren dürfen, zunächst an Hand normalen und vergleichend anatomischen Materials. Inzwischen haben wir unsere Untersuchungen fortgesetzt, und erfreuten uns dabei der tatkräftigen Unterstützung von seiten verschiedener Stiftungen der Universität Zürich (Stiftung für wissenschaftliche Forschung, Hochschulverein, Jubiläumsstiftung) sowie von seiten der Schweizerischen Akademie der Medizinischen Wissenschaften und des Schweizerischen Nationalfonds für wissenschaftliche Forschung. Wir legen Ihnen heute die neuesten Ergebnisse vor, die sich allerdings nicht direkt auf das sympathische Nervensystem beziehen, sondern vor allem auf die Netzhaut, aber Vorversuche im Gebiete des zentralen und peripheren, vereinzelt auch des sympathischen Nervensystems haben uns bewiesen, daß es sich bei unseren Methoden um solche handelt, die sich an jedem beliebigen Abschnitt des Nervensystems anwenden lassen.

Die jetzt erreichten Fortschritte beziehen sich vor allem erstens auf technische Verbesserungen zum Zweck der Herstellung besonders dünner Schnitte und zur streng lokalisierten Erzeugung solcher elektiver Färbungen, und zweitens auf die ersten Schritte zur Anwendung unserer Methoden auf dem Gebiete der pathologischen Anatomie, und zwar an einem speziellen Objekt, das bisher solchen feineren Untersuchungen beinahe unzugänglich war, nämlich der feineren Struktur der Sinneszellen und ihrer Fortsätze in der Netzhaut.

Zum ersten Gegenstand zeigen wir Ihnen die für uns von der Firma Trüb-Täuber (Zürich) eigens hergestellten *Messerhalter* für Gilletteklingen (Abb. 1) und Glasmesser (Abb. 2). Mit Hilfe dieser Messerhalter, die man an einem gewöhnlichen Schlittenmikrotom (wir benützen ein solches von Schanze) anbringen kann, gelingen oft Schnitte von bis zu einem halben Mikron, und zwar öfter ganze

Serien. Für noch dünnere Schnitte bedienen wir uns jetzt des modernen Dünnschnittmikrotoms nach *Danon* und *Kellenberger*, das ebenfalls die Firma Trüb-Täuber (Zürich) herstellt.

Um *streng lokalisierte, elektive Färbungen der Sinneszellen der Netzhaut*, vor allem der *Zäpfchenelemente*, mit ihren Fortsätzen zu erzeugen, haben wir folgendes Verfahren angewendet: In einem Glasblockschälchen wird ein mit zahlreichen Löchern versehener Porzellanteller, auf welchem das zu färbende Objekt, also hier Netzhaut, mit der Außenseite nach unten, zu liegen kommt, gelagert. Der Raum zwischen dem Grunde der halbkugeligen Aushöhlung des Blockschälchens und dem Porzellanteller wird mit unserem Färbungsgemisch, also z. B. Nigrosin-Alkohol-Essigsäure, beschickt, und zwar soweit, daß die Farblösung in den Löchern aufsteigt und die Unterseite des zu färbenden Objekts anfeuchtet. Das Ganze wird mit einer Glasplatte zugedeckt und sodann stunden- bis tagelang bei Zimmertemperatur stehengelassen. Die Farbstofflösung steigt durch die Löcher des Tellers gegen die Netzhaut empor und in sie hinein, vor allem in senkrechter aufsteigender Richtung, und schwächer nach den Seiten hin. Zwischen den Löchern bleiben im Objekt farbstofffreie Zonen. Unser Netzhautmaterial war vorgängig mit Formol-Bichromat-Essigsäure, absolut frisch, fixiert worden, drei Tage in Kalibichromat nachchromiert, gewässert, und sodann in Form etwa ein Viertel Quadratzentimeter großer Stückchen auf den Teller verbracht worden. Senkrechte Schnitte durch solche Stücke zeigen nun intensiv und elektiv gefärbte Zonen, schwächer gefärbte und ganz farblose, in regelmäßigen Abständen, den Löchern des Tellers und den Zwischenräumen zwischen ihnen entsprechend — so daß man also auf dem gleichen Schnitt alle Übergänge von streng elektiv gefärbten, über nur teilweise elektiv gefärbte bis zu den nicht elektiv

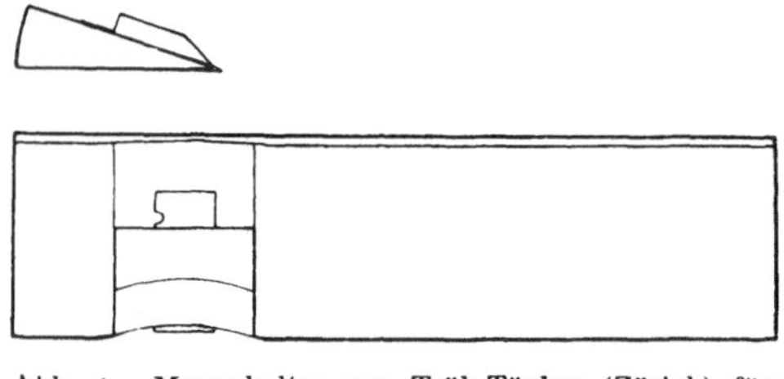

Abb. 1. Messerhalter von Trüb-Täuber (Zürich) für Gillettemesser.

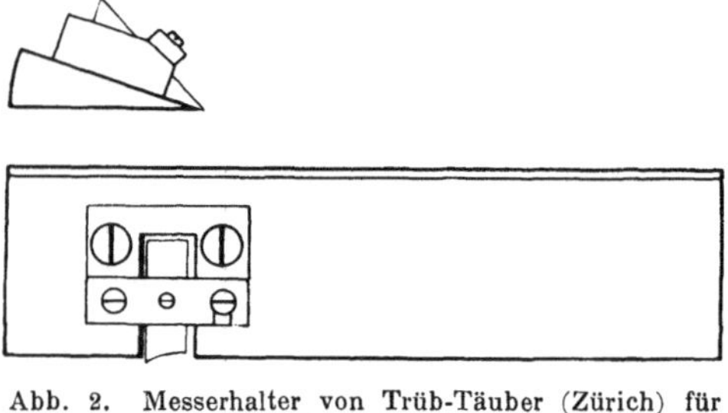

Abb. 2. Messerhalter von Trüb-Täuber (Zürich) für Glasmesser.

gefärbten Zonen, welch letztere man am Schnitt mit Eosin nachfärben kann, antrifft und vergleichen kann. In den von uns demonstrierten und auch in Form von Farbendiapositiven (von Herrn Photograph *Wüest* in der Zürcher Universitätsaugenklinik herge-

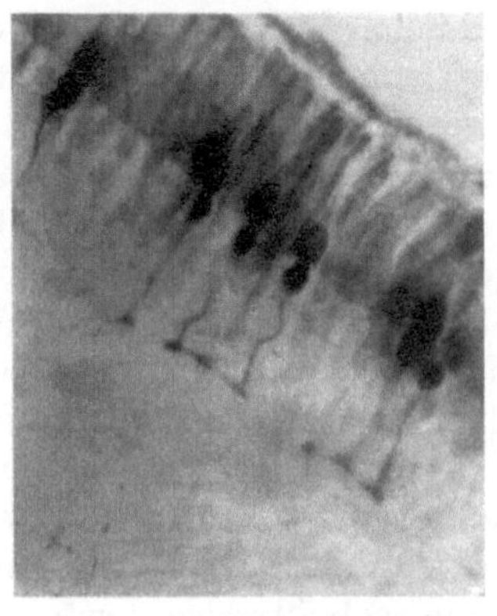

Abb. 3.

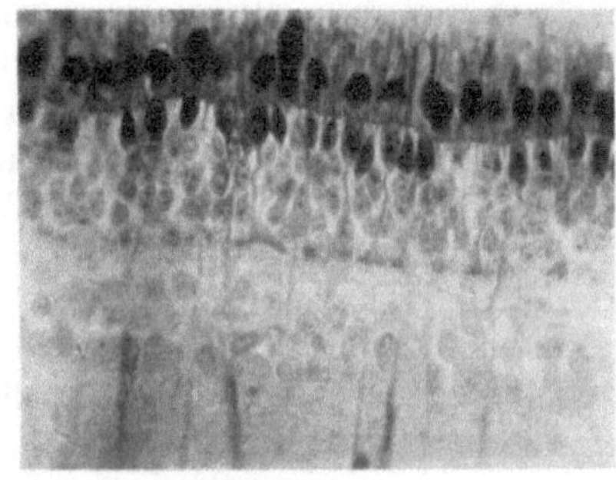

Abb. 4.

Abb. 3. Netzhaut, Schlachthausmaterial. Frischfärbung mit Nigrosin-Alkohol-Essigsäure und nachträglicher Fixierung. Man sieht, von oben nach unten: die Schicht der Stäbchen und Zäpfchen, am Zäpfchen in der Mitte sind deutlich das Außen- und das Innenglied zu unterscheiden. Die Limitans externa schließt diese Schicht scharf gegen die „äußere Körnerschicht", also die Schicht der Sinneszellenkerne, ab. In der „äußeren Körnerschicht" sind die Zelleiber, zentralen Fortsätze und „Füße" der Zäpfchenzellen scharf elektiv gefärbt. Dagegen die Kerne der Stäbchenzellen sind nur andeutungsweise gefärbt, und ihre zentralen Fortsätze gar nicht. Die tieferen Schichten sind gar nicht gefärbt.

Abb. 4. Netzhaut, Schwein. Fixierung des ganz frischen Materials mit Formol-Bichromat-Essigsäure, sodann Stückfärbung mit Geigy-Nigrosin-Alkohol-Essigsäure, Schnittfärbung mit Eosin. Man sieht: oben die Schicht der Zäpfchen und Stäbchen, die Zäpfchen sind besonders intensiv geschwärzt. Gegen die „äußere Körnerschicht" ist die Stäbchen- und Zäpfchenschicht scharf durch die Limitans externa abgegrenzt. In der äußeren Körnerschicht sind Kerne und Zelleiber, sowie die zentralen Fortsätze („Axone") der Zäpfchenzellen, sowie deren „Füße" elektiv durch Nigrosin gefärbt. Die Kerne der Stäbchenzellen dagegen sind durch Eosin gegengefärbt, aber ihre zentralen Fortsätze sind nicht gefärbt. Von der inneren Netzhautoberfläche her ist das Nigrosingemisch bis gegen die „innere Körnerschicht" vorgedrungen und hat die Müllerschen Fasern im „inneren Plexus" intensiv gefärbt. Die Kerne der inneren Körnerschicht sind nur durch Eosin hervorgehoben.

stellten) projizierten Schnitten sieht man nun sehr deutlich die Zäpfchenzellen mit ihren Fortsätzen, vor allem auch ihren zentralen Fortsatz und dessen „Fuß", sehr deutlich schwarz gefärbt, währenddem die zwischen diesen Gebilden gelagerten Stäbchenzellen nur mit Eosin gefärbt erscheinen, so wie auch die übrigen Elemente und Schichten der Netzhaut. Es handelt sich also hier um eine doppelte Elektivität: Nur ganz bestimmte Schichten der Netzhaut sind elektiv gefärbt, mit Ausschluß der übrigen, und in diesen Schichten wiederum nur bestimmte Elemente, hier also die Zäpfchenzellen mit ihren Fortsätzen, mit Ausschluß der Stäbchenzellen, welche nur mit Eosin, und ohne ihre zentralen Fortsätze, gefärbt sind. Soviel also über unsere Befunde an der normalen Netzhaut, wobei es sich um absolut frisch fixiertes Schlachthausmaterial (Schwein, Rind) handelt (Abb. 3 und 4).

Diese Erfahrungen benützend, schritten wir nun zur Anwendung an pathologischem, und zwar menschlichem Material. Wir verdanken solches unserem Kollegen Herrn Dr. med. *Krümmel* (Münster in Westfalen). Dieses war nach unseren Angaben ganz frisch in Formol-Bichromat-Essigsäure fixiert und uns in Kalibichromatlösung zugestellt worden, worauf wir es nach unserer Methodik weiterbehandelten (Färbungen am Stück oder an Schnitten mit unseren Nigrosin-, Geigyblau-, Wasserblau- usw. Gemischen). Als ganz besonders interessant erwies sich ein Fall von Status nach perforierender Verletzung mit vorderem Glaskörperabszeß von einem 19jährigen Mann. Am gleichen Schnitt fanden sich in der Netzhaut nahezu normale bis zu hochgradig pathologisch veränderte Zonen, wobei man vor allem in den Sinneszellenschichten den allmählichen Übergang von den einen zu den anderen schrittweise verfolgen konnte. Die Stäbchenzellen zeigten, besonders an den dem äußeren Plexus benachbarten Elementen, halbmondförmige Auftreibung des Protoplasmas, von welchen aus öfters der zentrale Fortsatz (das „Axon") ausgehen gesehen werden konnte und der in einzelnen Fällen bis zum blasig aufgetriebenen Endkorn zu verfolgen war. Solche blasig aufgetriebenen Endkörner füllen zum großen Teil den die Schicht zwischen den „äußeren Körnern" und den „Füßen" der Zäpfchenfortsätze aus. An diesen „Füßen" der Zäpfchenzellenfortsätze (ihren „Axonen"), welche bisher einfach als schwarze Dreiecke dargestellt wurden (neuerdings auch in *Bing* und *Brückner*, Gehirn und Auge, Basel, 1953, S. 14), erweisen sich als von einer komplizierteren, bisher noch nie genauer beschriebenen Struktur. Schon an unseren Schnitten von Schlachthausmaterial fiel uns immer auf, wie bei Eindringen unsere Farbstoffgemische von außen her, nach mehrstündiger Einwirkung, die Färbung gerade die Sinneszellenschicht mit ihren zentralen Fortsätzen anfärbt und mit den „Füßen" der Zäpfchenaxone scharf abgeschnitten aufhört. Stellt man nun sehr dünne Schnitte von solchem Material her, so sieht man ganz deutlich, daß die Zäpfchenfüße durchsichtiger werden, seitlich und zentralwärts scharf begrenzt erscheinen, und zwar so, daß die zentrale scharfe Abgrenzung sich als aus einer horizontalen Reihe winzigster Körner zusammengesetzt erweist — also den Endkörnern der Zäpfchen —, entsprechend den schon bekannten Stäbchenendkörnern, aber viel kleiner und nicht einzeln, sondern in Form einer Reihe, und wobei es in einzelnen Fällen gelang, sie auszuzählen — etwa acht in der Reihe —, kleinste, intensiv gefärbte, rundliche Körnchen. Nach beiden Seiten hin erscheinen die Zäpfchenfüße von einer scharfen Linie begrenzt — körperlich gedacht muß es sich also um eine trichterartige Hüllenbildung handeln, und das Innere des Zäpfchenfußes erweist sich an den vorliegenden Präparaten angefüllt durch eine zweite, viel schwächer gefärbte Körnchenmasse. An Präparaten von normalen Netzhäuten konnten wir solche Körnchen ebenfalls beobachten, aber außerdem zuweilen einen deutlichen Fadenapparat, mit längs verlaufenden Fädchen, welche an den Endkörnchen ansetzen. Die zentralen Fortsätze der Zäpfchenzellen erscheinen an unseren Präparaten vom pathologisch veränderten Material teilweise flaschenförmig aufgetrieben und gehen zentralwärts in das dreieckige Fußgebiet über. Die Zäpfchenendgranula erweisen sich also in unseren Präparaten viel beständiger als die Stäbchenendgranula, welche zum größten Teil blasig degeneriert sind, währenddem die Zäpfchenendgranula unverändert geblieben sind. Außer den genannten Elementen zeigen unsere Präparate sehr deutlich auch die leicht geschwellten *Müller*schen Fasern, die man oft durch die Sinneszellenschicht hindurch bis zur Limitans externa verfolgen kann.

Fassen wir zusammen, so kann also gesagt werden: unsere Färbungsmethoden, kombiniert mit der Dünnschnittechnik, ergeben sowohl an normalen als auch an pathologisch veränderten Netzhäuten neue, mit anderen Methoden bisher noch nie erhaltene Befunde.

Zusammenfassung.

1. Zur Herstellung von Dünnschnitten wurden besondere Messerhalter von Trüb-Täuber (Zürich) für Glas- und Gillettemesser benützt, die man so an einem gewöhnlichen Schlittenmikrotom anbringen kann.

2. Es wurde eine neuartige, doppelt elektive Färbung der Netzhaut durchgeführt: Eine Färbung nur der Sinneszellschichten, und in diesen wiederum eine elektive Färbung der Zäpfchenelemente mit einem Nigrosingemisch, währenddem die übrigen Elemente mit Eosin gegengefärbt wurden.

3. Es werden die ersten Ergebnisse dieser neuartigen Färbungen an einer pathologisch-anatomisch veränderten Netzhaut, besonders auch an deren Sinneszellen, mitgeteilt.

Summary.

1. For making thin sections were used special knifeholders according to Trüb-Täuber (Zurich) for glas knives and Gillette knives, which may be fixed to an ordinary sledge-microtome.

2. There was carried out a new double-elective staining of the retina: a staining only of the layers of the sensitive cells and in these an elective staining of the conic elements with a nigrosine mixture, while the other elements were counterstained with eosine.

3. The first results of these stainings applied to a retina with patho-anatomical alterations, particularly also in its sensitive cells, are communicated.

Résumé.

1. Pour faire des sections minces on a fait usage des portecouteau spéciaux d'après Trüb-Täuber (Zurich) pour couteaux de verre et couteaux Gillette qui peuvent être fixés à des microtomes à traîneau ordinaires.

2. On a fait une coloration biélective nouvelle de la rétine: une coloration seulement des couches des cellules sensitives et dans celles-ci une coloration élective des éléments coniques avec une mixture de nigrosine tandis que les autres éléments ont été contre-colorés avec de l'éosine.

3. On communique les premiers résultats de ces colorations nouvelles appliquées à une rétine avec des altérations patho-anatomiques, particulièrement aussi dans ses cellules sensitives.

Anschrift des Verfassers: Dr. med. et phil. *Paul Vonwiller,* P. D., F. M. H., Salmenweg, Rheinau, Kanton Zürich, Schweiz.

Anatomisches Institut „Sierra“ der Universität Valladolid
(Direktor: Prof. Dr. *R. Lopez Prieto*).

Die anatomischen Grundlagen der peripheren Neurosekretion.

Von

V. Jabonero, Oviedo.

Ins Deutsche übertragen von *H. Hermann,* Erlangen.

Mit 61 Textabbildungen

Inhalt

I. Einleitung.

Unsere Kenntnisse von der peripheren Neurosekretion sind unvollständiger und überdies ungenauer als die von der Neurosekretion im Zentralnervensystem. Bislang konnte nur eine drüsenähnliche Tätigkeit dauernder oder zeitlich beschränkter Natur für einige vegetative Ganglien nachgewiesen werden; aber auch in diesen Fällen sind wir nur unvollkommen über die wirkliche Bedeutung dieses Phänomens unterrichtet.

Der Terminus „Neurosekretion“ wurde bis jetzt gebraucht, um eine andauernde oder zeitlich beschränkte drüsige Funktion einiger Ganglienzellen zu bezeichnen. Im allgemeinen handelt es sich um die Produktion granulärer, vakuolärer oder kolloider Substanzen in der Umgebung des Kernes von Nervenzellen. Der Gebrauch des Präfixes „neuro-“ scheint anzuzeigen, daß jene Eigentümlichkeit ausschließlich den Ganglienzellen zukommt; wenn er auf das periphere Nervensystem angewendet wird, muß er aber auch benutzt werden, um einige Phänomene zu definieren, die mit der Produktion von Substanzen einhergehen, deren Aufscheinen eng mit einer spezifischen Tätigkeit nervöser Elemente verbunden ist. Demnach ist der Begriff der Neurosekretion weiter zu fassen, da er auch auf die intermediären Elemente der Synapse angewendet werden muß, gleichgültig, welcher Natur und Herkunft sie sind.

In diesem Sinne könnte man von einer Neurosekretion und von einer Gliosekretion sprechen, da viele Autoren annehmen, die intermediären Zellen der Synapsen besäßen Wert und Bedeutung der Glia. Im Gegensatz dazu hat *Boeke* (1942, 1949) behauptet, die neurohumorale Tätigkeit der Synapse sei eng an die nervöse Struktur des periterminalen Netzwerkes gebunden und die gliösen Satelliten seien für die Funktion der Synapse ohne jegliche Bedeutung. Anderseits aber ist über die gliöse Natur der Satellitenzellen an allen distalen Synapsen (motorische Endplatten, sensible Endkörperchen) noch nicht entschieden, und die Autoren sind noch längst nicht zu einer übereinstimmenden Meinung gelangt. Die Anwendung des Wortes „Gliosekretion“, deren Bedeutung von der durch *Morato* (1939) und *Stutinsky* (1939) in der Hypophyse beschriebenen „Gliokrinie“ sehr verschieden ist, könnte zu Irrtümern Anlaß geben, da die Neuroglia der nervösen Zentren (und sicherlich auch die der Peripherie) eine sekretorische Tätigkeit entfaltet, die schon seit langem bekannt ist, und zum anderen die Differenzen zwischen den unterschiedlichen Typen der peripheren Gliozyten (*Schwann*sches Synzytium, gliöses Plasma an den Synapsen usw.) nicht zur Genüge geklärt sind.

Der Gebrauch neuer Worte zur Bezeichnung der verschiedenen Arten sekretorischer Tätigkeit an den Elementen des Nervengewebes wäre zu billigen, wenn alle jene Erscheinungsformen hinlänglich bekannt wären und sich reinlich voneinander trennen ließen. Ein solches Verfahren scheint uns aber im Moment noch wenig angebracht, da unsere augenblicklichen Kenntnisse für eine adäquate Auswahl der Bezeichnungen noch unzureichend sind. Aus diesem Grunde ziehen wir es vor, mit dem Worte Neurosekretion folgendes zu bezeichnen: *Die produktive Tätigkeit irgend eines Elementes des peripheren Nervensystems,* wenn diese Tätigkeit direkt und notwendig eng mit den spezifischen Funktionen des Nervensystems, d. h. mit der Reizüberleitung und Phänomenen der synaptischen Transmission verbunden ist. Dergestalt ist die granuläre, vakuoläre oder kolloidale Sekretion in der Nachbarschaft der Kerne einiger Ganglienzellen im Hinblick auf die Sekretion im peripheren Nervensystem nur von sekundärer Bedeutung.

Außerhalb dieser Definition bleiben zur Gänze die Erscheinungen sekretorischer Tätigkeit an gliösen Elementen, die keine klare Beziehung zu den spezifischen Funktionen des Nervengewebes haben, selbst wenn in der einen oder anderen Weise Beziehungen zwischen dem gemeinten Phänomen und dem Stoffwechsel der Nervenzellen bestehen sollten.

Einige Elemente, die im weiteren Sinne nervösen Ursprungs sind, aber eine deutlich glanduläre Natur besitzen, haben direkte Beziehungen zu den Vorgängen bei der chemischen Übertragung nervöser Reize, sei es, daß diese in Organen oder begrenzten Abschnitten derselben (chromaffine Zellen: Theorie von *Cannon*) oder unter Hinterlassung aktiver Substanzen (Adrenalinen oder Sympathin) im ganzen Körper wirksam werden. Im Hinblick auf die Tatsache, daß jene im weiteren Sinne drüsigen Elemente in gewissen Stadien der Embryonalzeit das vegetative Nervensystem in seinen Wirkungseffekten ersetzen können (*Celestino da Costa,* 1939/40), muß ihre sekretorische Tätigkeit in dem großen Rahmen der peripheren Neurosekretion mit betrachtet werden.

Reizüberleitung und synaptische Transmission sind zwei typische Funktionen der nervösen Substanz; an letzterer hat als intermediäres Element von grundsätzlicher Bedeutung die synaptische Glia Teil (*Jabonero,* 1952, 1953). In gleicher Weise wie die Erscheinungen sekretorischer Tätigkeit an der Synapse müssen unter den Begriff der Neurosekretion auch jene Phänomene einbezogen werden, die sich an Elementen abspielen, deren gliöse Natur und Bedeutung noch nicht erwiesen ist, wenn sie aber aktiv und eindeutig an der synaptischen Transmission beteiligt sind. Das Problem der interkalären

Zellen (*Feyrter,* 1951) wird, wenn auch mit einigen Einschränkungen, ebenfalls Objekt unserer Aufmerksamkeit sein. Aus demselben Grunde werden wir die Erscheinungen der peripheren Neurokrinie und die mit ihr verbundenen zellulären Elemente berücksichtigen müssen.

Offenbar erweitern wir dergestalt die Konzeption von der peripheren Neurosekretion, glauben aber, uns noch innerhalb diskutierbarer, wenn auch sehr weiter Grenzen zu befinden. Aber alle Elemente und sämtliche Phänomene, die wir analysieren wollen, haben eine Eigenschaft gemeinsam, die in einigen Fällen sicher, in anderen nur von manchen Autoren dem sekretorischen Prinzip unterstellt wird und die sie zusammenfaßt. Wenn wir sie unter dem Namen der peripheren Neurosekretion und als neurosekretorisch tätige Elemente zusammenfassen, erschiene eine Abtrennung einiger von ihnen völlig ungerechtfertigt und willkürlich. Die neueren Auffassungen vom peripheren Nervensystem zeigen, daß ein Verständnis „nervöser" Vorgänge, oder, genauer ausgedrückt, der Abläufe bei der Innervation (d. h. die nervöse Tätigkeit bei der Organfunktion) im großen und doch so engen Rahmen der alten, auf der rein fibrillären Strukturierung der nervösen Substanz basierenden Anschauungen sowohl der Neuronisten als auch der Retikularisten nicht möglich ist. Die Grenze des „Nervösen" liegt nicht am Ende der Neurofibrillen oder der Neurofibrillennetze, sondern reicht weit darüber hinaus, manchmal sogar bis zu Erscheinungsformen, die der anatomischen Forschung einstweilen noch völlig unzugänglich sind. Von diesen kennen wir bis jetzt nur einen sehr kleinen Teil; dieser reicht aber aus, um uns zu zeigen, wie groß das noch unbetretene Neuland ist.

Die bisher stetig angewendeten analytischen Kriterien müssen nunmehr den Bestrebungen einer Synthese weichen, die trotz der unausweichlichen Irrtümer und Mißerfolge des Beginnens zu einer klareren, weniger anatomischen Einsicht in den Organismus verhelfen werden, für den das „Nervöse" lediglich ein Baustein ist. Wenn von der Innervation eines Organes oder eines Territoriums gesprochen wird, konzentriert sich die Aufmerksamkeit auf das nervöse Element und kehrt sich in gleichem Maße von den anderen ab. Dies hat zu einer fast vollständigen Lähmung der Bestrebungen synthetischen Denkens geführt und so dem Verständnis des Wesens der nervösen Tätigkeit und des wirklichen Mechanismus ihrer Wirkung auf die Elemente des Organismus im Wege gestanden, obwohl bemerkenswerte Gegenströmungen vorhanden waren (*Stöhr,* 1951).

II. Granuläre und kolloide Neurosekretion in der Umgebung der Ganglienzellkerne.

Gaup (1938, 1939) beschrieb als erster Anzeichen sekretorischer Tätigkeit in den Nervenzellen des Ganglion cervicale craniale, indem er auf Vakuolen, Anhäufungen kolloidaler Massen, Verminderung des Zytoplasmas usw. hinwies und sie als morphologisches Merkmal einer Neurosekretion im sympathischen Nervensystem interpretierte. Diese Beobachtung wurde von *Herzog* (1938) und *Stöhr* (1939) kritisiert, die sie als postmortale Veränderungen ansahen. Wenn auch unzweifelhaft bei jeder Art mikroskopischer Untersuchung im Rahmen der Bewertung der Präparate postmortale Veränderungen ausgeschlossen werden müssen, so haben doch die Befunde anderer Autoren, die Material verwendeten, auf das diese Einwände nicht zutreffen, die ersten Beschreibungen von *Gaup* bestätigt, die dadurch erst ihren wahren Wert und Bedeutung erlangten.

Lenette und *Scharrer* (1946) beschreiben einige Zustandsbilder, deren Bedeutung nicht klar geworden ist. Die Ganglienzellen in der Nachbarschaft der Nebennieren zeigen in der Nähe ihres Kernes, d. h. in der Gegend, in der sonst die Nissl-Granula liegen, eine große Anzahl von Granula, die sich mit Phloxin-Methylenblau rötlich und mit neutralem Gentianaviolett in dessen Tönung anfärben. Nach Angabe der Autoren handelt es sich nicht um Pigmente oder Lipoide, da die Granula mit Alkohol oder Äther nicht extrahierbar sind. Diese Granula haben die Eigenschaften von Sekretkörnchen, aber auch die von Einschlußviren. Bei Macaca mulata scheint die Sekretion in den vegetativen Ganglienzellen auf die Ganglien an den Nebennieren beschränkt zu sein, wenn auch einige feine Granula in den Spinalganglien und im Ganglion *Gasseri* vorkommen. *Lenette* und *Scharrer* ist es hier nicht gelungen, einen vollständigen Sekretionszyklus zu beobachten, wie ihn *Scharrer* an den Nervenzellen des Hypothalamus beschrieben hat.

Die Autoren schreiben: „The only argument in favour of the interpretation as secreting nerve cells is the association of the granules with the Nissl bodies.“ Dies Argument ist aber nicht recht befriedigend, zumal die Autoren angeben, die peripheren Ganglien seien im allgemeinen kein günstiges Material für das Studium der Neurosekretion mit zytologischen Methoden.

Phänomene, die den von *Lenette* und *Scharrer* beschriebenen sehr ähnlich sind, wurden von *Palay* (1943) in vegetativen Ganglien bei Fischen und von *Lücke* (1934) bei Amphibien festgestellt.

Thomas (1948) hat die Nervenzellen des Ganglion mesentericum der Ratte untersucht und Granula aufgefunden, die mit den von

Lenette und *Scharrer* beschriebenen identisch sind und sich in enger Verbindung mit dem Golgiapparat vorfinden (Abb. 1).

„The smallest granules appear to be formed within the lipoidal pellicle of a single Golgi system for it can be shown that they are at first completely covered with a sudanophil skin. This finding is in exact accord with the observations of *Hirsch* and others who have shown that in exocrine gland cells, e. g. the pancreas, the secretion antecedents always that in their first appearance in this situation and later emerge from the pellicle as free and independent zymogen granules.“ Der Autor gibt an, es könne ein Sekretionszyklus nachgewiesen werden und die Vorgänge am Golgiapparat könnten mit den von *Scharrer* beschriebenen und als Neurosekretion bezeichneten Erscheinungen identifiziert werden.

Collin hat einige Male bemerkt, es sei ungenau, eine sekretorische Struktur, die in jeder lebendigen Zelle vorkomme und Ausdruck ihres Stoffwechsels sei, mit einer drüsigen Strukturierung zusammenzuwerfen, bei der das durch die Tätigkeit einer Zelle entstandene Produkt ausgestoßen wird und an einem anderen Ort des Organismus seine Verwendung findet. Daher müssen alle im vorhergehenden mitgeteilten Beobachtungen und Beschreibungen von der peripheren Neurosekretion einer Kritik im Sinne von *Collin* unterworfen werden.

Moussa (1950, 1952) spricht von einer Sekretion des Golgiapparates. *Gattenby, Moussa, Elbanhawy* und *Gornall* (1953) haben die Beschreibungen und Interpretationen von *Thomas* (siehe weiter oben) einer Kritik unterzogen. Die Autoren glauben, ihre Beobachtungen würden folgende Schlüsse gestatten: Das Leben eines Neurons kann in drei Abschnitte geteilt werden, erstens eine Embryonalperiode, die durch eine funktionelle Einheit des Neurons charakterisiert ist und in der dieses noch einer vollständigen zytologischen Entwicklung entbehrt, eine zweite Phase, in der der Golgiapparat seine vollständige Ausbildung erlangt und die Sekretion wahrscheinlich in Verbindung mit Wachstum und Entwicklung des Gesamtorganismus aufnimmt, und eine dritte Periode, in der es zu regressiven Veränderungen am Golgiapparat unter Bildung von Vakuolen und Fettkörpern kommt. In dieser letzten Phase stellt das Neuron eine lediglich nervöse Einheit dar, die keine gleichzeitige Drüsenfunktion aufweist.

„It is held probable that this activity of the Golgiapparatus is connected in some way with the development of the organisme. Furthermore, the nerve cells is not alone a nervous element, but it is a gland cell as well. It begins purely

Abb. 1. A Nervenzelle aus einem perirenalen Ganglion (Macaca mulata). Zenker-Formol, Mallory-Azan. (Lanette und Scharrer, 1946.) B Verschiedene Formen und Degenerationsstadien des Golgiapparates G (Gattenby, Moussa, Elbanhawy und Gornall, 1952). P Pigment; GA fadenförmiger Golgiapparat; GG spheroidale Formationen; V Vakuolen; 10 A vermutlicher Degenerationsverlauf der Kanälchen auf dem Wege der Bläschenbildung.

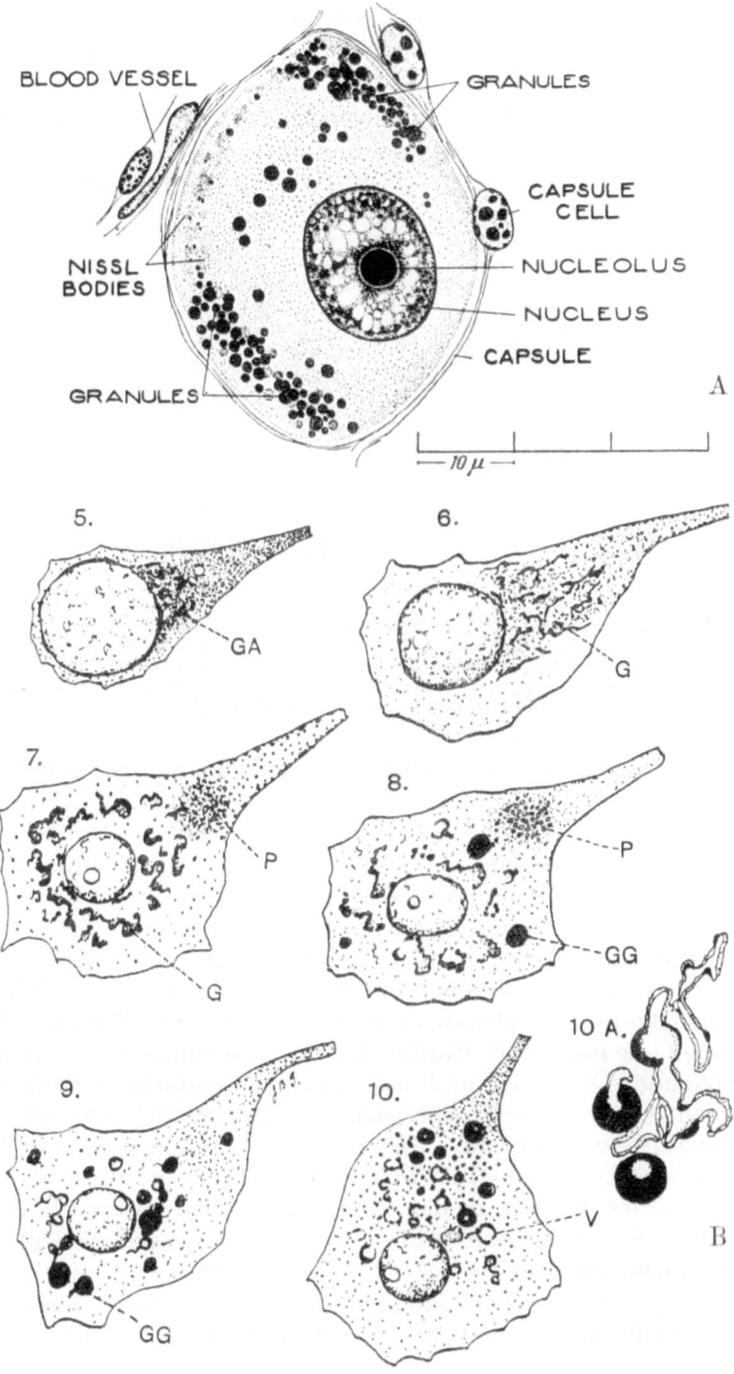
BLOOD VESSEL
GRANULES
CAPSULE CELL
NISSL BODIES
NUCLEOLUS
NUCLEUS
CAPSULE
GRANULES
A
10 μ
5.
GA
6.
G
7.
P
G
8.
P
GG
10 A.
9.
GG
10.
V
B

as a nervous element and, in the end, after a period partly as a secretory element, becomes once again a purely nervous element, save that it may still contain degeneration products or secretion granules" (loc. cit.).

Picard und *Chambost* (1951) haben beim Pferd das Vorkommen intrazellulärer, kolloidaler Bläschen in den sympathischen Ganglienzellen der Nebennieren nachgewiesen. 1952 haben dieselben Autoren

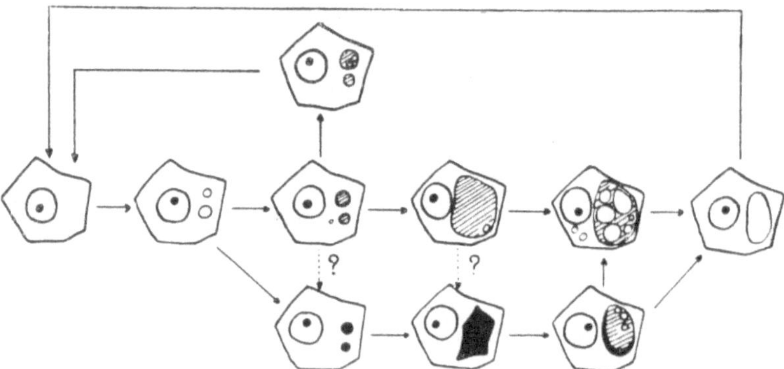

Abb. 2. Schema der Sekretion von kolloidem Typus in den sympathischen Ganglienzellen der Nebennieren. Grundsätzlicher Zyklus mit Produktion eines wenig dichten Kolloids, das auf dem Wege der Vakuolisierung verschwindet. Im unteren Teil möglicherweise mehr dichteres Stadium des Kolloids, dieses Kolloid durchläuft einen mehr flüssigen Zustand, bevor es seine Vakuolisierung erleidet. (Picard und Chambost, 1952.)

den gleichen Befund an den Nebennierenganglien des Menschen erhoben. Sie haben den Ablauf des in Rede stehenden Prozesses folgendermaßen in ein Schema zu bringen versucht: a) Entstehung einer zuerst chromophoben, später fuchsino- und siderophilen Substanz in Form intraprotoplasmatischer Bläschen. b) Anhäufung dichter, nach Formolfixierung chromo-, fuchsino- und siderophiler kolloidaler Massen, die sich in großen Bläschen oder Flecken von manchmal enormer Ausdehnung um den Kern lagern. c) Umbildung der dichten kolloiden Substanzen in solche von mehr flüssiger Beschaffenheit, die unter dem Einfluß der Fixationsmittel keine Retraktionserscheinungen zeigen und mit Lichtgrün anfärbbar sind. Sie konfluieren zu Vakuolen; dies entspricht wahrscheinlich einer Phase, in der die aktive und diffusible Substanz aus den Zellen ausgestoßen wird, was aber im histologischen Präparat nicht feststellbar ist. Die Autoren sind der Ansicht, in den Ganglien der Nebennieren bestehe eine richtige Neurosekretion (Abb. 2), deren Zweck und Bedeutung allerdings noch unbekannt sind.

Das Zytoplasma einiger Ganglienzellen in der Nähe der Blutgefäße innerhalb der Nebennieren des Iltis zeigt nach *Eichner* (1951) granuläre und vakuoläre Einschlüsse, die den Kern an die Zellperipherie drängen. Es handelt sich dabei um intrazelluläre Anhäufungen alkohollöslicher Produkte eines Sekretionsvorganges. Das normale Verhalten des Kernes und des Protoplasmas dieser Zellen erlauben den Schluß, daß sie eine Substanz produzieren, deren Wesen allerdings unbekannt ist.

Mit der histologischen Technik von *Masson* werden in den Nervenzellen des Ganglion stellatum beim Menschen und bei einigen Tieren (*Meyer,* 1951) doppelt eingeschnürte, rötliche oder orangenfarbene granuläre Formationen angefärbt, die der Autor als Vorstufen des Lipufuscins ansieht; die dabei in der Peripherie des Ganglienzellkörpers beobachteten Vakuolen stellen vielleicht durch die Fixation bedingte Artefakte dar.

Smith (1952) hat über das Vorkommen morphologischer Merkmale der Neurosekretion in sympathischen Ganglienzellen bei Bufo marinus berichtet.

Die im vorhergehenden mitgeteilten Daten sowie die Beobachtungen von *Stern* zeigen, daß unsere Kenntnisse von der Neurosekretion in peripheren Ganglienzellen noch sehr gering sind. Möglicherweise ist in den zitierten Arbeiten die Interpretation histologischer Befunde von mehr oder weniger exakten Angaben über die Neurosekretion im Zentralnervensystem beeinflußt worden. Es ist wohl kaum anzunehmen, daß das Vorkommen eines Entwicklungszyklus am Golgiapparat und anderen Strukturen (Mitochondrien usw.) notwendigerweise eine Tätigkeit der Nervenzellen nach Art der Drüsenelemente beweist. Wenn auch an dem Vorkommen einer intrazellulären kolloiden Substanz nicht zu zweifeln ist (von *Bargmann* und seiner Schule in den parauterinen Ganglien beschrieben), so scheint doch die Annahme einer echten peripheren Neurosekretion nicht genügend begründet zu sein. Die Schemata von granulären oder kolloiden Sekretionszyklen, die einige Autoren angegeben haben, dürfen, wie wir glauben, nur mit größter Zurückhaltung betrachtet werden. Wir wollen nicht die Möglichkeit eines Sekretionsprozesses in einem Teil der Ganglienzellen leugnen, aber die bisher dafür gelieferten Beweise stehen zunächst noch auf schwachen Füßen.

III. Probleme, die die Lehre von der chemischen Übertragung des nervösen Reizes aufwirft.

Vom Standpunkt des Anatomen und Physiologen aus wirft die Lehre von der chemischen Übertragung des nervösen Reizes zahlreiche Probleme auf, deren Lösung zur Zeit nur in einer skizzenhaften Darstellung möglich ist. Die Bedeutung der chemischen Überträgersubstanzen darf nicht gering eingeschätzt werden, wenn man sie als die notwendigen Vehikel der synaptischen Überleitung ansieht und die Freisetzung der erwähnten Überträgersubstanzen nicht als Parallel- oder Begleitvorgang, sondern als Folge der fortschreitenden Erregung auffaßt.

Die Physiologen, die für die chemische Übertragung des nervösen Reizes eintreten, scheinen ganz und gar die Bedeutung der Endigungsweise einer Nervenfaser in der einen oder anderen Form und die Feststellung der morphologischen Beziehungen zwischen den Endigungen der Nervenfasern und dem zweiten Pol der Synapse, welcher Natur er auch immer sei, außer acht zu lassen. Die Tendenz, das Problem der Synapse auf einer rein chemischen Ebene, d. h. rein hypothetisch abzuhandeln und die anatomischen Probleme gänzlich beiseite zu lassen, enthält den größten Irrtum, in den ein Neurophysiologe verfallen kann. Es ist wohl nicht notwendig, auf die von *Tusques* (1949) mit voller Berechtigung formulierten Gedanken hinzuweisen, der schreibt: „... bien des hypothèses ou des théories physiologiques gagneraient à s'étayer sur des bases morphologiques."

Der Begriff „nervöse Endigung" entspricht in der Form, in der ihn der größte Teil der Autoren verwendet, nicht den Tatsachen. In vielen Fällen sprechen die Autoren, insbesondere die Anhänger der Neuronentheorie, von Nervenendigungen selbst in den Fällen, in denen derartige Endigungen anatomisch nicht nachgewiesen werden konnten. Sie scheinen wie mit einem unausweichlichen Zwang die reale Existenz derartiger Endigungen anzunehmen; und diese in vielen Fällen durchaus ungeeignete Bezeichnung gewinnt so den Wert einer sanften Forderung zugunsten der Theorie. Daher brauchen wir nicht überrascht zu sein, wenn Physiologen und Pharmakologen jegliche morphologische Basis aufgegeben haben und in Konsequenz dessen dazu gelangt sind, den Begriff der nervösen Endigung vollkommen zu verfälschen, indem sie behaupten, es sei gar nicht notwendig, erst einmal Natur und Bedeutung derartiger Endigungen festzulegen, die sie einfach mit der hypothetischen rezeptiven Substanz von *Langley* identifizieren. Letztere kann aber in keinem Falle als Endigung, d. h. als Ort, an dem der Reiz freigesetzt wird, angesehen werden. Aber auch für die Autoren die sich durch eine minutiöse und präzise Beschreibung ihrer anatomischen Befunde auszeichnen, scheint sich die morphologische Grundlage der chemischen Reizübertragung des nervösen Impulses in einer imaginären Dimension zu befinden.

Die Probleme der anatomischen Organisation des Nervensystems sollen hier nicht abgehandelt werden; nichtsdestoweniger müssen wir darauf hinweisen, daß die Auffassung von der gleichmäßig neuronalen oder synzytialen Konstruktion des peripheren Nervensystems nach unseren eigenen Untersuchungen (und denen von *Tinel,* 1937, und *Meyling,* 1953) als irrtümlich anzusehen ist. In zahlreichen Arbeiten haben wir gezeigt (1946 bis 1954), daß es zwei verschiedene Klassen nervöser Elemente gibt, nämlich Neuronen und nervöse Synzytien. Diese Elemente sind dergestalt verteilt, daß einige nervöse Bahnen ausschließlich aus hintereinander geschalteten Neuronen aufgebaut sind, während andere als distales Glied von einem nervösen Synzytium gebildet werden. Die Existenz dieser zwei Typen nervöser Elemente fordert als Konsequenz das Vorhandensein verschiedener Synapsentypen. Letztere müssen einer gesonderten Analyse unterworfen werden, da jeder einzelne der verschiedenen Typen eine Reihe von speziellen Problemen aufwirft, insbesondere solche, die die chemische Reizübertragung betreffen.

A. Die morphologischen Grundlagen der chemischen Reizübertragung in den interneuronalen Synapsen (Vegetative Ganglien).

Die interneuronalen Synapsen der vegetativen Ganglien werden von drei Bestandteilen gebildet (*De Castro,* 1930—1946; *Jabonero,* 1951—1954), nämlich den Endigungen der präsynaptischen oder präganglionären Nervenfasern, den Ganglienzellen (zweiter nervöser Pol) und der Intermediärsubstanz (Abb. 3).

Wenn auch einige Autoren gegenteiliger Meinung sind, so endigen die präsynaptischen Nervenfasern doch im Inneren der Ganglien in Gestalt von Ringen, Kolben usw. (Literatur: *Jabonero,* 1952, 1953). Unter Hintansetzung einer Analyse der Details der feineren Strukturen beschränken wir uns hier darauf, auf die Theorien einzugehen, die einige Autoren aus ihren Beobachtungen abgeleitet haben.

De Castro (1942) glaubt, das intermediäre Element der interneuronalen Synapse werde durch das Protoplasma der perineuronalen gliösen Satelliten gebildet; demnach liegt die Endigung der präsynaptischen Nervenfasern innerhalb des genannten Protoplasmas, und der nervöse Einfluß wird an diesen Endigungen frei, durchzieht das gliöse Protoplasma und richtet sich gegen die Ganglienzelle, d. h. gegen den zweiten Pol der nervösen Synapse. Die ursprünglich von *De Castro* aufgestellte These von der Existenz umschriebener, mehr oder weniger punktförmiger Synapsen hat in den neueren Publikationen des Autors (*De Castro* und *Herreros,* 1945) mehr der Auffassung einer diffusen Synapse Platz gemacht, wie sie etwa in der Molekularschicht des Kleinhirns vorkommt, wobei sich verschiedene Nervenfasern in ihrem Verlauf mit zahlreichen Ganglienzellen in Verbindung setzen. Es scheint, als nähme *De Castro* an (1942), die chemische Überträgersubstanz werde von den Nervenfasern produziert und wirke auf nicht räumlich begrenzte Bezirke des intermediären Protoplasmas. Der Autor gibt ferner an, die Übertragung des nervösen Einflusses an der Synapse könne nicht ausschließlich von einer Überträgersubstanz bewerkstelligt werden und es sei notwendig, noch eine andere (physikalische) Form der Übertragung anzunehmen. Auch *Bullon* und *Lamas* (1949) nehmen an, sämtliche Synapsen in den intramuralen Ganglien des Ösophagus seien nach Art des diffusen Typus gebaut.

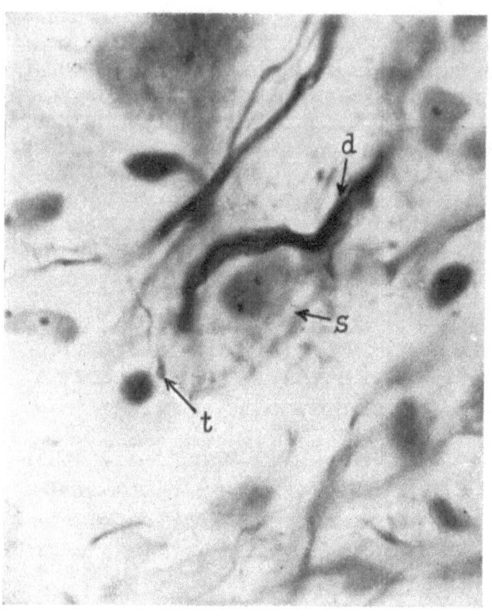

Abb. 3. Interneuronale Synapse in einem sympathischen Ganglion des Menschen. t Endigung einer präganglionären Faser; s Protoplasma des intermediären gliösen Synzytiums der Synapse; d Dendrit einer Ganglienzelle. Bielschowsky-Silberkarbonatmethode. Mikrophotographie ohne Retusche.

Die Theorie von *De Castro* wurde von *Boeke* kritisiert, der sich auf seine Beobachtungen am periterminalen Netzwerk stützt, an einem Netzwerk, das eine Fortsetzung der Neurofibrillen der präsynaptischen Nervenfaserendigungen darstellt und sich auch in das Neurofibrillenskelett der Neuronen fortsetzt, die den zweiten Pol der Synapse bilden. *Boeke* nimmt an, das Protoplasma der Synapse habe Eigenschaften, die von denen der durch dasselbe verbundenen nervösen Plasmen verschieden sind. *Boeke* stellt Überlegungen an, ob es erlaubt sei, die Synapse als von gliösen Elementen gebildet aufzufassen, da man letzteren ja in diesem Falle die Funktion der Überleitung nervöser Reize zusprechen müsse. Überdies müßte ihnen die Fähigkeit zu Permeabilitätsänderungen, die Fähigkeit Reize passieren zu lassen, die Sekretion der erregenden oder hemmenden Substanzen anzuregen und schließlich den nervösen Reiz umzuformen, vindiziert werden. Woher rührt eigentlich die Regulation dieser Umformungen, wenn die Synapse voll und ganz von einer Gliazelle gebildet wird, wenn es sich bei dem in Rede stehenden Protoplasma überhaupt um Glia handelt? Nach *Boeke* soll die Gliazelle unfähig sein, nervöse Erregungen fortzuleiten und unabhängig von den nervösen Elementen sein, selbst wenn sie mit ihnen in Kontakt kommt.

Boeke (1942) glaubt, daß einzig die nervöse Substanz fähig ist, Reize oder nervöse Erregungen fortzuleiten, und gibt an, es sei notwendig, dies als sicher anzunehmen, wenn es auch unmöglich ist, eine experimentelle Bestätigung dieser Behauptung zu erlangen; man müsse dabei aber die Uneinigkeit in den Ansichten der Autoren in Rechnung stellen. Wir stimmen völlig mit *Boeke* überein, wenn er supponiert, daß die Glia grundsätzlich von den nervösen Elementen verschieden und unfähig ist, nervöse Reize fortzuleiten; dies bezieht sich auch auf die intermediäre Glia der Synapse. Aber diese Voraussetzung steht keineswegs zu der fundamentalen und notwendigen Aufgabe des intermediären gliösen Protoplasmas der Synapsen bei den Erscheinungen der Transmission in Widerspruch, welch letztere grundsätzlich von der Fortleitung des nervösen Reizes entlang einer Nervenfaser verschieden ist.

Die morphologischen Angaben von *De Castro* erfordern nicht notwendigerweise (1930—1946) die Annahme der These, daß die Synapse ausschließlich von gliösem Protoplasma gebildet wird. Das Vorhandensein dieses Protoplasmas, in dem die präterminalen und terminalen Abschnitte der präsynaptischen Nervenfasern ihren Platz haben, ist über jeden Zweifel erhaben (Abb. 3), und selbst *Boeke* hat angegeben (1942), das periterminale Netzwerk werde durch gliöses Plasma verstärkt (Mitwirkung der Neuroglia bei der Ausbildung der Synapse). Wir selbst haben viele Male die Existenz eines solchen Protoplasmas nachgewiesen (1951, 1952, 1953, 1954). Die interneuronalen Synapsen stellen ein sehr klares Beispiel der anatomischen und funktionellen Zusammenarbeit der Neuroglia mit genuinen nervösen Elementen dar. Aber dieses Zusammenwirken muß unter dem Gesichtspunkt wichtiger anatomischer Tatsachen gesehen werden.

Bei den Nervenfasern sind anatomische Endigung und physiologische Endigung nicht immer gleichbedeutend. Dieser Schluß ergibt sich aus unseren eigenen Arbeiten (1951 bis 1953), ebenso aus dem Begriff der diffusen Synapse von *De Castro* und *Herreros* (1945) und aus den Beobachtungen von *Bullon* und *Lamas* (1949). Die anatomische Endigung ist nicht der einzig wirksame Abschnitt der Nervenfasern, sie ist nicht der einzige Punkt, an dem der synaptische nervöse Reiz freigesetzt wird. Der präterminale Abschnitt der Nervenfasern ist in dieser Hinsicht die wichtigste Region. Es gibt anatomische Kriterien, die ausreichen, an den Nervenfasern zwei Abschnitte klar und deutlich zu trennen und zu unterscheiden, die durch anatomische und funktionelle Eigenschaften ausgezeichnet sind: Die Nervenfaser als solche, die viele Autoren mit dem anschaulichen Wort „leitend" bezeichnen, und die physiologische Endigung, die gemeinsam vom präterminalen Abschnitt und von der wirklichen anatomischen Endigung dargestellt wird. Im Überleitungsgebiet ist die Faser fähig, dem nervösen Impuls als Vehikel zu dienen, vermag aber nicht, ihn freizusetzen, damit er auf andere nervöse oder nicht nervöse Elemente wirksam werde. Im Gegensatz dazu überwiegt im physiologischen Abschnitt die Funktion, die Erregung freizusetzen, über die Leistungsfunktion, welch letztere noch nicht vollständig verschwunden ist. Aus diesem Grunde muß die physiologische Endigung vom Standpunkt der Synapse aus als die in Wahrheit wirksame Region angesehen werden.

Wir müssen einen nervösen übergeleiteten und einen nervösen freigesetzten Reiz unterscheiden. Beide sind notwendigerweise nicht identisch.

Durch eine einfache Analyse der Struktur und der Organisation der interneuronalen Synapse sind wir (1951, 1952, 1953) zu dem

Schluß gekommen, daß der an den physiologischen Endigungen der Nervenfasern freigesetzte nervöse Reiz nicht direkt auf den zweiten nervösen Pol der Synapse übertragen wird. Die Anwesenheit eines intermediären, gliösen, nicht leitenden Protoplasmas an den motorischen Endplatten und den sensiblen Endkörperchen (insbesondere bei letzteren, bei denen jegliche Überleitung eines nervösen Reizes fehlt, und statt dessen unter der Einwirkung von Reizen unterschiedlicher Art eine nervöse Erregung produziert wird) zwingt uns anzunehmen, daß die Funktion des intermediären gliösen Protoplasmas nicht einfach die der Überleitung des Reizes von einem nervösen Pol zum zweiten ist und daß die Struktur der Synapse wohl von der des intermediären gliösen Satellitensynzytiums verschieden ist. Dieses letztere ist das einzige Element, das einen Reiz hervorbringen kann, der geeignet ist, die Tätigkeit des zweiten Poles der Synapse auszulösen, dessen nervöses Plasma unfähig wäre, direkt die physiologischen nervösen Erregungen aufzunehmen, die über die präsynaptischen Nervenfasern ankommen. Die synaptische Transmission stellt demnach ein sehr komplexes Problem dar, komplizierter als bislang von Anatomen und Physiologen angenommen wurde.

Schüler (1941) hat gezeigt, daß der elektrische Strom im physiologischen Experiment keinen adäquaten Reiz für die Nervenzellen darstellt. Dieser Gedanke scheint uns sehr klug zu sein, da wir glauben, daß ebenso wie bei einer histologischen Technik (häufiges Objekt der Kritik, weil sie lediglich ein mehr oder weniger von der Wirklichkeit unterschiedliches Bild zeigt) auch die durch elektrische Reize im Experiment erhaltenen Ergebnisse von den im wirklichen physiologischen Geschehen erzielten sehr verschieden sind und nichts über die physiologischen Beziehungen zwischen den nervösen Elementen auszusagen vermögen. Wenn beispielsweise die Freisetzung von Acetylcholin im Ganglion cervicale craniale nach dem Durchgang des elektrischen Stromes in Gang kommt, so besagt das nicht, daß dergleichen auch bei der physiologischen Reizüberleitung vonstatten geht. Es könnte gefolgert werden, daß der elektrische Strom und die nervöse Erregung sich hinreichend voneinander unterscheiden, so daß die Überleitung der letzteren nur vermittels einer chemischen Zwischensubstanz vonstatten gehen kann, anderseits die Transmission des ersteren direkt verliefe und aus diesem Grunde die Freisetzung von Acetylcholin nur ein Begleitphänomen darstellt, das zeitlich etwas später eintritt. Dies alles darf aber nicht als eine formale Kritik des physiologischen Experimentes verstanden werden, sondern soll als Mahnung aufgefaßt werden, sowohl bei der Interpretation histologischer Bilder als auch bei derjenigen von Versuchsergebnissen vorsichtig zu sein.

Es besteht hinreichend Veranlassung anzunehmen, daß der Einfluß der Reize, die an den physiologischen Endigungen der präsynaptischen Nervenfasern frei werden und auf das Intermediärelement (gliöses Protoplasma) einwirken, als eine Reizung dieses Protoplasmas selbst aufgefaßt werden muß, d. h. als das Ergebnis einer „Innervation des Hüllplasmodiums" (*Kornmüller*, 1948, *Jabonero*, 1953). Wenn die Ergebnisse der Untersuchungen von *Kuntz* und *Sulkin* (1947) auf Grund der im Vorhergehenden mitgeteilten Argumente (elektrische Reizung) einer negativen Kritik unterzogen werden können, muß man im Gegensatz dazu die Untersuchungsergebnisse von *Schüler* (1941) über die Veränderungen der perineuronalen gliösen Elemente der Ganglien bei der Ermüdung hoch einschätzen. Diese Elemente werden dabei nämlich feiner und zarter, erleiden also eine Veränderung, die auf Grund ihrer Reversibilität als Folge der synaptischen Transmission angesehen werden muß. Das gliöse Protoplasma stellt im allgemeinen die Synapsenregion dar, den in diesem Sinne wichtigsten Bereich; aber es ist notwendig, auch ihre anderen Elemente, die beiden nervösen Pole, zu betrachten, um im Hinblick auf die Interpretation der Phänomene an der Synapse zu exakten Schlüssen zu gelangen.

Gibt es einen Hinweis auf eine sekretorische Tätigkeit der Nervenfasern oder ihrer physiologischen Endigungen? Man muß alle diesbezüglichen, durchwegs theoretischen Behauptungen anderer Autoren beiseite lassen, da der Nachweis einer bestimmten Substanz in der Durchströmungsflüssigkeit eines Organs nach Reizung des Vagus oder Sympathikus nicht als Beweis hierfür gelten kann, um so mehr, als man berücksichtigen muß, daß der Nachweis von Acetylcholin auch in Geweben gelungen ist, die sicherlich keine Nerven beherbergen, wie z. B. die Plazenta (*Chang* und *Gaddum*, 1933) und die Trypanosomen (*Bülbring, Lourie* und *Pardoe*, 1949). Die sekretorische Tätigkeit der nervösen Fasern und Endigungen muß in einer deutlicheren Form nachgewiesen werden. Die Meinungen der Autoren über dieses Problem basieren auf der alten Vorstellung von der Synapse als Kontaktstelle zwischen zwei nervösen Polen. Aber die Änderungen, die die Lehre von der anatomischen Organisation der Synapse neuerdings erfahren hat, erfordern auch eine Modifikation dieser Theorie und die Annahme einer Sekretionsfähigkeit des intermediären gliösen Protoplasmas.

Die bislang durchgeführten Untersuchungen haben sich mehr mit den Nervenfasern selbst als mit ihren Endigungen beschäftigt. Das Vorhandensein von Acetylcholin in den Nervenfasern ist von mehreren Autoren nachgewiesen worden (Literatur bei *Muralt*, 1948). *Bergami* (1936) hat die Freisetzung einer acetylcholinähnlichen Substanz in einem Nervenstamm während elektrischer Reizung in vitro aufgezeigt. *Lissak* (1939) beschrieb die Freisetzung von Acetylcholin und Adrenalin bei Reizung isolierter Nerven. *Kwiatkowsky* (1943) weist auf die Anwesenheit von Histamin unter ähnlichen Bedingun-

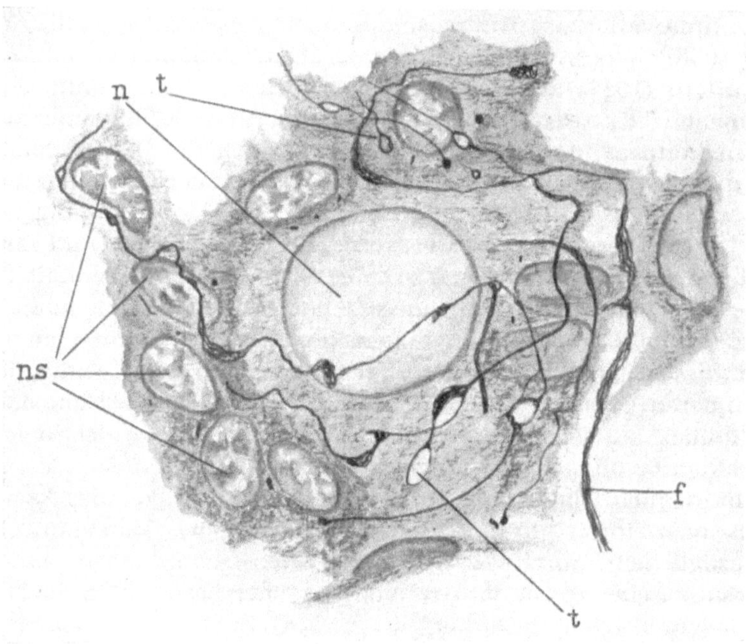

Abb. 4. Synapse in einem intramuralen Ganglion des menschlichen Ösophagus. n Kern einer Ganglienzelle; t Endigungen der präganglionären Fasern (f); ns Kerne des gliösen Systems. Bielschowsky-Silberkarbonatmethode.

gen, und *Werle* und *Weicken* auf das Vorkommen von Histamin in den Nerven hin. *Rexed* und *v. Euler* (1951) nehmen an, das Vorhandensein von Acetylcholin und Noradrenalin stehe in klarer Beziehung zu Nervenfasern mit cholinergischer und adrenergischer Funktion. Nach Ansicht der Autoren zeigen die Ergebnisse ihrer Untersuchungen, daß in dicken motorischen oder sensiblen markhaltigen Nerven eine große Anzahl von Nervenfasern keinen hohen Gehalt von Histamin oder Noradrenalin, aber eine große Anzahl postganglionärer Nervenfasern sympathischer Natur in einem Nerven eine große Menge von Adrenalin und Histamin enthält. Die präganglionären Vagusfasern sollen große Mengen von Histamin beherbergen.

In seiner Arbeit „A discussion on the action of local hormones“ (Pro. Roy. Soc. B. *137* [1950], 285—315) gibt *Bacq* an, Histamin sei keine in jedem Falle physiologische Substanz, sondern Anzeichen einer biochemischen Läsion im Sinne von *R. A. Peters*.

Anderseits wird in derselben Diskussion das Problem einiger Substanzen aufgeworfen, unter denen die sogenannten chemischen Überträgersubstanzen als lokale Hormone mit zusätzlichen, von der nervösen Tätigkeit unabhängigen Funktionen eine Rolle spielen.

Die Untersuchungen von *Coujard* (1950) sind sehr bedeutsam und demonstrativ. Der Autor hat die nervösen Plexus des Darmes mittels histochemischer Methoden studiert, die geeignet sind, adrenergische und cholinergische oder histaminergische Fasern getrennt darzustellen. Im *Auerbach*schen Plexus enthalten die Nervenzüge, die die Ganglien miteinander verbinden, zwei Arten von Nervenfasern, einmal schwarz gefärbte, die den Osmium-Jod-Komplex reduzieren (Diphenol, Sympathin), und zum anderen solche, die grau erscheinen und die Masse der nicht adrenergischen Fasern repräsentieren. Die adrenergischen Fasern sind windungsreich, mit Varikositäten, Knötchen, Auftreibungen und ovalen Tröpfchen versehen. Diese sind manchmal sehr fein und untereinander durch zarte fädige Strukturen verbunden, manchmal auch sehr dick und grobkalibrig und haben seitlich am Verlaufe dicker Nervenfasern ihren Platz. In keinem Falle gelangen streng parallel verlaufende Nervenfasern zur Beobachtung. Die dünnen adrenergischen Fasern endigen in der Umgebung der Ganglienzellen vermittels sehr zarter Terminalformationen und komplizierter Strukturen.

Coujard beschreibt auch Ganglienzellen, die den Osmium-Jod-Komplex reduzierende Granula beherbergen. Beim Menschen sind diese Ganglienzellen häufig von feinen Granula geradezu angefüllt, die fast das gesamte Protoplasma einnehmen. Die Ganglienzellen enthalten feine Granula (vielleicht Sympathin), ihre Fortsätze sind häufig sehr dick und färben sich nicht mit Jodosmium. Lediglich in ziemlicher Entfernung von den Ganglienzellen wird die Reduktion in den Zellausläufern feststellbar. Im Hinblick auf die Sympathinnatur der kleinen Granula nimmt *Coujard* an, daß wohl kaum viele Zellen anderer Art ähnliche Granula enthalten.

Vermittels der Fixation mit dem *Reinecke*schen Salz, welches mit Acetylcholin Präzipitate bildet, gelang es *Coujard*, den *Auerbach*schen Plexus im Darm zu versinnbildlichen. Am *Meissner*schen Plexus konnte er keine entsprechenden Resultate erzielen, vielleicht — wie *Coujard* meint — wegen des dort seltenen Vorkommens cholinergischer Fasern. Schließlich hat *Coujard* unter Verwendung besonderer Färbemethoden eine Reihe histaminergischer Fasern tingiert, ohne jedoch ihre Endigungsweise feststellen zu können.

Stöhr (1952) hat die Spezifität der von *Coujard* angewendeten Reaktionen bestritten; trotzdem muß man sich vergegenwärtigen, daß diese Untersuchungen den ersten Beweis für eine chemische Qualität der Nervenfasern geliefert haben. Leider sind derartige Reaktionen nicht imstande, den gesamten Verlauf der Nervenfasern aufzuzeigen. Außerdem werden nicht nur die adrenogenen Substanzen, sondern auch andere Granulationen dargestellt, deren Bedeutung noch nicht geklärt ist. Auch die Zellen von *Ciaccio* geben die Osmium-Jod-Komplex-Reaktion an, wodurch die These gestützt wird, diese Elemente wären adrenogener Konstitution.

Selbst wenn man derartigen Reaktionen einen realen Wert beimißt, so erfährt dadurch die These von der sekretorischen Fähigkeit der Nervenfasern und ihrer Endigungen keine völlige Bestätigung. Wenn die Endigungen der von *Coujard* photographierten adrenogenen Fasern einmal dick und dicht erscheinen und ein anderes Mal fein aussehen, so fehlt immer jegliche Darstellung des synzytialen gliösen Protoplasmas, in das sie eingebettet sind. Zur Annahme einer Neurosekretion wäre es unbedingt notwendig, das Produkt der Sekretion auch im Inneren des genannten Protoplasmas nachzuweisen. *Coujard* hat zwar darauf hingewiesen, daß dieses fast bis an die Kapselzellen heranreicht, aber deren Protoplasma erscheint weder in den Zeichnungen noch in den Mikrophotographien des Autors. Wenn aber anderseits die Anwesenheit von adrenogenen Substanzen als Beweis für die Sekretion dieser Substanzen angenommen werden soll, muß wohl verlangt werden, daß diese Sekretion sich nicht nur im Gebiet der Endigungen, sondern auch im gesamten Verlauf der Nervenfasern abspielen muß und die Reaktion an allen diesen Orten einen spezifischen Ausfall zeigt. Nach den Untersuchungsergebnissen von *Coujard* müssen wir zugeben, daß die Nervenfasern adrenogene Substanzen, Acetylcholin oder Histamin enthalten; aber sie berechtigen zu keiner darüber hinaus gehenden Schlußfolgerung. Die Annahme einer Neurosekretion ist auf andere Tatsachen zu begründen.

Anderseits muß man unbedingt das periterminale Netzwerk von *Boeke* mit in Rechnung stellen, dessen Vorhandensein in einer großen Anzahl interneuronaler Synapsen als gesichert angesehen werden darf. Gleichviel, ob es sich um ein Netzwerk handelt, das das Neurofibrillengerüst der beiden synaptischen Pole vereinigt *(Boeke)* oder um ein solches, das die Neurofibrillen an der Endigung der Nervenfasern mit dem gliösen intermediären Protoplasma verbindet (*Jabonero,* 1951, 1952, 1953), stellt dieses Netz eine direkte Fortsetzung der Neurofibrillen des ersten Synapsenpoles dar und müßte sich auch mit der von *Coujard* angewendeten Technik darstellen lassen. Wenn man berücksichtigt, daß seine Struktur sehr zart und im Gegensatz dazu die Osmiumtechnik sehr grob ist und feinere Strukturelemente nicht anfärbt, könnte man seine Hoffnung auf eine diffuse Tingierung des gliösen Protoplasmas setzen, bei welcher die darin gelegenen nervösen Endigungen und das peritermiale Netzwerk angefärbt würden. Aber das gelingt nicht, und der

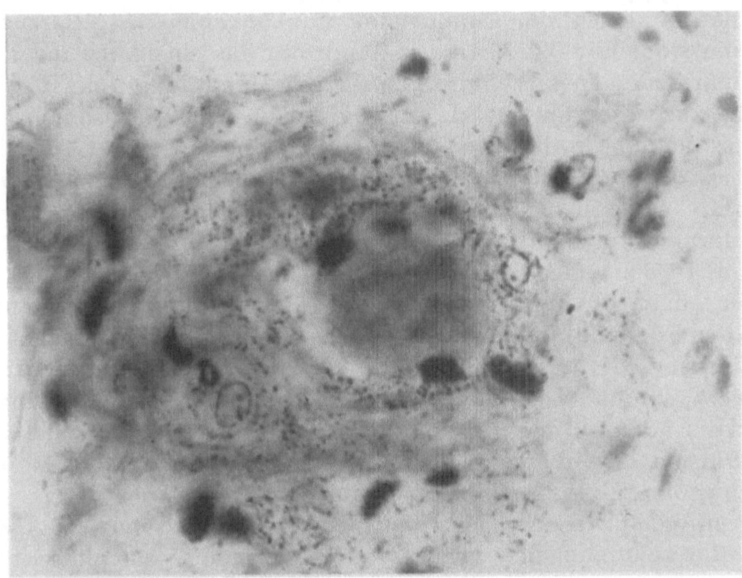

Abb. 5. Chondriom des gliösen Synzytiums eines intramuralen Ganglions aus dem Magen eines Kaninchens. Achùcarro-Rio-Hortega-Methode. Mikrophotographie ohne Retusche.

negative Befund scheint zu zeigen, daß die chemische Qualität der Synapse von der chemischen Beschaffenheit der Nervenfaser, die den ersten Synapsenpol bildet, verschieden ist. Trotz der interessanten Ergebnisse der Untersuchungen von *Coujard* erheben sich immer noch erhebliche Zweifel, da nur schwer zu verstehen ist, wie bei der Endigungsweise der Nervenfasern mit ihrem (anatomisch und physiologisch) streng polarisierten Protoplasma eine neurohumorale Sekretion möglich sein soll (*Tusques,* 1949).

Da es nicht gelungen ist, histochemisch die Diffusion der chemischen Überträgersubstanz im Bereiche der Nervenfaserendigungen nachzuweisen, muß in ausgedehnter Weise das Problem der anatomischen und physiologischen Bedeutung des gliösen intermediären Protoplasmas der Synapsen untersucht werden.

Bodian (1937) gibt an, die Anhäufung der Chondriosomen an der Synapsenmembran scheine darauf hinzuweisen, daß ihre Funktion die einer örtlichen Sekretion von Acetylcholin und Cholinesterase sei. Er gibt ferner an, diese Anhäufung könnte mit elektrischen Phänomenen an der Synapsenmembran in Verbindung stehen. *Noël* (1945) meint, die von *Barthelemiez* und *Hoerr* (1933) beschriebenen Synapsenmembranen seien vielleicht das Ergebnis einer irrtümlichen Interpretation auf Grund von Beobachtungen an Präparaten, in denen die Chondriome nur ungenügend differenziert gewesen sind. Für *Noël* ist das Chondriom das einzige Element der interneuronalen Synapse, und von diesem Standpunkt aus ist es unwichtig zu wissen, ob es sich um Gliosomen oder Neurosomen handelt. Es genügte in diesem Falle anzunehmen, daß „das Chondriom als eines der permanenten Elemente angesehen werden kann, vielleicht als wesentlichstes aller synaptischen Verbindungen, sowohl der interneuronalen als auch der myoneuralen und der neurosensiblen". „Cette constance n'est-elle pas la preuve de l'importance physiologique, encore à peu près inconnue, du rôle joué par ce chondriome?" Nach der Vorstellung von *Boeke* (1942—1952) ist der Produzent der chemischen Überträgersubstanz an der Synapse das periterminale Netzwerk, ein nervöses Element also, das eine Fortsetzung der anatomischen Endigung der präsynaptischen Nervenfaser darstellt, aber vom Plasma derselben und demjenigen der Ganglienzelle, die den zweiten Pol der Synapse bildet, verschieden ist.

Wenn die chemische Überträgersubstanz an der Synapse von den Nervenfaserendigungen sezerniert würde, müßte sie das gliöse intermediäre Protoplasma durchdringen, oder besser gesagt, in dieses Plasma hineindiffundieren, bevor sie ihren Einfluß auf den zweiten Pol der Synapse ausüben könnte. Dergleichen ließe sich verstehen, wenn das gliöse Protoplasma in plasmatischer Kontinuität mit dem Plasma der Nervenzellen (zweiter Pol der Synapse) stünde. Aber es existiert gar keine Kontinuität *(De Castro, Boeke, Jabonero, Weber, Herzog)*, es besteht vielmehr eine absolute anatomische Unabhängigkeit beider voneinander; es besteht ein Kontakt mit Zwischenschaltung eines virtuellen Zwischenraumes. Welches ist also unter diesen Bedingungen die Bedeutung der in Rede stehenden Gegebenheiten?

Wenn die chemische Überträgersubstanz von den nervösen Faserendigungen frei gesetzt würde, müßte sie auf das gliöse Plasma wirken, in dem jene Faser ihren Platz hat, oder dieses durchdringen, um den zweiten Pol der Synapse zu erreichen. Die zweite Möglichkeit ist auszuschließen, weil sie einen Ausnahmefall darstellen würde, d. h. den Fall, daß ein lebendiges Plasma als Leitbahn für eine chemische Substanz (die Überträgersubstanz) dienen würde, die zudem auf ihrem Wege keine Veränderung erlitte.

In dem ersten der beiden angeführten Fälle würde die von der Nervenfaser freigesetzte chemische Überträgersubstanz einwirken a) auf das gliöse Plasma und in diesem eine Reaktion hervorrufen, die ihrerseits den spezifischen Reiz für den zweiten Synapsenpol darstellt, und b) auf Grund einer mehr oder weniger bedeutsamen Veränderung, die sie auf ihrem Wege durch das gliöse intermediäre Plasma erlitte auf die Ganglienzelle, den zweiten Pol der Synapse. In beiden Fällen könnte man nicht von einer durch die Nervenendigung freigesetzten synaptischen Überträgersubstanz sprechen, sondern eher von einer chemischen Überträgersubstanz, die auf irgendeine Weise von den gliösen intermediären Plasma hergestellt wird. Diese Überträgersubstanz wäre demnach ein neues Produkt, das Ergebnis einer Tätigkeit des erwähnten gliösen Protoplasmas.

Die morphologischen Veränderungen des gliösen intermediären Protoplasmas während der elektrischen Reizung präganglionärer Nervenfasern (*Kunz* und *Sulkin,* 1947) oder infolge der Ermüdung (*Schüler,* 1941) und sein Reichtum an Chondriomen (*Noël,* 1945, *Boeke,* 1942) (Abb. 5) scheinen auf sehr wichtige Vorgänge während der synaptischen Transmission hinzuweisen. Anderseits hat *Noël* das Vorkommen bedeutsamer Veränderungen an den Chondriomen der motorischen Endplatten nachgewiesen. Da diese Synapsen im Hinblick auf Struktur, Organisation und Bedeutung den interneuronalen Synapsen sehr ähnlich sind *(Noël, De Castro),* läßt sich unter Berücksichtigung des Verhaltens der Chondriome für alle ein analoges Verhalten ableiten, wenn auch diesbezügliche Befunde an den interneuronalen Synapsen noch nicht erhoben worden sind.

Die Vorstellungen von einer vollständigen Übereinstimmung des gliösen intermediären Plasmas der Synapse mit dem Plasma der *Schwann*schen oder *Remak*schen Zellen oder der Oligodendroglia der nervösen Zentren entbehrt noch einer sicheren Grundlage. In den vegetativen und sensiblen Ganglien haben *Rio Hortega* und *Prado* (1941, 1942) das Vorkommen von gliösen Elementen nachgewiesen, die den *Schwann*schen Zellen oder der Oligodendroglia ähnlich sind; aber diese Elemente sind vollständig von den synaptischen Gliozyten verschieden. Gestalt, Struktur und Lagebeziehungen des gliösen intermediären Synzytiums lassen erkennen, daß es Aufgaben hat, die von denen anderer neurogliärer Elemente durchaus verschieden sind. Ausführlich informieren über diese Probleme *Jabonero, Gomez Bosque, Bordallo* und *Perez Casas* (1953).

Die anatomischen Tatsachen scheinen darauf hinzuweisen, daß das intermediäre Protoplasma der interneuronalen Synapse die Aufgabe hat, etwas zu produzieren; und dieser Umstand kann zu den Gegebenheiten bei der chemischen Übertragung des nervösen Impulses in Beziehung gesetzt werden. Anatomische Daten und experimentell erzielte Beobachtungen (siehe weiter oben) berechtigen zu folgender These: Die synaptische Transmission ist ein komplexer Vorgang, der aus einer Reihe von Elementarphänomenen zusammengesetzt ist; a) Freisetzung des nervösen Einflusses im Bereiche der physiologischen Endigungen der präsynaptischen Nervenfasern, b) Aufnahme dieses Reizes (welcher Art er auch sei) durch das gliöse intermediäre Protoplasma, c) Reaktion dieses Plasmas, wahrscheinlich unter der Gestalt einer Sekretion oder Freisetzung der chemischen Überträgersubstanz, die den spezifischen Reiz für den zweiten nervösen Pol darstellt. Es handelt sich also im allgemeinen bei der synaptischen Transmission um die Erzeugung eines neuen Reizes, der vielleicht absolut verschieden von dem an den präsynaptischen Fasern freigesetzten ist (*Noël,* 1949; *Jabonero,* 1951). Wir müßten, allgemein gesprochen, von einer synaptischen Sekretion, von einer Neurosekretion reden, da jener Prozeß innig mit einer der Grundfunktionen des Nervensystems verbunden ist.

Boeke (1952) weist die Auffassung von der ausschließlich von Neuroglia gebildeten Synapse weit von sich und hat damit zweifellos recht. Jedoch glauben wir, daß der Autor die Bedeutung der von *De Castro* und *Jabonero* beschriebenen Tatsachen in irriger Weise interpretiert hat. Es ist klar, daß das intermediäre Element der Synapse als solches diese allein nicht ausmacht. Sie besteht vielmehr bei den interneuronalen Synapsen aus den beiden nervösen Polen und einem intermediären Element. Letzteres ist ein Element von spezifischer Qualität und unfähig, nervöse Reize zu leiten; es ist nur bei dem Vorgang der Überleitung aktiv. Genau genommen produziert das intermediäre gliöse Protoplasma einen neuen Reiz infolge seiner Reizung durch den ersten Pol der Synapse. Es ist auch klar, daß dieses gliöse intermediäre Protoplasma in seiner Funktion sich wesentlich von dem Plasma der gewöhnlichen Glia unterscheidet und mit ihm nicht zusammengeworfen werden darf.

Wir wissen nicht, was im Protoplasma der Nervenzelle und was in der Nervenfaser vor sich geht, wenn der nervöse Reiz an deren physiologische Endigungen herangebracht wird; aber wir können dieses Phänomen mit dem Wort Leitung bezeichnen. Leitung in den Fibrillenzügen und Freisetzung des Impulses an den Endigungen sind die Vorgänge, die die Geschehnisse an dem ersten Pol der interneuronalen Synapse auszeichnen; wir können sie als typisch und spezifisch für die nervöse Tätigkeit ansehen. Im Gegensatz dazu kann die Funktion des intermediären gliösen Protoplasmas mit dem Wort Überleitung bezeichnet werden. Warum sollen wir derartig verschiedene Vorgänge als identisch veranschlagen? Wenn Leitung und Freisetzung spezifische Funktionen des nervösen Plasmas sind und synaptische Überleitung nicht mit den beiden erstgenannten Vorgängen identisch ist, wo bleiben da die Widersprüche zur Neuronentheorie, die einige Autoren hierin erblicken wollen, selbst wenn man die Formulierungen von *Bielschowsky* (1935) oder *Boeke* (1942, 1943, 1944, 1945) annehmen will? Die Lehre vom Neuron (Man muß immer in Rechnung stellen, daß jegliche wissenschaftliche Theorie lediglich ein Arbeitsinstrument ist und nicht auf die Ebene eines Dogmas erhoben werden darf) verlangt nicht eine Leugnung der Aktivität des gliösen synaptischen Protoplasmas bei den Vorgängen der Reizüberleitung, da die anatomische und physiologische Beteiligung dieses Plasmas am Aufbau der Synapse zu jener Zeit, in der die Neuronentheorie formuliert wurde, noch nicht bekannt war.

Die Argumente einiger Autoren (Auftreten von Acetylcholin einige Zeit nach dem Durchgang des elektrischen Stromes durch das Ganglion cervicale craniale) stellen an sich keinen Gegenbeweis für die Bedeutung des Acetylcholins als Überträgerstoff bei der synaptischen Transmission dar. Einleuchtend wären diese Argumente, wenn sich ein Nachweis des Acetylcholin an der Synapse selbst durchführen ließe, was aber im Experiment nicht gelungen ist. Es ist leicht zu verstehen, daß die Diffusion der Überträgersubstanz durch das Ganglion einige Zeit braucht und sein Nachweis erst eine Weile nach Durchgang des elektrischen Stromes möglich ist, d. h. die Verifizierung synaptischer Transmissionen erst einige Zeit später gelingt.

Das Problem der Empfindlichkeit des zweiten synaptischen Poles gegenüber dem oder den Überträgern bleibt im Hinblick auf die interneuronalen Synapsen außerhalb des Rahmens dieser Arbeit und wird nicht Objekt unserer Aufmerksamkeit werden.

Über die *Morphopathologie der Neurosekretion* an den interneuronalen Synapsen liegen nur wenige Mitteilungen vor. *Kuntz* und *Sulkin* (1947) haben das Vorkommen sehr starker und deutlicher Veränderungen an den peripheren Gliazellen sympathischer Ganglien bei faradischer Reizung präganglionärer Fasern beschrieben. In einigen Fällen konnten sie an den Kernen Amitosen und häufige Retraktion der Ausläufer gliöser Zellen beobachten.

Die Beobachtungen dieser Autoren könnten in dem Sinne interpretiert werden, daß eine nicht physiologische Reizung die Produktion einer übergroßen Menge der chemischen Überträgersubstanz bedingt, welch letztere wie ein elektives Gift auf das Plasma der Ganglienzellen wirkt. Dieselben Autoren beschreiben einen fortschreitenden Untergang der Nervenzellen in Verbindung mit einer Wucherung der rundlichen Kapselzellen.

Die Menge alkalischer Phosphatase ist bei der faradischen Reizung in den Gliazellen des Ganglions vermehrt (*Kuntz* und *Sulkin,* 1950). Bezüglich der Mitochondrien schreiben die Autoren, daß während der faradischen Reizung „The neuroglial elements showed a reduction in size of the mitochondria, but alterations in their concentration could not be recognized due the crowding of the cells“.

Herzog und *Schüler* (1941) haben die Veränderungen des gliösen Synzytiums der sympathischen Ganglien beim Frosch während der Ermüdung beschrieben. Sie beobachteten an den Gliazellen: „In der Ermüdung werden sie viel schmäler und nehmen den Charakter von Endothelien an.“ Lipoidpigment findet sich in den Kapselzellen bei nicht ermüdeten Tieren vor, bei ermüdeten ist es in diesen Zellen vermindert und in den Ganglienzellen angehäuft. *Herzog* und *Sepulveda* (1940) haben diese gegensätzliche Verteilung des Lipoidpigmentes auch in vegetativen Ganglien des Menschen beobachtet. *Hechst* und *Nußbaum* (1931) bringen sie mit einer Störung der Aktivität der Kapselzellen in Zusammenhang.

Alle diese Tatsachen bilden zusätzliche Beweise für die Teilnahme des gliösen intermediären Protoplasmas an den Vorgängen der Überleitung. Die weiter oben erwähnten Veränderungen müssen unserer Meinung nach als eine wahrscheinlich von anderen Phänomenen begleitete Überproduktion der Überträgersubstanz angesehen werden. Dabei weisen nicht nur die Veränderungen als solche auf eine Überproduktion hin, sondern auch die morphologischen und chemischen Vorgänge, die diesen Prozeß begleiten.

B. Die anatomischen Grundlagen der chemischen Reizübertragung in den heterogenen Synapsen.

Die heterogenen Synapsen besitzen nur einen nervösen Pol. Der andere Pol wird durch eine quergestreifte Muskelfaser (motorische Endplatte), durch die Gesamtheit der Zellen in einem Bereich des Organismus (plexiforme Synapse auf Distanz) oder schließlich durch irgendeinen Reiz (sensible Synapse) gebildet. Die anatomische und physiologische Organisation der heterogenen Synapse ist nicht in allen Fällen dieselbe; aus diesem Grunde müssen die verschiedenen Formen einzeln für sich analysiert werden.

Eines der Probleme sei vorweg behandelt. Wenn das Wort Synapse allgemein gebraucht wird, um die anatomische und funktionelle Beziehung einer motorischen Nervenfaser zu einer Faser quergestreifter Muskulatur (sei es unter der Gestalt der motorischen Endplatte oder der Endigung in Strauch- oder Traubenform) zu bezeichnen, so ist es im Falle andersartiger Verbindungen zwischen motorischen oder sensiblen Nervenfasern und anderen Zellelementen nicht anzuwenden.

Trotz der Einwände von *Couteaux* (1947) scheint uns die auch von *Boeke* (1913, 1919) und *Jabonero* (1951, 1952, 1953) übernommene Ansicht von *Collin* (1944) genau den Tatsachen Rechnung zu tragen. Die rezeptorischen Synapsen müssen an die Seite der effektorischen gestellt werden. Viele Autoren, insbesondere die Physiologen, glauben, der Begriff der Synapse sei stets an die Tatsache der Erregungsüberleitung von Zelle zu Zelle geknüpft; aber die anatomische Organisation der interneuronalen Synapse und die Schlüsse, die sich aus einer Analyse ihrer Konstruktion ziehen lassen, zeigen, daß die alte Auffassung von der Synapse irrig ist. *Noël* (1949) hat das Verdienst, den Begriff der Synapse exakt wiedergegeben zu haben: „On parait admettre communément qu' au niveau de la synapse ce courant mystérieux, qui nécessite, pour son transfer intra-cellulaire un neuroplasme ultra-specialisé, traverse cette zone intermédiaire, évidemment vivante, mais qui n'est plus de neuroplasme. Même en admettant l'existence de membranes monomoleculaires adossées, il y a toujours entre elles un espace à franchir où l'energie nerveuse ne posséde plus le substratum habituel qui lui a été jusque là nécessaire. Dans ces conditions, est-on en droit d'affirmer que c'est le même influx qui passe d'une cellule à l'autre?" *Noël* gibt an, daß der durch die Neurofibrillen ankommende Strom das Chondriom erreicht, an ihm wirksam wird und wie an einer Drüse eine Sekretion hervorruft, die einen neuen nervösen Reiz für die Effektorzelle bedeutet. Der nervöse Reiz würde also nicht tatsächlich übergeleitet. Das Wesen des Vorganges an der Synapse bestünde demnach vielmehr in der Erzeugung eines neuen, von dem vorhergehenden verschiedenen Impulses.

Das Wesen des Synapsenmechanismus ist bisher in einer Überleitung des nervösen Reizes vom ersten zum zweiten Pol der interneuronalen Synapse bei direktem Kontakt beider erblickt worden. Diese Vorstellung wurde auch auf die Übertragung des Reizes von einer Nervenfaser auf eine Faser quergestreifter Muskulatur übertragen. Diese von zahlreichen Autoren und Physiologen angenommene These ist jedoch unvollständig. Das Wesen der Synapse (siehe vorhergehendes Kapitel) umschließt vielmehr die Hervorbringung eines neuen spezifischen Reizes, der fähig ist, einen Aktionsstrom im zweiten Synapsenpol zu erzeugen. Dies muß bei einem beliebigen anatomischen oder physiologischen Zustand des ersten Poles der Synapse vonstatten gehen, eingeschlossen den Fall, jener erste Pol sein nicht zellulärer, ja nicht einmal nervöser Natur und werde durch irgendeinen Reiz dargestellt, der auf das gliöse intermediäre Protoplasma einwirkt. Dieser Reiz muß lediglich fähig sein, durch Sekretion oder Freisetzung der chemischen Überträgersubstanz das physiologisch spezifische Reizmoment für die nervösen Elemente zu bilden. Bei diesem Gedankengang stellt die rezeptorische Synapse, die von den sensiblen Endigungen und Körperchen repräsentiert wird, lediglich einen Spezialfall der aus drei Elementen bestehenden Synapse dar, in der aber das erste morphologische Element durch einen Reiz ersetzt ist. Es besteht also durchaus kein Grund, die rezeptorischen Synapsen aus der Gesamtkonzeption der Synapse herauszunehmen, und wir nehmen somit die These von *Boeke*, *Collin* usw. an.

a) Die myoneurale Synapse der quergestreiften Muskulatur.

Es ist nicht möglich, in einem Kapitel alle Formen der myoneuralen Synapse abzuhandeln, denn die Innervation der quergestreiften Muskulatur ist von derjenigen der glatten Muskulatur sehr verschieden. Außerdem zeigt jede von ihnen unterschiedliche Varietäten.

Jegliche Diskussion der Probleme der feineren Struktur der myoneuralen Synapsen liegt außerhalb unserer Absicht; um aber das Problem exakt zu umreißen, ist es notwendig, kurz die verschiedenen Anschauungen zu erörtern.

Für die Anhänger der Neuronentheorie in ihrer extremsten Form wird die motorische Endplatte durch das Eintreten und die Endverzweigung einer motorischen Nervenfaser in dem granulösen und retikulären Protoplasma der Muskelfasern gebildet. Diese Durchdringung soll sich ohne Verlust der gegenseitigen Unabhängigkeit von Nerv und Muskulatur vollziehen. *Cajal* (1925, 1934) gab zu, daß die in Silberpräparaten dargestellte neurofibrilläre Verzweigung lediglich das Gerüst eines mit anderen Methoden wenigstens zum Teil färbbaren Neuroplasmas bilde. *Tello* (1944) hat das Vorhandensein einer Scheide nachgewiesen, die die Äste der nervösen Verzweigung in der Endplatte umhüllt.

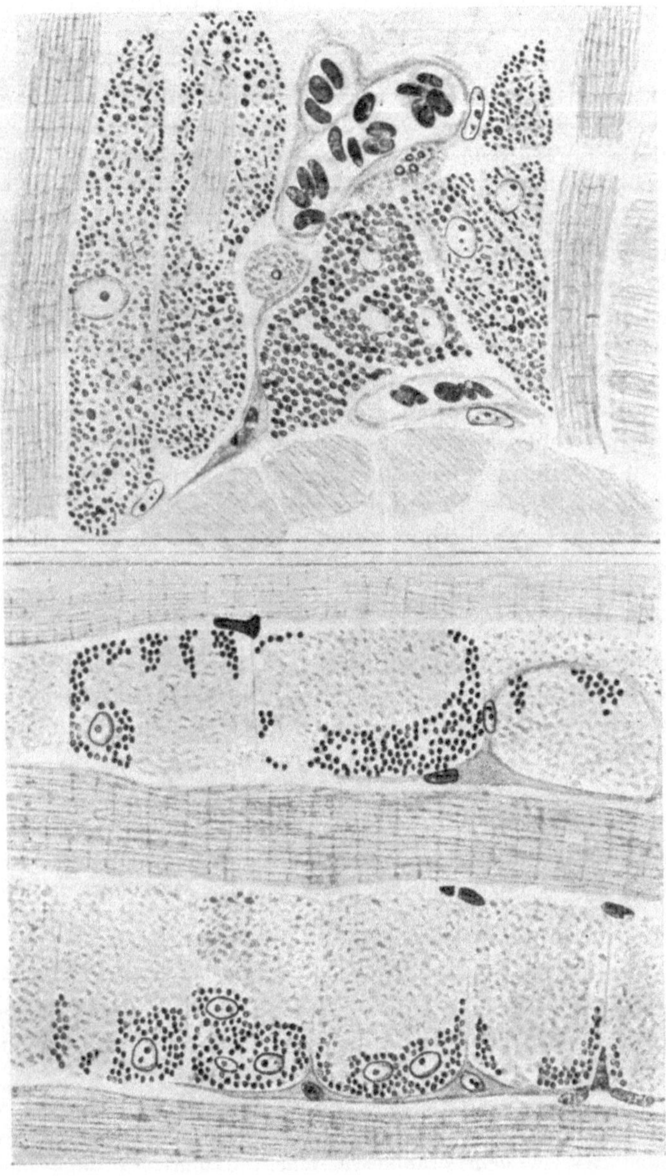

Abb. 6. Im oberen Teil: Eine Gruppe von fünf motorischen Endplatten, parallel zur Oberfläche der Muskelfasern geschnitten. Telosomen von unterschiedlicher Form: Fadenbindungen, Übergangsstadien, große Granula, die Stadien in der Entwicklung der Mitochondrien repräsentieren. Im unteren Teil: Transversalschnitte der quergestreiften Muskelfasern zeigen die Kontaktzone zwischen den Myofibrillen und der motorischen Endplatte, die an ihren Kernen und ihren Telosomen kenntlich ist. Eisenhämatoxylin-Methode von Regaud. (Noël, 1943.)

Couteaux (1938—1947) hat nachgewiesen, daß die Endverzweigungen der motorischen Nervenfaser von einer Lemmoblastenscheide umhüllt sind, die von dem Plasma der motorischen Endplatte unabhängig ist. Es sind einige Details vorhanden, die diese Ansicht von derjenigen *Noëls* (1922—1950) unterscheiden, die weiter unten ausführlicher dargelegt werden soll. *Noel* nimmt an, die motorische Endplatte „in toto" sei nichts anderes als ein vollständiger Nerv, der

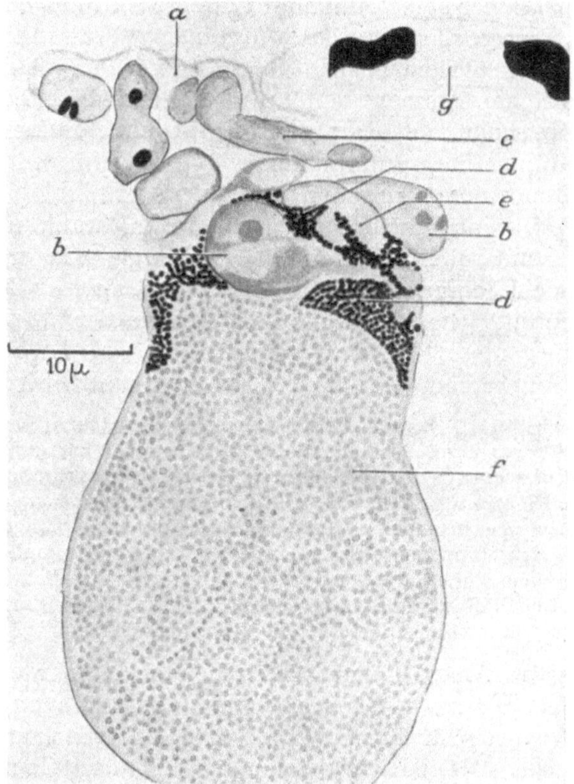

Abb. 7. Quergeschnittene Muskelfaser (Eisenhämatoxylin nach Regaud). a Eintretender Nerv mit zugehörigen Kernen; b Kern des Grundplasmas; c Achsenzylinder längs getroffen; d Telosomen; e aufgerollter Achsenzylinder; f quergeschnittene Muskelfaser; g Blutkapillare. (Noël, 1950.)

seinen Platz an der Oberfläche der quergestreiften Muskelfaser hat. Die motorische Endplatte wäre demnach nichts weiter als eine terminale Anhäufung von neurogliösem Protoplasma zwischen den Verzweigungen des Nerven.

Hiervon völlig abweichend ist die Meinung von *Boeke* (1942 bis 1949), der annimmt, die nervöse Verzweigung sei nicht unabhängig von dem Plasma der Endplatte, sondern mit letzterer vermittels eines periterminalen Netzwerkes verbunden, das *Kirsche* (1951) dargestellt und neuerdings *Beams* und *Evans* in elektronenmikroskopischen Untersuchungen nachgewiesen haben.

Cajal (1925—1934) hält das Protoplasma der motorischen Endplatte für muskulärer Natur, ebenso *Couteaux* (1947). *Noël* (1922 bis 1950) hält es für neurogliös, und für *Boeke* (1944) stellt es das Resultat einer Verschmelzung einer muskulären und einer nervösen „interstitiellen" Komponente dar, die im Hinblick auf Bedeutung, Morphologie, Funktion und Genese mit den interstitiellen Zellen des vegetativen Nervensystems identisch ist.

Noël (1943) glaubt, das Protoplasma der motorischen Endplatte, welches auch immer seine Natur und Genese sein mögen, sei sicherlich ein besonderes Element, das durch das Vorhandensein eines speziellen und gleichartigen Chondrioms ausgezeichnet ist. Dieses wesentliche Element stellt grundsätzlich eine Einheit nicht nur im anatomischen, sondern auch im physiologischen Sinne dar, wie das Studium ihrer funktionellen Veränderungen dartut, bei denen das Chondriom (Telosoma nach der Terminologie von *Noël*) ebenso der Ort wichtiger Vorgänge ist wie bei krankhaften Alterationen. Auf Grund seines Studiums der Variationen der Telosomen unter normalen Bedingungen (Abb. 6) glaubt sich *Noël* zu der Annahme berechtigt, jene Modifikationen seien der Ausdruck eines Produktionsvorganges, bei dem eine letztlich auf die quergestreifte Muskelfaser einwirkende Substanz hervorgebracht wird.

Noël fragt sich (1942), was die Zwischensubstanz zwischen Nerv und Muskel bedeuten würde, wenn die Telosomen kein Sekret produzierten, und kommt auf Grund seiner Überlegungen zu der Unterstellung, jede Sekretion werde von einem nervösen Einfluß ausgelöst. Diese Vorstellung ist sehr suggestiv und im großen und ganzen gesehen sehr exakt; man muß aber unbedingt in Rechnung stellen, daß die Sekretion eine Funktion des gesamten Protoplasmas ist und die morphologischen Veränderungen des Chondrioms lediglich ein Ausdruck dieser Tätigkeit sind. Das Chondriom sezerniert nicht; es ist vielmehr das Protoplasma in seiner Gesamtheit, das diese Funktion ausführt.

Die These von *Noël* ist nicht lediglich eine mehr oder weniger suggestive Idee, denn sie ist experimentell bestätigt worden und findet außerdem eine Stütze in Ergebnissen und Beobachtungen der Histopathologie. *Noël* hat beobachtet, daß das Chondriom der motorischen Endplatte selektiv durch Curare zerstört wird, ein Gift, das auf die Synapsen spezifisch wirkt. Im Gegensatz dazu werden unter derartigen Bedingungen die Sarkosomen der quergestreiften Muskelfaser nicht verändert.

Die Abb. 7 (nach *Noël*) zeigt die Telosomen der normalen motorischen Endplatte, die Abb. 8 demonstriert den vollständigen Verlust der Telosomen nach Einwirkung von Curare.

Noël, Pommé und *Buffé* (1932) beobachteten in Übereinstimmung mit den Versuchsergebnissen von *Leulier* und *Pommé,* daß in den Fällen, in denen das Chondriom der motorischen Endplatten rarefiziert ist (Lähmung nach Serumtherapie), eine weitere Verminderung durch die Einwirkung von Kalium erzielt werden kann und beide Veränderungen mit einer Vergrößerung der Chronaxie einhergehen. Auf Grund ihrer Untersuchungen über die Veränderungen der motorischen Endplatte bei elektrischer Reizung des motorischen

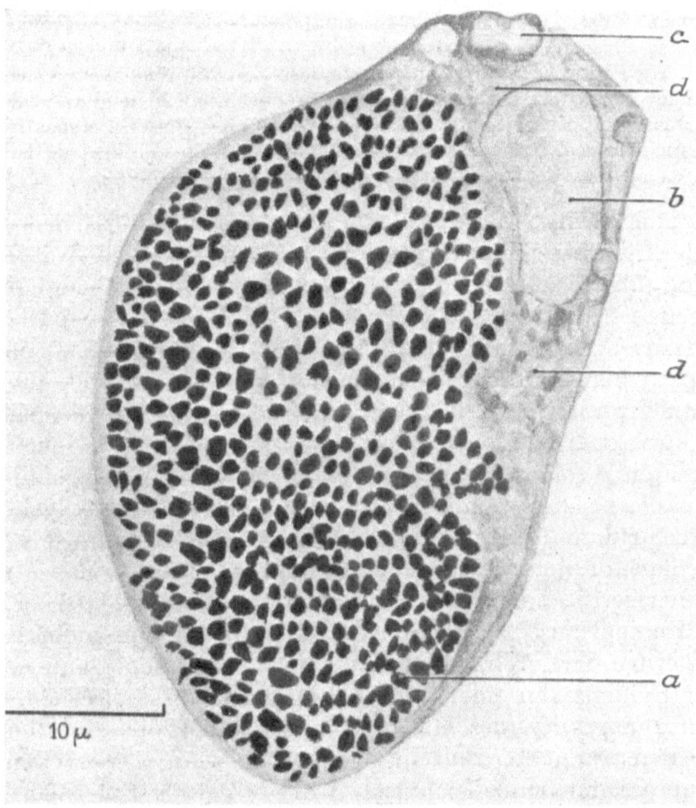

Abb. 8. Motorische Endplatte aus der Zunge der weißen Maus nach Einwirkung von Curare, im Querschnitt (Eisenhämatoxylin nach Regaud). Vollständiges Verschwinden der Telosomen. a Muskelfaser; b deutlich veränderter Kern des Grundplasmas; c Querschnitte von Achsenzylindern, die keine sichtbaren Neurosomen enthalten; d von Mitochondrien gebildete Knötchen. (Noël, 1950.)

Nerven kommen *Noël* und *Pommé* (1932) zu dem Schluß, daß die Telosomen das erste „Relais" der Übertragung einer Energie darstellen, die die Myofibrillen auf dem Wege über die Sarkosomen erreicht.

Wir müssen noch einen Augenblick bei den Beziehungen und der Bedeutung verweilen, die das Chondriom irgendeiner Zelle zu deren spezifischen Funktion hat. Das Chondriom drückt Modifikationen des Protoplasmas aus, und aus diesem Grunde müssen die Angaben von *Noël* einer Korrektur unterzogen werden. Nichtsdestoweniger aber sind die Beweisführungen dieser Autoren sehr bedeutsam.

Gegen die These von *Noël* von der spezifisch gliösen Natur der Telosomen führt *Couteaux* (1947) ins Feld, jene Granulationen seien mit Sarkosomen identisch und das Plasma der motorischen Endplatte sei nichts anderes als Sarkoplasma. Dieses Protoplasma soll eine besondere Struktur zeigen und aus Stäbchen gebildet sein, die sich um jene Kanäle herum anordnen, in denen die Äste der Nervenfasern gelegen sind. Wir wollen aber dieser Perspektive des Problems nicht folgen, so interessant sie auch vom Gesichtspunkt der Histologie sein mag, da sie die Grenzen unserer Darstellung überschreitet.

Das zytologische Studium des Plasmas der motorischen Endplatte, gleichviel welcher Theorie man hinsichtlich seiner Natur und Bedeutung folgt, zeigt klar, daß es sich um ein Element handelt, das funktionelle Strukturen und einen den Funktionsstadien parallelen Tätigkeitsrhythmus und den klinischen Erscheinungen entsprechende pathologische Veränderungen aufweist. Die Auffassung von *Noël* von der produktiven Tätigkeit des erwähnten Plasmas erscheint absolut korrekt. Die Beweise für eine sekretorische Tätigkeit des intermediären Protoplasmas der myoneuralen Synapse sind viel klarer als die bislang für die interneuronalen Synapsen beigebrachten. Struktur und Organisation der myoneuralen Synapse zeigen deutlich, daß die nervöse Faser den zweiten Pol der Synapse nicht direkt innerviert, sondern an dieser Stelle immer ein hochspezialisiertes Protoplasma vorhanden ist, dessen Bedeutung nicht unterschätzt werden darf. Wir können also mit anatomischer und experimenteller Evidenz von einer mittelbaren Innervation sprechen, d. h. von einer Innervation des intermediären Protoplasmas, dessen Reaktionen den adäquaten und spezifischen Reiz für den zweiten Pol der Synapse darstellen, gleichviel ob dieser nervös (interneuronale Synapse) oder muskulär ist (motorische Endplatte).

Couteaux gibt an, daß eine Messung der Tätigkeit der Cholinesterase an der myoneuronalen Synapse wichtige Hinweise auf die Konstitution der Synapse liefern könnte, wenn es gelänge, sie mit histologischen Methoden durchzuführen. *Marney* und *Nachmansohn* (1937) haben den größten Teil der Cholinesterase der motorischen Endplatte deren muskulären Anteilen zugeschrieben. *Couteaux* (1947) betrachtet diese These als feststehende Tatsache. Bei allem Interesse, das diese Untersuchungen unzweifelhaft verdienen, erscheint uns die Genauigkeit der verwendeten Methoden sehr diskutabel. Man kann ohne weiteres annehmen, daß der größte Teil der Cholinesterase in den „neuralen“ Bezirken der Muskeln sich in den

Distrikten konzentriert vorfindet, die den nervösen Verzweigungen benachbart sind. Das soll aber nicht heißen, man könne als sicher und bewiesen annehmen, daß dieses Ferment sich im Plasma der motorischen Endplatte konzentriert. Das Schema von *Couteaux* darf lediglich als bildliche Darstellung einer sehr suggestiven Theorie aufgefaßt werden, die bislang noch nicht exakt bewiesen ist.

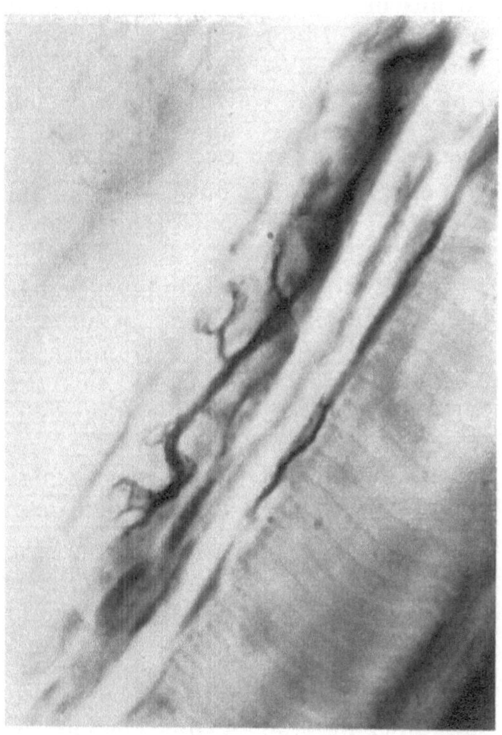

Abb. 9. Motorische Endplatte aus der Pfote der weißen Maus. Experimentelle Vergiftung mit Botulinustoxin. Deutliche neurofibrilläre Hypertrophie und Zerfransung der Endigung. Bielschowsky-Silberkarbonat-Methode. Mikrophotographie ohne Retusche.

Schließlich fügen wir noch hinzu, daß *Couteaux* annimmt (1947), daß das Protoplasma der motorischen Endplatte ein differenziertes Protoplasma ist und sich in diesem Sinne von dem gewöhnlichen Sarkoplasma unterscheidet. So also nimmt dieser Autor in einem gewissen Sinne einen Unterschied zwischen diesem Plasma und dem nicht im selben Sinne differenzierten Protoplasma der Muskelfaser an. *Champy* (1950) hat das Vorhandensein einer besonderen Zone mitgeteilt, die genau mit der Hülle der Neurofibrillenendigungen übereinstimmt (genauer mit der Hülle, in der *Noël* das Vorkommen eines speziellen Chondrioms nachgewiesen hat) und eine adrenalinpositive Reaktion gibt.

Aber das spezifische Chondriom von *Noël* (die Telosomen) nimmt die Gesamtheit der motorischen Endplatte ein, während allein der „subneurale Apparat“ von *Couteaux* dem Gebiet zu entsprechen scheint, auf das sich *Champy* bezieht.

Boeke (1944) schreibt: „Auch hier“ (in der motorischen Endplatte) „derselbe synzytiale Zusammenhang, auch hier die innige Verbindung mit der Endformation, von welcher sie einen integrierenden Bestandteil (anscheinend das neuro-hormonale Gebiet) bilden.“

Die Bedeutung des Acetylcholins für die Übertragung des nervösen Reizes im Gebiet der motorischen Endplatten der quergestreiften Muskulatur ist über jeden Zweifel erhaben. Ob diese Substanz die physikalische Transmission erleichtert (*Duensing*, 1947) oder eine chemische Überträgersubstanz unbedingt notwendig für die Übertragung ist (*Dale*), stellt ein Problem dar, das wir hier nicht diskutieren wollen. Wir wollen lediglich darauf hinweisen, daß nach den Untersuchungen von *Frank*, *Dale* und *Gaser*, *Brown* usw. (zitiert nach *Duensing*) der denervierte Muskel leichter auf eine intraarterielle Injektion von Acetylcholin reagiert.

Vom Standpunkt unserer Darstellung aus, muß auf die Übereinstimmung der Ergebnisse anatomischer Beobachtungen (sekretorische Tätigkeit des Plasmas der motorischen Endplatten) und physiologischer Untersuchungen bezüglich des Auftretens von Acetylcholin in direkter Beziehung zur synaptischen Transmission hingewiesen werden. Diese Ergebnisse deuten im Verein mit den von *Noël* und seinen Mitarbeitern gelieferten Beweisen und dem Studium der motorischen Endplatten in krankhaften Fällen auf die Existenz einer Sekretion hin, die in direkter Verbindung mit der Funktion der Synapse steht, also die Existenz einer Neurosekretion im Sinne der von uns weiter oben angegebenen Definition.

Noël und seine Mitarbeiter haben das unbestreitbare Verdienst, die Struktur des Protoplasmas der Synapse und deren Veränderungen unter experimentellen und pathologischen Bedingungen studiert zu haben. *Noël* und *Pommé* (1932) haben gezeigt, daß die faradische Reizung eines motorischen Nerven als erstes eine Veränderung der Telosomen (Chondriome der motorischen Endplatten) im Gefolge hat. Unter der Einwirkung des elektrischen Stromes mit steigender Intensität gelangen folgende Veränderungen an den Telosomen zur Beobachtung. 1. Grad: Vollständiges Verschwinden der granulären Formen, merkliche Verminderung der Chondrioconten und Vorherrschen der großen, weichen, mit Eisen färbbaren Formen derselben. 2. Grad: Die Telosomen verlieren ihre Färbbarkeit mit Eisen und werden undeutlicher. 3. Grad: Das Chondriom des Teloplasmas verschwindet. Dieselben Autoren beschrieben (loc. cit.) das Verschwinden der Telosomen der motorischen Endplatten in einem Falle von Myopathia atrophica progressiva acquisita. *Noël*, *Pommé* und *Buffé* beschrieben bei einigen Fällen, in denen nach Anwendung von Diphtherieserum eine Lähmung aufgetreten war, ein Verschwinden der Telosomen der motorischen Endplatten und in einem anderen Fall, daß das Telosoma weniger dicht und weniger färbbar als normalerweise war. In den Fällen, in denen eine Verminderung der Chondriome festgestellt worden war, wurde eine Verminderung des Kaliumgehaltes und eine Erhöhung der Chronaxie beobachtet (*Leulier* und *Pommé,* 1932). *Noël, Pommé* und *Huc* (1932) beschrieben innerhalb des der Chondriome mehr oder weniger beraubten Plasmas der Endplatten Elemente, die ihrer Meinung nach aus veränderter und im Verschwinden begriffener Mitochondriensubstanz gebildet waren. Ihre Untersuchungen erstreckten sich auf Fälle von Hemiplegie infolge Erweichung kortiko-subkortikaler Gebiete bei einem Hypertoniker, von *Jackson*epilepsie mit mäßiger Frequenz der Anfälle (obere Extremität), von pseudomyopathischer Polyneuritis (mit unbekanntem infektiösem Beginn und schließlichem Ausgang in Heilung), von motorischen Störungen vom myopathischen Typ, die sich hauptsächlich auf proximale Muskelgruppen erstreckten und nach einer diffusen Neuritis aufgetreten waren, von Muskelrissen im Verlaufe einer im Halsbereich lokalisierten Syringomyelie und eine generalisierte Sklerodermie (Musculus pectoralis). *Pommé, Delage* und *Noël* (1931) beschrieben a) ein fast vollständiges und gleichmäßiges Verschwinden des Chondrioms in den motorischen Endplatten in Fällen von atrophischer, nicht familiärer Myopathie; b) Verschwinden derselben in unterschiedlichem Grade bei gewissen Amyotrophien verschiedener Ursache (einige alte Fälle von schwerer Poliomyelitis, frische Fälle von Lähmungen nach Serumbehandlung, Lähmungen nach kurz zurückliegendem Trauma) und c) Integrität des Chondrioms der motorischen Endplatte bei einigen Syndromen, die mit nach Amplitude, Rhythmus und Erscheinungsform verschiedenen unwillkürlichen Bewegungen einhergehen (*Huntington*sche Chorea: Keine Veränderungen am Chondriom. Postencephalitischer Parkinsonismus: Keine Veränderungen der Menge, aber Auftreten großer pathologischer Formen). Bei neuromuskulären Affektionen mit schwerem Verlauf konnten *Noël* und *Pommé* (1932) stets eine mehr oder weniger einschneidende Verminderung des Chondrioms beobachten.

Noël (1950) hat gezeigt, daß die Telosomen der motorischen Endplatte sehr intensiv durch Curare verändert werden. Bei der Durchschneidung eines motorischen Nerven erfahren die Telosomen bedeutsame, graduelle Veränderungen, die bis zu ihrem vollständigen Verschwinden fortschreiten können.

Diese intensiven Veränderungen des Chondrioms im intermediären Protoplasma der myoneuralen Synapse können als Übergangsformen zu gleichstarken physiologischen Veränderungen der sekretorischen Tätigkeit des erwähnten Plasmas aufgefaßt werden. In diesem Sinne könnte man im Sekretionsprozeß der Überträgersubstanz eine Dysfunktion annehmen, die bis zum vollständigen Sistieren dieser Tätigkeit führt.

Zum vollen Verständnis der Histophysiologie und Pathologie der Vorgänge an der Synapse, d. h. der synaptischen Neurosekretion muß man einige sehr wichtige Fragen berücksichtigen. Wir haben bereits darauf hingewiesen, daß das Nebenzellensynzytium als intermediäres Element der Synapse größte Bedeutung besitzt. Die Synapse stellt tatsächlich und nicht nur sinnbildlich eine echte physiologische Unterbrechung der nervösen Kette dar. Der nervöse Impuls, den die Nervenfasern zuleiten, wird nicht durch das Protoplasma der Nebenzellen zum zweiten nervösen (oder muskulären) Pol gesandt. Es dient zur Innervierung des Nebenzellensynzytiums und ruft in diesem spezifische Reaktionen hervor. Der Überträgerstoff muß aus diesem Grunde durch die Tätigkeit des intermediären Synzytiums entstehen. Die innige Vereinigung der Nervenfasern mit dem intermediären Protoplasma (das „sensu latu" genetisch gliös ist) ist der Grund für die Bildung eines Mixoplasmas mit besonderen Eigenschaften. Vielleicht liegt in dieser Verschmelzung und in der Erwerbung spezieller Eigenschaften die Grundlage für die unbestreitbaren Unterschiede, die zwischen dem gliösen Nebenzellensynzytium der Synapsen und den übrigen neurogliösen Elementen vegetativer Ganglien bestehen. Dies alles besagt, daß die physiologische Integrität der Synapse vielleicht eine Veränderung erfährt, wenn eines der drei Elemente tiefgreifend verändert wird. Und vom Standpunkt der Sekretion der Überträgersubstanz aus muß man nicht nur Alterationen

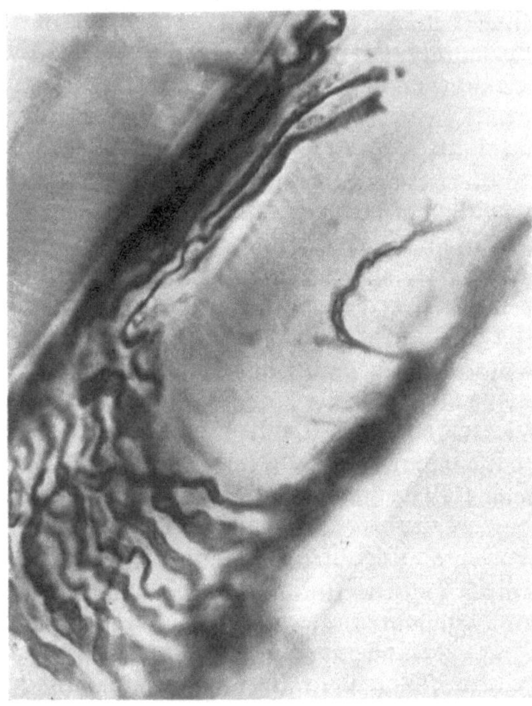

Abb. 10. Motorische Endplatte aus der Pfote einer weißen Maus. Experimentelle Vergiftung mit Botulinustoxin. Fortschreitendes Verschwinden und Retraktion der Neurofibrillenverzweigung lassen die Silhouette des Protoplasmabezirkes frei hervortreten. Bielschowsky-Silberkarbonat-Methode. Mikrophotographie ohne Retusche.

des intermediären Synzytiums, sondern auch solche der Nervenfaserendigungen berücksichtigen. Denn eine Alteration der letzteren kann die Ursache eines mangelnden Reizzuflusses oder einer Irritation des gliösen intermediären Synzytiums sein. In diesem Falle können wir auf die Möglichkeit einer Unterbrechung in der Produktion der Überträgersubstanz oder auf eine Dysfunktion bei diesem Vorgang schließen. Deshalb müssen wir in unsere Studie sämtliche Beobachtungen über degenerative Veränderungen oder anomale Regenerationsvorgänge der Nervenfaserendigungen einschließen, besonders wenn eine Alteration derselben gleichzeitig mit einer solchen des synaptischen intermediären Protoplasmas zur Beobachtung gelangt. Die Mitteilungen über morphologische Veränderungen an den motorischen Endplatten sind sehr zahlreich, beziehen sich aber in den meisten Fällen nicht auf das synaptische Protoplasma.

Vor kurzem hatten wir Gelegenheit, neues Material bei experimenteller Vergiftung mit Botulinustoxin zu studieren; wir haben dabei nicht nur Veränderungen an den Nervenfasern, sondern auch am intermediären Protoplasma der Synapse feststellen können. Abb. 9 zeigt eine solche Veränderung an den motorischen Endplatten der Maus. Man muß in Übereinstimmung mit unseren Untersuchungen feststellen (1953), daß diese Veränderungen zu einer Alteration des „Mixoplasmas" führen, das aus einer Verschmelzung des nervösen und gliösen Plasmas im Gebiet der Synapse entsteht. Auf Grund dieser Tatsache müssen wir annehmen, daß diese morphologischen Veränderungen wahrscheinlich von einer Alteration des Prozesses der Sekretion der chemischen Überträgersubstanz begleitet sind. Diese funktionellen Veränderungen müssen in dem Fall der Abb. 10 noch stärker sein, denn die entsprechenden motorischen Endplatten zeigen eine tiefgreifende Veränderung an den Nervenfaserendigungen und an der Gesamtstruktur des intermediären Protoplasmas.

Abb. 11 gibt zwei Beobachtungen von *Coronini* (1954) an demselben Material wieder. Man sieht eine granuläre Alteration des gesamten synaptischen Protoplasmas, d. h. des Mixoplasmas, das morphologisch dem „subneuralen" Apparat von *Couteaux* (1947) entspricht. Wir glauben, daß es keines Appells an die Phantasie bedarf, um sich vom Vorhandensein funktioneller Veränderungen am synaptischen Protoplasma und damit von einer Alteration im Prozeß der Neurosekretion in diesen motorischen Endplatten zu überzeugen.

In derselben Weise wie *Noël* und seine Mitarbeiter von einer Entblößung der motorischen Endplatte (Verschwinden der Telosomen) sprechen, können wir bei Abb. 10 auch von einer Entblößung derselben Struktur im Hinblick auf die nervösen Endigungen reden.

Es handelt sich dabei um eine motorische Endramifikation, deren Hüllplasmodium gut sichtbar ist, deren nervöse Verzweigungen sich aber gewissermaßen zurückgezogen zu haben scheinen und in

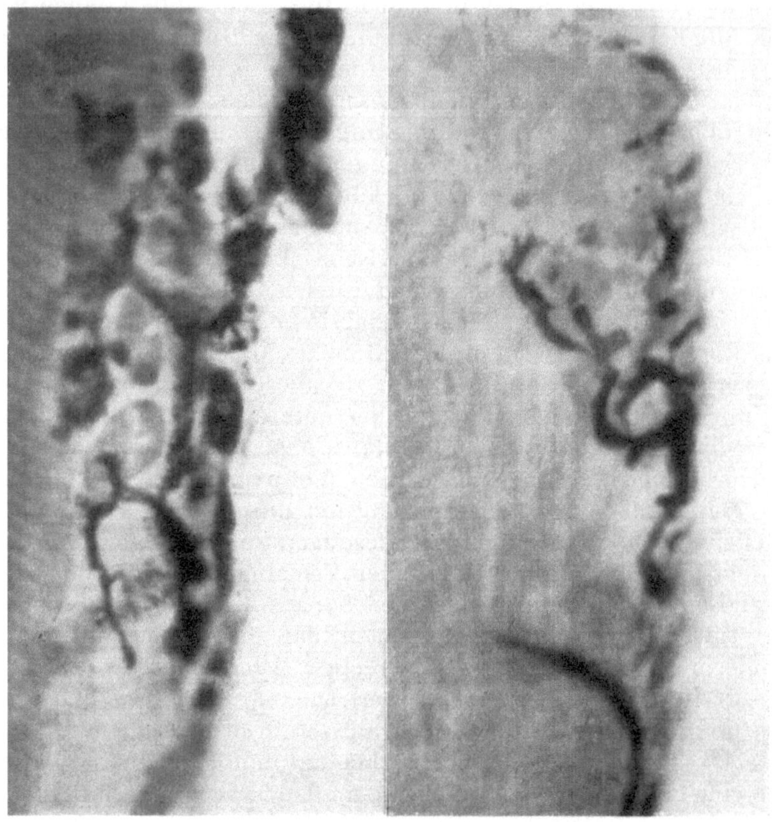

Abb. 11. Beide Abbildungen zeigen die Veränderungen an den motorischen Endplatten in der Pfote der weißen Maus bei der experimentellen Vergiftung mit Botulinustoxin. (Coronini, 1954.)

den Endbezirken des Hüllplasmodiums bereits verschwunden sind. In diesen Fällen muß man, selbst wenn man die Veränderungen des synaptischen Protoplasmas außer acht läßt, zugeben, daß diese Retraktion der nervösen Verzweigungen auf eine Alteration (Dysfunktion, Verschwinden) des nervösen Einflusses hindeutet, der sonst wie ein Stimulans auf die Produktion der chemischen Überträgersubstanz wirkt.

Die oftmals beobachtete Anhäufung unregelmäßig geformter, argentophiler Granula in den motorischen Endplatten bei der Tuberkulose muß unserer Meinung nach auch als Zeichen einer mehr oder weniger intensiven funktionellen Alteration angesehen werden. Und diese funktionellen Veränderungen sind stets von Alterationen der Produktion der chemischen Überträgersubstanz begleitet.

Unglücklicherweise hat das Studium der Veränderungen an den motorischen Endplatten und an den Synapsen im allgemeinen fast nur unter dem Gesichtspunkt der morphologischen Veränderungen der nervösen Faserendigungen gestanden, und die Autoren haben der funktionellen Bedeutung dieser Veränderungen im Hinblick auf die chemische Transmission nur wenig Beachtung geschenkt.

b) Die sensiblen Endigungen und Endkörperchen.

Unsere Kenntnisse von der sekretorischen Tätigkeit der Elemente, die die sensiblen Endigungen und Endkörperchen aufbauen, sind sehr unvollständig. Es handelt sich dabei lediglich um eine Reihe unzusammenhängender Befunde.

Pieper (1941) gibt an, daß die Gesamtheit aller Zellen, gleich welchen Typs sie sind, die intraprotoplasmatisch eine sensible Nervenendigung enthalten, als spezifische Zellen angesehen werden müssen.

In einer großen Anzahl freier oder korpuskulärer sensibler Nervenendigungen gelingt es, ein Satellitenplasma nachzuweisen, innerhalb dessen die nervöse Endverzweigung gelegen ist. In einigen Fällen läßt sich eine Vereinigung der Verzweigung der Nervenfaserendigung mit dem Satellitenplasma unter der Gestalt des periterminalen Netzwerkes von *Boeke* nachweisen. Wir selbst haben diese Strukturen an den sensiblen Endigungen der Pressorezeptoren des Sinus carotidis (1951) und den neuromuskulären Spindeln der Trachea und der Bronchien aufzeigen können. Auf die Analogie zwischen den sensiblen Synapsen und den motorischen Endplatten hat *Boeke* hingewiesen (1943):

„Auch das Verhalten des periterminalen Netzwerkes innerhalb der Tastzellen der *Grandry*schen Körperchen und die Beweglichkeit und Ortsverlagerung des Kernes dieser Zellen bei der Erregung weisen auf eine innige Beteiligung der Tastzellen an der Übertragung der Erregung auf die neurofibrilläre Tastscheibe hin, und dasselbe beweist auch das Verhalten der Mitochondrien (*Lawrentjew, Pawn*, 1935). Die Wabenstruktur des Protoplasmas der Tastzellen kann auf eine chemische Veränderung dieses Protoplasmas bei der Erregung hindeuten. Wir haben hier das neurohumorale Gebiet vor uns, das von so fundamenteller Wichtigkeit ist für die Übertragung der Erregung auf das afferente innervierende sensible Endgefüge."

Der lemmoblastische Ursprung des Protoplasmas der sensiblen Endkörperchen wurde von *Klein* (1941) nachgewiesen. *Turchini* (1930, 1932) beschrieb das Vorhandensein großer Granula im Plasma der gliösen Elemente, die die Masse der *Vater-Pacini*schen Lamellenkörperchen bilden. *Lawrentjew* (1926) beschrieb in den Tastzellen das Chondriom unter der Gestalt von Stäbchen, die eine für das „Neuroplasma charakteristische“ Struktur aufwiesen. *Noël* und *Pallot* (1935) beschrieben das Chondriom der neuromuskulären Spindeln als „Chondriom, das morphologisch den von *Rio Hortega* und *Collin* in der zentralen Neuroglia beschriebenen Gliosomen sehr nahe steht“.

Über die rezeptorischen Synapsen des Glomus carotidis ist *De Castro* (1949) der Ansicht, daß das Protoplasma der Glomuszellen selbst für die chemischen Änderungen des Mediums empfindlich ist, nicht aber die Nervenfaser, die erst sekundär durch das Cytoplasma des Glomus gereizt wird. Dieselbe Schlußfolgerung läßt sich direkt aus einer Analyse der Organisation aller Synapsen, der interneuronalen, der motorischen Endplatten, der sensiblen Endkörperchen usw. ziehen (*Jabonero, Gomez Bosque, Bordallo* und *Perez Casas*, 1953). Die Nervenfaser würde also einen mittelbar empfangenen Reiz leiten, d. h. in Übereinstimmung mit der von uns in zahlreichen Publikationen (1951—1953) niedergelegten Ansicht, ein auf das intermediäre Protoplasma ausgeübter Reiz ist nicht fähig, in der Nervenfaser einen Aktionsstrom auszulösen. Die Reize wirken allein auf das gliöse Satellitenplasma, und dessen Reaktion allein ist der spezifische Reiz für die Nervenfaser.

In den Zellen des Glomus carotidis hat *De Castro* (1926) isoliert oder in Gruppen gelegene Vakuolen sowie zahlreiche Chondriome beschrieben. Die mit reichlichen und kompliziert gebauten Chondriomen versehenen Zellen besitzen nur ein kleines Vakuolensystem, während andere Zellen mit ausgedehnter Vakuolisierung nur wenige Chondriome beherbergen. Außerdem kommt in ihnen ein sehr entwickelter Golgiapparat vor. Das Chondriom zeigt nach Durchschneidung des Nervus glossopharyngicus typische Veränderungen.

Feldberg (1939) hat gezeigt, daß das Acetylcholin die Überträgersubstanz an den sensiblen Endkörperchen ist. Wenn wir berücksichtigen, daß überdies eine Reihe anatomischer Befunde für eine sekretorische Tätigkeit des Satellitenplasmas vieler Körperchen dieses Typs sprechen, müssen wir zugeben, daß die Annahme einer Neurosekretion an den sensiblen Endigungen und Apparaten auf einer genügend gesicherten Grundlage steht.

Abb. 12. Krümeliges Aussehen und anormale Granula im Protoplasma des satellitären Synzytiums der sensiblen Endigungen (neuro-leio-muskuläre Spindeln) der glatten Muskulatur aus dem menschlichen Kehlkopf. Tuberkulose. Bielschowsky-Silberkarbonat-Methode.

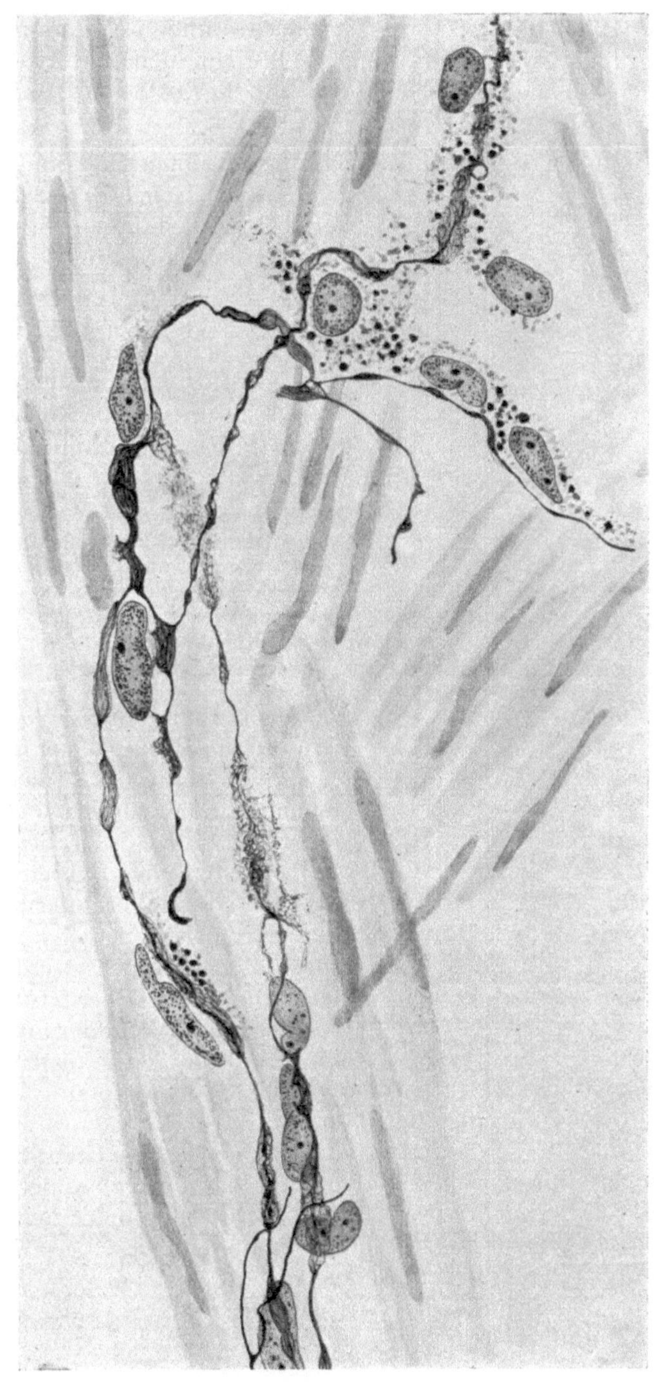

Meyling (1938) hält das Corpusculum carotidicum für ein nervöses Organ sensibler Natur, das vielleicht Beziehungen zur Produktion von Acetylcholin hat. Diese These ist von *Da Costa* (1939) nicht angenommen worden.

Als zusätzlicher Beweis dafür, daß die sensiblen Endigungen und Endkörperchen acetylcholinergisch sind, können die mit der „Acetylcholin-Methode" von *Kimura* und *Oba* (1953) erzielten Ergebnisse gelten. Eine Injektion von 0,5 bis 1,0 ccm einer 2,5 bis 5%igen Lösung von Acetylcholin entfesselt in den Eingeweiden einen Sturm von Empfindungen.

Diese Methode hatte bei 55% von 365 Laparotomierten ein positives Resultat, und das nicht nur bei intramuskulären, sondern auch bei Injektionen in parenchymatöse Organe (Nieren, Pankreas, Ovar usw. Lit. bei *Oba, Watanabe, Kimura, Katsuta, Okawa, Yohiike, Yamura*, 1953).

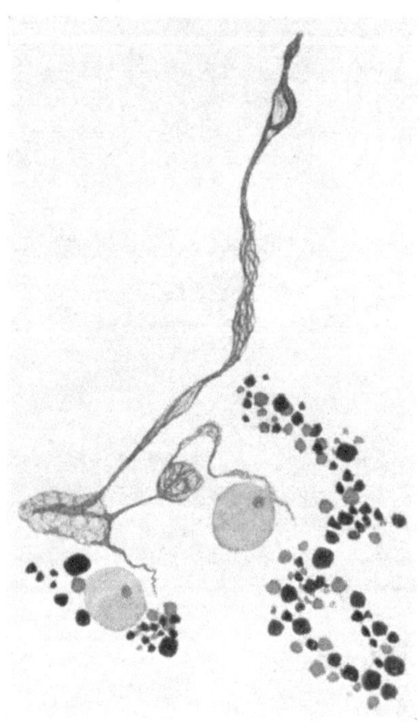

Abb. 13. Anormale Granula im satellitären Protoplasma der subepithelialen sensiblen Endigungen des menschlichen Kehlkopfes bei Tuberkulose. Bielschowsky-Silberkarbonat-Methode.

Das Vorkommen anomaler Granula im Protoplasma des gliösen Synzytiums, das das intermediäre Element der sensiblen Synapsen bildet (in großer Menge in pathologischen Fällen), kann als Zeichen von Veränderungen in der sekretorischen Aktivität dieses Plasmas angesehen werden. Es fehlt aber jeder sichere Anhalt dafür, daß diese Veränderungen eine Dysfunktion des neurogliösen Komplexes im Sinne einer pathologischen Neurosekretion andeuten (*Jabonero, Gomez Bosque, Bordallo* und *Perez Casas*). Aus diesem Grunde weisen wir mit der notwendigen Reserve auf das Vorkommen pathologischer Granulationen in den Satellitenkörperchen der neuroleiomuskulären Spindeln im Verlauf der Tuberkulose (Trachea und Bronchien) hin, die wir 1952 beschrieben haben. Dieselben Granulationen treten bei der Tuberkulose auch bei allen Arten von sensiblen Endigungen und Endkörperchen des Kehlkopfes auf. Abb. 12 zeigt die Granulationen in den neuro-leiomuskulären Spindeln und

Abb. 13 in einer subepithelialen Nervenendigung des Kehlkopfes. Wir sind allerdings noch nicht imstande, die Bedeutung dieser Granula genau einzuschätzen und halten ein systematisches Studium der Pathologie des neurogliösen Bestandteils jeder Art von Synapsen für notwendig.

c) Die distale Synapse der efferenten vegetativen Bahnen.

Jede Schule und fast jeder Autor haben ihre eigene Auffassung von der Endigungsweise der efferenten vegetativen Bahnen und deren Verbindung zu den nicht nervösen Elementen (Literatur bei *Jabonero, Gomez Bosque, Bordallo* und *Perez Casas,* 1953); dieser Umstand macht es außerordentlich schwierig, diese Fragen objektiv auseinanderzusetzen. In den meisten Fällen sieht sich der Autor gezwungen, seine eigene Meinung vorzulegen und dabei zahlreichen Einwürfen zu begegnen.

Wir sind fest davon überzeugt, daß das periphere Nervensystem in keiner Weise homogen, sondern heterogen ist und die efferenten vegetativen Bahnen sich im Hinblick auf ihre Endigungsweise unterscheiden. Diese allemal sehr wichtigen Unterschiede erfordern ein getrenntes Studium jedes der beiden Typen.

Der Gegenstand dieses Kapitels kann nicht eine Diskussion der Probleme der feineren Struktur der distalen Synapse sein. Aus diesem Grunde beschränken wir uns darauf, lediglich die notwendigen Details mitzuteilen, um dem Leser ein genügendes Verständnis dieser Dinge zu verschaffen, und die logischen Schlußfolgerungen zu ziehen, die sich aus den anatomischen Befunden über die Neurosekretion in dem von uns angegebenen umfangreichen Sinne ergeben. Hinsichtlich der distalen Anteile können die efferenten vegetativen Bahnen in die folgenden Gruppen eingeteilt werden:

α) Efferente vegetative Bahnen, deren letzteres Glied durch ein Element nervösen Ursprunges ersetzt ist.

β) Efferente vegetative Bahnen, deren zweites Neuron durch seine Achsenzylinder auf direktem Wege nicht nervöse Zellen innerviert.

γ) Efferente vegetative Bahnen, deren zweites Neuron durch seine Achsenzylinder bestimmte Zellelemente innerviert („key cells"), die möglicherweise fähig sind, vermittels Freisetzung einer chemischen Überträgersubstanz zu reagieren, die ihrerseits wieder den spezifischen Reiz für andere Elemente abgibt.

δ) Efferente vegetative Bahnen, deren letzter Teil durch ein nervöses Synzytium gebildet wird, an dessen Zusammensetzung Sympathikus und Parasympathikus vermittels eines spezifischen Organs beteiligt sind, das zwischen das Ende der postganglionären Nervenfasern und die nicht nervösen Elemente eingeschaltet ist.

a) Der Ersatz des zweiten sympathischen Neurons durch ein drüsiges Element nervösen Ursprungs. Das *Nebennierenmark* ist reichlich innerviert. Die Experimente von *Kiss* (1951) haben gezeigt, daß es präganglionäre Fasern aus dem 7., 8. und 9. Thorakalsegment bezieht. *Hoshi* (1926) hat gezeigt, daß die Durchschneidung des Nervus splanchnicus beim Kaninchen von Degeneration der Nervenfasern des Nebennierenmarkes gefolgt ist, während Resektion des Nervus vagus keinen bemerkenswerten Effekt auf dieses Organ hat.

Kiss (1951) zieht folgende Schlüsse: „Es unterliegt also keinem Zweifel, daß diese für das chromaffine Gewebe charakteristischen Fasern die Endigung oder vielleicht besser die präterminale Formation unmittelbarer präganglionärer Fasern darstellen. Dieser Befund ist von besonderer Bedeutung, wenn wir die Tatsache in Betracht ziehen, daß diese eigentümliche Sorte von Nervenfasern, abgesehen von dem Nebennierenmark, wo sie schon von mehreren Autoren erwähnt und dann von *Stöhr* (1935) eingehend beschrieben wurde, von *Seto* (1935) in den Herzparaganglien und von *Bakay* (1938) in den chromaffinen Geweben der fetalen und frühkindlichen Harnblase in ganz gleicher Form vorgefunden wurde. Es ist also mit Sicherheit anzunehmen, daß chromaffines Gewebe auch außerhalb des Nebennierenmarkes von präganglionären sympathischen Fasern versorgt ist.“

Im allgemeinen also ziehen die Achsenzylinder von Neuronen, die im Rückenmark gelegen sind, durch die vorderen Wurzeln und endigen direkt in der Nachbarschaft paraganglionärer Zellen der Nebennieren oder solcher anderer Organe (*Da Costa,* 1940). Dieselbe These wurde von *Elliot* (1913) aufgestellt. Die Vorstellungen von *Hollingshead* (1936, 1937), *Swinyard* (1937), *Hermann, Jourdan, Morin, Vial* und *Cornut* (1938) stimmen damit überein. Im Gegensatz dazu kommt *Carrato* (1947) auf Grund der Resektion des Nervus splanchnicus und des Ganglion coeliacum zu dem Schluß, die Innervation des Nebennierenmarkes erfolge durch postganglionäre Fasern.

Vasconcelos (1947) hat gezeigt, daß die Resektion der linken Nervi splanchnici, die Exstirpation der ersten Lumbalganglien oder beide Maßnahmen zusammen eine Reihe von Veränderungen an den Zellen der Nebennierenrinde hervorrufen, die als Zeichen einer Hypofunktion dieser Elemente gedeutet werden können. Diese Beobachtungen scheinen diejenigen von *Pende* (1902) und von *Sgrosso* (1936) zu bestätigen. Im Gegensatz dazu haben *Hermann, Jourdan, Cier* und *Galoni* (1937) beobachtet, daß das Nebennierenmark auch nach seiner Denervierung weiter funktioniert.

Es gibt tatsächlich im Nebennierenmark einige postganglionäre Nervenfasern (Vorkommen isolierter oder in mehr oder weniger großen Gruppen angeordneter Ganglienzellen). Aber die Ansicht von *Da Costa* (1940) scheint gesichert zu sein, wenn man annimmt, daß die paraganglionären Zellen in Verbindung mit den in ihnen gelegenen präganglionären Fasern die Rolle des zweiten effektorischen Neurons übernehmen, mit dem einzigen Unterschied, daß die Zellen des Nebennierenmarkes keine Fortsätze aussenden und ihre Wirkung auf die anderen Elemente über den Blutweg vonstatten geht. Das Schema von *Da Costa* (Abb. 14) ist in dieser Hinsicht sehr demonstrativ.

„Nach Durchschneidung beider Splanchnici und Entfernung des lumbalen Grenzstranges konnten in der Nebenniere nur postganglionäre Fasern übrigbleiben. In der Tat fanden sich einige Tage nach diesem Eingriff im Nebennierenmark nur recht wenige, sehr feine Nervenfasern, die ihren Ursprung teils von den im Mark gelegenen Ganglienzellen, teils auch von äußeren Ganglienzellen nehmen. Die intakten Fasern bilden ein sehr feines, jedoch auch sehr faserarmes Geflecht, das in keiner Weise mit dem großen Nervenreichtum des normalen Gewebes zu vergleichen ist. Die übriggebliebenen feinen Fasern sind stellenweise bis zwischen die Zellgruppen der Zona reticularis zu verfolgen" (*Kiss*, 1951).

Sato (1952) gibt an, daß die das Nebennierenmark innervierenden Nervenfasern anfänglich unabhängig voneinander sind und später erst miteinander anastomosieren und so ein Terminalnetz bilden. Die Zellen des Nebennierenmarkes sollen von diesem Netz „with a contact mode" innerviert werden. *Denber* (1944) und *Weber* (1946) haben bei Meerschweinchen und bei Kaninchen das Vorkommen intra- und extrazellulärer Fasern beschrieben, die an den endokrinen Zellen des Nebennierenmarkes endigen sollen.

Im paraganglionären Gewebe der menschlichen Harnblase hat *Bakay* (1938) und im Nebennierenmark haben *Pines* und *Narowtschatowa* (1931) das Vorkommen von freien Nervenendigungen und von fibrillären Terminalapparaten beschrieben.

Das paraganglionäre Gewebe im allgemeinen und das des Nebennierenmarkes im besonderen entstammen zusammen mit dem Nervengewebe aus einem gemeinsamen Mutterboden (*Da Costa*, 1940). Die Entwicklung der Proneuroblasten kann in zwei grundsätzlich verschiedenen Richtungen verlaufen. Der eine Teil entwickelt sich zu richtigen Neuroblasten (Sympathoblasten) und diese wiederum zu sympathischen Nervenzellen. Der andere Teil wird zu Phäochromoblasten, d. h. zu paraganglionären Elementen die bei weiterer Differenzierung die chromaffinen Zellen aus sich hervorgehen lassen. *Da Costa* glaubt, daß die Entwicklung des paraganglionären Gewebes beim Embryo in einer Epoche stattfindet, in der die Entwicklung der sympathischen Ganglien eine Verzögerung erleidet. Die Funktion der Paraganglien soll die Produktion von Adrenalin sein. Aus diesem Grunde hält er sich für berechtigt anzunehmen, die Eigenschaften des Nervengewebes seien zusätzlich auf die des paraganglionären Gewebes übergegangen, d. h. der nervöse

Mechanismus liefe hier auf dem Blutwege ab. Auf diese Weise würde ein hormonaler Mechanismus durch einen anderen humoralen ersetzt, und dieser wiederum durch einen nervösen. *Sebruins* (1947) nimmt an, daß die interstitiellen Zellen des peripheren vegetativen Nervensystems weder nervös noch Lemmoblasten seien. Es soll sich vielmehr um undifferenzierte Zellen neuroektodermalen Ursprungs handeln, die mit der Fähigkeit ausgerüstet sind, sich entweder in Nervenzellen oder in paraganglionäre Zellen umzuwandeln.

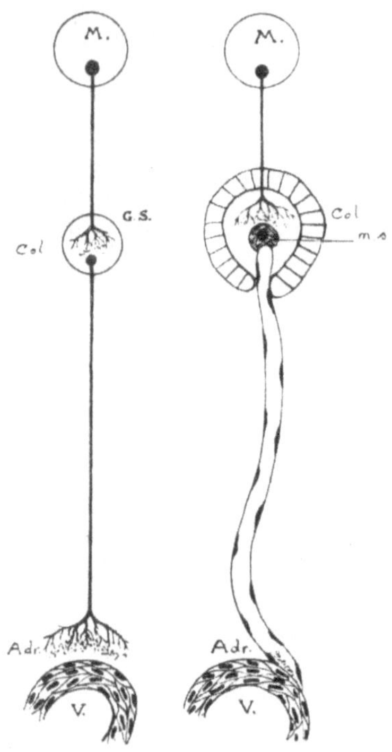

Abb. 14. Schema zur Verdeutlichung der Homologie zwischen der Zelle des Nebennierenmarkes, ms, deren Sekretionsprodukt ins Blut ausgeschüttet wird, und dem sympathischen Neuron, cs, dessen Fortsatz eine postganglionäre Faser darstellt. Beide Zellen werden von präganglionären, cholinergischen Fasern (col.) innerviert. Die sympathische postganglionäre Faser ist adrenergisch (adr.). Das Adrenalin erregt in beiden Fällen die Eingeweide. (Celestino da Costa, 1940.)

Auf eine Analogie zwischen sympathischen Ganglienzellen und Zellen des Nebennierenmarkes hat *Da Costa* auf Grund folgender Argumente geschlossen: a) Unzweifelhafte Adrenalinproduktion des Organs, b) Identität zwischen Sympathin und Adrenalin (*Bacq,* 1934, 1935, 1937), c) Reizung der Fasern des Nervus splanchnicus (sekretorischer Nerv für das Nebennierenmark) hat nicht nur eine Ausschüttung von Adrenalin ins Blut, sondern auch eine Freisetzung von Acetylcholin im Nebennierenmark zur Folge.

Feldberg, Minz und *Tsudzimura* (1934) haben die Entstehung von Acetylcholin im Nebennierenmark nachgewiesen. Diese Substanz soll bei der Übertragung des nervösen Reizes von den präganglionären Fasern auf die Zellen des Nebennierenmarkes entstehen.

Nach *Da Costa* werden die Paraganglien durch Acetylcholin erregt, das in ihrem Bereiche von den sie innervierenden präganglionären Fasern freigesetzt wird, aber sie sind adrenergisch wie die zweiten sympathischen Neurone, die die Paraganglien ersetzen.

Bei der von *Da Costa* aufgestellten These gibt es zwei wesentliche Elemente von sehr verschiedenem Wert, einmal eine Reihe von objektiven, undiskutierbaren Beobachtungen, anderseits die allgemein sehr suggestive und nicht weniger unbestreitbare Interpretation dieser Tatsachen. Das von *Da Costa* vorgeschlagene Schema (Abb. 14) zeigt, daß die Analogie zwischen sympathischen Ganglienzellen und den Elementen des Nebennierenmarkes nicht vollständig ist, weil *Da Costa* das Vorhandensein nervöser Endigungen der zweiten sympathischen Neurone in den Wandungen der Blutgefäße, d. h. eine Verbindung mit Elementen nicht nervöser Natur supponiert. Diese These steht mit den Ergebnissen unserer Forschungen nicht in Übereinstimmung (1946—1954), da das letzte Glied bei dem größten Teil der efferenten vegetativen Bahnen, d. h. das adrenergische Organ, von einer speziellen nervösen Formation gebildet wird, die wahrscheinlich von den postganglionären Fasern unabhängig ist. Die Analogie der Zellen des Nebennierenmarkes muß vielmehr zu jenem adrenergischen Organ (distales Nervennetz) gesucht werden, das von dem System der interstitiellen Zellen *Cajals* gebildet wird und über das wir weiter unten noch berichten werden. In diesem Sinne ist es vollkommen irrelevant, ob die das Nebennierenmark innervierenden Fasern als präganglionär (*Elliot, Kiss, Da Costa* usw.) oder postganglionär (*Carrato*) bezeichnet werden.

Aber ungeachtet der These, die angenommen wird, ist es wesentlich, daß das Nebennierenmark als ein Element, das mit dem sympathischen Nervensystem einen gemeinsamen Ursprung hat, eine präzise Bedeutung als „chemisches nervöses Organ" hat, die derjenigen der „chemischen Neurone" nach der Theorie von *Tinel* (1937) sehr ähnlich ist. Wir können also von einer wirklichen Neurosekretion sprechen.

Die Untersuchungen von *Picard* (1949) und *Picard, Chambost* und *Vitry* (1953) liefen darauf hinaus, die histologischen Merkmale der sekretorischen Tätigkeit und Ruhe an den Zellen des Nebennierenmarkes darzulegen. Es gibt dabei einen chromophoben und einen chromophilen Zelltyp. Die Autoren nehmen in Übereinstimmung mit *Bander* und *Eränkö* an, daß diese beiden Zelltypen zwei verschiedene Arten spezialisierter Zellen darstellen, von denen die einen Adrenalin und die anderen Noradrenalin produzieren. Die regelmäßige topographische Verteilung dieser beiden Zelltypen läßt den Gedanken ausschließen, sie repräsentierten verschiedene Stadien eines Sekretionszyklus. Das Cytoplasma der chromaffinen Zellen gibt eine häufig sehr stark positive Reaktion nach *MacManus,* auf Grund wessen die Autoren schließen, die diffusible Substanz des Plasmas sei adrenalinverwandt oder stelle eine Adrenalinvorstufe dar, die ihre phenolischen OH-Gruppen in Ortho-Stellung habe und an ihrer Seitenkette eine α-hydroxyl-methylamino-Gruppe besitze.

Mit der *MacManus*-Reaktion färbt sich auch der Golgiapparat der Zellen des Nebennierenmarkes.

Den genannten Autoren ist es gelungen, alle Entwicklungsformen des erwähnten Apparates zu beobachten (Abb. 15). Sie haben auch ein fortschreitendes Übergreifen der Färbung des Cytoplasmas vom Golgiapparat aus bei der *MacManus*-Reaktion beobachtet. *Picard* glaubt, die phäochromen Granulationen stellten eine Art von nicht notwendiger Reservesubstanz im Ablauf des Sekretionszyklus dar. Die Exkretion der intraprotoplasmatischen Substanz erfolgt in Form einer apikalen kleinzystischen Durchsetzung der chromaffinen Zellen (Abb. 16).

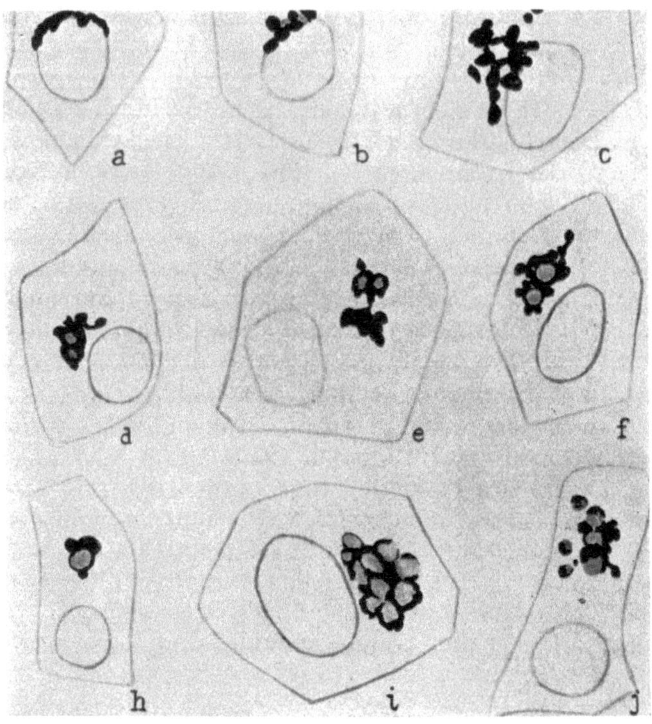

Abb. 15. Entwicklung des Golgiapparates (in Übereinstimmung mit dem Schema von Hirsch). Blau färben sich die äußeren Teile mit Methylenblau, die inneren rötlich (positiv nach MacManus). Ähnliche Bilder erhält man mit der Mallory-Färbung: Die inneren Abschnitte sind dabei lebhaft rot gefärbt. Nebennierenmark (Mensch und Kaninchen). Fixation nach Helly. Allochrome Färbung nach Lillie. (Picard, 1949.)

Zur Vervollständigung der Beweisführung müssen auch die Untersuchungen von *Picard* und *Chambost* an den Ganglienzellen des Nebennierenmarkes berücksichtigt werden. Diese Autoren haben oft innerhalb der Anhäufungen von Ganglienzellen phäochrome Drüsenzellen beobachtet, die in Kontakt mit den Nervenzellen standen und sich im Inneren ihrer bindegewebigen Kapseln befanden (Abb. 17). Diese Zellen müssen ihren Ursprung von Elementen des adventitiellen Synzytiums (Hüllplasmodium) nehmen, die sich zu Zellindividuen entwickeln und glanduläre Eigenschaften gewinnen. Bei der gleichen Gelegenheit haben diese Autoren eine Differenzierung von Teilen des *Schwann*schen Synzytiums dicker markhaltiger Nervenfasern zu phäochromen Drüsenelementen beobachtet. Die subkapsulär gelegenen präochromen Zellen könnten auch ihren Ursprung kleinen, rundlichen, undifferenzierten Zellen verdanken (Sympathogonien, Phäochromoblasten), die sich manchmal unter der Kapsel der Ganglienzellen vorfinden. Es könnte sein, daß diese

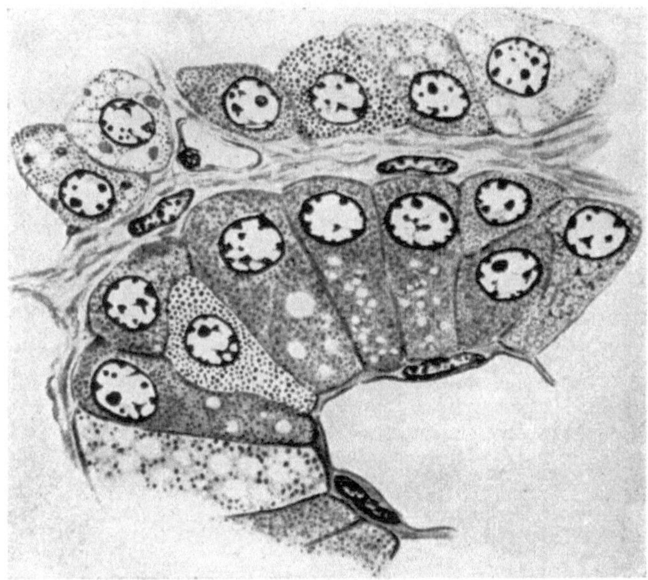

Abb. 16. Nebennierenmark des Pferdes, peripherer Abschnitt nach Durchströmung von der Vene her. Zellstränge hoher und ausgerichteter Elemente, die um die Blutgefäße angeordnet sind und durchwegs ein chromophiles Protoplasma mit apikaler Mikrovakuolisation als Zeichen der Exkretion besitzen. (Picard, 1949.)

Phänomene zellulärer Erneuerung besonders bedeutsam für die nervösen Formationen innerhalb der Nebenniere wären und dasselbe bedeuteten wie die zelluläre Abtropfung in den diencephalen vegetativen Kernen bei der Neurosekretion *(Picard).*

Nach *Staemmler* (1933) sind Phäochromie und Vakuolisierung die beiden fundamentalen Anzeichen der physiologischen Tätigkeit der Zellen des Nebennierenmarkes. *Bargmann* (1952) schreibt: „Daß die phäochromen Granula nicht ohne weiteres den Markhormonen gleichzusetzen sind, sondern offenbar einen Trägerkomplex vorstellen, in welchem die Wirkstoffe des Markes verankert sind, wird kaum noch bestritten. Es ist eingangs darauf hingewiesen worden, daß über das vegetative Nervensystem ein Stress die Markzellen beeinflussen kann. Als Beispiel sei eine deutliche Diaprasie phäochromer Substanz bei gleichzeitiger Vakuolisierung des Cytoplasmas im Fall künstlicher Hypoxie beim Hund gezeigt. Bemerkenswert ist bei solchen Versuchen die Verlagerung der Markzellkerne an den der Kapillare entfernten Pol der Markzelle."

Vom Gesichtspunkt der Pathologie der Neurosekretion sind die Veränderungen der Markzellen der Nebennieren nach einer Entnervung von grundsätzlichem Interesse. *Sgrosso* (1935) leugnete die

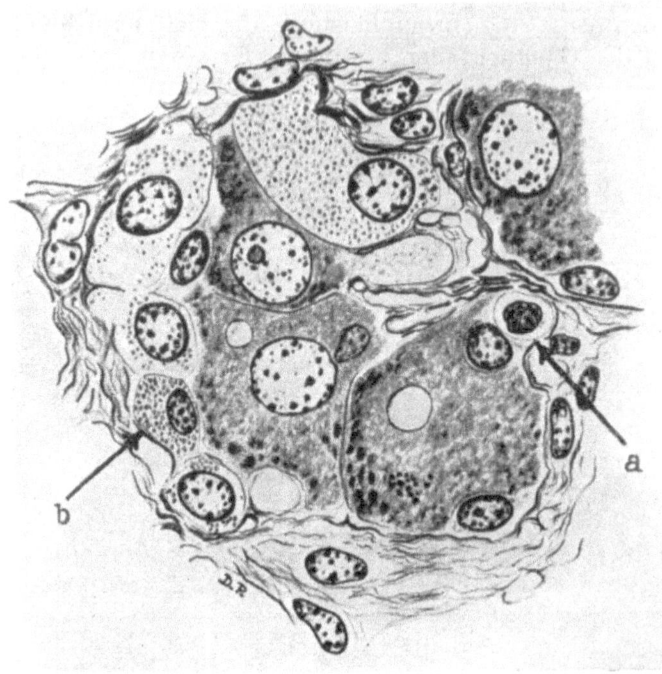

Abb. 17. Neuroglanduläre Komplexe des menschlichen Nebennierenmarkes. In einem von der gleichen Bindegewebshülle umschlossenen Bezirk sind alle Entwicklungsstadien der phäochromen Drüsenzellen sichtbar, die sich wahrscheinlich innerhalb des adventiellen Synzytiums entwickelt haben. Neurosekretorische Vakuolen in den Ganglienzellen. (Picard und Chambost, 1952.)

Ergebnisse von *Pende* (1902), der nach Resektion der Nervi splanchnici und Exstirpation der Ganglia coeliaca morphologische Veränderungen an den erwähnten Zellen festgestellt haben will. Nach einer Exstirpation der Grenzstrangganglien konnte *Sgrosso* keine Veränderungen an den Zellen des Nebennierenmarkes nachweisen. *Hermann, Jourdan, Cier* und *Galloni* (1937) haben nach Denervierung beobachtet, daß das Nebennierenmark fortfährt zu funktionieren und auch keine histologischen Veränderungen aufweist.

In neuerlichen Experimenten (Resektion der Nervi splanchnici) gelang es *Vasconcelos* (1947), Veränderungen am Nebennierenmark festzustellen. Er fand Alterationen an den Blutgefäßen und an den Zellen. Auf der operierten Seite traten in großer Menge ungefärbte, unterschiedlich große Vakuolen auf, die denjenigen in geringer

Menge bei normalen Tieren vorkommenden gleichen. In den vakuolisierten Zellen ist die Chromaffinität verringert. Diese Alterationen sollen ein Zeichen von Unterfunktion sein, jedoch neigt *Vasconcelos* mehr der Ansicht zu, sie hätten ihre Ursache in Veränderungen an den Blutgefäßen.

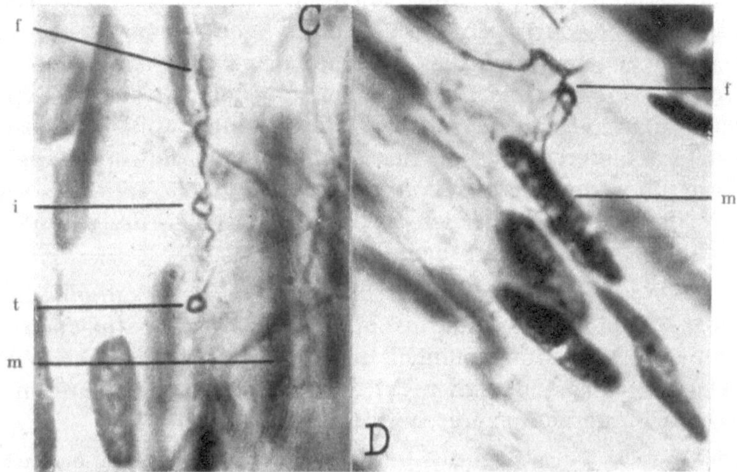

Abb. 18. Corpus ciliare des Menschen. C periterminaler Strang und anatomische Endigung eines nervösen Fäserchens (f). Eine Ringbildung scheint in den Verlauf der Fibrille (i) in geringer Entfernung von dem Endring eingeschaltet zu sein (t). D Kollaterale Verzweigung einer Nervenfaser (f), deren Äste sich zu einem Kern der glatten Muskulatur hinwenden (m). Das periterminale Netzwerk ist deutlich sichtbar. Bielschowsky-Silberkarbonat-Methode. Mikrophotographien ohne Retusche.

β) *Die postganglionären Fasern, die direkt die Effektorzellen innervieren.* In einigen Fällen innervieren die postganglionären Fasern nicht nervöse Zellen auf direktem Wege. Derartige efferente vegetative Bahnen bestehen nur aus Neuronen und kommen nicht häufig vor. Bislang wurde ihr Vorhandensein lediglich bei der Innervation der Iris und des Corpus ciliare des Menschen nachgewiesen.

Die Nervenfasern, die die quergestreifte Muskulatur des Ösophagus innervieren, entbehren ebenfalls eines distalen synzytial aufgebauten Abschnittes (siehe weiter unten). Aber in diesem Falle handelt es sich nicht um postganglionäre Nervenfasern, sondern um direkte motorische Vagusfasern, die in den intramuralen Ganglien nicht unterbrochen werden, wie *Lawrentjew* (1929), *Kolssow* (1933), *Bullon* (1945) und andere nachgewiesen haben.

Vielleicht können diesem Fasertypus einige efferente, zum Herzen hinziehende Bahnen subsumiert werden, aber vorläufig liegen dafür noch keine endgültigen Beweise vor.

Boeke (1933) und wir (1954) haben das Vorkommen von Endringen innerhalb der glatten Muskelzellen von Iris und Corpus ciliare demonstriert (Abb. 18). *Boeke* hält außerdem eine Vereinigung zwischen beiden Elementen (Nerv und Muskulatur) unter der Gestalt des periterminalen Netzwerkes für möglich, ähnlich wie er es bei anderen Synapsen beschrieben hat (Abb. 18).

Die reale Existenz dieser Endigungen wurde neuerdings von *Genis* (unveröffentliche Beobachtung) unter Verwendung unserer Methodik bestätigt.

Unter Hintansetzung aller Theorien von einer sekretorischen Tätigkeit der eigentlichen Nervenendigungen (siehe weiter oben) müssen wir zugeben, daß hier jeglicher Beweis für eine Neurosekretion fehlt. Wenn es uns notwendig erschienen ist, diesen Typ von Nervenendigungen zu erwähnen, so deshalb, weil in denselben Organen ein anderer Typ von Nervenendigungen vorkommt, bei dem die Annahme einer neurosekretorischen Tätigkeit sich in vollständiger Weise lediglich auf der Basis anatomischer Beziehungen ergibt. (Hierüber siehe das folgende Kapitel.)

γ) *Das Problem der „key cells"*. Die Theorie von *Langley* hat als Konsequenz, daß die sympathischen und parasympathischen postganglionären Nervenfasern nicht nervöse Zellen auf direktem Wege innervieren; jedoch hat dieser Teil der Theorie niemals eine in anatomischem Sinne genügende Bestätigung erfahren.

In den meisten Fällen zeigt eine Durchsicht der Abbildungen in den Arbeiten der Anhänger dieser Theorie (nervöse Endigungen in Kontakt, im Inneren oder in der unmittelbaren Nachbarschaft nicht nervöser Zellen), daß es sich um irrige Deutungen unvollständiger Imprägnationen handelt. Durch die große Zahl der dem Studium der vegetativen Innervation gewidmeten Arbeiten müßte es den Anhängern der *Langley*schen Theorie und der Neuronentheorie möglich sein, eine bessere Präzisierung durchzuführen, als sie *Langley* gelang, als er schrieb: „L'état actuel de nos connaissances ne me permet pas de poser des conclusions définitives sur la différentiation dans les tissues qui ont une double innervation. La principale difficulté est que l'on ignore, si les cellules de ces tissues sont de deux sortes, les unes innervées par le sympathique et les autres par le parasympathique, ou si chaque cellule reçoit des fibres nerveuses des deux systèmes. L'hypothèse selon laquelle les fibres nerveuses des deux systèmes aboutiraient à des cellules différentes est comme je l'ai déja dit (1905), celle qui s'harmonise le mieux avec la théorie ci-dessus" (*Langley*, 1923). Diese Ansicht müßte von allen Neuronisten unterschrieben werden.

Zitieren wir nur die Meinungen der Neuronisten über dieses Problem. *Baumann* (1951) schreibt: „Du point de vue fonctionnel il faudrait donc penser que l'influence nerveuse s'étend à tout un territoire glandulaire en diffusant de proche en proche à partir d'une terminaison à la surface ou dans l'enterieur d'une des cellules." Und auch *Hillarp* schreibt: „. . . the innervation of autonomic effector cells takes place by means of a nervous ground plexus: A plexus of axons runnig in a finemeshed network of anastomosing strands formed by the terminal *Schwann* plasmodium. All the effector cells are probably in direkt contact with this ground plexus".

Der Mißerfolg der Neuronisten beim Versuch, die These von der individuellen Innervation aller nicht nervöser Zellen zu beweisen, wird in dem folgenden Satz von *Hillarp* offenbar: „There exists at present only one logically conceived theory regarding the functional organization of the innervation of autonomic effector systems. This theory, launched by *Cannon, Rosenblueth* and collaborators (see *Rosenblueth,* 1932, 1936; *Rosenblueth* and *Rioch,* 1933; *Cannon* and *Rosenblueth,* 1937) is founded on the assumption that only some of the effector cells are directly innervated. In or at these innervated cells — ‚key cells' — the chemical mediator is liberated on stimulation, and then diffuse to the non innervated cells".

Die „key cells" wären demnach wahrscheinlich chromaffine Zellen, die den Endapparat der postganglionären sympathischen Fasern bilden. Die Erregung dieser Fasern würde auf die chromaffinen Elemente übertragen; das würde eine Freisetzung von Sympathin bedeuten, dessen Produktion aber in Abwesenheit chromaffiner Elemente nicht möglich ist. Letztere würden dieselbe Rolle wie die Zellen des Nebennierenmarkes spielen. Unglücklicherweise steht diese suggestive Hypothese nicht in Übereinstimmung mit den anatomischen Tatsachen.

Tinel (1937) hat die Meinung *Cannons* übernommen und gibt an, die chromaffinen Zellen bildeten mit den peripheren Ganglienzellen zusammen eine Familie. Es würde sich also um „chemische Endneurone" handeln.

Im Hinblick auf die Theorie von *Cannon* und *Rosenblueth* schreibt *Hillarp:* „The occurence of apparently completely inactive cell complexes interposed between complexes whose cells show pronounced stimulation, speaks against such a diffusion mechanisms, however. All the same no decisive importance can be ascribed to this argument. It is possible that there is an individual variation in the sensibility of the transmitter substance in different cell complexes (or that — on the assumption of an all-or-norme mode of action — there is a variability in the threshold in different effector cells)."

Die Theorie von den „key cells" erlangt außerordentliche Bedeutung dadurch, daß sie einige Phänomene verständlich macht, deren Erklärung auf andere Weise nicht möglich wäre; ferner kann sie als Grundlage für eine Erklärung der nervösen Vorgänge dienen, die mittels der spezifischen Organe oder Elemente vonstatten gehen, die sich zwischen die physiologischen Endigungen der postganglionären Fasern und die nicht nervösen Elemente einlagern. In einigen Fällen (distales nervöses Synzytium) hätten die „key cells" eine spezifisch nervöse (neuroide) Natur, in anderen Fällen würde es sich um nicht nervöse Zellen handeln, vielleicht sogar nicht einmal um gliöse Zellen. In Übereinstimmung mit der weiter oben auseinander gesetzten These halten wir nur die Zellen für „key cells", die nicht nervösen Ursprungs sind, aber in direkter Verbindung mit der Überleitung des Impulses stehen, d. h. die eine synaptisch-nervöse Funktion im weiteren Sinne haben.

In diese Gruppe können auch jene Elemente eingeschlossen werden, die *Campenhout* (1946, 1950) „organites épithélio-neuraux" genannt hat, obwohl sie *Campenhout* als mit der Neurokrinie zusammenhängend auffaßt.

Die theoretischen Vorstellungen *Schumachers* (1938) von den nicht chromaffinen Paraganglien geben Veranlassung, diese Organe ebenfalls als „key elements" aufzufassen. Der Autor glaubt, daß die Polkissenzellen unter dem Einfluß einer Substanz anschwellen, deren Austritt aus den Zellen diese wieder abschwellen läßt und so zu einer Vergrößerung des Gefäßlumens Veranlassung gibt. Bei dieser Substanz soll es sich wahrscheinlich um Acetylcholin handeln. Es soll zwei Arten von Paraganglien geben, adrenergische (sympathische) und cholinergische (parasympathische). *Celestino Da Costa* (1940) und *Van Campenhout* (1946, 1950) haben diese Gedankengänge abgelehnt.

Schließlich muß man auch das Nebennierenmark und die chromaffinen Paraganglien als „key cells" ansehen.

Die Theorie der „key cells" liegt auf einer rein hypothetischen Ebene, aber es kommen einige nicht chromaffine Zellen vor, für die die erwähnte Theorie im allgemeinen anwendbar und notwendig ist. Wir (1954) haben einen dieser Zelltypen beschrieben.

Neben den nervösen Endigungen in der glatten Muskulatur der Iris und des Corpus ciliare beim Menschen gibt es noch eine Reihe feinerer Endigungen (Abb. 19), die im Inneren des Plasmas der pigmentierten oder nicht pigmentierten Bindegewebszellen gelegen sind. Dieser Typus nervöser Endigungen ist von *Boeke* (1936) bereits demonstriert worden. Die intraprotoplasmatische Lage dieser Endigungen scheint uns nicht zweifelhaft. Sie wurde auch von *Munch* (1905) und von *Pines* und *Pinsky* (1932) nachgewiesen. Jedoch sahen alle diese Autoren ebenso wie *Boeke* diesen Endigungstyp nur zufällig. Wir haben ihn sehr häufig gesehen.

Die Beziehungen der Nervenfasern in Iris und Corpus ciliare zu den Bindegewebszellen sind von *Boeke* (1936) beschrieben worden. Rufen wir dem Leser diese bedeutende Studie ins Gedächtnis zurück! Die intraprotoplasmatische Lage der Nervenfasern im Inneren der Bindegewebszellen dieser Organe steht außerhalb jeden Zweifels. Wir stimmen völlig mit *Boeke* darin überein, daß eine Unterscheidung pigmentierter und nicht pigmentierter Zellen nicht möglich ist und zwischen beiden zahlreiche Übergangsformen vorkommen.

Welches ist die wahrscheinliche Bedeutung dieser ringförmig oder andersartig gestalteten Endigungen im Protoplasma der erwähnten Bindegewebszellen? Man muß berücksichtigen (wenn diesem Argument auch keine entscheidende Bedeutung zukommt), daß die Form dieser Endigungen mit derjenigen der Endigungen efferenter Fasern (präganglionäre Fasern usw.) übereinstimmt und als sensible Endigung nur selten vorkommt. Anderseits gelangen im Corpus ciliare des Menschen sehr häufig große, reichlich innervierte Bezirke des bindegewebigen Synzytiums zur Beobachtung, ohne daß die Aus-

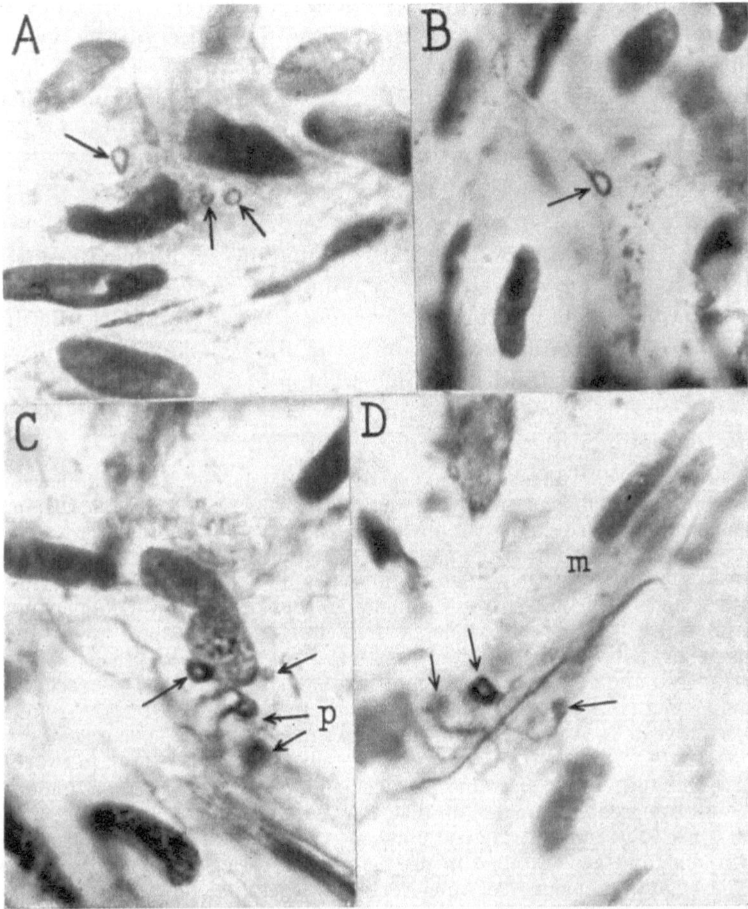

Abb. 19. Endringe im Protoplasma der Bindegewebszellen des Corpus ciliare (A, B, C) und der glatten Muskulatur des M. dilatator iridis vom Menschen. Bielschowsky-Silberkarbonat-Methode. Mikrophotographien ohne Retusche.

breitung und die Anordnung der nervösen Endigungen in ihren allgemeinen Charakteristika an sensible Apparate erinnerten.

Wir selbst haben angegeben (1954), daß diese Endigungen nicht mit den von *Boeke* im selben Organ beschriebenen sensiblen Endigungen zusammengeworfen werden dürfen. Wir haben angenommen, daß die intraprotoplasmatischen Endigungen in den Bindegewebszellen von Iris und Corpus ciliare eine efferente Natur haben. Aus diesem Grunde muß man zwei Arten von Nervenendigungen unterscheiden, solche, die sich im Inneren des Plasmas der glatten Muskelfasern und andere, die sich im Protoplasma der Bindegewebszellen vorfinden. Diese Organe stellen die ersten Fälle einer anatomisch nachweisbaren doppelten efferenten Innervation dar.

Diese beiden Endigungstypen deuten auch auf zwei physiologisch verschiedene Innervationsarten hin. Die Endigungen innerhalb des Protoplasmas der glatten Muskulatur repräsentieren einen Mechanismus direkter Reizübertragung, einen Synapsentypus, der in gewissem Sinne als individuelle Synapse mit unmittelbarer Übertragung des nervösen Reizes angesehen werden kann. Die Endigungen innerhalb des bindegewebigen Protoplasmas bilden eine diffuse Synapse, da das erwähnte Protoplasma auf nervöse Reize mit der Freisetzung einer chemischen Überträgersubstanz reagiert, die durch die Gewebsspalten diffundiert und auf die Muskelfasern einwirkt. Dergestalt wird das bindegewebige Protoplasma zum intermediären Element der diffusen Synapse und gewinnt Eigenschaften, die vollständig denjenigen der „key cells" entsprechen.

Dieser Typus der diffusen Synapse darf trotz der leicht auffindbaren und unzweifelhaften Analogien nicht mit der plexiformen Synapse auf Distanz zusammengeworfen werden, die wir im nächsten Kapitel studieren werden.

Ein anderes Problem verdient unsere Beachtung. Es wurde von *Boeke* aufgeworfen (1936), als er sich fragte, wodurch Zellen bindegewebiger Natur veranlaßt würden, sich in nervöse Elemente umzuwandeln. Im Hinblick auf die Bedeutung der Bindegewebszellen in Iris und Corpus ciliare und ihre Beziehungen zu den Nervenfasern müssen wir zwei Arten von Elementen unterscheiden. Es handelt sich um dasselbe Problem, das wir bei Gelegenheit der Unterscheidung von zwei Arten Gliazellen aufgeworfen haben. „Wir glauben, daß das nervöse Nervensynzytium, d. h. das intermediäre Element der Synapse (interneuronale Synapsen), aktiv an Vorgängen der nervösen Erregungsüberleitung teilnimmt; den *Schwann*schen Zellen ähnlichen Elementen kommt dagegen eine isolierende Aufgabe, ähnlich der Funktion der *Schwann*schen Zellen oder der des *Schwann*schen Synzytiums zu" (1953). Dieser selbe Dualismus muß auch für die Bindegewebszellen in den betrachteten Gebieten angenommen werden. Nicht jedes Element, das eine Nervenfaser enthält, darf als mit nervösen Funktionen ausgerüstet angesehen werden, sondern muß als Struktur vom *Schwann*schen Typus betrachtet werden.

Wenn wir uns darauf beschränken, die Bedeutung der Bindegewebszellen zu analysieren, die die periterminalen Gebiete und die wirklichen anatomischen Endigungen der Nervenfasern beherbergen, ändert sich das Problem, da man eine Teilnahme dieser Zellen an nervösen Funktionen zumindest in weiterem Sinn annehmen muß. Wir können von einer synaptischen Funktion sprechen ähnlich derjenigen, die wir in Übereinstimmung mit *De Castro* den gliösen Zellen der interneuronalen Synapsen oder der motorischen Endplatten zuerkennen. Dies steht auch in Übereinstimmung mit dem, was wir über die Bindegewebszellen der menschlichen Cornea geschrieben haben: „The same is true of the connective cells, of the cornea, for although adapted to a nervous or synaptic mission, they do not acquire a true nervous character. It should not be forgotten that the conduction of the stimulant in the nerve fibres is very different from the synaptic transmission" (*Jabonero* und *Lorente,* 1952).

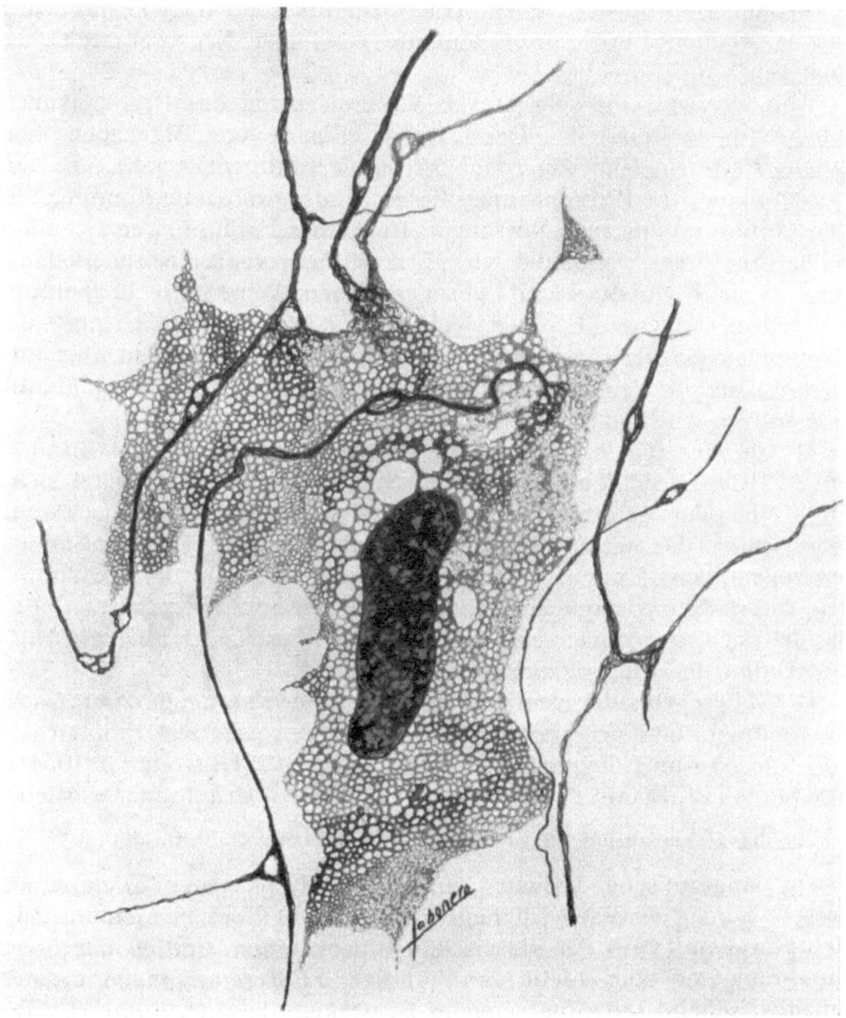

Abb. 20. Bindegewebszelle des menschlichen Corpus ciliare. Pathologische Vakuolisierung. Glaukom infolge Röntgentherapie. Man beachte das Hindurchtreten der Nervenfasern und deren intime Beziehungen zum Protoplasma der Zelle. Bielschowsky-Silberkarbonat-Methode.

Die Bindegewebszellen der Iris und des Corpus ciliare repräsentieren, soweit sie intraprotoplasmatische Nervenendigungen besitzen, das intermediäre Element der Synapse; aus diesem Grunde können sie nicht als nervös angesehen werden, sondern nur als Synapsenelemente.

Die anatomische Organisation dieser diffusen Synapse erfordert die Annahme einer chemischen Übertragung, d. h. die Freisetzung einer chemischen Überträgersubstanz im Bereiche des Protoplasmas derartiger Bindegewebszellen. Hier also müssen wir wie im Falle der wirklichen Bindegewebselemente von einer Neurosekretion im weiteren Sinne sprechen.

Abb. 20 zeigt eine sehr starke Vakuolisierung des Protoplasmas einer Bindegewebszelle des Corpus ciliare vom Menschen bei einem Fall von Glaukom nach erfolgter Röntgenbestrahlung. Die Beziehungen des Protoplasmas dieser Bindegewebszelle kommen in der Abbildung gut zum Vorschein. In diesem Falle müssen wir dieselben Schlüsse ziehen, die wir über die neurosekretorische Bedeutung dieser Elemente bereits gezogen haben. Wird diese Bedeutung als richtig angenommen, so weist die starke Vakuolisierung des Protoplasmas auf eine beträchtliche funktionelle Alteration hin, auf eine Störung in der sekretorischen Aktivität dieser Elemente, d. h. auf eine solche in der peripheren Neurosekretion.

δ) *Die plexiforme Synapse auf Distanz.* Der Begriff der von uns seit 1946 aufgestellten plexiformen Synapse auf Distanz leitet sich direkt aus dem Studium des Aufbaues und der Struktur des nervösen Synzytiums, das in den meisten Fällen den letzten Teil der efferenten vegetativen Bahnen bildet, und aus dem Studium der Beziehungen dieses Synzytiums zu den nicht nervösen Elementen ab. Es handelt sich also um einen anatomischen Begriff, der aber gut mit den Daten der Physiologie übereinstimmt.

Die These von der rein chemischen Übertragung des nervösen Reizes am Ende einer großen Zahl efferenter vegetativer Bahnen ist von *Garven* und *Gairns* (1950), von *Garven* (1954), *Greving* (1954), *Nelemans* (1954) und von *Campenhout* (1954) übernommen worden.

Unabhängig davon hat *Tusques* (1949) eine ähnliche These formuliert.

Die anatomische Evidenz eines Spezialtyps von Beziehungen zwischen dem nervösen Element und den Effektorenelementen, der sich von dem Typus der klassischen Innervation vermittels nervöser (unabhängiger oder nicht unabhängiger) Faserendigungen unterscheidet, scheint sehr überzeugend zu wirken, da auch *Stöhr* (1954) neben einer direkten Übertragung durch das nervöse Terminalretikulum die Existenz einer chemischen Transmission annimmt, die durch eine im Protoplasma der nervösen distalen Formation gebildete Überträgersubstanz bewerkstelligt wird.

Der nervöse Pol der plexiformen Synapse auf Distanz wird von einem Synzytium gebildet, das in den meisten Fällen das letzte Glied der vegetativen efferenten Bahnen bildet. Diese synzytiale Formation wurde von zahlreichen Autoren nachgewiesen (Literatur bei *Boeke*, 1949; *Stöhr*, 1952; *Meyling*, 1953; *Jabonero*, 1952, 1953). Trotz der Einwürfe einiger Neuronisten müssen wir das Vorhandensein eines derartigen Synzytiums als eine sicher nachgewiesene und unbestreitbare Tatsache hinnehmen. Aber seine Struktur, Natur und Beziehungen zu den nicht nervösen Elementen sind Gegenstand verschiedener Interpretationen gewesen, die sich im allgemeinen auf den Gebrauch mehr oder weniger differenter Techniken gründen und überdies mit den Vorurteilen der einzelnen Forscher und ihrer Schulen behaftet sind. Aus diesem Grunde wirft das Studium dieser synzytialen Formation zahlreiche Probleme auf, deren Besprechung aber nicht hierher gehört.

In den weiter oben zitierten Arbeiten kann der Leser eine vollständige Behandlung der verschiedenen Probleme unter dem Gesichtswinkel jedes der genannten Autoren finden. Bezüglich einer umfangreichen Übersicht über die erwähnten Probleme verweisen wir den Leser auf die zitierten Arbeiten.

Nichtsdestoweniger müssen wir, wenn auch nur oberflächlich, einige Probleme behandeln, die mit dem Begriff der plexiformen Synapse auf Distanz zusammenhängen.

Wenn man sorgfältig und mit einer von jedem Vorurteil freien Kritik die Abbildungen in den Arbeiten der Autoren betrachtet, die jene synzytiale nervöse Formation beschreiben, auf die wir uns hier beziehen, so fällt trotz der verschiedenen Ansichten und Interpretationen auf, daß die Abbildungen immer dieselbe Struktur erkennen lassen und nur geringe, durch die angewendete Technik der Darstellung bedingte Differenzen aufweisen. Wenn man vom Text der Arbeiten abstrahiert und sich auf die Betrachtung der Abbildungen beschränkt, ist es außerordentlich schwierig, die Gründe für die verschiedenen Ansichten der Autoren zu verstehen. Und auch die sorgfältige Lektüre des Textes gestattet nicht, eine genügende Grundlage für jene Kontroversen aufzufinden.

Die synzytiale Formation wird im allgemeinen von den Autoren in sehr ähnlicher Weise beschrieben. Uns hierauf stützend, können wir die Beschreibungen folgender Autoren zitieren:

Van Esveld („... eine ununterbrochene Leitbahn für Neurofibrillen, deren Komponenten ... Lemmoblasten genannt werden können"); *Boeke* („... un réseau neurofibrillaire baigné dans le protoplasme syncytial conducteur de cellules insterstitielles ..."); *Stöhr* („... feinste, miteinander anastomosierende Neurofibrillen verlaufen in kernhaltigen, synzytial verbundenen Strängen des *Schwann*schen Hüllplasmodiums einher") und schließlich *Feyrter* („Die Maschen des Netzes bestehen aus einem plasmatischen, kernhaltigen, marklosen Synzytium, in welchem feine, glatte oder netzförmige, anastomosierende Neurofibrillenzüge verlaufen"). Wir selbst haben das distale Synzytium als ein dreidimensionales Netz beschrieben, das aus einem protoplasmatischen, mit Kernen, Neurofibrillen, Vakuolen und argyrophilen Granula versehenen Netz besteht.

In den meisten Fällen trennen die Autoren in ihren Beschreibungen zwei Komponenten der synzytialen distalen Formation voneinander, die Neurofibrillen und das Protoplasma, in welchem sie gelegen sind und das sie gemeinhin als Leitplasmodium bezeichnen.

Als erster hat *Lawrentjew* (1926) diese beiden Komponenten des distalen Synzytiums voneinander getrennt, weil er der Ansicht war, daß das synzytiale Protoplasma seiner Natur und Bedeutung nach dem Protoplasma der *Schwann*schen Elemente der markhaltigen Nervenfasern analog sei. Diese Ansicht wurde in der Folge von dem größten Teil der Autoren übernommen, hat aber im Laufe der Zeit mannigfache und bedeutende Veränderungen erfahren.

Cajal (1892 bis 1934), der dieses Glied der efferenten vegetativen Bahnen entdeckt hat, hielt stets an seiner Meinung fest, es handle sich dabei um anastomosierende nervöse Elemente, deren Protoplasma ein wirkliches Neuroplasma sei und dessen neurofibrilläre Differenzierungen denjenigen der Ganglienzellen gleichwertig seien.

Leeuwe (1937) hat als erster die Interpretation von *Lawrentjew* bestätigt, nachdem *Cajal* (1934) seine Befunde und Argumente gegen diese veröffentlicht hatte. *Leeuwe* hat gezeigt (was neuerdings von *Meyling* bestätigt worden ist, 1953), daß das synzytiale Plasma ein genuines Neuroplasma ist, da es sich elektiv mit Methylenblau färbt, Nissl-Granula enthält, die für Oxydasen und Peroxydasen typischen Reaktionen ergibt und aller für die *Schwann*schen Zellen typischen und spezifischen Attribute ermangelt.

Es ist von Wichtigkeit darauf hinzuweisen, daß *Boeke* (1943) und *Stöhr* (1948, 1952) für einige Bezirke des synzytialen Protoplasmas (die Bezirke, die diese Autoren mit wirklichen interstitiellen Zellen identifiziert haben) annehmen, sie würden durch ein wirkliches nervöses Plasma gebildet, das in plasmatischer Verbindung mit den Lemmoblasten des übrigen Netzes stünde. Beide Autoren geben auch an, daß diese Bezirke des nervösen Plasmas imstande sind, eine chemische Überträgersubstanz freizusetzen.

Wir selbst (1946—1954) haben darauf hingewiesen, daß es nicht möglich ist, aus dem distalen lemmoblastischen Synzytium besondere nervöse Bezirke auszusondern, da die morphologischen und strukturellen Eigenschaften des erwähnten Synzytiums eine solche Trennung nicht gestatten. Das gesamte Synzytium zeigt allerwärts dieselben Struktureigenschaften. Neuerdings scheint *Stöhr* die Genauigkeit unserer Argumente anzuerkennen, denn er schreibt: „Das synzytiale System der interstitiellen Zellen ist von dem *Schwann*schen Leitplasmodium im nervösen Endnetz nicht streng zu isolieren", und scheint vor allem zuzugeben, daß die Produktion chemischer Überträgersubstanzen nicht auf die „nervösen" Bezirke beschränkt ist (interstitielle Zellen), sondern vom gesamten Terminalretikulum bewerkstelligt wird.

Die von vielen Autoren angenommene These *Lawrentjews* gründet sich auf unvollständige Färbungen der distalen synzytialen Formationen. Das Protoplasma dieser Formation erscheint in vielen Arbeiten jener Autoren, die ihm eine Lemmoblastennatur zuschreiben, nicht. Die unvollständige Färbung ihrer Präparate verleitet die Autoren zu dem Schluß, das Grundelement des distalen Synzytiums werde von den Neurofibrillen repräsentiert. Da man spezifische Funktionen für das Protoplasma nicht in Betracht zog, hielt man es für eine Art satellitärer Formation.

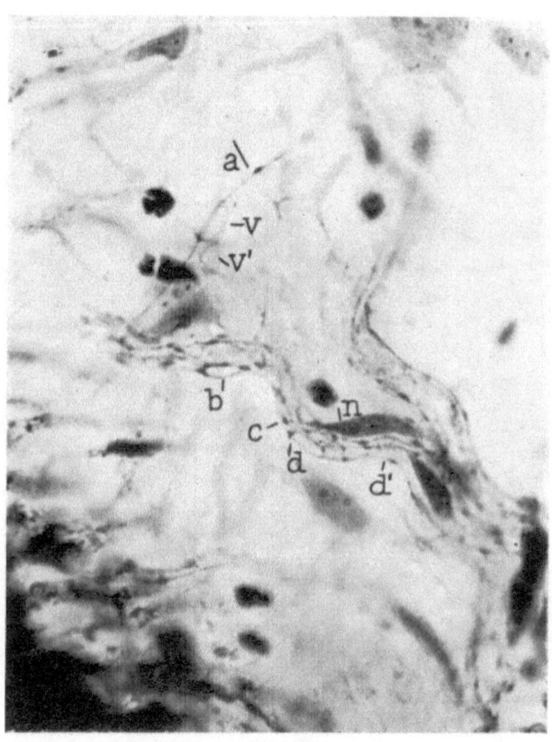

Abb. 21. Distales nervöses Synzytium. Menschlicher Uterus. Perivaskulärer Plexus. Bielschowsky-Silberkarbonat-Methode. Leichte Entfärbung mit Kaliumcyanat. a offensichtlich extraprotoplasmatische Fibrille; v, v' Vakuolen; b eine Vakuole umgebende Neurofibrille; c argyrophiles Körnchen, eingeschaltet in den Verlauf einer Neurofibrille; d polar angeordnete argyrophile Kalotte an einer Vakuole; d' Neurofibrille; n Kern des Synzytiums. Mikrophotographie ohne Retusche.

Wir haben hier nicht die Argumente für oder gegen die nervöse Natur des Protoplasmas des distalen Synzytiums zu diskutieren. Dieses aus anderen Gesichtswinkeln ungeheuer wichtige Problem entbehrt im Rahmen unserer Betrachtungen jeglichen Interesses.

Wir müssen jedoch mitteilen, daß wir auf Grund unserer eigenen Untersuchungen von der nervösen Natur des erwähnten Protoplasmas überzeugt sind und uns durch die älteren Befunde von *Cajal* und die neueren von *Leeuwe* und *Meyling* gestützt sehen.

Da von ihm der Begriff der plexiformen Synapse auf Distanz abhängig ist, müssen wir zuerst das Problem von den Beziehungen des nervösen Synzytiums zu den Effektorelementen behandeln. Wenn die Neurofibrillen des distalen Synzytiums ihr Protoplasma verlassen, um sich nach Art unabhängiger Nervenfibrillen zu nicht nervösen Zellen hinzuwenden wie beim Netz vom Typus des Terminalretikulums von *Stöhr* oder vom Typus des periterminalen Netzwerkes von *Boeke,* wird der Begriff einer chemischen Übertragung

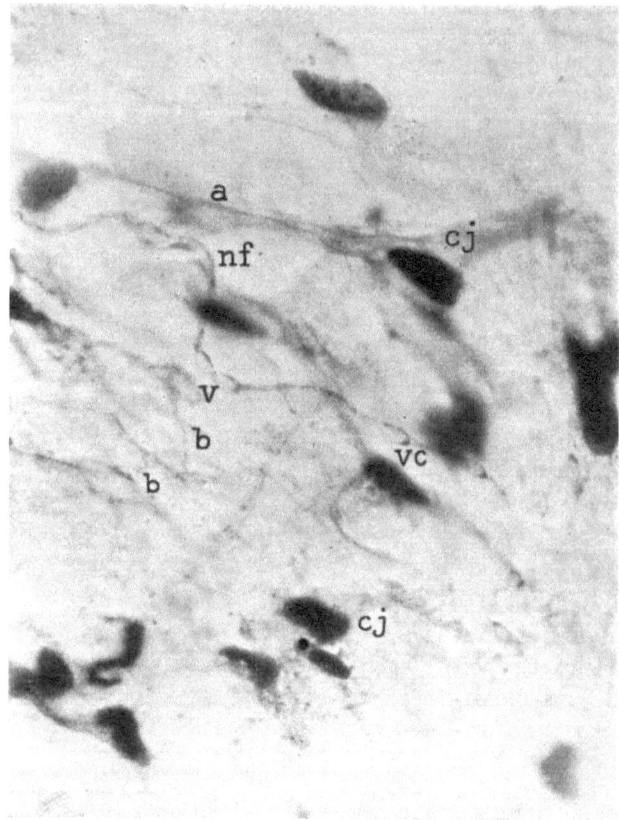

Abb. 22. Feiner Strang des distalen nervösen Synzytiums; er enthält eine Neurofibrille (nf). Vakuolen (v, vc). cj Bindegewebszellen; eine von ihnen enthält eine nicht nervöse Fibrille. b Ausläufer der synzytial verbundenen Bindegewebszellen. Menschlicher Hoden. Bielschowsky-Silberkarbonat-Methode. Mikrophotographie ohne Retusche.

des nervösen Impulses bedeutungslos und muß für die hier betrachteten Elemente verlassen werden. Eine doppelte Übertragung, d. h. eine direkte Übertragung mittels der Neurofibrillen und eine chemische Übertragung durch das Protoplasma, wie sie neuerdings *Stöhr* (1954) annimmt, erscheint uns unannehmbar. Wenn die erstere existiert, entbehrt die zweite jeglichen objektiven Wertes.

Wir haben unablässig darauf hingewiesen, daß die Neurofibrillen sich stets innerhalb des synzytialen Plasmas befinden und dieses unter keinen Umständen verlassen, um zu den nicht nervösen Elementen hin zu ziehen. Diese in zahlreichen Arbeiten in Verbindung mit bildlichen Darstellungen niedergelegte These wurde von *Stöhr* einer Kritik unterzogen. Dieser Autor glaubt, daß außer den intra-

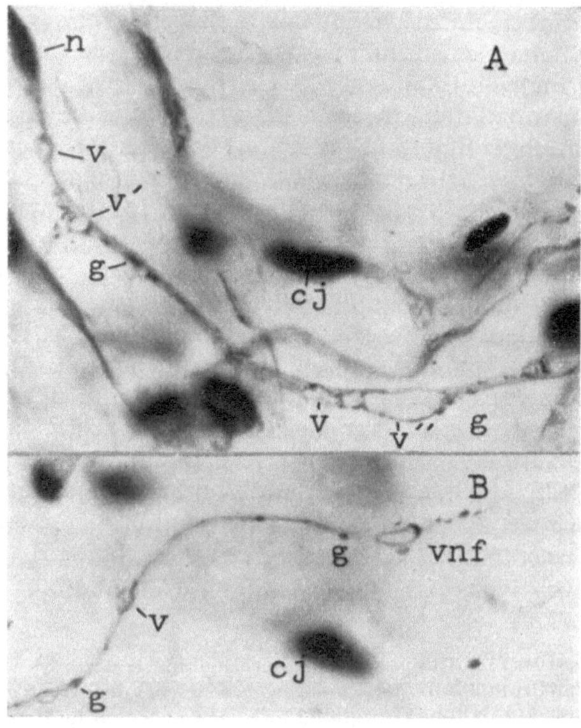

Abb. 23. A Strang des distalen nervösen Synzytiums aus der menschlichen Haut. n Kern des Synzytiums, v, v', v'' Vakuolen; g argyrophile Granula; cj Bindegewebszelle; B sehr feiner Strang des distalen nervösen Synzytiums, dessen Neurofibrillen nur durch ihre argyrophilen Granulationen sichtbar werden; g argyrophile Granula; v Vakuole; vnf Vakuole, durch die hindurch die Neurofibrille sichtbar wird; cj Bindegewebszelle. Menschliche Brustwarze. Bielschowsky-Silberkarbonat-Methode. Mikrophotographien ohne Retusche.

protoplasmatischen Fibrillen noch andere extraprotoplasmatisch gelegene existieren, die in unseren Präparaten nicht in Erscheinung treten. Tatsächlich erscheinen in zahlreichen Abbildungen der Arbeiten von *Stöhr* freie Nervenfibrillen, die nicht innerhalb der Züge des synzytialen Plasmas gelegen sind. Derartige Fibrillen gelangen auch in unseren Präparaten zur Anschauung, wenn die Imprägnation des Protoplasmas unvollständig war oder wir die Schnitte zur Entfärbung in eine Natrium- oder Kaliumcyanatlösung gegeben hatten. In diesen Fällen treten derartige extraprotoplasmatisch gelegene Fibrillen deutlich in Erscheinung. Ein Beispiel zeigt Abb. 21, die einen Abschnitt des perivaskulären nervösen Synzytiums an einer Arterie des menschlichen Uterus wiedergibt. Das entsprechende, mit Kaliumcyanat entfärbte Präparat zeigt im Bereiche dickerer Züge noch eine schwache Tingierung des Protoplasmas. Das Fäserchen *a* erscheint als deutliches Beispiel für die von *Stöhr* beschriebenen feinen extraprotoplasmatischen Fäserchen. Nichtsdestoweniger erbringt die Photographie den Beweis, daß das Fehlen des Protoplasmas unzweifelhaft einen Mangel gegenüber dem normalen Verhalten anzeigt. Innerhalb der mit kleinen Varikositäten versehenen Fäserchen *a* liegt eine Vakuole *v*, die einen untrüglichen Beweis für die Existenz des real vorhandenen Plasmas darstellt. Neben dieser Vakuole zieht eine sehr feine Neurofibrille einher, in deren Verlauf ebenfalls eine Vakuole *(v')* sichtbar ist. Wenn aber die Färbung des Protoplasmas hinreichend ist, scheinen die feineren Fäserchen deutlich in dieses eingeschlossen. Dies trifft für die in Abb. 22 und 23 *B* photographierten Fasern zu. Die Abb. 22 zeigt einen sehr feinen Plasmazug, in dem eine einzige Fibrille einherzieht, die in der Photographie nur durch ihre Varikosität sichtbar ist. Einige Vakuolen *(v, vc)* verursachen Ausbuchtungen an dem feinen Plasmazug. Ein anderes repräsentatives Beispiel demonstriert die Abb. 23 *B*, in der ein zarter Plasmazug sichtbar ist, der zwei feine Neurofibrillen enthält, die durch ihre Varikositäten gut sichtbar sind. Beide Fibrillen vereinigen sich und ziehen durch die große Vakuole *(vnf)*.

Wir müssen zur Vermeidung irrtümlicher Deutungen darauf hinweisen, daß die Fibrille *a* im Protoplasma der Bindegewebszelle *(cj)* der Abb. 22 keinen nervösen Charakter hat. Man muß sorgfältig zwischen nervösen und nicht nervösen Fibrillen unterscheiden, da in einigen Fällen eine Verwechslung mit Bindegewebsfibrillen die Diskussionsgrundlage für einige wenig erfahrene Autoren und Ursache zu Vorurteilen abgegeben hat.

Schließlich führen wir in Abb. 24 *B* ein neues Beispiel an. Die feinen Plasmazüge *(b, d, e)* beherbergen durchwegs nur eine einzige Fibrille mit typischen Varikositäten. Diese Fibrillen würden extraprotoplasmatisch gelegen erscheinen, wenn das zarte Protoplasma sich nicht vollständig gefärbt hätte oder in der oben angegebenen Weise entfärbt worden wäre.

Wenn auch in den Arbeiten einiger Autoren und speziell denjenigen *Stöhrs* mit einer gewissen Häufigkeit Bezirke des nervösen Synzytiums abgebildet sind, in denen sich das Protoplasma vollständig imprägniert hat, so haben wir dabei doch nur sehr selten Protoplasmazüge von einer derartigen Feinheit gesehen, wie in den vorhergehend demonstrierten Plasmazügen. Wir sind auf Grund einer sorgfältigen Durchsicht zahlreicher Präparate zu der Überzeugung gekommen, daß die von einigen Autoren als extraprotoplasmatisch beschriebenen Fibrillen (Neurofibrillen) nur darum als frei erscheinen, weil die Färbung des Protoplasmas vollständig fehlt.

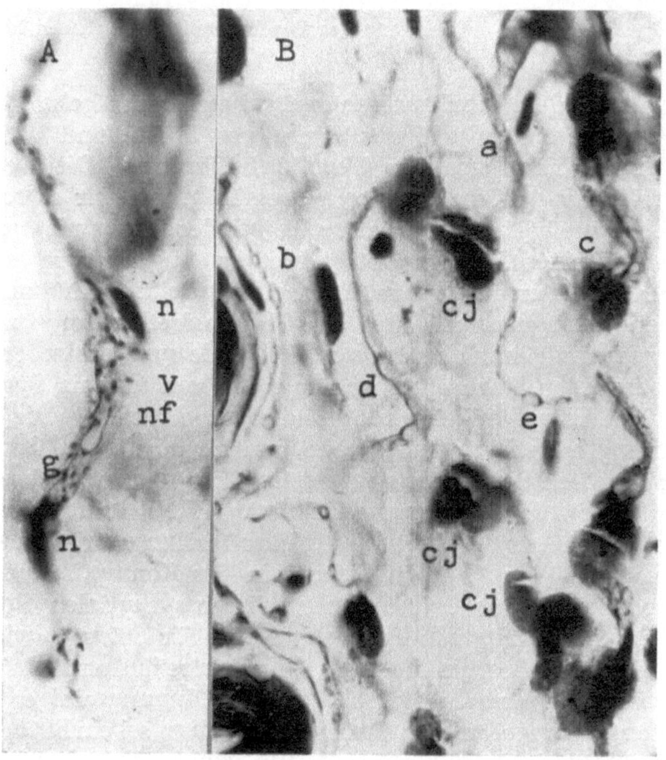

Abb. 24. Züge des distalen nervösen Synzytiums. A Menschliche Brustwarze. B Menschlicher Hoden. n Kerne des Synzytiums; g argyrophile Granula; v Vakuolen; a, b, c, d, e Stränge oder Bezirke des Synzytiums mit leichten Veränderungen ihrer Struktur; cj Bindegewebszellen. Bielschowsky-Silberkarbonat-Methode. Mikrophotographien ohne Retusche.

Es sei hier kurz eingefügt, daß wir bei Verwendung des Wortes Neurofibrille keine genuinen, mit dem gewöhnlichen Mikroskop unsichtbaren Protofibrillen, sondern Inhaltsgebilde des Protoplasmas in dem von uns (1952, 1953) angegebenen und von *Stöhr* (1954) bestätigten Sinne bezeichnen wollen.

Es gibt also keine extraprotoplasmatischen Fibrillen in dem Sinne einiger Autoren, daß Fibrillen die Protoplasmazüge verlassen und zu unterschiedlichen Elementen hinziehen.

Dagegen gibt es in einigen Bezirken des Organismus, wo distales nervöses Synzytium der efferenten vegetativen Bahnen und sensible Elemente nebeneinander vorkommen, tatsächlich extraprotoplasmatisch gelegene Fibrillen. In diesen Bereichen sind die mehr oder weniger feinen extraprotoplasmatisch gelegenen Fibrillen sensibel. Derartige Fibrillen kommen auch in Iris und Corpus ciliare vor, wo sie postganglionäre Endigungen sympathischer und parasympathischer Fasern darstellen. Wenn wir angeben, es gäbe keine extraprotoplasmatischen Fibrillen, beziehen wir uns regelmäßig auf die Abwesenheit von Fibrillen, die das distale nervöse Synzytium verlassen und zu anderen nicht nervösen Elementen hinziehen, seien es Elemente des Bindegewebes, der glatten Muskulatur oder andere.

Indem wir dem Vorkommen extraprotoplasmatischer Fibrillen entgegentreten, stellen wir uns auch (als direkte und notwendige Folge) gegen die These des Terminalretikulums. Die Bedeutung dieser Ablehnung müssen wir sehr sorgfältig, wie wir es schon bei anderen Gelegenheiten getan haben, begründen. Es ist nicht möglich, die Existenz eines Terminalretikulums zu leugnen, wie es in den modernen Arbeiten *Stöhrs* in Erscheinung tritt. Man kann keine Tatsachen ableugnen, und die als Terminalretikulum bezeichnete Struktur stimmt genau mit der von *Boeke* als sympathischer Grundplexus benannten Formation und mit den von uns als System der Protoplasmafasern etikettierten Bildungen überein. (Die letztere Bezeichnung haben wir aufgegeben, um sie durch den Begriff des distalen nervösen Synzytiums zu ersetzen, der umfangreicher ist und nicht so sehr zur Verwirrung beiträgt.) Diese Struktur existiert, und wir haben sie definiert als „Neurofibrillengerüst des distalen nervösen Synzytiums“, da ja bislang in der Konzeption von *Stöhr* die Neurofibrillen das Grundelement dieser synzytialen Formation darstellten. Das synzytiale Protoplasma ist für *Stöhr* lediglich eine Leitbahn, in welcher ein Teil des Terminalretikulums einherzieht. Wir müssen uns ganz energisch gegen die Meinung einiger Autoren verwahren, die angeben, das Terminalretikulum sei ein Bindegewebsnetz. Ebensowenig ist es ein Artefakt. Mit Sicherheit sind in einigen Fällen deutlich bindegewebige Strukturen als zum Terminalretikulum gehörig beschrieben und gezeichnet worden. In einigen Fällen sind sie auch von *Stöhr* als bindegewebig erkannt worden; jedoch trifft das nicht den Kern unseres Problems.

In dem Bemühen, die Grenzen des Problems näher zu umreißen, geben wir an, daß der morphologische Begriff des Terminalretikulums exakt ist, wenn er mit dem Begriff des sympathischen Grundplexus von *Boeke* zusammenfällt.

In fast allen Abbildungen der modernen Arbeiten *Stöhrs* und seiner Schule erscheint das Terminalretikulum nicht als ein vages und diffuses Netz, sondern unter der Gestalt von netzförmig angeordneten Fibrillenzügen, die wohl umgrenzt sind, wenn sie sich auch einige Male einander nähern. Die Abbildungen des Terminalretikulums an den Schweißdrüsen von *Stöhr* (1951, 1954) stimmen genau mit derjenigen von *Boeke* (1936) und den Strukturen überein, die von *Feyrter* (1951) und uns (1954) und *Herzog* (1954) an den Krypten der Appendix photographiert worden sind (Abb. 25). Allerwärts erscheint immer dasselbe Bild abgegrenzter und anastomosierender Stränge.

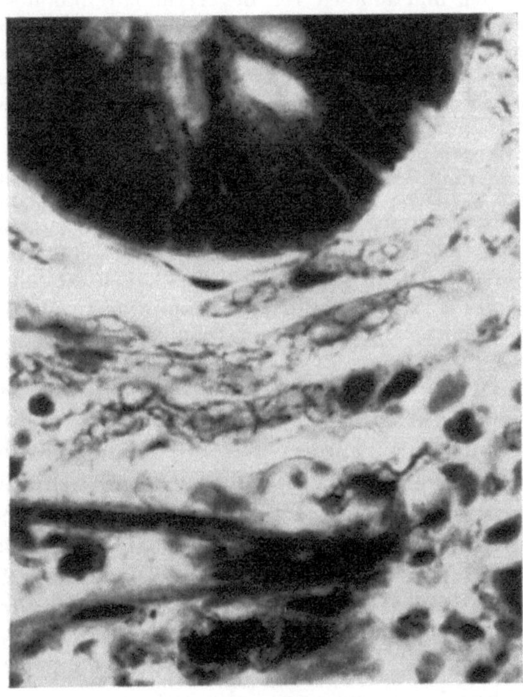

Abb. 25. Menschlicher Wurmfortsatz. Periglanduläres nervöses Synzytium. Bielschowsky-Silberkarbonat-Methode. Mikrophotographie ohne Retusche.

Wir müssen zugeben, daß fast alle Abbildungen, die das Terminalretikulum wiedergeben, wirklich nervöse Strukturen zeigen, die im Hinblick auf die Neurofibrillenfärbung vollständig sind und genau den in den Präparaten erhobenen Befund wiedergeben; und wenn alles das, was im Vorhergehenden gesagt worden ist, den Tatsachen entspricht, so können wir dies bei dem augenblicklichen Stande unseres Wissens hinsichtlich der Deutung, d. h. der Theorie des Terminalretikulums, nicht sagen. In diesem Punkte sehen wir uns gezwungen zu bekennen, daß wir uns nicht in Übereinstimmung mit *Stöhr* befinden.

Niemals haben wir in unseren Präparaten das Vorkommen direkter und intimer Beziehungen zwischen den intraprotoplasmatischen Fibrillen des distalen Synzytiums und dem Protoplasma nicht nervöser Zellen gesehen. Ebensowenig haben wir Fibrillen beobachten können, die das Protoplasma verließen, um zu nicht nervösen Elementen hinzuziehen. Ebensowenig haben wir eine Struktur nach Art des periterminalen Netzwerkes von *Boeke* oder einen dem Terminalretikulum von *Stöhr* entsprechenden Bereich aufgefunden. Wir haben bereits früher darauf hingewiesen, daß sich in den Abbildungen dieser Autoren auch keine genügende Stütze für eine Kontinuität zwischen den Neurofibrillen und dem Protoplasma der nicht nervösen Elemente finden läßt.

Man könnte daran denken, daß die von uns verwendete Technik zur Färbung nervöser Elemente nicht ausreicht, die zartesten Strukturen, d. h. den zarten und subtilen Teil des Terminalretikulums von *Stöhr* oder das periterminale Netzwerk von *Boeke* zu demonstrieren. Jedoch entbehrt ein derartiger Einwurf völlig der Begründung. In Iris und Corpus ciliare zeigt unsere Technik die feinsten Strukturen, die von anderen Autoren beschrieben sind, in viel konstanterer und vollständigerer Weise als andere Methoden. Bei den interneuronalen Synapsen, den sensiblen Endkörperchen und den motorischen Endplatten haben wir das periterminale Netzwerk von *Boeke* anfärben können. Feinste Fibrillen innerhalb des Protoplasmas der Bindegewebszellen in der Cornea haben wir demonstriert und in Übereinstimmung mit *Boeke* (1936) beschrieben. Auch die feinsten intraprotoplasmatischen Endigungen sensibler Fasern in der Schleimhaut der Bronchien sind beispielsweise in unseren Präparaten vollständig zu sehen. Deshalb gehen wir auch in keinem Fall auf den Einwand ein, unsere Technik zeitige im Vergleich mit den von anderen Autoren angewendeten Methoden unvollständige Ergebnisse.

Wenn die These von der Kontinuität der Neurofibrillen des distalen nervösen Synzytiums mit dem Plasma nicht nervöser Elemente exakt wäre, müßten wir zahlreiche Beispiele für eine derartige Kontinuität in den Abbildungen der Arbeiten derjenigen Autoren finden, die Anhänger dieser These sind. Aber diese Beispiele sind in den erwähnten Arbeiten, diejenigen *Stöhrs* mitinbegriffen, nicht die Regel, sondern eine Ausnahme. Im übrigen ist das Fehlen einer derartigen Kontinuität von ihren Anhängern (*Stöhr, John, Knoche* usw.) als Mißerfolg im technischen Vorgehen, als das Ergebnis einer unvollständigen Imprägnierung erklärt worden. Können wir aber einer Theorie zustimmen, die auf systematisch unvollständigen Imprägnationen beruht? *Garven* und *Gairns* (1950), *Garven* (1954), *Greving* (1954), *Nelemans* (1954), *Campenhout* (1954) und andere stimmen mit unserer Ansicht überein und lehnen das Vorkommen einer derartigen Kontinuität ab.

Das Problem der anatomischen Beziehungen (und ihrer histophysiologischen Interpretation) des distalen nervösen Synzytiums zu den nicht nervösen Elementen muß unter dem Gesichtspunkt betrachtet werden, daß jegliche Verbindung und jegliche Vereinigung zwischen den Neurofibrillen des erwähnten Synzytiums und dem Protoplasma der innervierten Elemente fehlt. Sicherlich steht dieser Befund zu dem Verhalten der nervösen Elemente anderer Art, beispielsweise der motorischen Nervenfasern (motorische Endplatten) oder der sensiblen Nervenendigungen in Widerspruch. Aber wir glauben, daß man der Deutung der Befunde keinen Zwang antun soll, indem man bei allen Nervenelementen ein gleichartiges Verhalten sucht, wenn die histologischen Präparate klar das Vorkommen verschiedener Arten nervöser Elemente und verschiedener Typen von Beziehungen zu den innervierten Elementen demonstrieren. Auf

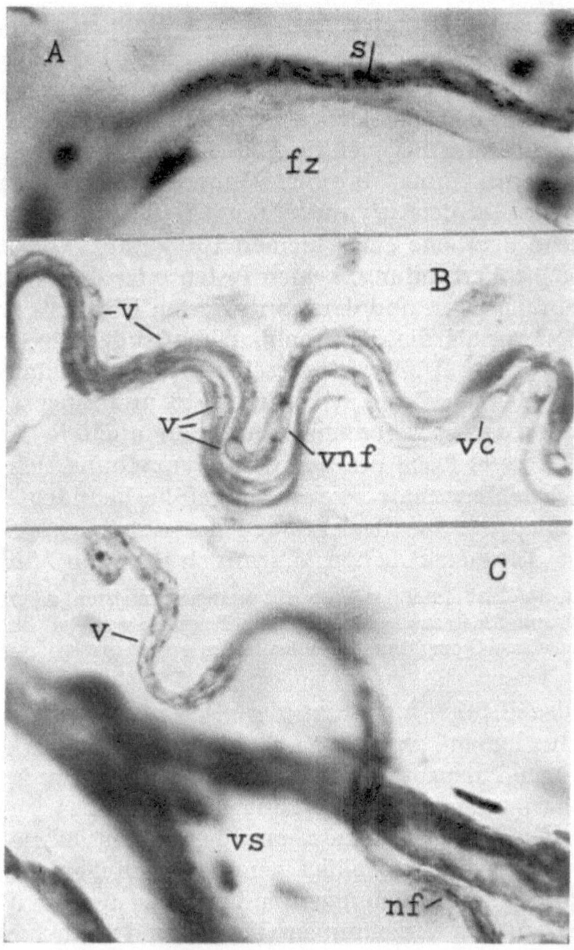

Abb. 26. Beziehungen des distalen nervösen Synzytiums zu einer Fettzelle (A) und zu einer Blutkapillare (C). Struktur verschiedener Züge des Synzytiums aus dem menschlichen Uterus (B). s Synzytium; fz Fettzelle; v Vakuolen; vnf Vakuolen, durch die hindurch man eine Fibrille erblickt; vc Vakuole von größerer Gestalt; vs Blutgefäß; nf Neurofibrille. Bielschowsky-Silberkarbonat-Methode. Mikrophotographien ohne Retusche.

jeden Fall können wir das Vorkommen einer Kontinuität nicht annehmen, da sie weder in unseren Präparaten noch im größten Teil der Abbildungen der Autoren aufscheint, die Anhänger einer derartigen Kontinuität sind.

Wenn also die Fibrillen des distalen Synzytiums stets eine intraprotoplasmatische Lagerung haben und das Protoplasma des Synzytiums niemals verlassen, um zu anderen Elementen hinzuziehen und jede intermediäre Struktur zwischen derartigen Neurofibrillen (oder zwischen dem Protoplasma des Synzytiums) und dem Protoplasma der innervierten Elemente fehlt, müssen wir unter den vorliegenden Bedingungen doch diese Beziehungen deuten, auch wenn wir uns dabei von den klassischen Begriffen distanzieren müssen.

Man betrachte zum Beispiel die Abb. 26 *C*. Ein Protoplasmastrang des nervösen Synzytiums (in seinem Inneren läßt sich das Vorkommen von Neurofibrillen *nf* und Vakuolen *v* beobachten) zieht in Windungen an der Seite eines kleinen Blutgefäßes *(vs)* einher. Dabei gibt es keine Verbindung, keinen festen oder dauernden Kontakt zwischen dem nervösen und dem innervierten Element. Es gibt keine andere Beziehung als die der Nachbarschaft oder die der Nähe. In derselben Abbildung *A* läßt sich dieselbe Art der Beziehung zwischen einem Strang des nervösen Synzytiums *(s)* und einer Fettzelle *(fz)* beobachten. Dasselbe Verhalten kann man auch in Abb 27 feststellen, in der zwei Züge des nervösen Synzytiums sich in der unmittelbaren Nachbarschaft zweier Blutgefäße befinden. Wir weisen schließlich noch auf die Beziehungen des nervösen Synzytiums zu einer Krypte des menschlichen Wurmfortsatzes hin (Abb. 25).

Wir wollen die Zahl der Beispiele nicht weiter vermehren, da wir in früheren Arbeiten (1946 und 1954) zahlreiche typische Beispiele von den Beziehungen der Stränge des nervösen Synzytiums zu allen Arten von Gewebselementen gebracht haben.

Das nervöse distale Synzytium (der efferenten vegetativen Bahnen, die ein solches haben) erscheint als ein dreidimensionales Netz, das aus einem kern-, neurofibrillen-, vakuolenhaltigen und argyrophile Granula beherbergenden Plasmodium besteht. Dieses Synzytium hat keine freien Endigungen; seine Neurofibrillen verbleiben stets innerhalb des Protoplasmas; es bildet keine individuellen Synapsen und hat keine dauernden Beziehungen zu den nicht nervösen Elementen. Im Hinblick auf die Beziehungen dieses Synzytiums zu den nicht nervösen Elementen verliert die klassische Auffassung von der Synapse ihren Boden. *Boeke* (1933—1949) hat wiederholt und eindringlich darauf hingewiesen, daß es in seinem sympathischen Grundplexus (der exakt mit unserem nervösen distalen Synzytium übereinstimmt) keine Differenzierung in leitende Abschnitte und solche, die wirksam sind oder den Reiz freisetzen, gibt. Der ganze Plexus leitet die Reize (im Sinne gewöhnlicher Nervenfasern) und wirkt in seiner Gesamtheit in dem Sinne als nervöse Endigung, daß die Reize auf seiner ganzen Oberfläche freigesetzt werden. *Boeke* hat diese Beziehungen sehr genau wie eine plexiforme Synapse beschrieben. Wir haben diese Auffassung vervollständigt, indem wir gezeigt haben, daß es keine Beziehungen per continuitatem zwischen den Neurofibrillen des Synzytiums und dem Protoplasma der nicht nervösen Elemente gibt. Gleichgültig welcher Art der Mechanismus der Reizübertragung ist, er muß als auf Distanz wirkend angesehen werden. Aus diesem Grunde haben wir von einer plexiformen Innervation (im Gegensatz zur individuellen Innervation) auf Distanz gesprochen, von einer plexiformen Synapse auf Distanz.

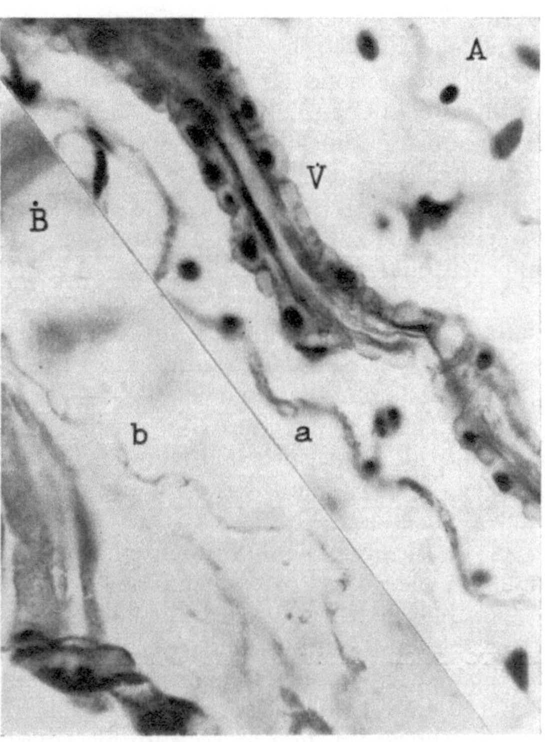

Abb. 27. Beide Mikrophotographien zeigen bei derselben Vergrößerung die Kaliberunterschiede der Stränge des distalen nervösen Synzytiums in der Wand der menschlichen Gallenblase. V Blutgefäß; a, b Stränge des distalen nervösen Synzytiums. Der feinere Strang besitzt größere Vakuolen als der von gröberem Kaliber. Bielschowsky-Silberkarbonat-Methode. Mikrophotographien ohne Retusche.

Diese Art der anatomischen Beziehungen gibt Veranlassung, die physiologischen Relationen zwischen dem nervösen Synzytium und den innervierten Elementen in einer Weise zu interpretieren, die sich von der für den Rest des Nervensystems vorgenommenen erheblich unterscheidet. In diesem Sinne zeigt eine theoretische Analyse, daß drei verschiedene Deutungen möglich sind:

a) Im Rahmen der Auffassung, der Reiz würde elektrisch im Nervensystem übertragen (was außer anderen *Weber,* 1954, annimmt), würden die Leiter (Neurofibrillen), die das nervöse distale Synzytium bilden, nach Art eines Induktors auf die innervierten Elemente wirken; und da die Neurofibrillen innerhalb des synzytialen Neuroplasmas gelegen sind, würde dieses wie ein Isolator wirken. Diese Art histologischer Deutung scheint vom Gesichtspunkt der

Autoren aus, die das Protoplasma des Synzytiums im Hinblick auf die spezifische Gesamtfunktion für ein Element sekundärer Bedeutung halten, sehr richtig zu sein.

b) Nach der physikochemischen Auffassung würde bei den geschilderten Beziehungen der nervöse Reiz, der von den Neurofibrillen fortgeleitet und freigesetzt wird, seine Wirkung nicht auf die Gewebselemente, sondern auf das synzytiale Protoplasma ausüben und in ihm Reaktionen nach Art der Freisetzung einer chemischen Überträgersubstanz auslösen. Diese Überträgersubstanz würde in Wirklichkeit die nicht nervösen Gewebselemente beeinflussen. Bei dieser Deutung hätte das synzytiale Protoplasma dieselbe Bedeutung und dieselbe Rolle zu spielen wie das gliöse synaptische Protoplasma der interneuronalen Synapsen oder das der motorischen Endplatten.

Beide im vorhergehenden angeführten Hypothesen unterstellen, daß die Neurofibrillen das physiologisch spezifische Element des nervösen Plasmas bilden und das distale synzytiale Protoplasma gliös oder lemmoblastisch ist. Beide Voraussetzungen sind unserer Meinung nach ungenau. Die nervöse Funktion kann nicht den Neurofibrillen zugesprochen werden, und das Protoplasma des Synzytiums ist auf Grund der bis heute beigebrachten Beweise nervöser und nicht gliöser Natur.

c) Es bleibt schließlich noch eine dritte Hypothese, nämlich die, daß das nervöse Protoplasma des distalen Synzytiums (in seiner Gesamtheit als ein mit neurofibrillären Differenzierungen, Vakuolen, argyrophilen Granula und Kernen versehenes Neuroplasma betrachtet) der Produzent einer chemischen Überträgersubstanz ist. Unter dem Einfluß der Reize durch die postganglionären Nervenfasern setzt das distale Synzytium die Überträgersubstanz frei, die in die Gewebsspalten diffundiert.

Das distale nervöse Synzytium bildet (bei den efferenten vegetativen Bahnen, die ein solches besitzen) den nervösen Pol einer speziellen Synapse, einer plexiformen Synapse auf Distanz, deren zweiter Pol in Abwesenheit jeglicher individuellen Synapse von den Elementen jeglichen Gewebes gebildet wird. Das heißt, jede Innervation isolierter Zellen im klassischen Sinne fehlt. Die Existenz einer derartigen Synapse wirft eine Reihe neuer Probleme auf, die von denjenigen, die die individuellen Synapsen oder die Synapsen im Bereiche des neural konstruierten Nervensystems betreffen, erheblich verschieden sind.

Das erste Problem ist, die wirkliche Bedeutung des distalen Synzytiums festzusetzen. Seine Struktureigentümlichkeiten, seine Beziehungen zu den nicht nervösen Elementen, das Überwiegen des Protoplasmas (Neuroplasmas) über die Neurofibrillen machen diese Formation zu einem Spezialelement innerhalb des

Nervensystems der Vertebraten. *Cajal* (1904) sowie *Boeke* (1940, 1943) und wir selbst (1946, 1949, 1952, 1954) haben angenommen, es handle sich um ein nervöses Element mit primitivem Charakter ähnlich dem (neuerdings von *Leghissa*, 1952) bei Coelenteraten beobachteten. Diese Eigenschaften eines wenig differenzierten Nervenelementes haben uns veranlaßt, es als „neuroides Synzytium" zu bezeichnen, um seine Unterschiede gegenüber vollständig differenzierten nervösen Elementen zu betonen.

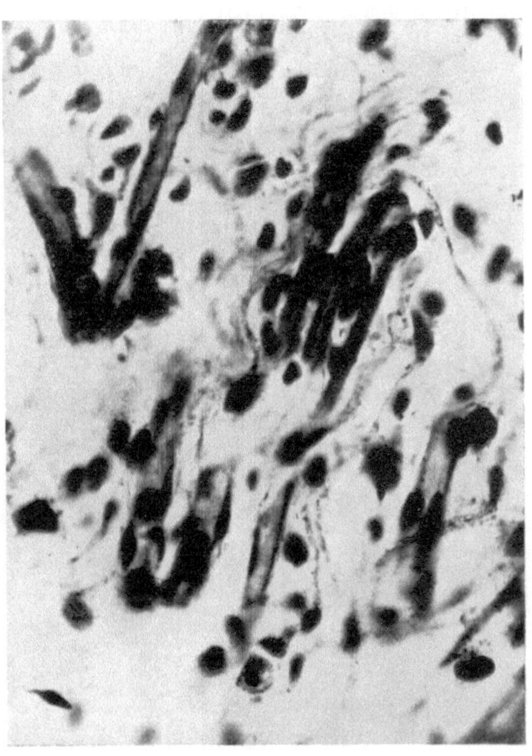

Abb. 28. Nervöses und kapillares Netz in einem Bezirk der Schleimhaut des menschlichen Rektums. Bielschowsky-Silberkarbonat-Methode. Mikrophotographie ohne Retusche.

Das zweite Problem betrifft die Beziehungen des Synzytiums zu den nicht nervösen Elementen. Wenn im sonstigen hochdifferenzierten Nervensystem der Vertebraten die Beziehung der Nervenfaser zu der innervierten Zelle sich auf direktem Wege durch Kontakt oder Eindringen vollzieht und bei dem distalen Synzytium davon vollständig verschiedene Verhältnisse beobachtet werden, müssen sie von den ersteren auch im Hinblick auf die Bezeichnung getrennt werden. Von einer „Innervation" sprechen hieße Verwirrungen Raum geben; dasselbe trifft auch für den Gebrauch des Wortes „Synapse" zu. *Ottaviani* (persönliche Mitteilung) hält es für angemessen, das Wort Synapse in diesem Sinne zu vermeiden und von einer „Diffusion" der chemischen Überträgersubstanz zu sprechen. Tatsächlich handelt es sich um dieselben Vorgänge, wie sie im Nebennierenmark ablaufen, das gereizt wird und Adrenalin freisetzt.

Das Fehlen jeglicher individuellen Innervation bei der plexiformen Synapse auf Distanz muß in absolutem Sinne verstanden werden. Das heißt, man darf nicht für jedes nicht nervöse Element unmittelbar nachbarschaftliche Beziehungen zu einem Nervenstrang suchen. Die Abb. 28 zeigt die allgemeine Verteilung des distalen Synzytiums in einem Bereich von Blutkapillaren. Es existiert keine vollständige Parallelität in der Verteilung des Kapillarnetzes und der des Nervennetzes, sondern eine Konzentrierung beider in dem fraglichen Gebiet, wie wir das schon wiederholt angegeben haben (1951, 1953). Wenn man an sehr dünnen Schnitten die individuellen Beziehungen der Züge des nervösen Synzytiums zu den verschiedenen Kapillaren studiert, bemerkt man, daß neben den von Strängen des Synzytiums begleiteten Kapillaren (Abb. 26 *C* und 27) andere vorkommen, die

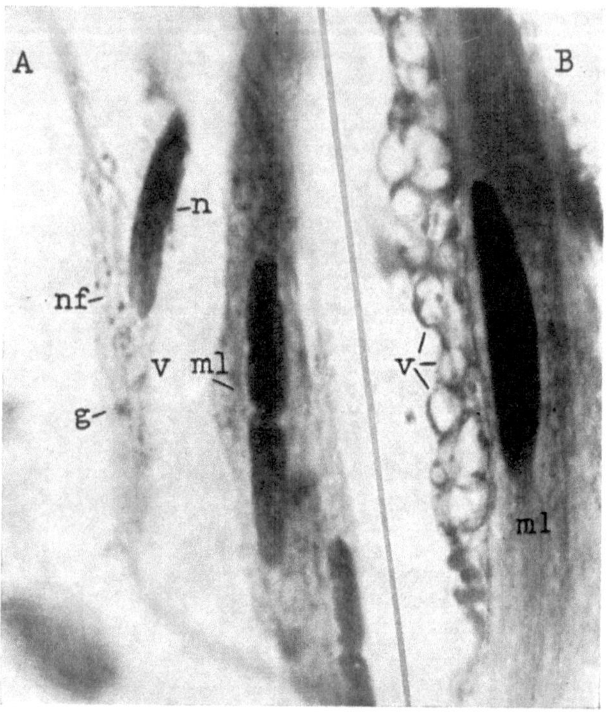

Abb. 29. Beziehungen des distalen nervösen Synzytiums zu zwei glatten Muskelfasern. A Menschliche Brustwarze. B Menschlicher Magen. v Vakuolen; nf Neurofibrillen; n Kern des Synzytiums; g argyrophile Granula; ml glatte Muskulatur. Bielschowsky-Silberkarbonat-Methode. Mikrophotographien ohne Retusche.

jeder nervösen Begleitung entbehren. Wir haben bereits darauf hingewiesen (1952), daß man nicht von der Innervation eines jeden Elementes in einem Bezirk, sondern nur von der Innervation in Bausch und Bogen eines Organbezirkes sprechen kann. Dies bedeutet nicht, daß man nicht unter Umständen einen Kontakt oder die Anlagerung eines Zuges des Synzytiums an eine Blutkapillare, an eine Faser glatter Muskulatur (Abb. 29 *B*) oder andere Elemente beobachten kann; aber in diesen Fällen fehlt jegliche Verbindung und jede Intermediärsubstanz, die Veranlassung geben könnte zu glauben, jene Kontaktstellen seien etwas anderes als zufällige Beziehungen, die bei Lageänderungen beider Elemente (nervöses und innerviertes Gebilde) wieder verschwinden.

Dies veranlaßt uns, kurz einen Gesichtspunkt der Struktur des distalen Synzytiums zu betrachten, der schon von *Stöhr* (1952, 1954) und anderen Autoren

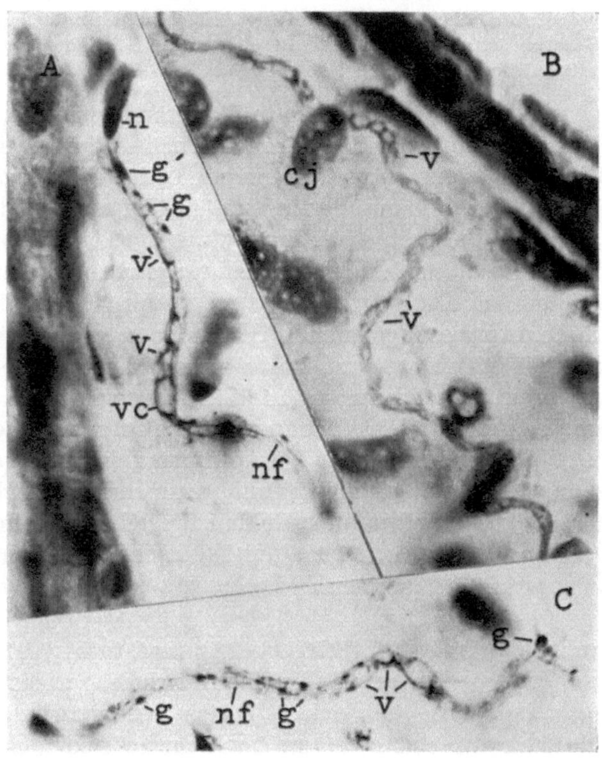

Abb. 30. Unterschiede in der Struktur des distalen nervösen Synzytiums. A, C Menschliche Brustwarze. B Periost der weißen Maus. n Kern des Synzytiums; v Vakuolen; nf Neurofibrillen; g argyrophile Granula; cj Bindegewebszellen. Bielschowsky-Silberkarbonat-Methode. Mikrophotographien ohne Retusche.

einer Analyse unterzogen worden ist. Wir selbst haben uns mit diesem Problem bei zahlreichen Gelegenheiten beschäftigt (1946 bis 1954). Im allgemeinen zeigen die Züge des Synzytiums einen wellenförmigen Verlauf (Abb. 22 bis 24, 26, 27), der in bestimmten Organen besonders hervortritt (Abb. 30 bis 37). Diese Bilder sind für einige Organe typisch (Myometrium, Abb. 35 *C*), so für die Tunica muscularis einiger Abschnitte des Verdauungstraktus (Abb. 38 und 39). Den komplizierten Aufbau, den das in Abb. 39 dargestellte Gebilde erreicht, hat *Stöhr* mit dem Namen „Schlingenterritorium" belegt. Wir wollen hier nicht in eine Diskussion über die verschiedenen Deutungen dieser Bildungen eintreten, die von *Stöhr* als rezeptorische, aber auch als pathologische Formationen angesehen worden sind. Wir weisen lediglich darauf hin, daß wir, wie wir glauben mit hinreichender Begründung (1952, 1953), für eine rein mechanische Funktion dieser

Bildungen im Sinn einer Schutzvorrichtung eingetreten sind. Wir glauben, daß das Vorkommen derartiger Bildungen in allen Organen, die erheblichen Form- und Größenänderungen (Wandungen des Verdauungstraktus, Myometrium) unterworfen sind, unsere Meinung genügend rechtfertigt. Tatsächlich verschwinden bei Dehnungen der Wände jener Organe die verschiedenen Windungen der Schlingenterritorien, und das nervöse Synzytium paßt sich vollkommen den neuen Bedingungen an. Eine neue Stütze für diese Ansicht findet sich in einer neuerlichen Beschreibung von *Hermann* (1954), der die Schlingenterritorien im menschlichen Präputium angetroffen hat.

Wir haben gezeigt, daß die Anordnung der Maschen des distalen nervösen Synzytiums in den Muskelschichten, in den adventitiellen Plexen der Blutgefäße usw. in vollkommener Weise eine Angleichung an alle Volumen- und Formänderungen der Organe gestattet, und die Anordnung der Maschen des Synzytiums jeder Beanspruchung gerecht wird. Unter diesen Umständen muß man notwendig annehmen, daß das nervöse Synzytium und damit auch jede seiner Maschen bei der Anpassung an neue Bedingungen Formveränderungen erleidet und seine Lage und somit mehr oder weniger seinen Kontakt und seine Beziehungen zu den innervierten Elementen ändern muß. Das macht das Vorhandensein intimer Beziehungen (Vereinigung) und mehr noch das Vorkommen feinster Strukturen, die beide Synapsenpole verbinden, völlig unwahrscheinlich. *Campenhout* (1954) hat eindeutig das Fehlen jeglicher Verbindungen dieser Art angenommen und sich somit als Anhänger der chemischen Transmission ausgewiesen, wie auch wir sie angenommen haben.

Wenn auch *Boeke* (1940, 1943, 1949) und *Stöhr* (1948, 1952, 1954) stets angegeben haben, daß einige Bezirke des distalen Synzytiums fähig seien, eine chemische Überträgersubstanz zu produzieren, so glauben wir doch der erste gewesen zu sein, der der Gesamtheit des synzytialen Protoplasmas grundsätzlich eine derartig produktive Funktion zugesprochen und sich auf für unzweifelhaft gehaltene Bilder stützend, jeden anderen Typ anatomischer oder physiologischer Beziehungen zwischen den beiden Polen der plexiformen Synapse auf Distanz abgelehnt hat. *Boeke* hat angegeben, daß die protoplasmatische Struktur der interstitiellen Zellen gestatte, ihnen die Funktion einer Erzeugung der chemischen Überträgersubstanz zuzuschreiben. Wir haben darauf hingewiesen, daß es keinen wie auch immer gearteten anatomischen Unterschied im Aufbau und Konstruktion dessen, was *Boeke* als interstitielle Zellen ansieht, und dem übrigen synzytialen Protoplasma gibt, von dem wir hier reden.

Bei verschiedenen Gelegenheiten (1948—1954) haben wir das Vorkommen typischer, mehr oder weniger differenter Strukturen im

Protoplasma des distalen Synzytiums beschrieben und darauf hingewiesen, daß derartige Differenzierungsprodukte mit verschiedenen Funktionszuständen in Verbindung stehen könnten.

Einige Abschnitte oder Stränge zeigen ein krümeliges und im allgemeinen sehr argyrophiles Protoplasma (Abb. 26 *A*). In der-

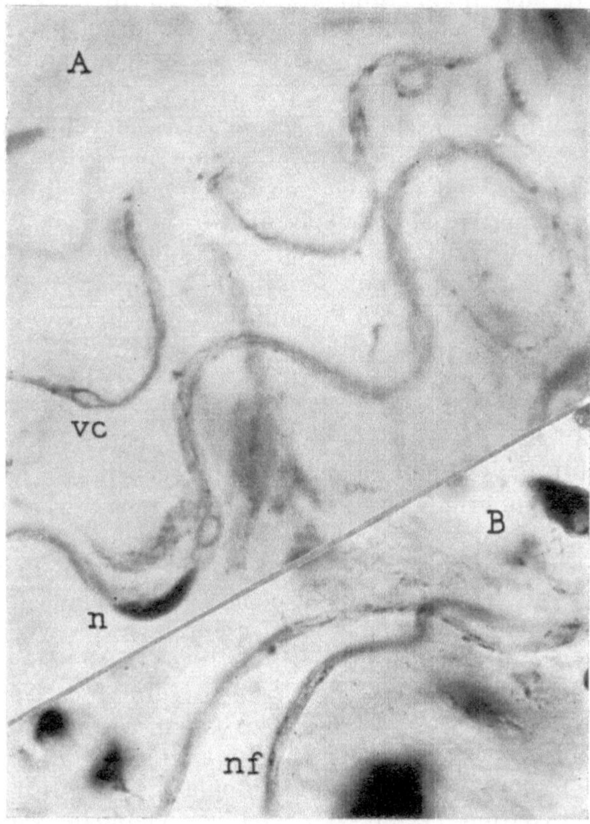

Abb. 31. Unterschiede in der Argyrophilie des Protoplasmas des distalen nervösen Synzytiums. A Menschlicher Uterus. B Menschlicher Hoden. n Kern des Synzytiums; vc Vakuolen; nf Neurofibrillen. Bielschowsky-Silberkarbonat-Methode. Mikrophotographien ohne Retusche.

artigen Fällen können die neurofibrillären Differenzierungsprodukte maskiert sein, insbesondere, wenn die Neurofibrillen sehr fein sind. In der Abb. 26 *A* (im histologischen Präparat wie in der Mikrophotographie) sind einige feine Neurofibrillen mit ihren typischen Varikositäten wahrnehmbar, wenn es auch möglich ist, daß sie in der Reproduktion nicht erscheinen. Was in derartigen Fällen die Neurofibrillen verdeckt, ist nicht die mehr oder minder intensive

Färbung des Protoplasmas, sondern dessen krümeliger Charakter. Eine nicht zu erhebliche Verstärkung der Imprägnation verhindert nicht die Sichtbarkeit der Neurofibrillen, ebensowenig macht eine Entfärbung des Präparates sie sichtbarer, da ihre Entfärbung mit derjenigen des Protoplasmas, in dem sie gelegen sind, parallel geht. Der in Abb. 26 *C* photographierte Strang ist auch krümelig, wenn auch blasser, aber der Kontrast zwischen Neurofibrillen und Protoplasma ist nicht größer als in der vorhergehenden Abbildung.

Das krümelige Protoplasma beherbergt einige Granulationen; aber deren Vorhandensein ist nicht die Ursache ihres krümeligen Aussehens. Die argyrophilen Granula sind bei jeder Struktur des Protoplasmas vorhanden. In einigen Fällen gelangt ein nicht krümeliges Protoplasma zu Gesicht, das mit Granulationen wie besät erscheint, die im Verlauf der Neurofibrillen oder frei im Protoplasma gelegen sind. Die Abb. 21 läßt sie sehr klar hervortreten.

Zwischen dem krümeligen Protoplasma, das in den oben erwähnten Abbildungen erscheint, und einem durchsichtigen, gleichermaßen hyalinen Protoplasma, wie es Abb. 21 wiedergibt, existieren alle Übergangsformen. Die Abb. 46, 26 *B* und 43 zeigen eine solche Serie.

Kürzlich hat *Garven* (1954), indem er auf früheren Ansichten von *Garven* und *Gairns* (1950) zurückgeht, zugegeben, daß die Varikositäten der Neurofibrillen („... die perlenartigen Granula und die Auftreibungen in den größeren Fibrillen die tatsächlichen Punkte zur Freisetzung humoraler Substanz wären") die Stellen seien, an denen die Freisetzung der chemischen Überträgersubstanz erfolge. Wir können diese Ansicht nicht unterschreiben, da wir nicht glauben, daß die Neurofibrillen allein die Orte der Erzeugung jenes Produktes sind. Vielmehr müssen wir diese Funktion dem gesamten Protoplasma zuerkennen, da dieses in seiner Gesamtheit (und nicht nur die Fibrillen) sich mit der Technik von *Champy* (1946) anfärben, d. h. daß das gesamte Protoplasma eine für Diphenole spezifische Reaktion ergibt. Wir glauben vielmehr, daß das verschiedene, in den vorhergehenden Abbildungen wiedergegebene Aussehen des Protoplasmas ein Ausdruck für einander folgende Produktionsphasen in der Freisetzung der chemischen Überträgersubstanz ist.

Wir haben bereits 1951 angegeben, daß die Menge der neurofibrillären und der offensichtlich freien Granulationen im Plasma eines begrenzten Zuges des Synzytiums in einem umgekehrten Verhältnis zur Argyrophilie des Protoplasmas zu stehen scheint. Die Stränge mit krümeligem Protoplasma scheinen weniger reich an wirklichen Granula zu sein. Aber dies ist keine Regel ohne Ausnahme, da es verschiedene Arten intraprotoplasmatischer Granula gibt, die alle argyrophil sind, aber verschiedene Beziehungen zu den Neurofibrillen und insbesondere zu den Vakuolen haben.

In einigen Fällen intensiver Färbung (Abb. 21, 43, 46 usw.) der argyrophilen Substanz des Protoplasmas erscheint diese lediglich unter der Form von Granulationen, die regelmäßige Beziehungen

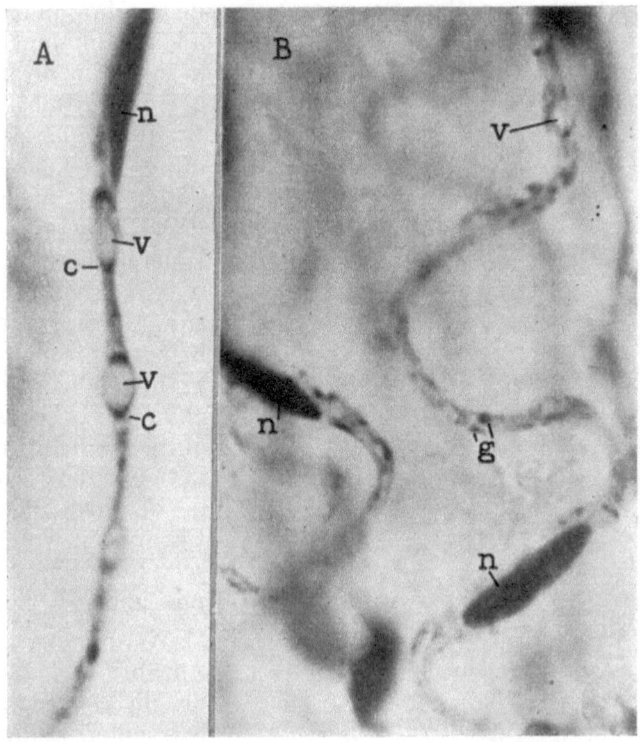

Abb. 32. Struktur des Protoplasmas des distalen nervösen Synzytiums. Menschliche Haut. A Leicht argyrophiles Protoplasma mit großen Vakuolen (v), die mit deutlich sichtbaren, polar angeordneten Kappen versehen sind (c). B Bleiches Protoplasma mit runden argyrophilen Granula (g) und kleinen Vakuolen. n Kerne. Bielschowsky-Silberkarbonat-Methode. Mikrophotographien ohne Retusche.

zu den Neurofibrillen und Vakuolen haben. Diese Verhältnisse treten in den drei Mikrophotographien der Abb. 47 klar hervor. Andere Beispiele bieten die Abb. 22, 23, 31, 32 *B*, 34 *A*, 37 *B* und 44 *A*. In diesen Abbildungen kann man klar die Lagerung der Granula feststellen, die ein verschiedenes Verhalten erkennen lassen (siehe weiter unten).

In anderen Fällen ist die argyrophile Substanz nicht zu Granulationen kondensiert, sondern um die Vakuolen herum angehäuft (Abb. 33 *A*). Auch wenn das Protoplasma stärker argyrophil ist, gelangt eine vermehrte Argyrophilie in der Umgebung der Vakuolen zur Beobachtung. Man könnte daran denken, daß es sich um eine Anhäufung argyrophilen Materials an der Membran der Vakuolen im Protoplasma handelt. Man kann aber auch annehmen, daß diese Konzentration argyrophiler Substanz das Resultat einer Ausscheidung des Vakuoleninhaltes mit nachfolgender Umwandlung im Inneren des Protoplasmas darstellt. Eine Lösung dieses Problems bringen vielleicht experimentelle Untersuchungen. In jedem Falle aber erscheint die Silhouette der Vakuolen bei den histochemischen Färbungen von *Champy, Coujard, Sebruins* und anderen nicht.

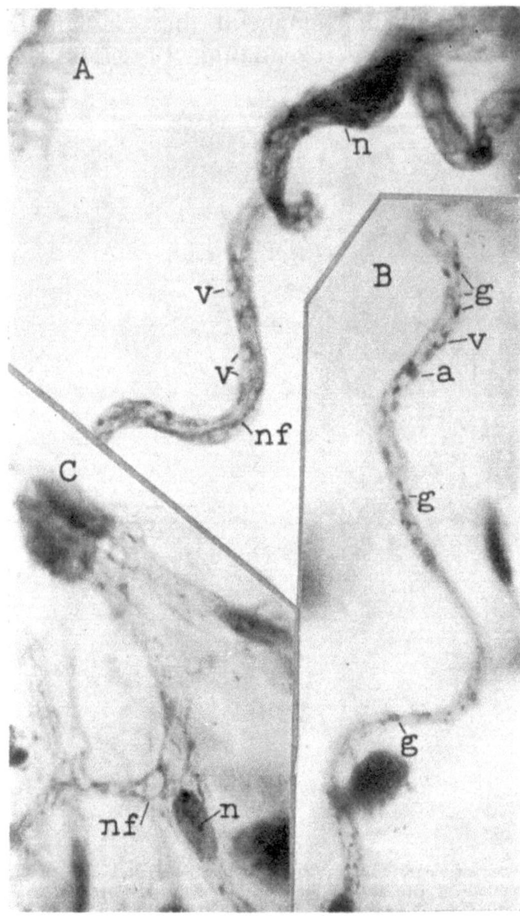

Abb. 33. Variationen in der Struktur des distalen nervösen Synzytiums. A Uterus. Strang mit argyrophilem Protoplasma und krümeligem Aussehen. B Haut. Bleiches Protoplasma mit argyrophiler Substanz in krümeligen Massen und feinen Körnchen. C Wurmfortsatz. Sehr blasses, fast unsichtbares Protoplasma mit klarer, retikulärer Struktur seines Neurofibrillengerüstes. n Kerne des Synzytiums; v Vakuolen; nf Neurofibrillen; g argyrophile Granula; a Anhäufungen argyrophiler Substanz. Menschliches Material. Bielschowsky-Silberkarbonat-Methode. Mikrophotographien ohne Retusche.

Wenn man eine große Anzahl von Strängen des distalen Synzytiums betrachtet, kommt man zu dem Schluß, daß jene Anhäufung argyrophiler Substanz die erste Phase in der Bildung dichterer und stärker argyrophiler Granula bildet. In Abb. 33 *B* kann man sehen, wie die noch nicht vollständig zu rundlichen oder ovalen Granula entwickelte Substanz schon die Form unregelmäßig geformter Granula besitzt, die in dichten Flecken in der Nachbarschaft der Vakuolen gelegen sind. Derartige Flecken können in der

Mikrophotographie *A* der Abb. 33 klar als erstes Stadium des in Rede stehenden Vorganges erkannt werden. Wenn man diese beiden Abbildungen mit der Abb. 32 vergleicht, kommt man zu dem Schluß, daß die argyrophile Substanz sich fortlaufend kondensiert und schließlich zu typischen Granulationen wird, die zu seiten der Neurofibrillen (Abbildung 42, 34 *A*, 47 *A* usw.) oder frei oder in Form von Kalotten dort innerhalb des Protoplasmas (Abbildung 47 *B*) gelegen sind, wo offensichtlich die Neurofibrillen an den Vakuolen des Protoplasmas ansetzen (Abb. 21, 43 *B* usw.). Die Abb. 33 *A* zeigt klar diese polar angeordneten Kalotten an den Vakuolen; die sehr zarte und in der Mikrophotographie nicht sichtbare Neurofibrille läßt sich auf Grund der Granulationen erahnen, die ihren Verlauf markieren.

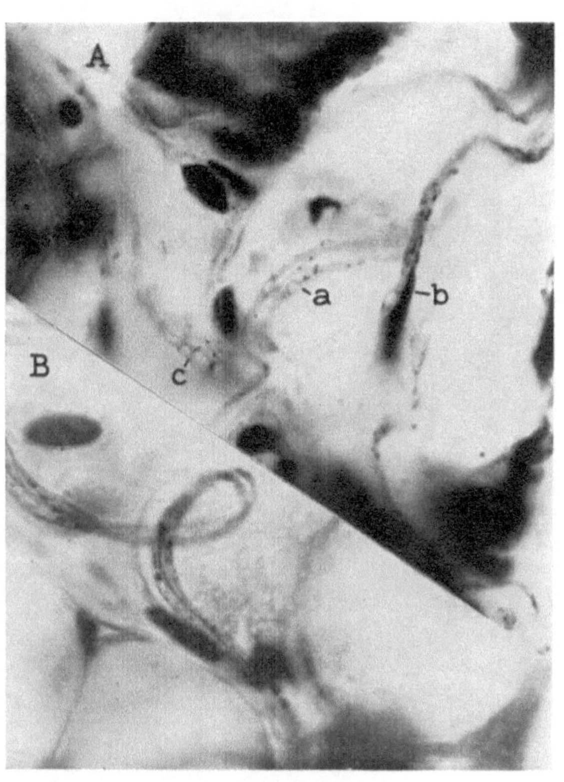

Abb. 34. Beziehungen des nervösen Synzytiums zu den Schweißdrüsen (A) und zu den Fettzellen (B). Menschliches Material. a, b, c Stränge des nervösen Synzytiums mit leichten Strukturunterschieden. Bielschowsky-Silberkarbonat-Methode. Mikrophotographien ohne Retusche.

Die polaren Kalotten an den Vakuolen scheinen von jeglicher Stoffwechseltätigkeit des Protoplasmas unabhängig zu sein, da sie konstante Eigenschaften aufweisen. Im Falle ihre Ausdehnung nur gering ist (Abb. 21, *v*), können sie mehr oder weniger zyklische Veränderungen aufweisen. Wir haben allerdings keine wohlbegründete Ansicht von diesem Problem.

In jedem Falle, in dem Größenunterschiede der an den Neurofibrillen oder frei gelegenen argyrophilen Granulationen vorkommen, haben wir niemals eine klare Vakuolisation beobachten können.

Wenn wir ein in diesem Sinne zweifelhaftes Bild gesehen haben, haben wir geglaubt, es als Resultat einer beträchtlichen Anhäufung

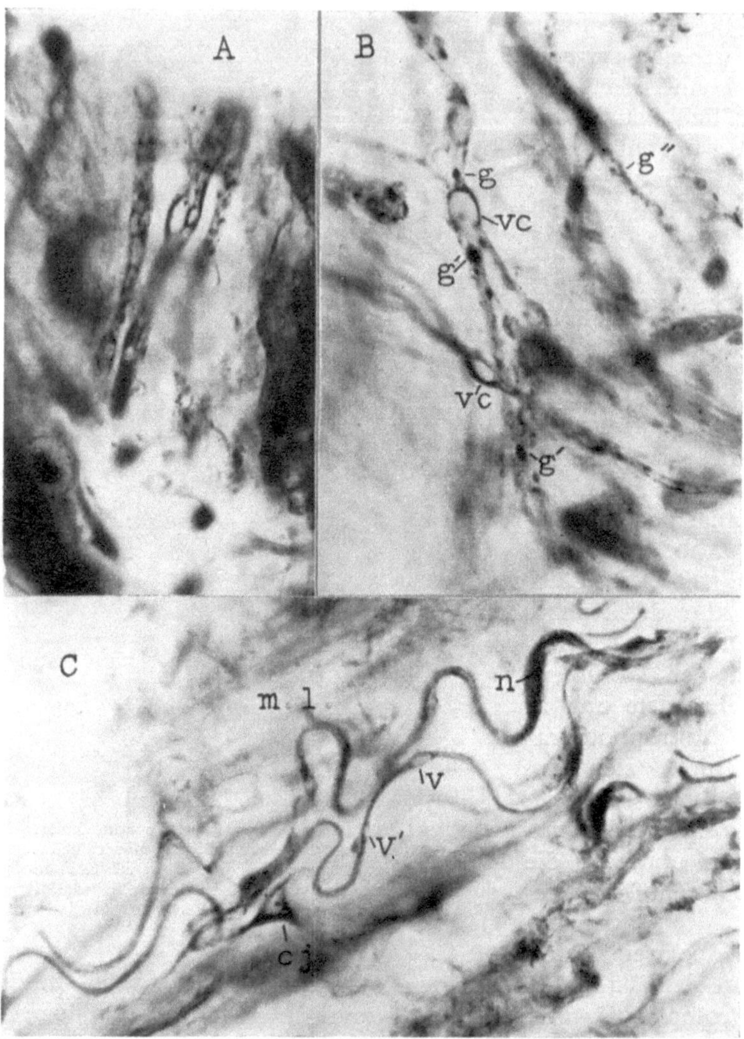

Abb. 35. Unterschiede in der Struktur im nervösen Synzytium eines Plexus perivascularis des Uterus (A), des Kehlkopfes (B) und der glatten Muskulatur des menschlichen Uterus (C). n Kern des Synzytiums; v Vakuolen; ml glatte Muskulatur. Bielschowsky-Silberkarbonat-Methode. Mikrophotographien ohne Retusche.

der argyrophilen Substanz um eine kleine Vakuole interpretieren zu sollen. Wir haben keine Bilderreihe auffinden können, die uns berechtigt, daran zu denken, daß die in den Verlauf der Neurofibrillen eingeschalteten Vakuolen das Resultat einer Umwandlung der argyrophilen Granulationen oder der Varikositäten darstellen.

Die offensichtlich frei innerhalb des Protoplasmas vorkommenden Granulationen möchten wir für Varikositäten sehr feiner, offenbar unsichtbarer Neurofibrillen, vielleicht auch von wirklichen Protofibrillen halten. Es ist auch möglich, wie wir heute annehmen (und mit uns einige andere Autoren), daß die reinen Protoplasmafasern nicht fibrillenlos sind, sondern Stränge des Synzytiums darstellen, in denen die neurofibrillär differenzierte Substanz so fein ist oder durch noch nicht vereinigte Protofibrillen dargestellt wird, daß sie mit den Mitteln, die wir bei unserem Studium angewendet haben, praktisch unsichtbar bleibt.

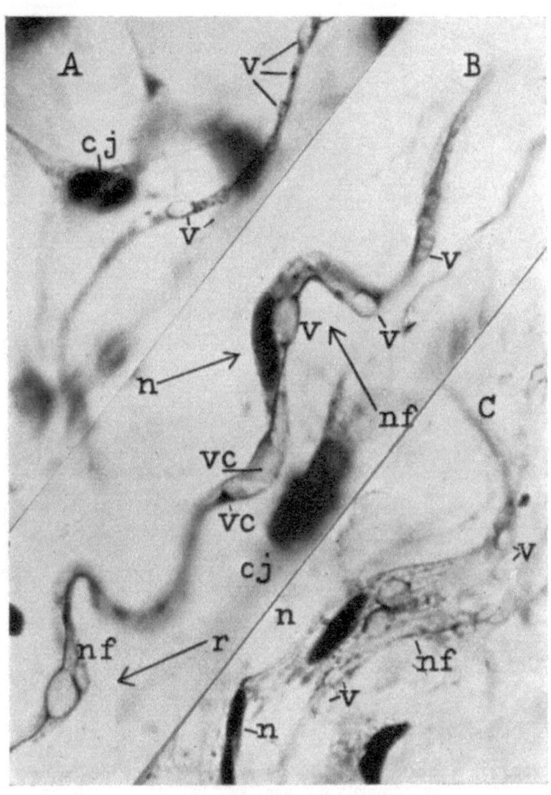

Abb. 36. Unterschiede in der Struktur des distalen nervösen Synzytiums. A Brustwarze. B, C Hoden. Menschliches Material. v Vakuolen; vc Vakuolen in deutlichen Beziehungen zu den Neurofibrillen; n Kerne des Synzytiums; nf Neurofibrillen; cj Bindegewebszellen. Retikuläre Anordnung der Neurofibrillen. Bielschowsky-Silberkarbonat-Methode. Mikrophotographien ohne Retusche.

In einigen Fällen sind die Fibrillen (Neurofibrillen) so fein und ihre Varikositäten so zart, daß es außerordentlich starker Vergrößerung bedarf, um sie nachzuweisen. Dies ist der Fall in Abb. 29 *A*. In dieser Abbildung tritt eine Vakuole *(v)* neben wenig gefärbten krümeligen Protoplasmagranulationen hervor.

Auch Zahl und Größe der Vakuolen zeigen merkliche Unterschiede. Einige Stränge des Synzytiums (Abb. 26 *A*) besitzen sehr kleine, nur schwierig zu photographierende Vakuolen, die von dem krümeligen argyrophilen Protoplasma verdeckt werden; andere Stränge (Abb. 26 *C*) besitzen zwar kleine, aber klar hervortretende Vakuolen und andere schließlich (Abb. 26 *B*) beherbergen deutlich sichtbare Vakuolen. Man beachte, daß in dieser letzten Abbildung die Vakuolen verschiedene Größe haben.

Die Größenunterschiede der Vakuolen in den Mikrophotographien könnten lediglich durch die verschiedene Lage der betreffenden Vakuolen zu der optischen Ebene bedingt sein.

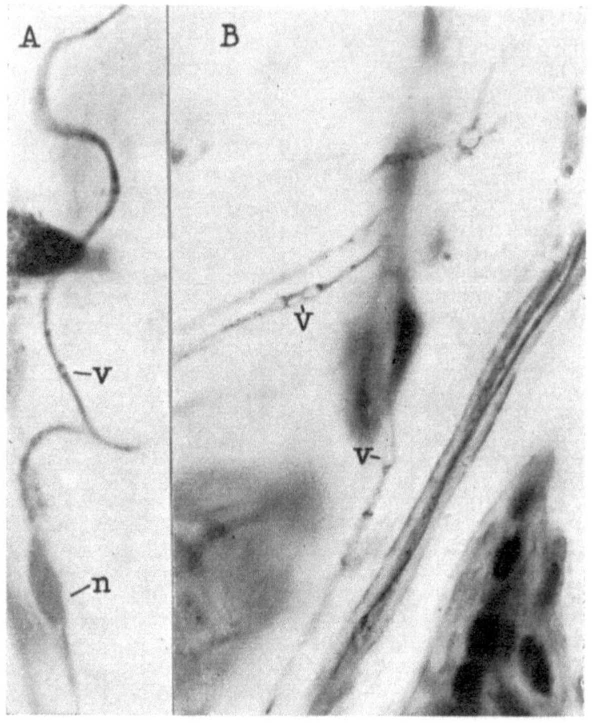

Abb. 37. Unterschiede in der Argyrophilie des Protoplasmas und in der Größe der Vakuolen in gleichkalibrigen Strängen des nervösen distalen Synzytiums. A Rektum. B Menschliche Haut. n Kern des Synzytiums; v Vakuolen. Bielschowsky-Silberkarbonat-Methode. Mikrophotographien ohne Retusche.

Es existieren tatsächlich manchmal beträchtliche Größenunterschiede zwischen den Vakuolen, ohne daß diese Differenzen eine pathologische Bedeutung erreichen, wie man vielleicht annehmen könnte. Die unter pathologischen Bedingungen auftretenden Vakuolen sind hiervon deutlich unterschieden.

In der Größe der Vakuolen ein und desselben Gebietes läßt sich keine Regelmäßigkeit beobachten. Ein deutliches Beispiel für die Unterschiede gibt die Abb. 21. Es zeigt sich, daß benachbarte Stränge Vakuolen verschiedener Größe enthalten (Abb. 34 *A*). In einigen

Fällen, insbesondere bei sehr dünnen Zügen wird deren Oberfläche auf der Höhe der Vakuolen in bemerkenswerter Weise nach außen vorgebuchtet, so daß sie einen perlschnurähnlichen Anblick bieten (Abb. 22, 23 *B*, 32 *A* und 37).

Die Abb. 23 *A* ist ein deutliches Beispiel für eine fortschreitende Zunahme der Vakuolengröße, da die Vakuolen größer sind als die in anderen Abschnitten desselben Stranges vorhandenen.

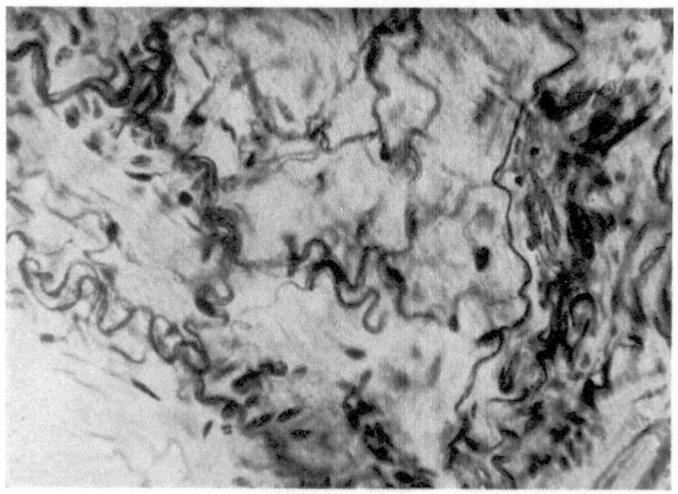

Abb. 38. Allgemeine Lagerung des distalen nervösen Synzytiums in der glatten Muskulatur des menschlichen Ösophagus. Bielschowsky-Silberkarbonat-Methode. Mikrophotographie ohne Retusche.

Wir sind überzeugt, daß die Variationen in der Färbbarkeit des Protoplasmas, in Imprägnierbarkeit, Größe und Form der argyrophilen Granula und im Ausmaß der Kondensation argyrophilen Materials in der Nachbarschaft der Vakuolen Anzeichen funktioneller Änderungen des Protoplasmas des distalen nervösen Synzytiums sind. Wir glauben, daß eine Anreicherung argyrophiler Substanz, die Vermehrung von Zahl und Größe der Granula usw. eine Überladung des Protoplasmas des Synzytiums andeuten. Im Gegensatz dazu sind das transparente oder hyaline Aussehen des Protoplasmas, die zahlenmäßige Verminderung der Granula usw. Ausdruck einer Eliminierung des Produktes, d. h. eines funktionellen Ruhe- oder Erschöpfungszustandes des Protoplasmas. Wir glauben außerdem, daß diese Vorgänge reversibel sind und einen progressiven oder regressiven Ablauf haben.

Im Hinblick auf das Protoplasma und die argyrophile Substanz glauben wir die Bilder auf folgende Weise ordnen zu können:

A. *Progressive Phasen:*

a) *Ruhephase:* Das Protoplasma erscheint blaß (Abb. 31 *A*), manchmal hyalin und vollständig transparent (Abb. 47 *A*) und ent-

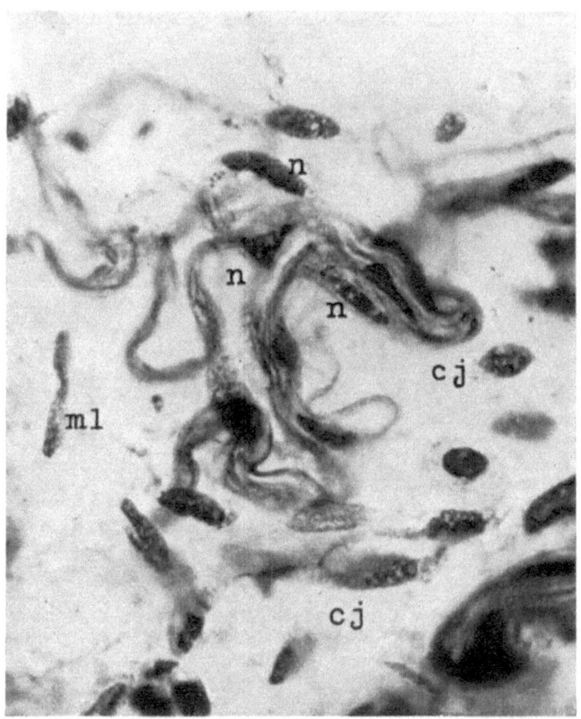

Abb. 39. Struktur des distalen nervösen Synzytiums in der Submukosa des menschlichen Ösophagus. Krümeliges und körniges Protoplasma, spärliche Vakuolen. Formation der Schlingenterritorien. n Kerne des Synzytiums; cj Bindegewebszellen; ml Kern einer Muskelzelle. Bielschowsky-Silberkarbonat-Methode. Mikrophotographie ohne Retusche.

hält klar sichtbar neurofibrilläre Differenzierungen (Abb. 21) mit Varikositäten. Die argyrophilen Granula nicht neurofibrillären Ursprungs fehlen.

b) *Tätigkeitsphase:* Zunehmende Vermehrung der Argyrophilie des Protoplasmas (Abb. 46 *B*, 32 *B*, 42 *A*, 42 *B*, 33 *A*, 26 *C*, 26 *B* und 26 *A*). Die Umgebung der Vakuolen ist intensiv gefärbt (Abb. 33 *A* und 26 *B*). Einige freie argyrophile Granula kommen vor (Abb. 26 *C*).

c) *Kondensationsphase:* Verminderung der Argyrophilie des Grundprotoplasmas (Abb. 45, 33 *B*, 44 *A* und 44 *C*). Auftreten argyrophiler Substanzen in Massen, die durchwegs perivakuolär gelegen sind (Abb. 33 *B* und 32 *A*). Zahlenmäßige Vermehrung der neurofibrillären (Varikositäten) und freien Granula (Abb. 47 *B*).

B. *Regressive Phase:*

Verminderung der Argyrophilie der Granulationen (Abb. 37) bis zu ihrem fast vollständigen Verschwinden (Abb. 24 *B*).

Bei den Vakuolen ist es viel schwieriger, eine der vorhergehenden Stufenfolge ähnliche Reihe aufzustellen. Es scheint eine allgemeine Regel zu sein, daß in der Ruhephase weniger Vakuolen auftreten als in der Kondensationsphase.

Das soll aber nicht heißen, wir hätten hinreichende Anhaltspunkte für eine Bestimmung der Aktionsphase in einem beliebigen Strang oder Bereich des Synzytiums. Im vorhergehenden wurde lediglich eine Deutung der Bilder auf theoretischer Basis gegeben. Nur experimentelle Untersuchungen, bei denen es möglich ist, die Bedingungen des Versuchs zu begrenzen, würden zu einer derartigen Bestimmung hinführen. Man möge also in der angegebenen Ordnung der Erscheinungen eine Arbeitshypothese erblicken.

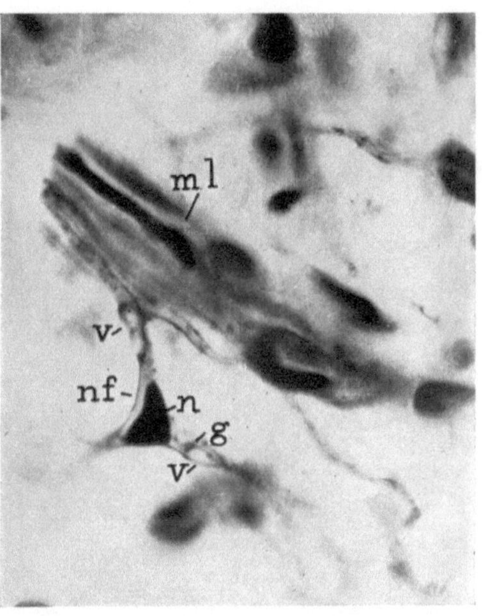

Abb. 40. Anlagerung des nervösen Synzytiums an glatte Muskelfasern. Menschliche Brustwarze. n Kern des Synzytiums; v Vakuole; nf Neurofibrille; g argyrophile Granula; ml glatter Muskel. Bielschowsky-Silberkarbonat-Methode. Mikrophotographie ohne Retusche.

Bislang haben die Autoren ihre Aufmerksamkeit hauptsächlich auf das Fibrillennetzgerüst der distalen nervösen Formation (distales nervöses Synzytium, Terminalretikulum, sympathischer Grundplexus usw.) gerichtet; dergestalt hat das Studium des Plasmas dieser nervösen Formation ständig nur einen Platz sekundärer Bedeutung erhalten. Aus diesem Grunde haben die Autoren verabsäumt, einige Probleme aufzuwerfen, die unserer Meinung nach ein unzweifelhaftes Interesse verdienen. Es ist bekannt, daß in vielen Fällen die verschiedenen Funktionsstadien des Protoplasmas sich in morphologischen Veränderungen einiger intrazellulärer Organellen ausdrücken (oder zumindest ihnen parallel gehen). An erster Stelle treten die morphologischen Variationen des Chondrioms und des Golgiapparates hervor. An der motorischen Endplatte (siehe oben) hat *Noël* bedeutsame Studien über die Variationen des Chondrioms ausgeführt.

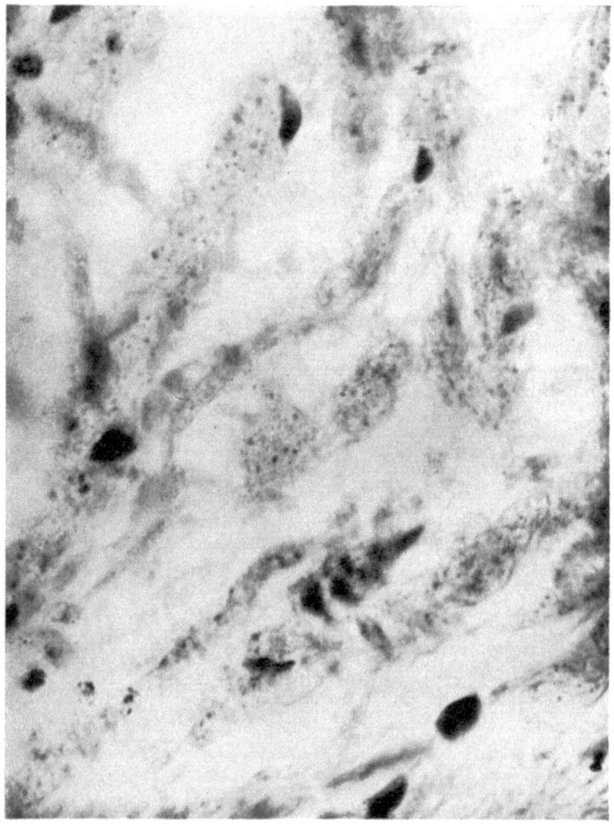

Abb. 41. Processus vermiformis. Mensch. Nervöses Synzytium der Mukosa in der Höhe der Drüsenschläuche. Imprägnation des Chondrioms. Mikrophotographie ohne Retusche.

Obwohl wir nicht sicher sind, daß unsere Literaturübersicht vollständig ist, kennen wir doch bis heute keine Untersuchungen über das Chondriom des distalen nervösen Synzytiums. Nichtsdestoweniger haben wir uns vorzugsweise eines angestrengten Studiums dieses Gegenstandes befleißigt. Aber die Schlüsse, zu denen wir beim Studium der Morphologie und der Beziehungen des Synzytiums zu den innervierten Elementen gelangt sind, haben unsere Aufmerksamkeit auf diesen neuen Gesichtswinkel des Problems gerichtet. Es handelt sich darum, festzustellen, ob das Chondriom des Synzytiums Modifikationen erfährt, die als Anzeichen einer funktionellen Tätigkeit interpretiert werden können, oder ob im Gegenteil die erwähnte

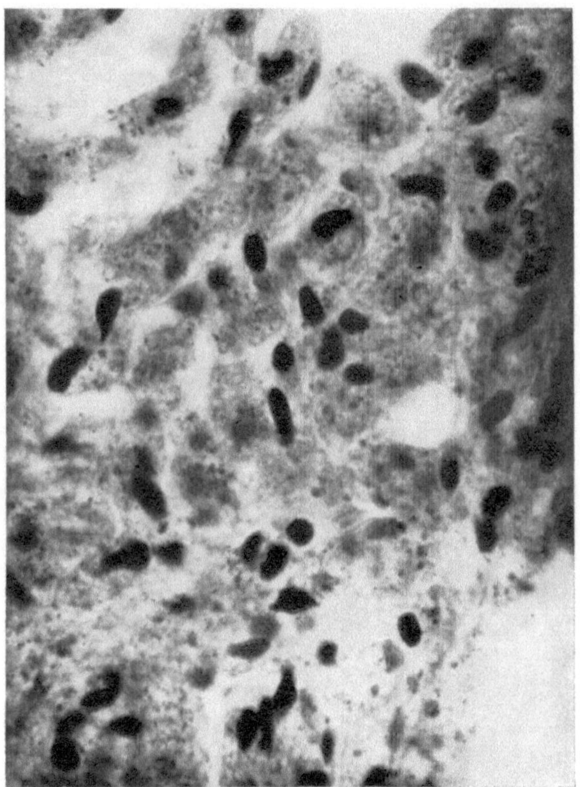

Abb. 42. Chondriom des gewucherten nervösen Synzytiums in einem Neurom der Mukosa des menschlichen Appendix. Mikrophotographie ohne Retusche.

Organelle des synzytialen Protoplasmas eine konstante Homogenität aufweist und so eine passive Rolle des erwähnten Protoplasmas anzeigt.

Der Leser wird unschwer die Schwierigkeiten aller Art begreifen, die einer Schlußfolgerung in diesem Sinne im Wege stehen. Vielleicht kann nur das Experiment zu einer endgültigen Lösung führen. Trotzdem können wir uns bemühen, Unterlagen und Material für ein Studium des Chondrioms im distalen nervösen Synzytium zu sammeln.

Zur Zeit liefern alle Methoden, die geeignet sind, das Chondriom in jeder Art von Zellelementen darzustellen, inkonstante Ergebnisse, wenn es sich darum handelt, das distale nervöse Synzytium zu imprägnieren. Jedoch ist es uns gelungen, ausgezeichnete Ergebnisse an normalem und pathologischem Material zu erzielen.

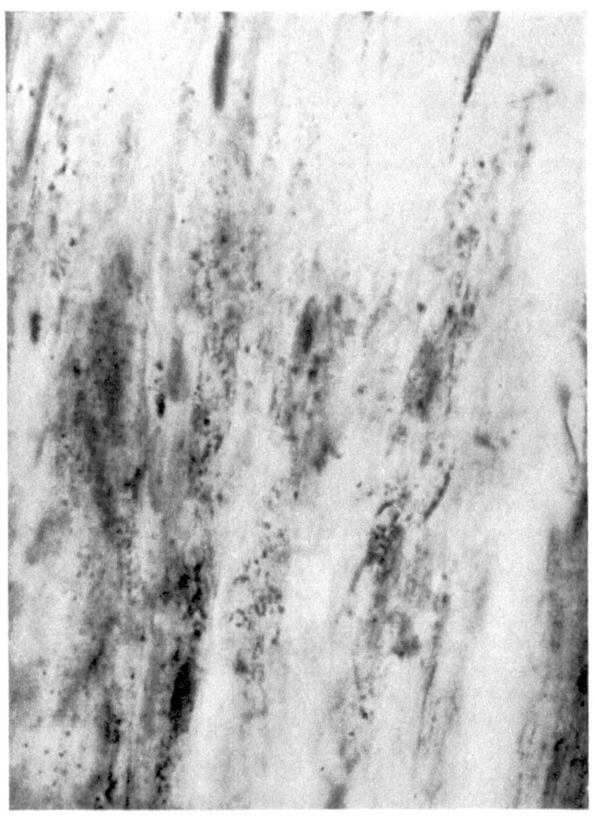

Abb. 43. Chondriom des distalen nervösen Synzytiums in der Muskulatur des normalen menschlichen Wurmfortsatzes. Mikrophotographie ohne Retusche.

Vorläufig beschränken wir uns darauf, einige Bilder vorzuführen, da es aus den oben erwähnten Gründen nicht möglich ist, endgültige Schlußfolgerungen zu ziehen, zumal wir nicht über ein sehr großes Material verfügen.

Die Mikrophotographie 41 zeigt das Chondriom der Stränge des distalen nervösen Synzytiums in der Mucosa des menschlichen Wurmfortsatzes. Es handelt sich um einen Tangentialschnitt, der am

Grund der Drüsen vorbeiführt. Man sieht den Reichtum an Granula, die mehr oder weniger stark imprägniert die Silhouette der Stränge nachzeichnen. Nur die Kerne und das Chondriom scheinen in der Imprägnation auf. Es muß aber berücksichtigt werden, daß die Methode (Silberimprägnation) nicht „a priori" als spezifisch für die

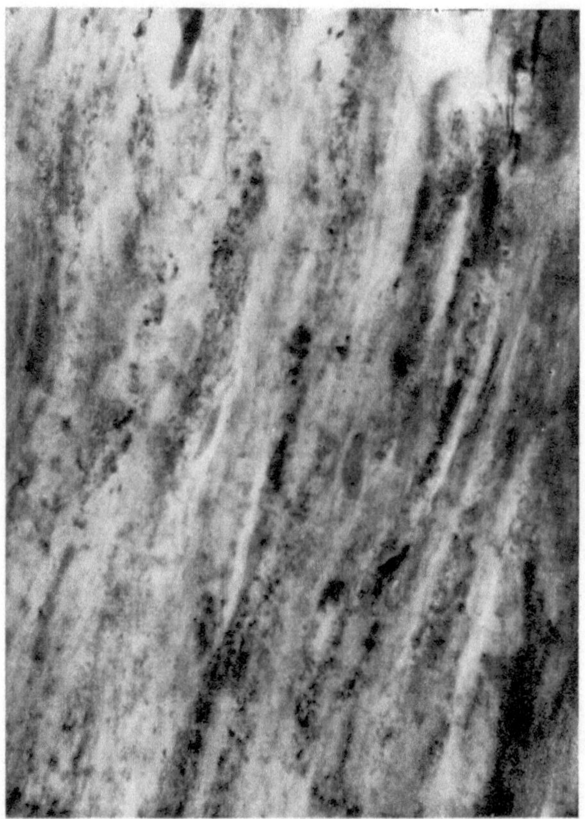

Abb. 44. Chondriom des distalen nervösen Synzytiums in der Muskulatur des normalen menschlichen Wurmfortsatzes. Mikrophotographie ohne Retusche.

Darstellung gelten kann und sich unter diesen Granula wahrscheinlich auch die Varikositäten der feinen Fibrillen finden. In jedem Falle ist aber bei einem Vergleich dieser Abbildung mit der Struktur der nervösen Stränge derselben Gegend, die mit der gewöhnlichen Technik (Bielschowsky-Silberkarbonat-Methode) imprägniert sind, festzustellen, daß die Varikositäten der Neurofibrillen in diesem Bereich des Synzytiums weniger häufig vorkommen und die eigentlichen Fibrillen mehr einem differenzierten Spongioplasma als wirklichen Nervenfibrillen gleichen. Aus diesem Grunde haben die Varikositäten und argyrophilen Granula des Protoplasmas in diesem Bereich des Synzytiums nur geringe Bedeutung, wenn es darum geht,

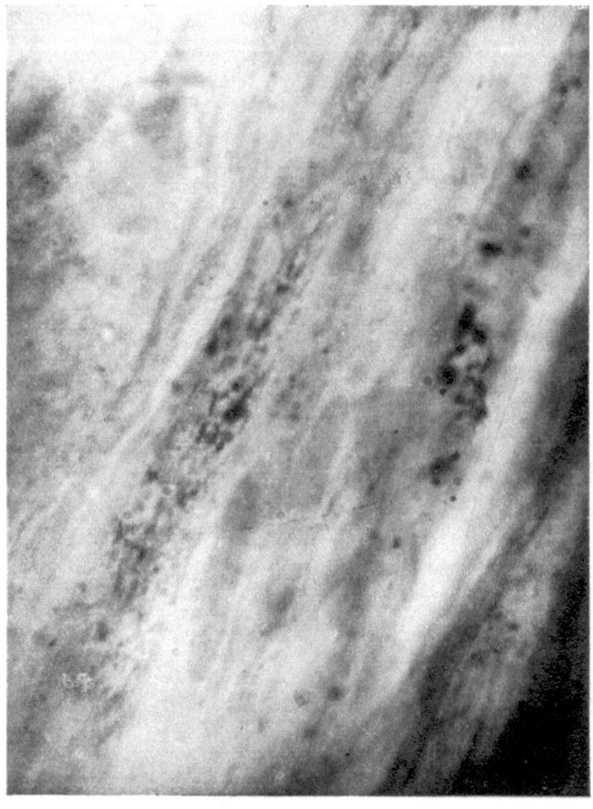

Abb. 45. Chondriom des distalen nervösen Synzytiums in der Muskulatur des normalen menschlichen Wurmfortsatzes. Die Muskelzellen sind fast ungefärbt; ihre Kerne sind gut sichtbar. Mikrophotographie ohne Retusche.

alle jene Formationen auszuschalten, die sich mit der von uns angewendeten Methode zur Färbung des Chondrioms imprägnieren.

Ohne irgendwelche Schlußfolgerungen ziehen zu wollen, müssen wir doch darauf hinweisen, daß ein sicherer Unterschied zwischen diesem Bild und den in Abb. 42 dargestellten Verhältnissen besteht. Die letztere Abbildung zeigt das Chondriom der proliferierten Elemente des distalen nervösen Synzytiums in der Mucosa bei einem Fall von Appendicitis neuromatosa (sogenannte neurogene Appendicitis und Neurome von *Masson*). In dem letzteren Falle scheinen die Granula des Chondrioms im allgemeinen größer und zugleich mehr homogen zu sein.

Die Abb. 43 und 44 zeigen das Verhalten des Chondrioms des distalen nervösen Synzytiums in der Tunica muscularis des normalen menschlichen Wurmfortsatzes. Hier ist es nicht so leicht, eine gewisse Anzahl von Varikositäten der Neurofibrillen abzusondern, da sie in gleicher Weise wie das Chondriom imprägniert und unter dieses vermischt sind. Überdies imprägnieren sich manchmal kurze Abschnitte von Neurofibrillen, wenn auch nur sehr blaß. Jedoch sind die morphologischen Unterschiede klar feststellbar, insbesondere, wenn man sich stärkerer Vergrößerungen bedient (Abbild. 45). In der letzteren Mikrophotographie treten die glatten Muskelfasern klar hervor, deren Plasma kaum imprägniert ist und deren Kerne deutlich sichtbar sind. Warum sich in einigen Fällen das Chondriom sämtlicher Zellelemente (glatte Muskulatur, nervöses Synzytium, Bindegewebszellen usw.) anfärbt und in anderen Fällen (Abb. 41 und 45) nur eine selektive Färbung des Chondrioms des nervösen Synzytiums resultiert, ist nicht leicht zu erklären. Wir führen lediglich an, daß bei Verwendung einer wohlbekannten Methode (erste Variante *Rio Hortegas* der Tannin-Silbermethode von *Achucarro*) sich das Chondriom sämtlicher Zellelemente anzufärben scheint, während eine leichte Modifikation, die wir in diese Methode eingeführt haben, leicht eine selektive Imprägnation des Chondrioms des distalen nervösen Synzytiums zeitigt.

Diese vorstehenden Beobachtungen über das Chondriom des distalen nervösen Synzytiums wurden während der Korrektur der vorliegenden Arbeit noch zugefügt. Dies geschah lediglich in der Absicht, einen neuen Gesichtspunkt in der Problematik dieser nervösen Formation aufzuzeigen. Da die Untersuchungen zu dieser Frage noch nicht abgeschlossen sind, wäre es verfrüht, Schlüsse auf ihre Bedeutung zu ziehen. Immerhin erbringt ihre gelungene Darstellung einen Beweis mehr für die protoplasmatische Beschaffenheit des distalen nervösen Synzytiums.

Man kann im nervösen distalen Synzytium der efferenten vegetativen Bahnen keine sympathische oder parasympathische Komponente unterscheiden. Dies wurde bereits von *Stöhr* und *Boeke* angegeben. Auch wir selbst haben mehrfach auf diese Tatsache hingewiesen. *Campenhout* (1954) übernimmt gewissermaßen ad litteram unsere Meinung.

Nelemans (1948) hat gezeigt, daß eine Durchschneidung der sympathischen und parasympathischen postganglionären Fasern keine merklichen Veränderungen am distalen Synzytium hervorruft. Kürzlich (1954) hat er die Resultate neuer, gleichartiger Experimente veröffentlicht. Eine Durchschneidung der postganglionären sympathischen oder parasympathischen Fasern für sich allein bewirkt keine sichtbaren Veränderungen, aber die Durchschneidung beider vegetativen efferenten Bahnen hat ein vollständiges Verschwinden des distalen Synzytiums zur Folge. Dieses interessante, aber auch schwierig zu interpretierende Phänomen erfordert eine sorgliche Analyse.

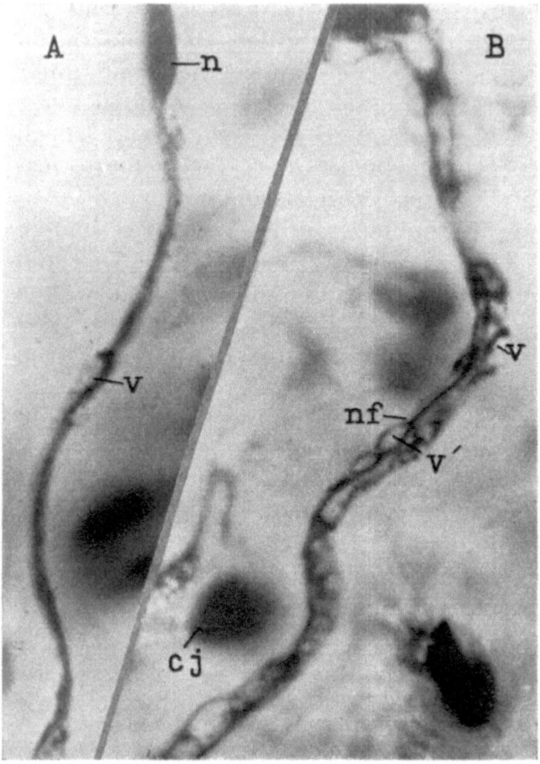

Abb. 46. Zwei Stränge des nervösen Synzytiums aus der menschlichen Haut mit deutlichen Strukturunterschieden. A Spärliche Vakuolen. B Zahlreiche Vakuolen; Vermehrung der Granulation des Protoplasmas. v Vakuolen; nf Neurofibrillen; cj Bindegewebszelle. Bielschowsky-Silberkarbonat-Methode. Mikrophotographien ohne Retusche.

Nelemans und *Nauta* (1946) haben die Existenz zweier verschiedener distaler Synzytien supponiert, die jedes für sich mit den sympathischen oder den parasympathischen Bahnen oder zum mindesten mit einer der beiden Überträgersubstanzen Adrenalin oder Acetylcholin in Verbindung stehen. Diese sehr suggestive Hypothese kann aber nicht aufrecht erhalten werden, da es unmöglich ist, ein zweifaches distales Synzytium anzunehmen. Dieses ist vielmehr einheitlich, wie wir mehrfach betont haben und wie neuerdings auch von *Campenhout* anerkannt worden ist (1954).

Neuerdings haben *Dumont* (1954) sowie *Dumont* und *Drouin* (1954) Ergebnisse veröffentlicht, die sie nach Anwendung der von *Koelle* angegebenen Technik erhalten haben, die für die Darstellung der Cholinesterase spezifisch ist. *Dumont* denkt daran, daß die Strukturen, die die erwähnte Reaktion geben, vielleicht dieselben sind, die wir als nervöse Protoplasmafasern (distales nervöses Synzytium) etikettiert haben. Die ausgezeichneten Präparate, die *Dumont* uns zur Verfügung gestellt hat, lassen erkennen, daß die Anschauung des Autors wohlbegründet ist, wenn wir auch glauben, daß noch vergleichende Studien notwendig sind.

Das nervöse distale Synzytium ist ein Organ von speziellem Typus und anatomisch und physiologisch von den sympathischen und parasympathischen Bahnen sehr verschieden. Letztere bilden das, was wir seit 1946 das Territorium der vegetativen efferenten Bahnen mit neuronaler Struktur genannt haben und das *Meyling* als „reflex system" bezeichnet hat. Das Synzytium aber gehört dem Sympathikus und dem Parasympathikus gemeinsam an (*Jabonero*, 1946—1954; *Meyling*, 1953).

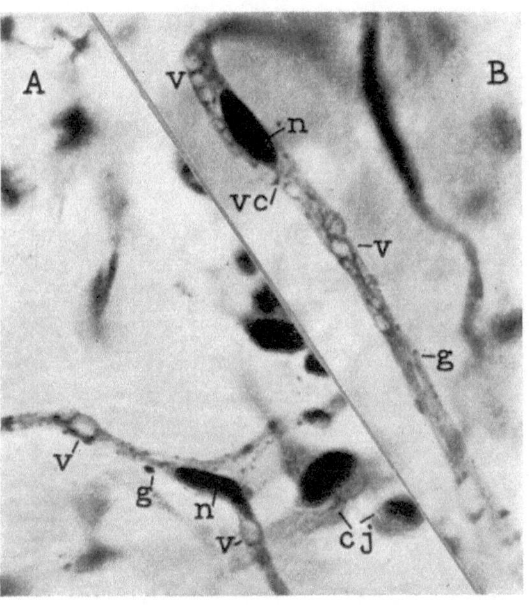

Abb. 47. Menschliche Haut. Leicht argyrophiles Protoplasma mit reicher Granulation (g), vielfältiger neurofibrillärer Differenzierung (manchmal sehr fein) und Vakuolen (v) verschiedener Größe; cj Bindegewebszellen; n Kern des Synzytiums. Bielschowsky-Silberkarbonat-Methode. Mikrophotographien ohne Retusche.

Angesichts der anatomischen Einheit und der Gleichartigkeit der Struktur des nervösen Synzytiums scheint es uns unmöglich, das Vorkommen zweier verschiedener chemischer Überträgersubstanzen in dieser plexiformen Synapse auf Distanz anzunehmen. *Campenhout* (1954) stimmt in diesem Punkte mit uns überein.

Champy (1913) hat eine Fixationsmethode angegeben, die eine elektive Darstellung der Diphenole gestattet. Mit dieser Methode haben *Champy* und *Coujard* (1941), *Coujard* (1950, 1951) und *Sebruins* (1947) die Verteilung der adrenergischen Elemente in einigen Organen studiert. Auf Grund seiner Untersuchungen gibt *Coujard* (1951) an, daß das distale Synzytium ein sekretorisches Organ sei, das eine Zwischenstellung zwischen Gliazellen und Neuroblasten einnähme. Diesem Autor zufolge handelt es sich um eine Art neurosekretorischen Elementes.

Im Gegensatz zu der Leichtigkeit, mit der man adrenergische Elemente darstellen kann, gelingt es nach *Coujard* nicht, bei der

Darstellung acetylcholinergischer Elemente im *Meissner*schen Plexus befriedigende Ergebnisse zu erzielen (Fixation mit dem Salz nach *Reinecke*, das mit Acetylcholin einen Niederschlag gibt). Nach der Meinung des erwähnten Autors hat dies seine Ursache in der ge-

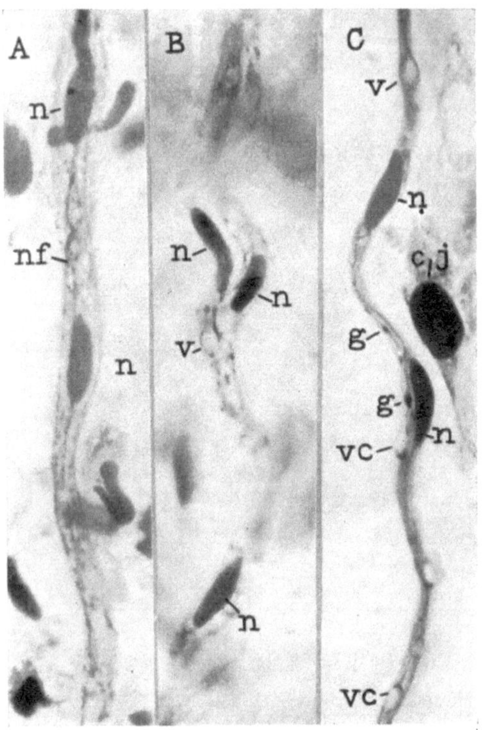

Abb. 48. Unterschiede in der Struktur des distalen nervösen Synzytiums der menschlichen Haut. n Kerne; nf Neurofibrillen; g argyrophile Granula; cj Bindegewebszelle. Bielschowsky-Silberkarbonat-Methode. Mikrophotographien ohne Retusche.

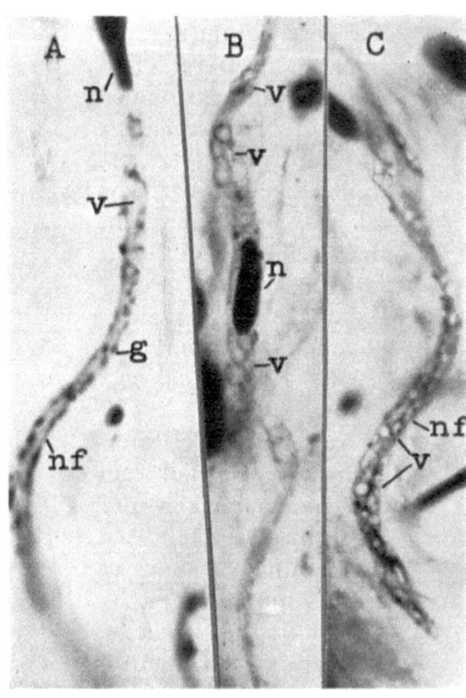

Abb. 49. Unterschiede in der Struktur des nervösen Synzytiums der menschlichen Haut. Zunehmende Vermehrung der Vakuolen mit zahlenmäßiger Verminderung der argyrophilen Granula (g). v Vakuolen; nf Neurofibrillen; n Kerne. Bielschowsky-Silberkarbonat-Methode. Mikrophotographien ohne Retusche.

ringen Anzahl cholinergischer Fasern in dem genannten Plexus. Anderseits haben Morphologie und Verteilung der histaminergischen Nervenfasern nichts mit dem nervösen distalen Synzytium gemein.

Nach *Coujard* (1950) „la cellule interstitielle parait caracterisé par son aspect sécrétoire, puisqu'elle élabore ou met en reserve de la sympathine. C'est donc, un élément, neurosécretrice, nerveux parce qu'il est doué d'une autonomie relative, puisque capable d'entretenir des prolongements pendant un certain temps. même séparé du ganglion".

Bis jetzt gibt es keinen Beweis für das Vorhandensein eines distalen cholinergischen Synzytiums: Es liegt ausschließlich eine adrenergische Formation vor. Das Sympathin stellt demnach die einzig nachweisbare Überträgersubstanz an der plexiformen Synapse auf Distanz dar, wie wir es seit 1946 supponiert haben.

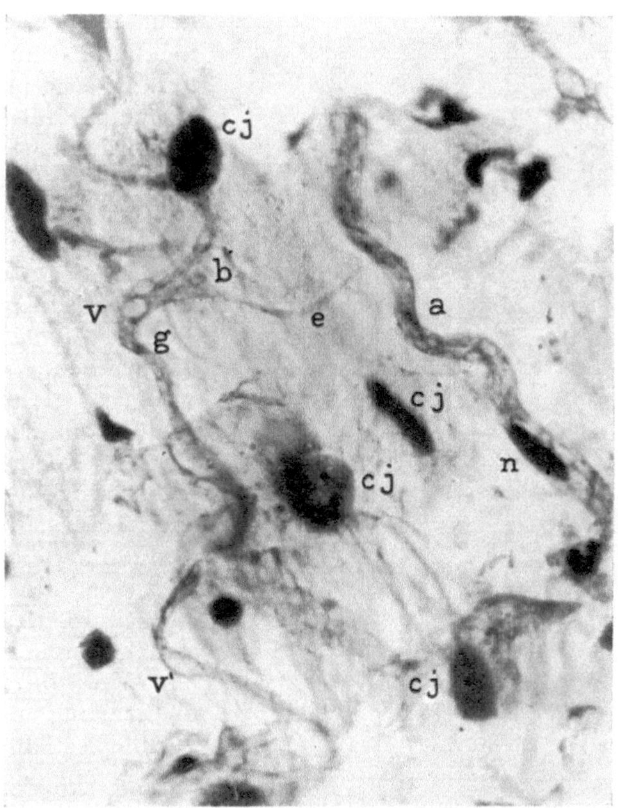

Abb. 50. Menschlicher Hoden. n Kerne des Synzytiums; v Vakuolen; g argyrophile Granula; cj Bindegewebszellen. Bielschowsky-Silberkarbonat-Methode. Mikrophotographien ohne Retusche.

Wir glauben, daß die von *Dumont* (1954) erhobenen Befunde, d. h. die Färbung der spezifischen Cholinesterase in einigen Bezirken des nervösen distalen Synzytiums, sehr sorgfältig interpretiert werden müssen, da die Anwesenheit von Cholinesterase unserer Meinung nach kein sicheres Zeichen für eine cholinergische Qualität desselben ist. Wir glauben vielmehr, daß diese Eigenschaft zu den synaptischen Verbindungen in Beziehung gesetzt werden muß, wie sie *Meyling* (1953) zwischen den postganglionären Fasern und dem

Protoplasma des distalen nervösen Synzytiums nachgewiesen hat. Aber vorläufig ist es noch nicht möglich, über diese Dinge eine definitive Meinung zu äußern.

Die Ubiquität ist das allgemeine Charakteristikum der vegetativen Vorgänge in der Peripherie (*Stöhr,* 1950; *Jabonero,* 1952, 1953, 1954). Diese Ubiquität kann in gewissem Sinne nicht nur vom Gesichtspunkt der plexiformen Synapse auf Distanz, sondern auch von demjenigen des Terminalretikulums *(Stöhr)* oder des sympathischen Grundplexus *(Boeke)* und selbst vom Gesichtspunkt der Theorie *Hillarps* verstanden werden. Nichtsdestoweniger glauben wir, daß *Stöhr* neuerdings (1954), indem er zwei Arten von Funktionen des Terminalretikulums annimmt (eine davon vermittels einer chemischen Überträgersubstanz), implicite zugibt, daß eine direkte Reizübertragung durch das Terminalretikulum nicht genügt, um den Charakter der Ubiquität zu sichern, und so einen großen Teil seiner Ansichten mit den unserigen übereinzustimmen scheint.

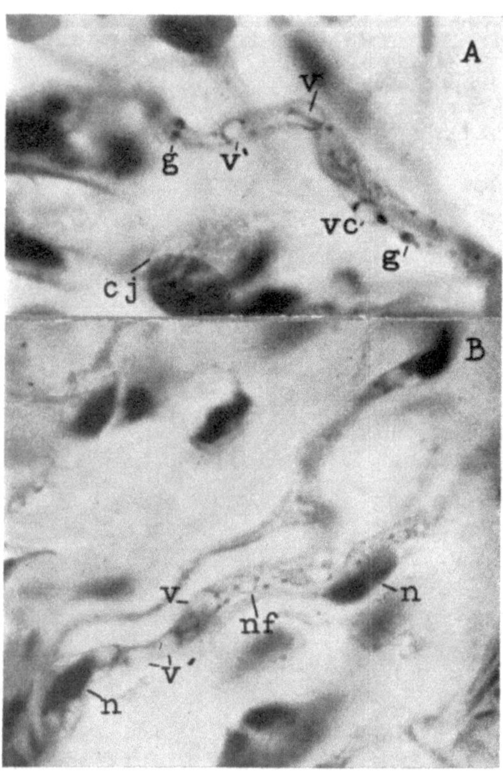

Abb. 51. A Menschliches Rektum. B Menschliche Haut. Das Protoplasma des Synzytiums ist wenig argyrophil. Zahlreiche Vakuolen bei B. Intensivierte Argyrophilie aller Strukturen bei A. Bielschowsky-Silberkarbonat-Methode. Mikrophotographien ohne Retusche.

Im Falle der interneuronalen Synapse, der motorischen Endplatte usw., ist es möglich, vom innervierten Element zu abstrahieren, gleichviel welcher Natur dieses sei und welche Struktur und Organisation die betreffende Synapse habe, da jeder hinreichende Reiz eine stets gleichartige Antwort als notwendige Folge der Freisetzung des nervösen Einflusses auslöst. Wenn man die Existenz einer direkten anatomischen Verbindung des nervösen Elementes mit dem innervierten mit *Boeke* oder *Stöhr* annimmt, muß man zugeben, daß jeder Reiz, der die Fibrillen des nervösen Netzes erreicht, notwendig und unausweichlich auf die Effektorelemente übertragen werden muß; aus diesem Grunde ist die Reaktion der letzteren eine notwendige Folge wie auch bei den vorher erwähnten Formen der Synapse. Der Reiz ist in unausweichlicher Folge immer von derselben stereotypen Antwort gefolgt.

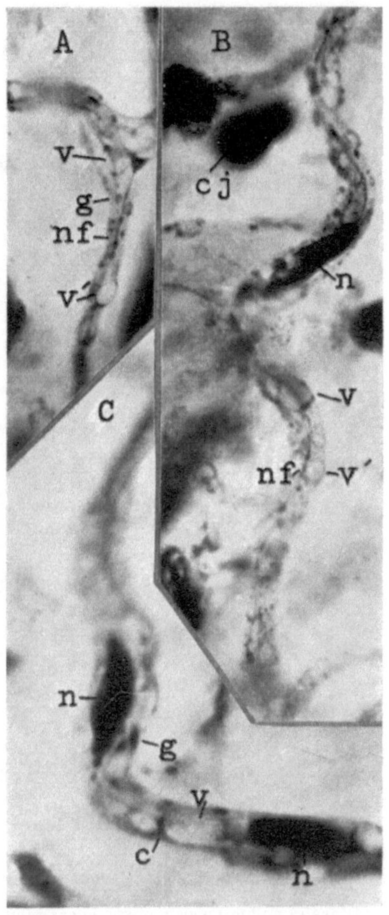

Abb. 52. Menschliche Brustwarze. Protoplasma unterschiedlicher Argyrophilie mit Strukturen von deutlicher Argyrophilie und Vakuolen verschiedener Größe. Unterschiedliches Aussehen je nach größerer oder geringerer Anhäufung der Granula (g). v Vakuolen; nf Neurofibrillen. Bielschowsky-Silberkarbonat-Methode. Mikrophotographien ohne Retusche.

Aber das Studium der Vorgänge, die unter dem Einfluß des vegetativen Nervensystems ausgelöst werden, zeigt, daß jedes Element in einer ihm eigentümlichen Weise reagiert und diese Reaktion sich je nach den Umständen ändern kann. Eine glatte Muskelfaser kann inaktiv bleiben oder sich im Gegenteil kontrahieren. Diese Variationen des Reaktionstypus der Effektorelemente sind im Rahmen einer fibrillären Übertragung per continuitatem nur schwer zu verstehen.

Im Gegensatz dazu können die Ubiquitäten der vegetativen Funktionen und die Unterschiede in der Reizbeantwortung durch die verschiedenen Effektorelemente viel besser erklärt werden, wenn man mit dem Begriff der plexiformen Synapse auf Distanz arbeitet. Das von dem Protoplasma des distalen Synzytiums freigesetzte Sympathin diffundiert in die interstitiellen Räume, in ein flüssiges Plasma und kann so auf die Gesamtheit aller Gewebselemente einwirken (glatte Muskelzellen, Blutgefäße, Drüsen usw.). In derselben Weise kann die chemische Überträgersubstanz auch auf die Bindegewebszellen einwirken, deren Innervation durch ein neurofibrilläres Netzwerk einen ungeheuren Reichtum an nervösen Elementen erfordern würde, wie er bislang in keinem Falle, auch nicht ausnahmsweise, nachgewiesen worden ist.

Der Einfluß der chemischen Überträgersubstanz ist weder konstant noch stets derselbe; er wechselt vielmehr je nach Art der Effektorelemente, nach der dauernden oder zufälligen Reaktions-

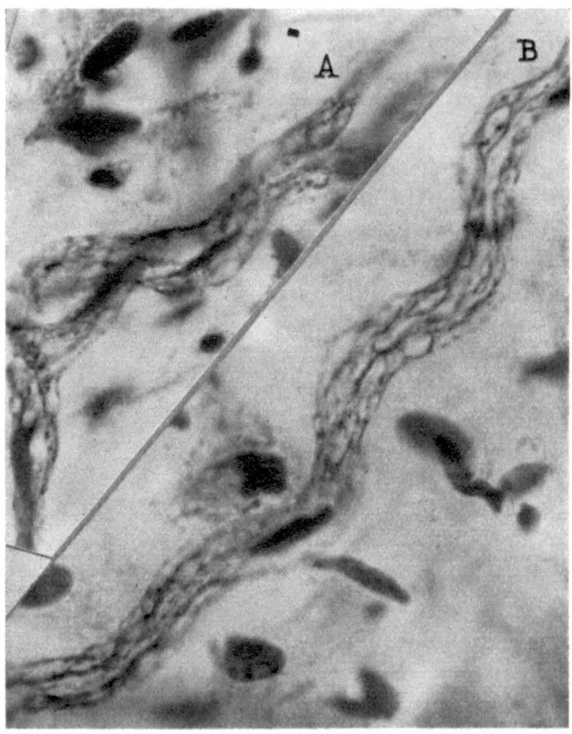

Abb. 53. Das Synzytium zeigt manchmal in sehr verschiedenen Organen eine identische Struktur. A Menschlicher Hoden. B Limbus sklerocornealis vom Menschen. Das Protoplasma ist durchsichtig, fast hyalin und mit wenig argyrophiler Granula ausgerüstet. Reichliche neurofibrilläre Differenzierung. Bielschowsky-Silberkarbonat-Methode. Mikrophotographien ohne Retusche.

fähigkeit eines jeden Elementes gegenüber der chemischen Überträgersubstanz selbst oder dem aus dessen Umwandlung hervorgehenden Produkt, und entsprechend den Veränderungen der Überträgersubstanz durch Substanzen, die lokal oder allgemein in den Geweben vorhanden sind.

Bacq (1938) zeigte, daß die Phenolasen das durch Reizung adrenergischer Fasern freigesetzte Adrenalin zuerst in inaktives Adrenocrom (*Green* und *Richter*, 1937) und dann bei genügender Fermentkonzentration in eine das Adrenoxin hemmende Substanz umwandeln.

Die Experimente von *Bacq* liefern einen vollständigen Beweis für die sekretorische Tätigkeit des distalen Synzytiums: „Une faradisation trop fréquente détermine un affaiblissement, des reponses exitatrices du coeur, c'est à dire probablement, la libération de moindres quantités d'adrénaline. Le même fait se présente quand on exite trop fréquemment le sympathique d'un coeur tyrosinasé: moins d'adrénaline, moins d'adrénoxine". Diese Ergebnisse müssen unserer Meinung nach im Sinne einer Erschöpfung des nervösen Synzytiums gedeutet werden.

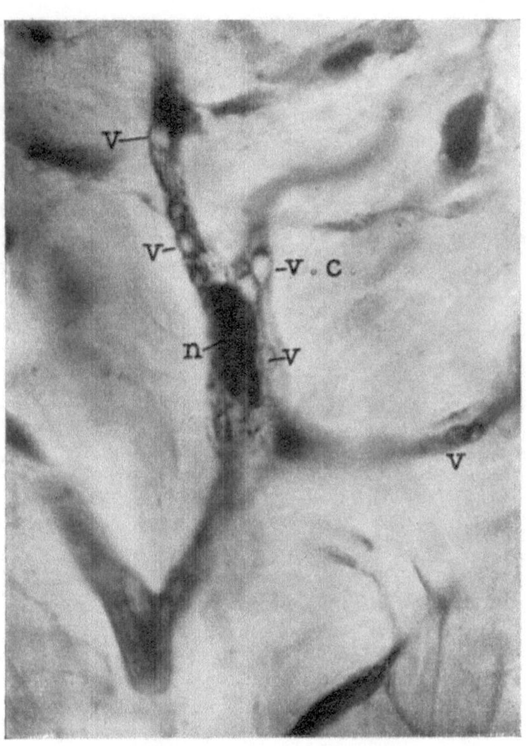

Abb. 54. Struktur einer »interstitiellen Zelle« aus der menschlichen Brustwarze. n Kern; v Vakuolen; vc Vakuole mit einer großen polaren Kalotte. Bielschowsky-Silberkarbonat-Methode. Mikrophotographie ohne Retusche.

Cannon und *Rosenblueth* (1933) nehmen an, daß die chemische Überträgersubstanz (Substanz M) sich mit den Zellen zu einer erregenden Substanz (E) oder einer hemmenden Substanz (I) verbindet und so die Komplexe ME oder MI bildet, die die eigentlich aktiven Substanzen darstellen. Diese Theorie kann in Beziehung zu derjenigen *Feyrters* (1951) über die interkalären Zellen gesetzt werden. Aber *Bacq* (1938) ist der Meinung, die Ergebnisse seiner Experimente erbrächten den Beweis, die Überträgersubstanz sei das Adrenalin und diese Substanz werde unter dem nervösen Einfluß freigesetzt, und erleide im Kontakt mit den Gewebszellen keine einschneidende Veränderung, sondern lediglich eine banale Oxydation. Wenn *Bacq* vielleicht auch im Hinblick auf die Natur der Überträgersubstanz recht hat, glauben wir, daß die zweite Schlußfolgerung nicht in Übereinstimmung mit seinen Experimenten steht.

Bacq (1938) hat auch gezeigt, daß der virginelle und nicht gravide Uterus der Katze eine Katechinoxydase enthält, die das Adrenalin in das unwirksame Adrenoxin verwandelt. Die Gegenwart dieser

Phenolase wäre demnach der bestimmende Faktor für die Adrenalinhemmung dieses Organs. *Goffart* (1939) hat darauf hingewiesen, daß das Adrenoxin von *Bacq* auf die Pendelbewegungen des isolierten Kaninchendarmes (in saurer Thyrodelösung bei 38°) eine starke und langdauernde Hemmung ausübt. *Keylin* und *Hartree* (1936) haben das Vorkommen eines Fermentes aus der Gruppe der Katechinoxydasen in den Geweben der Wirbeltiere nachgewiesen. Sie haben das Vorkommen dieses Fermentes im Nierengewebe demonstriert.

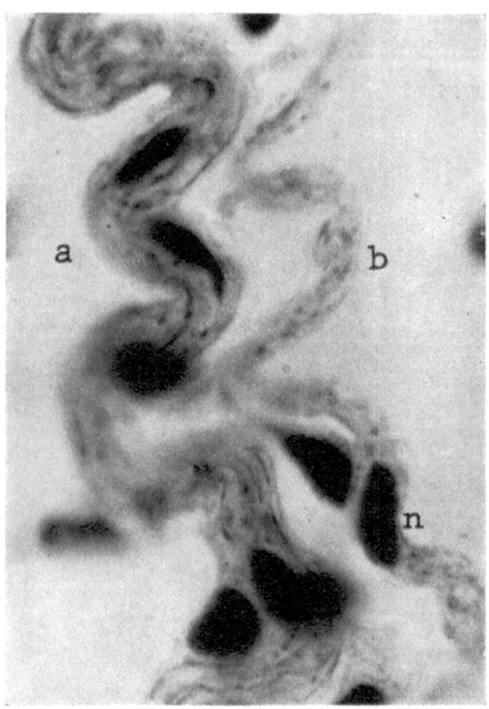

Abb. 55. Unterschiede in der Struktur zweier benachbarter Stränge des distalen nervösen Synzytiums aus dem menschlichen Ösophagus. Bielschowsky-Silberkarbonat-Methode. Mikrophotographie ohne Retusche.

Einige Versuchsergebnisse von *Bacq* (1940) sind von größter Bedeutung, da sie ein Licht auf jene Vorgänge werfen, die bei der reinen chemischen Transmission, d. h. an der plexiformen Synapse auf Distanz ablaufen. Extrakt von Lungengewebe enthält kein Adrenoxin; im Gegensatz hierzu enthalten die Bronchien, die in ihrer Funktion durch Adrenalin gehemmt werden, jene Substanz. In ihnen erfolgt also eine Umwandlung des Adrenalins in Adrenoxin. Ein Extrakt aus den Herzkranzgefäßen des Menschen oder des Ochsen enthält Adrenoxin. Das Myokard enthält im Gegensatz dazu diese Substanz nicht. Die Cupula der Harnblase des Hundes wird in ihrer Funktion durch Adrenalin gehemmt und enthält Adrenoxin, während das vom Adrenalin gereizte Trigonum keines enthält. Die glatte Muskulatur des Magens beim Frosch enthält Adrenoxin, das in der Mukosa fehlt.

„L'idée que nous nous faisons du métabolisme de l'adrénaline injectée, secrétée par les capsules surrénales ou libérée à l'extrémité des nerfs adrénergiques, est la suivante: la molécule peut s'autoxider, elle peut être attaquée par divers ferments de divers côtés, et donner naissance soit à des corps inactifs

(*Blaschko, Richter* und *Schlossmann,* 1937; *Malafaya-Baptista,* 1938), soit à des corps peu actifs (*Holtz* und Mitarbeiter, 1938, 1939), soit pour une faible partie, et uniquement dans certaines cellules spécialisées à l'adrénoxine que nous avons étudiée. Ce dernier mode d'oxidation ne nous apparait pas comme étant quantitativement très important, mais de très grande valeur qualitative à cause des effets physiologiquement intenses de ce dérivé de l'adrénaline" (*Bacq,* 1940).

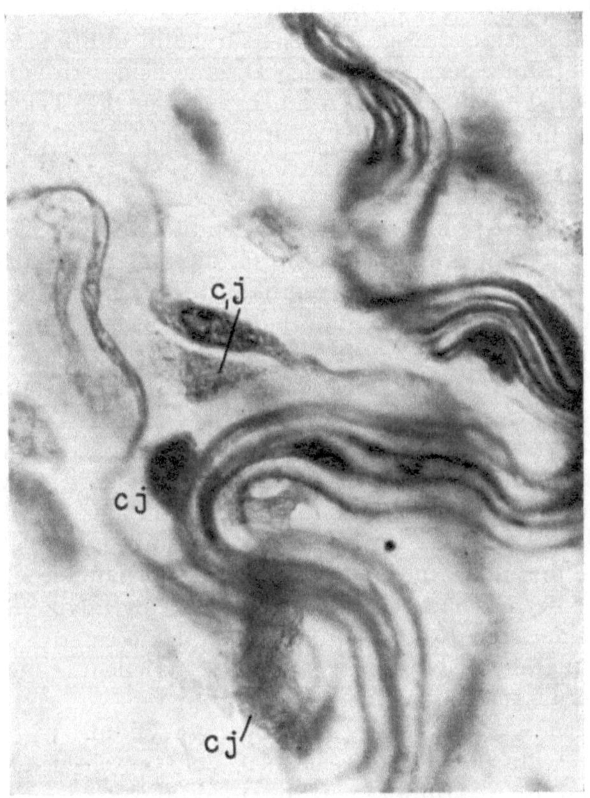

Abb. 56. Die sogenannten interkalären Zellen (Feyrter) sind lediglich Bindegewebszellen. Wenn sie nahe genug an den Strängen des nervösen Synzytiums gelegen sind, scheinen sie sich ihnen anzulagern. cj Bindegewebszellen. Bielschowsky-Silberkarbonat-Methode. Mikrophotographie ohne Retusche.

Außer diesen Faktoren von mehr lokaler Bedeutung müssen andere von mehr allgemeiner Natur in Rechnung gestellt werden. Die Wirksamkeit des adrenoxinogenen Faktors wird im Uterus fast vollständig vom Progesteron aufgehoben. Wenn man aber vermittels „933 F" diesen Effekt unterdrückt, so erfolgt eine Hemmung, weil das in geringer Menge produzierte Adrenoxin noch zur Wirkung gelangen kann (*Bacq,* 1940).

Nach *Bacq* können nicht alle Hemmungsvorgänge auf dieselbe Art und Weise erklärt werden. Demnach muß beispielsweise die Adrenalinhemmung im Dünndarm anders erklärt werden als die der glatten Muskulatur anderer Organe. Vielleicht existiert (*Bacq*, 1940) in einigen Muskelfasern des Dünndarmes eine Substanz, die den adrenoxinogenen Faktor hemmt.

Die systematischen Untersuchungen von *Bacq* und *Heirman* (1940) haben gezeigt, daß gegenüber Adrenalin indifferente und die von dieser Substanz gerade gereizten Organe keine adrenoxinogenen Faktoren besitzen. Zu diesen Organen gehören das Telencephalon, die Medulla oblongata, das Kleinhirn und die Nerven (d. h. die Bezirke des Nervensystems mit neuronaler Textur), der Ösophagus, das Colon, das Rektum, der Hoden, die Vagina, die Niere, der Ureter, die Leber, die Milz, die Glandula submandibularis, das Fettgewebe, die quergestreifte Muskulatur, die Aorta, die Mesenterialarterien und -venen, die Gallenblase, die Schleimhaut des Magens und die Membrana nictitans. Positive Resultate haben die Autoren im Gegensatz dazu am nicht graviden Uterus gewisser Säugetiere, an den Bronchien, den Coronargefäßen, der Cupula der Harnblase und an der Magenmuskulatur erhalten.

Alle diese Vorgänge zeigen, daß man bei einer exakten Deutung der Vorgänge an der plexiformen Synapse auf Distanz notwendig ein intermediäres Element in Rechnung stellen muß, das von der chemischen Überträgersubstanz verschieden und fähig ist, die Tätigkeit der letzteren zu modifizieren, und ferner das Vorhandensein anderer Elemente zu berücksichtigen ist, die auf die adrenoxinogenen Faktoren einwirken. Die Konzeption von der plexiformen Synapse auf Distanz ist nicht vollständig, wenn nicht in jedem Falle folgende Faktoren berücksichtigt werden:

1. Der nervöse Pol (distales nervöses Synzytium).
2. Der Effektorpol (die Gesamtheit der Gewebselemente, aber individuellerweise im Hinblick auf ihre Reaktionsfähigkeit betrachtet, ihre Fähigkeit Stoffe zu produzieren, die die Überträgersubstanz verändern).
3. Die chemische Überträgersubstanz (Adrenalin oder Sympathin).
4. Der oder die adrenoxinogenen Faktoren.
5. Lokal oder allgemein vorkommende Substanzen, die dauernd oder zeitweise den adrenoxinogenen Faktor modifizieren.
6. Faktoren, die das Adrenalin verändern, aber nicht adrenoxinogen sind.

Diese Aufstellung der Faktoren zeigt, daß an der plexiformen Synapse auf Distanz der „nervöse“ Faktor tatsächlich von geringerer Bedeutung ist, da seine Tätigkeit auf die Freisetzung der Überträgersubstanz beschränkt ist. Man begreift auch leicht, daß die übrigen Faktoren nur schwer verständlich bleiben, wenn man die distale Synapse der peripheren vegetativen Bahnen in den engen Rahmen der neurofibrillären Konzeption des Nervensystems und der Doktrin von der Synapse per continuitatem oder per contiguitatem einfügen

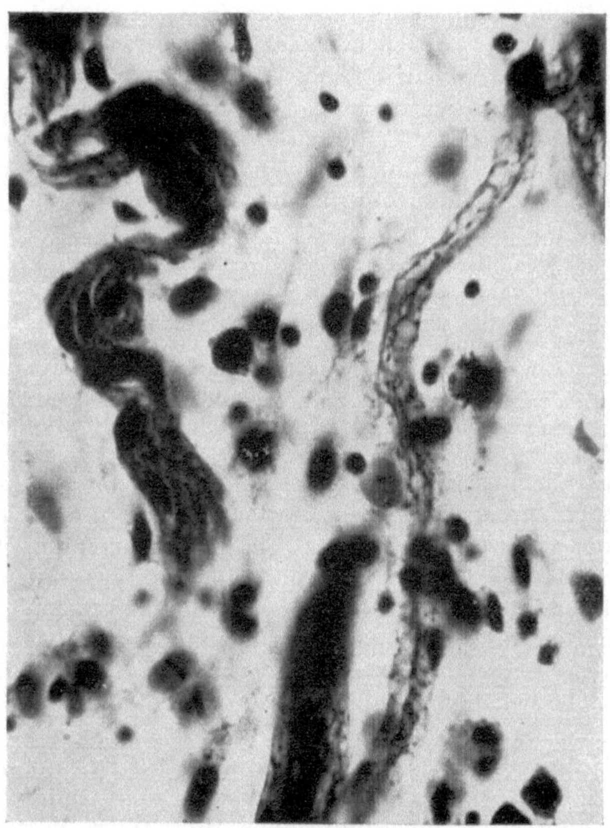

Abb. 57. Strang des nervösen Synzytiums innerhalb eines entzündlichen Exsudates. Akute Appendicitis. Bielschowsky-Silberkarbonat-Methode. Mikrophotographie ohne Retusche.

will. Die relative Einfachheit der Vorgänge an den interneuronalen Synapsen, den motorischen Endplatten usw., steht in außerordentlichem Kontrast zu den Vorgängen, die an der plexiformen Synapse auf Distanz ablaufen.

Die Faktoren 4, 5 und 6 können nicht nur als generelle (Progesteron usw.), sondern auch als lokale zellulären Ursprunges aufgefaßt werden, da sie hochspezialisierten Effektorzellen zukommen.

In diesem Sinne kann die Theorie der interkalären Zellen von *Feyrter* (1951) als wirklich wertvoll und nützlich angesehen werden, da jene Zellen eine große Bedeutung für die Produktion der Substanzen gewinnen, die die chemische Überträgersubstanz modifizieren. In diesem Sinne ist die These von der interkalären, intermediären Bedeutung dieser Zellen exakt. Aber die interkalären Elemente, wie sie *Feyrter* beschreibt, sind nichts weiter als ein X, eine Unbekannte. Die von diesem Autor beschriebenen Zellen sind einstweilen nur gewöhnliche Bindegewebszellen (Abb. 56). Aber nichts steht der Annahme im Wege, daß sie diejenigen Bindegewebszellen sind (oder zumindest einige Typen von ihnen), welche die beschriebene so bedeutsame Funktion ausüben, da sich ja die erwähnten Vorgänge in den Bindegewebsspalten abspielen.

Wenn jene Deutung richtig ist, muß die Tätigkeit der interkalären Zellen von *Feyrter* ebenfalls dem Bereich der Neurosekretion zugerechnet werden, unter der Annahme, daß ihre Tätigkeit eine außerordentliche Bedeutung für die Übertragung des nervösen Reizes hat. In diesem Sinne stimmen wir mit *Boeke* (1936) überein, wenn er annimmt, daß sich die Bindegewebszellen funktionell in Nervenzellen umwandeln können, ebenso wie sie als wirklich synaptische Elemente angesehen werden dürfen, die sehr wohl von den genuinen Nerven unterschieden sind, wie wir schon bei anderen Gelegenheiten angegeben haben (1951, 1954).

Alles, was wir auseinandergesetzt haben, zeigt die physiologische (im Gegensatz zur anatomischen Einfachheit) Kompliziertheit der plexiformen Synapse auf Distanz und verschärft den Kontrast zwischen den beiden Territorien (neuronal und synzytial) des peripheren Nervensystems, den wir bereits seit 1948 betonen. Wenn bei den Synapsen des neuronalen Territoriums die Transmission als mit der Tätigkeit einer Überträgersubstanz nicht zusammenhängend (diese Tatsache wird von zahlreichen Autoren angenommen) angesehen werden kann, so glauben wir, daß es keine Möglichkeit gibt, etwas Ähnliches für die plexiforme Synapse auf Distanz anzunehmen. Es bleibt an jedem unverständlichen Punkte nur übrig, die Versuchsergebnisse von *Bacq* und seinen Mitarbeitern in dem engen Rahmen der Theorie von den reinen Nervenendigungen heranzuziehen, wie es die Anhänger der Neuronentheorie wollen. Eine chemische Übertragung ist der einzige Mechanismus, der notwendig und logisch für eine derartige Synapse erscheint. *Es handelt sich um eine wirkliche Neurosekretion des Synzytiums, das Adrenalin oder Sympathin freisetzt* und um eine Reihe von Phänomenen der Sekretion anderer Substanzen, die die ursprüngliche Überträgersubstanz verändern.

Eine eingehende Analyse aller Probleme der plexiformen Synapse auf Distanz würde eine ausgedehnte Untersuchung aller und jedes

Phänomens der vegetativen Peripherie erfordern. Dies ist nicht möglich und würde den Rahmen dieser Arbeit bei weitem überschreiten. Als Konsequenz des im vorhergehenden Angeführten bleibt nur übrig, einzusehen, daß ein großer Teil dieser Prozesse mit der derzeitigen Technik der anatomischen Forschung nicht nachweisbar ist.

Die Morphologie des distalen nervösen Synzytiums liefert einige Daten über die Pathologie der Neurosekretion in diesem Glied der efferenten vegetativen Bahnen. Man wird verstehen, daß wir im Augenblick nichts anderes tun können als das Vorkommen mehr oder weniger bedeutsamer funktioneller Veränderungen in Parallelität zu anatomischen Alterationen zu supponieren. Nur wenn wir im Besitz ausreichender Daten über die anatomisch-funktionellen Beziehungen der bekannten Strukturen sind und gelernt haben, die wirkliche Bedeutung der mit histochemischen Techniken erhobenen Befunde richtig einzuschätzen, könnten wir ein detailliertes Studium der Pathologie der Neurosekretion versuchen.

Die Arbeiten über die Morphopathologie des distalen nervösen Synzytiums sind nicht zahlreich. Überdies ist eine große Anzahl von ihnen unter Berücksichtigung unseres Gesichtspunktes nicht verwertbar, da die Autoren das Problem unter dem Blickwinkel einer fibrillären Konzeption des Nervensystems angefaßt und dem synzytialen Protoplasma nur wenig oder gar keine Beachtung geschenkt haben, das außerdem in ihren Präparaten nur selten aufscheint. Trotzdem gibt es einige wichtige Beiträge.

Bei einigen Entzündungsprozessen mit raschem Verlauf sind bedeutsame Veränderungen des nervösen Synzytiums beschrieben worden. Wie wir (1951) angegeben haben, drücken derartige morphologische Alterationen lediglich den Resistenzgrad der „erhaltenen“ nervösen, bereits nekrotischen Strukturen bei Bestehenbleiben der allgemeinen Form aus. Es ist klar, das derartige Vorgänge keinerlei Bedeutung im Sinne unseres Gesichtspunktes haben.

Aus weiter unten angegebenen Gründen sind die Arbeiten von *Riegele* (1934) und von *Llombart* und *Jabonero* (1945) für unser Vorhaben ohne Interesse.

In der ersten Phase der akuten Entzündung bewahren die nervösen Elemente ihre normale Struktur und ihren normalen Aufbau. Abb. 57 gibt ein demonstratives Beispiel für diese Verhältnisse. Die Mukosa des Wurmfortsatzes ist massiv von Leukozyten infiltriert; aber die Stränge des nervösen Synzytiums zeigen die feine fibrilläre und retikuläre Struktur, die den Plexus periglandularis auszeichnet. In gleicher Weise zeigen die Stränge des nervösen Synzytiums in der Submukosa und in der Muskularis in dieser Phase nur geringfügige Veränderungen.

Das sorgfältige Studium von Fällen akuter Appendicitis zeigt (*Jabonero*, 1951), daß die regressiven Veränderungen sehr rasch vonstatten gehen, wenn sie einmal begonnen haben. Die schweren Zerstörungen der Appendixwand auf der Höhe dieser Veränderungen lassen erkennen, daß alle Elemente einschließlich der morphologisch intakten (wie das nervöse Synzytium) derartig schwer betroffen sind, daß sie für irgendwelche Funktionen notwendig ausfallen. Aber die Phase geringfügiger oder keiner Veränderungen scheint in vielen Fällen von langer Dauer zu sein, insbesondere in jenen Bereichen der Organwandung, die die nekrotische Zerstörung noch nicht erreicht hat.

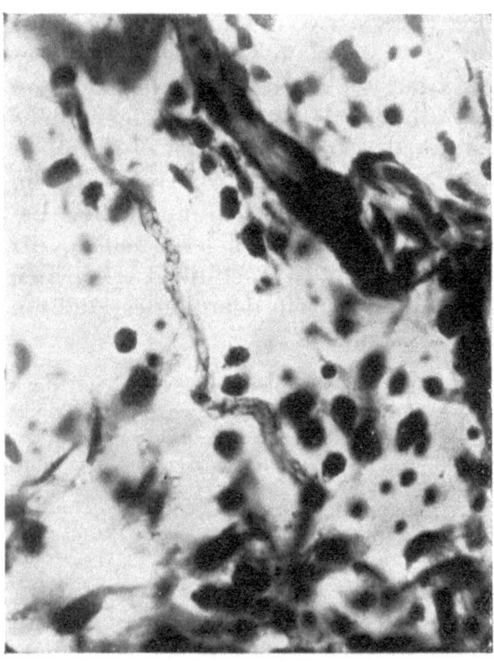

Abb. 58. Strang des distalen nervösen Synzytiums innerhalb eines entzündlichen Exsudates. Akute Appendicitis. Bielschowsky-Silberkarbonat-Methode. Mikrophotographie ohne Retusche.

Lediglich für die Phase geringfügiger Veränderungen (Abb. 57) kann eine Alteration in der Neurosekretion im Sinne einer Vermehrung oder Verminderung je nach Fall angenommen werden. Wahrscheinlich ist die lokale Gefäßerweiterung durch ein Aussetzen in der Tätigkeit des nervösen Synzytiums oder durch ein Aufhören der Produktion der chemischen Überträgersubstanz auf Grund des Einflusses lokal unter der Einwirkung des Entzündungsprozesses entstandener Substanzen bedingt.

Wir haben niemals das von *Riegele* (1943) beschriebene Eindringen von Leukozyten in das Scheidenplasmodium beobachtet. Ein derartiges Eindringen mag zwar in einigen Fällen nicht unmöglich sein, dürfte aber sehr selten sein, da es in unserem sehr umfangreichen Material nicht ein einziges Mal vorkommt. Die von *Riegele* wiedergegebenen Bilder scheinen uns in einigen Fällen nicht dem wirklichen distalen nervösen Synzytium zu entsprechen und können Objekt der sehr häufigen Kritiken sein, die sich gegen das Terminalretikulum erhoben haben, da einige Anhänger desselben nicht nervöse Formationen mit dem wirklichen distalen nervösen Synzytium zusammengeworfen haben.

Im Hinblick auf die chronische Entzündung gibt *Feyrter* (1951) an: „Zweifellos die auffälligste Veränderung der vegetativen nervösen Peripherie bei chronischer Entzündung sind Wucherungsvorgänge am vegetativen nervösen Endnetz mit seinen interkalären Elementen, so ähnlich wie die Hyperplasie des Kapillarnetzes mit seinen adventitiellen Elementen bei der chronischen Entzündung". In diesem Punkte können wir keinesfalls mit *Feyrter* übereinstimmen, weil es uns niemals gelungen ist, Proliferationsvorgänge am distalen nervösen Synzytium bei der chronischen Entzündung aufzufinden. Derartige Proliferationsvorgänge kommen nur in einigen Fällen reparatorischer Entzündung bestimmter Organe vor; jedoch kann man sie ebensowenig für die chronische wie für die reparatorische Entzündung als typisch bezeichnen. Mit außerordentlicher Häufigkeit kommen entzündliche Granulome (Granulationsgewebe, spezifische Granulome) vor, deren distales Synzytium nicht die geringsten Anzeichen einer Proliferation erkennen läßt. Wir haben darauf hingewiesen (1953), daß das Fehlen von Proliferationsvorgängen am nervösen Synzytium im Verlaufe der chronischen Entzündung eine Eigentümlichkeit ist, die gestattet, es auf Grund seiner pathologischen Reaktionsformen von wirklichen Neuronen zu unterscheiden, bei denen deutlich ausgesprochene Proliferationsvorgänge zu beobachten sind.

In chronisch entzündlichen Geweben beobachtet man neben leichteren Veränderungen, die manchmal nur schwer demonstrierbar sind, eine Reihe sicherlich pathologischer Alterationen. Diese Veränderungen betreffen anfänglich das Protoplasma; aber sehr bald verändert sich die Gesamtheit der Stränge des Synzytiums und zeigt deutliche Alterationen der Neurofibrillen. Wir (1951) haben diese Veränderungen als zahlenmäßige Vermehrung der argyrophilen Granula im Protoplasma, Einschnürungen in den Neurofibrillen mit Vergrößerung der Varikositäten, vakuoläre Degeneration des Protoplasmas und als Degeneration „en esquisse" beschrieben, bei der das nervöse Synzytium nur skizzenhaft in den Silberbildern erscheint.

Wir (1951) haben festgestellt, daß der größte Teil der erwähnten Alterationen (Abb. 59) reversible Veränderungen des Protoplasmas, des Grundelementes des distalen nervösen Synzytiums, darstellt. Es handelt sich in vielen Fällen um einen der trüben Schwellung ähnlichen Vorgang, um einen Zustand morphologischer Veränderungen (Volumenvermehrung, opakes Aussehen des Protoplasmas, Flüssigkeitsvermehrung infolge einer Durchtränkung der Granula und der Mizellen des Protoplasmas) parallel zu einer Stoffwechselerhöhung. In diesen Fällen muß das nervöse Synzytium wohl zu einer quantitativ und qualitativ modifizierten Tätigkeit fähig sein. In jedem Falle handelt es sich aber wohl um einen reversiblen Vorgang.

Es könnte möglich sein, daß die Veränderungen des distalen nervösen Synzytiums bei der chronischen Entzündung ursprünglich, d. h. durch die toxische Imbibition des Gewebes bedingt sind. Wir halten es aber für sehr wahrscheinlich, daß diese Durchtränkung nicht direkt für die Entwicklung der degenerativen Vorgänge verantwortlich ist, die nur eine geringfügige morphologische Alteration (Primärveränderungen infolge einer Durchtränkung des Protoplasmas, leichte Impastierungen der Strukturen usw.) und eine funktionelle Veränderung bedingen.

Der wechselseitige Einfluß der störenden Gewebsflüssigkeiten (Modifikationen infolge der Gegenwart toxischer Substanzen) auf die Stränge des distalen nervösen Synzytiums und die Einwirkung der von diesem unter dem Reiz von normalen, vermittels postganglionärer Fasern zugeleiteten Impulsen freigesetzten chemischen Überträgersubstanz lassen einen Circulus vitiosus entstehen; morphologisch stärker ausgeprägte Alterationen des distalen Synzytiums sind der Ausdruck einer Aufrechterhaltung dieses morphologisch-funktionellen Circulus vitiosus. Das würde unserer Vorstellung nach bedeuten, daß die morphologischen Veränderungen des Synzytiums nicht seinen Funktionsausfall bedeuten, sondern Ausdruck einer pathologischen Tätigkeit sind.

Favre und *Dechaume* (1932) haben versucht, die Kenntnisse von nervösen Wucherungserscheinungen bei der chronischen Entzündung in ein System zu bringen und in ihre Beschreibung auch die Wucherung der nervösen Plexus des Verdauungstraktus bei Ulzerationen und chronischen Entzündungen und solchen drüsigen Parenchyms (Pankreas, Leber usw.) mit eingeschlossen. Ihre Beschreibung von den Wucherungserscheinungen an der nervösen Substanz beim Magengeschwür sind nur schwer verwertbar, da der Arbeit keine Abbildungen beigegeben sind und die Autoren eine völlig unzureichende Technik verwendet haben. Die schwerwiegendsten Einwände könnten gegen die an Pankreas, Leber und Niere erhobenen Befunde gemacht werden.

Bezüglich der Literatur über die Veränderungen der distalen Nervenformation beim chronischen Magengeschwür sei auf die Veröffentlichung von *Stöhr* (1952) hingewiesen. In derartigen Fällen sind von verschiedenen Autoren Wucherungserscheinungen am Nervengewebe beschrieben worden. Wir haben uns aber von deren Existenz nicht überzeugen können, ausgenommen an Bündeln postganglionärer Fasern, die in das Ulcusgebiet hineinreichten und wie typische Amputationsneurome aussahen. *Llombart* und *Broseta* beschrieben am selben Objekt Wucherungserscheinungen, die aber in keinem Falle das Ausmaß der von ihnen im Wurmfortsatz beobachteten erreichten.

Stern (1951) hat einige Bilder, die an einen Sekretionsvorgang erinnern, an Strängen des nervösen Synzytiums beim Magengeschwür beschrieben.

Bei Atonie der Harnblase und in Fällen von Megacystis hat *Ruland* (1952) pathologische Veränderungen am distalen nervösen Synzytium beobachtet, die teilweise den von uns bei der chronischen Entzündung beschriebenen entsprechen. Dies deutet auf eine grund-

---

Abb. 59. Verschiedene Veränderungen an den Strängen des nervösen Synzytiums im Verlaufe der chronischen Entzündung. Menschlicher Kehlkopf. Bielschowsky-Silberkarbonat-Methode. Mikrophotographien ohne Retusche.

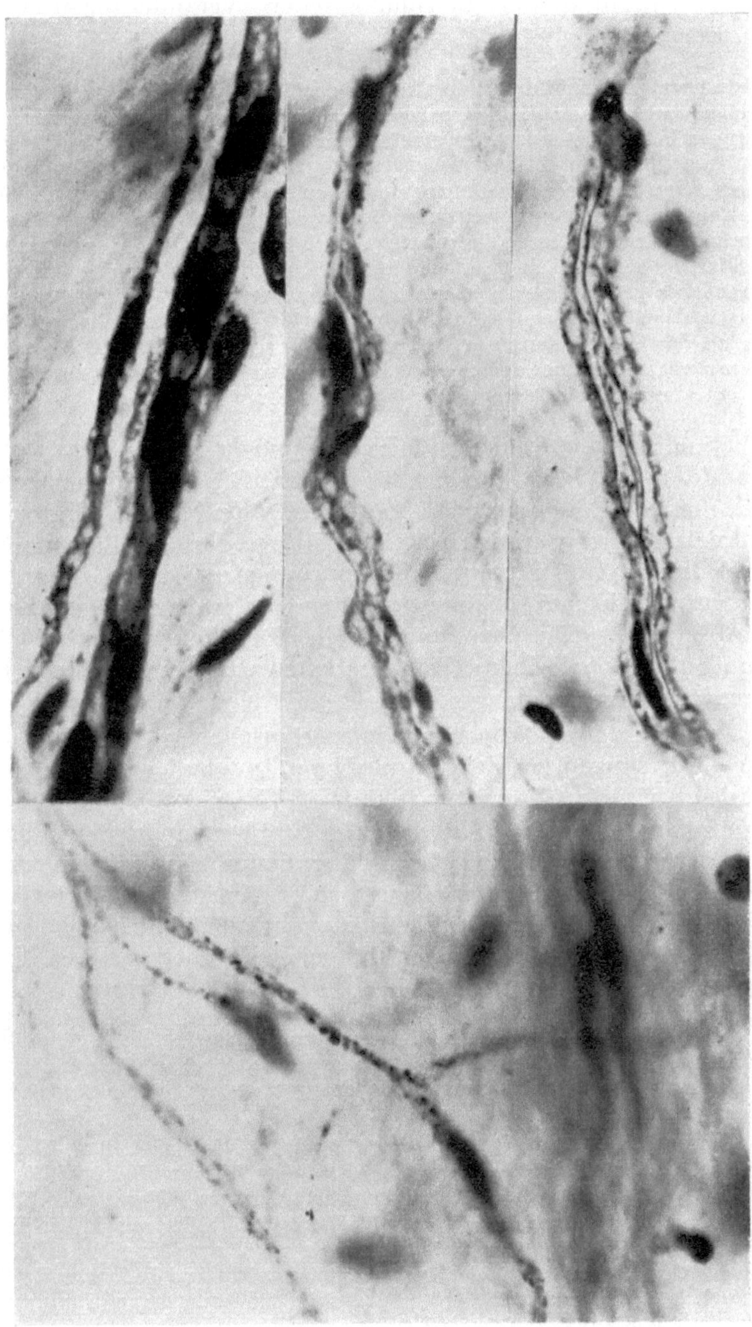

sätzliche Unspezifität der morphologischen Veränderungen des distalen Synzytiums hin.

Veränderungen am Terminalretikulum der Haut als Folge von Röntgenbestrahlungen hat *John* (1947) beschrieben. Der Autor hat sehr intensive Veränderungen in Parallele zur fast vollständigen Destruktion zahlreicher Elemente der Haut aufgefunden. Nichtsdestoweniger scheint das Terminalretikulum sehr resistent zu sein, denn es bleibt noch erhalten, wenn die Elemente, die es innerviert, schon zerstört sind. Bei einem Fall von Glaukom nach Röntgenbestrahlung haben wir manifeste Veränderungen an den Nerven der Iris und des Corpus ciliare angetroffen (postganglionäre Fasern, die nicht anastomosieren und kein Netz bilden), haben aber im Gegensatz dazu nur leichte Alterationen am nervösen Synzytium der äußeren Hüllen des Auges gefunden (Limbus sklerocornealis). Diese Veränderungen sind viel weniger intensiv als die, die wir bei der chronischen Entzündung angetroffen haben; unserer Meinung nach deuten sie nicht auf eine Veränderung in der Funktion hin.

Die Veränderungen des nervösen Synzytiums bei der Sklerodermie sind von *John* (1947) beschrieben worden. Die Veränderungen des Protoplasmas sind außerordentlich intensiv und lassen eine mächtige Vakuolisierung erkennen, die aber (in den Abbildungen des Autors) lediglich eine Zunahme der normalen Vakuolisierung zu sein scheint. Vielleicht weist sie auf eine sehr starke Dysfunktion dieser Abschnitte des Synzytiums hin. Die Vakuolen sind nach Form und morphologischen Eigenschaften den normalerweise vorkommenden sehr ähnlich.

Wir glauben, daß die von uns beim chronischen Ödem beschriebenen Veränderungen ein Zeichen absoluter funktioneller Passivität des distalen nervösen Synzytiums sind. Die Stränge des Protoplasmas entbehren manchmal der funktionellen Strukturen; in vielen Fällen zeigen sie schwere morphologische Alterationen, die gestatten, sie als erhalten gebliebene Elemente anzusehen. Auch das Bindegewebe zeigt intensive Veränderungen, die es unwahrscheinlich machen, in diesem Falle die beschriebenen Phänomene der chemischen Übertragung noch als normal anzusehen.

Wir weisen schließlich noch auf die neurogene Appendicitis von *Masson* hin. Wir wollen hier keine Beschreibung dieses pathologischen Prozesses geben, wenn wir auch glauben, daß seine Erforschung trotz zahlreicher Studien noch nicht erschöpft ist.

Für unseren Gesichtspunkt ist es allein von Wichtigkeit festzustellen, ob Morphologie und Struktur der Elemente, die die erwähnten Neurome *(Masson)* oder den Herd der nervösen Wucherungserscheinungen (*Llombart*, 1953) im Wurmfortsatz bilden, irgendeinen Schluß auf mögliche Störungen in der Neurosekretion zu ziehen gestatten. Untersuchungen zur Darstellung der Diphenole mit spezifischen Techniken fehlen, und aus diesem Grunde kann das Ergebnis der lediglich auf strukturellen Eigentümlichkeiten basierenden Vermutungen nur einen vorläufigen Charakter haben.

Um diesen Prozeß vom Gesichtspunkt der Neurosekretion richtig beurteilen zu können, muß man berücksichtigen, daß das morphologische Bild nicht in allen Fällen dasselbe ist. Trotzdem ist die Struktur der synzytialen Formationen in allen Abschnitten der Appendix nicht dieselbe. Dies erschwert jegliche allgemeine Schlußfolgerung. Nach unseren Erfahrungen können die Proliferationserscheinungen am Synzytium der Mukosa eine Struktur, die als primitiv angesehen werden darf, ebenso wie der Charakter des distalen Synzytiums als primitiv veranschlagt werden kann. Die neurofibrilläre Differenzierung ist nicht vollständig abgeschlossen, und das Protoplasma zeigt die Eigenschaften eines speziellen Spongioplasmas. Es handelt sich um die von *Llombart* (1935) beschriebenen „wolligen" Fasern. Wir glauben, daß in diesen der argyrophilen Granula entbehrenden und mit wenig Vakuolen und geringer oder fehlender Argyrophilie des Protoplasmas ausgezeichneten Abschnitten des Synzytiums eine funktionelle Aktivität nur schwer anzunehmen ist, wie wir sie für das normale Synzytium supponiert haben.

In anderen Abschnitten, insbesondere den hypertrophischen und perivaskulären Plexen der Submukosa, erlauben die Eigenschaften des distalen Synzytiums die Annahme einer Aktivität, die aber offensichtlich geringer ist als die des normalen Synzytiums. Das Protoplasma ist nur schwer färbbar, die Vakuolen sind gering an Zahl, aber eine deutliche Differenzierung der Neurofibrillen ist bemerkbar, die für eine weitere Entwicklung der nervösen Formation spricht.

In den submukösen Neuromen ist durchwegs zu beobachten, daß Stränge des hypertrophischen oder hyperplastischen Synzytiums einen Grad offensichtlich normaler Entwicklung erreicht haben, wenn auch bei ihnen häufig die Strukturunterschiede des weiter oben beschriebenen Zyklus nicht zur Beobachtung gelangen. Wir glauben, daß in diesen Fällen eine quantitativ veränderte Neurosekretion vorliegt.

Bei den dichten Neuromen schließlich, in denen jegliche Struktur auf Grund ihrer intensiven Argyrophilie, Dichte und Gruppierung ihrer Elemente unmöglich differenzierbar ist, fehlt jegliches Indizium für eine funktionelle Tätigkeit.

Wir halten es sicherlich nicht für berechtigt zu denken, daß die Neurome der Appendix in allen Fällen Bezirke mit quantitativ vermehrter Neurosekretion darstellen. Wahrscheinlich liegen bei derartigen Formationen verschiedene Grade neurosekretorischer Tätigkeit vor, einschließlich der Tatsache, daß man für viele von ihnen eine völlige Unfähigkeit des neugebildeten Synzytiums (wenn dieses sich in einer Phase unvollständiger Entwicklung befindet oder anatomisch feststellbare schwere Grade der Degeneration erreicht hat) zur Produktion der chemischen Überträgersubstanz annehmen kann.

In jedem Fall aber müssen wir unsere Überzeugung kundtun, daß die Neurome der Appendix in keiner Weise Irritationszentren auf Grund einer Übertreibung ihrer neurosekretorischen Tätigkeit darstellen. Nach unserer Kasuistik ließe sich dies auf Grund anatomischer Daten nur in den aufgeführten Fällen annehmen.

IV. Periphere Neurokrinie.

Neurokrinie (hormo-neurale Tätigkeit) und Neurikrinie (neurohormonale Tätigkeit) sind in der Peripherie nur schwer voneinander zu trennen. *Champy* und seine Mitarbeiter (1921—1950) haben gezeigt, daß, wenn die lokale Empfindlichkeit gegenüber Hormonen in Beziehung zum distalen nervösen Synzytium steht (System der interstitiellen Zellen), die an den Enden der vegetativen efferenten

Bahnen freigesetzten chemischen Überträgersubstanzen auf eine Art wirksam werden, die derjenigen der embryonalen Organisatoren sehr ähnlich ist. Im ersteren Falle nimmt das distale Synzytium an einem Vorgang der Neurokrinie teil, im zweiten ist es ein grundsätzlicher Faktor beim Vorgang der Neurikrinie.

Man muß aber überdies berücksichtigen, daß in dem größten Teil der Fälle ein hinreichender Beweis für die angenommenen Vorgänge der peripheren Neuro- und Neurikrinie fehlt und es sich im allgemeinen nur um eine physiologische Deutung mehr oder weniger nachgewiesener anatomischer Beziehungen handelt. In den meisten Fällen kann nicht angegeben werden, ob die anatomischen Beziehungen für eine neuro-hormonale oder für eine hormo-neurale Tätigkeit sprechen.

A. Der Mechanismus der Empfindlichkeit gegenüber Hormonen.

Champy (1921) hat gezeigt, daß bei der Tätigkeit der Wachstumshormone das Problem der lokalen Empfindlichkeit gegenüber den Hormonen zumindest dieselbe Bedeutung hat wie die Natur des Hormons selbst. Die Reaktion der empfindlichen Zonen hängt nicht direkt von der Menge des Hormons ab (das trifft nur für sehr schwache Dosen zu); es fehlt vielmehr zwischen beiden eine feste Proportion. *Champy* (1924, 1926, 1927, 1929) hat gezeigt, daß das Wachstum der auf Sexualhormone sensiblen Zonen im Vergleich zu nicht sensiblen Bezirken unharmonisch und schneller abläuft, was darauf hinweist, daß sie unter dem Einfluß eines Faktors stehen, der auf die nicht empfindlichen Zonen keine Wirkung hat. *Champy, Coujard* und *Demay* (1950) nehmen an, daß bei Tieren mit sexuellem Dimorphismus im Gegensatz zu anderen, die diesen nicht aufweisen, die Unterschiede zwischen beiden nicht auf die Menge der Hormone, sondern auf das Vorhandensein einer Empfindlichkeit zurückzuführen ist, die bei dem einen vorhanden ist und bei dem anderen fehlt. Anderseits glauben *Champy, Bullard, Demay* und *Kritch* (1951), daß die Empfindlichkeit gegenüber Hormonen nicht von der Natur der Gewebe abhängig ist. Die Hormone sollen unabhängig von den Geweben, die sich dort befinden, auf einen bestimmten Bezirk einwirken. Dieser regionale Charakter würde noch dadurch betont, daß dieselben empfindlichen Bezirke in verschiedener Weise auf unterschiedliche Hormone reagieren. *Champy* und *Coujard* (1941) haben gezeigt, daß bei kastrierten Tieren mit den infolge des Nachlassens der Hormonproduktion eintretenden regressiven Veränderungen an den betreffenden Organen auch solche an den zugehörigen sympathischen Ganglien auftreten. *Coujard* (1940—1943) hat beobachtet, daß das distale Synzytium (das er als System der interstitiellen Zellen bezeichnet) in den gegenüber Hormonen empfindlichen Bezirken allgemein stark entwickelt ist und auch bei den Tieren stärker ausgebildet ist, die das betreffende Hormon beherbergen. Bei Tieren, die derartige Hormone nicht enthalten, ist die distale nervöse Formation auf ein Minimum reduziert.

Champy, Coujard und *Demay* (1950) haben folgendes Experiment beschrieben: Bei einem männlichen oder weiblichen kastrierten Tier wird beim Männchen ein Stück der Samenblase und beim Weibchen ein Stück der Vagina in das Ohr eingepflanzt, wobei die einverleibten Organstücke vom selben Tier stammen. Nach der Vernarbung, während der das Epithel häufig seine natürliche Unterlage (spezifisches Bindegewebe mit interstitiellen Zellen und manchmal auch mit Ganglienzellen) verläßt, erhalten die derartig vorbereiteten Tiere Injektionen von Follikulin oder Testosteron. Das sensible Epithel zeigt eine merkliche Reaktion (Schwellung bei der Vagina, Sekretion bei der Samenblase), wo es sich auf seiner natürlichen Unterlage befindet, während eine Reaktion in den Bezirken ausbleibt, die von dem Bindegewebe des Ohres überwuchert sind, das von einer anderen, nicht autochthonen distalen Formation innerviert wird. Dieselben Autoren haben angegeben, daß das distale Synzytium bei Fehlen des Hormons mehr verändert, mehr reduziert sei und interstitielle Zellen mit zahlreichen kurzen und wenigen langen Fortsätzen enthalte, die beim Vorhandensein des Hormons sehr zahlreich in Erscheinung treten.

Die von *Champy, Coujard* und *Demay* (1950) entlehnte Abb. 60 zeigt das von diesen Autoren erwähnte Verhalten des distalen adrenergischen Synzytiums in Gegenwart oder bei Fehlen des Hormons. Diese Abbildung ist sehr demonstrativ, bedarf aber einer Erläuterung, die der gedanklichen Durchdringung der erwähnten Autoren entgangen ist. Man bemerkt auf der Abbildung Unterschiede im Gesamtaussehen und in der speziellen Gestalt der interstitiellen Zellen, muß aber berücksichtigen, daß diese Bilder nicht interstitielle Zellen wiedergeben, sondern nur die Verteilung des Adrenalins im Protoplasma des distalen nervösen Synzytiums. Beim Hahn (Abb. 60 *I*) ist eine regelmäßige Verteilung der mit Jodosmium gefärbten Substanz festzustellen, während dieselbe Substanz in der gleichen Region des Kapauns konzentrierter erscheint (tiefer geschwärzt ist) (Abb. 60 *II*). Angesichts dieser Bilder ist es nicht möglich, von einer Reduktion des distalen oder terminalen Synzytiums zu sprechen, viel eher von einer Alteration in der Produktion oder Anhäufung des Adrenalins, das offensichtlich auf die Nachbarschaft der Kerne des Synzytiums beschränkt ist. Die mit dieser Technik nicht gefärbten Abschnitte sind nicht notwendigerweise nichtexistent. Das Studium dieser Strukturen muß am selben Material vermittels der Silberimprägnation oder der Methylenblaufärbung vervollständigt werden, um zu einem bindenden Schluß zu kommen. Keinesfalls aber bedeutet dies einen Einwand gegen die von den genannten Autoren angewendete

Technik. Wir glauben vielmehr, daß diese Methode sehr nützlich ist, um die Kenntnisse von der funktionellen Tätigkeit des distalen Syn-

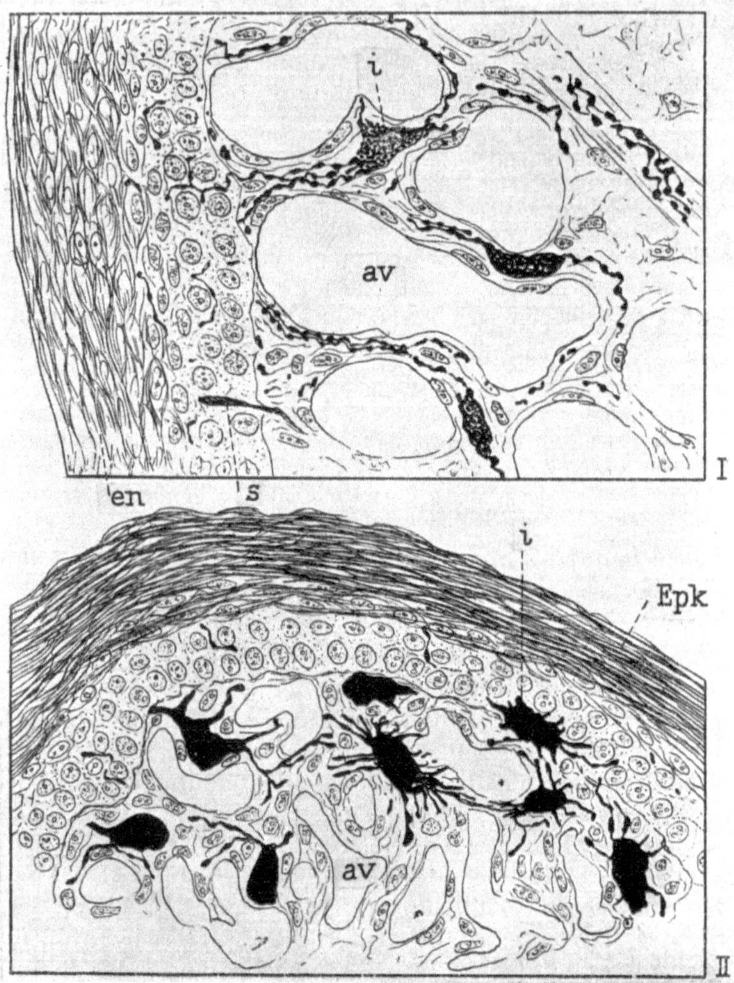

Abb. 60. Vergleich des sympathischen, adrenalinischen Netzes und der interstitiellen Zellen im Kamm eines normalen Hahns (I) und eines Kapauns (II). i Interstitielle Zellen; s Sensible Endigungen (stellenweise grau gefärbt); Epk Parakeratotisches Epithel; av Blutgefäßbezirke. Wenn die interstitiellen Zellen beim Kapaun häufiger auftreten, so hat das seine Ursache in einer Reduktion des Organs auf $^1/_{10}$. In Wirklichkeit ist auch das nervöse Synzytium reduziert. (Champy, Coujard und Demai, 1950.)

zytiums zu erweitern. Die Unterschiede, die *Champy* und seine Mitarbeiter im Hinblick auf das Synzytium der sensiblen Zonen beschrieben haben, lassen sich an Hand einer Silberfärbung nicht aufzeigen. Aus diesem Grunde glauben wir, daß es sich um Unterschiede handelt, die sich nur in der spezifischen Färbung der chemischen Überträgersubstanz ausdrücken.

B. Das Problem der argentaffinen Zellen.

Dieses Problem wurde erstmalig von *Masson* aufgeworfen (1921, 1922, 1924), als er die anatomischen und genetischen Beziehungen der argentaffinen Zellen zu den nervösen Elementen beschrieb und die Möglichkeit eines Einflusses der argentaffinen Zellen auf die Nerven vermittels eines Sekretionsproduktes annahm. Das Problem wurde in der Folge von verschiedenen, manchmal so gegensätzlichen Gesichtspunkten aus betrachtet, daß wir ohne Schwierigkeit dieses Kapitel als eine Serie von Theorien bezeichnen können, die häufig der sicheren Basis entbehren. Nach den Theorien von *Masson* (1924) und *Campenhout* (1941, 1943, 1950, 1953) einerseits und der kürzlich geäußerten Meinung von *Schofield* (1952) anderseits erscheinen die argentaffinen Zellen als ein mysteriöses Element, über dessen wirkliche Natur und Bedeutung wir noch sehr wenig informiert sind. Die Lehre von den proenterochromaffinen Zellen und die vom System der enterochromaffinen Zellen (*Erspamer,* 1954) und die vom System der hellen Zellen (*Feyrter,* 1951) werfen kein neues, klärendes Licht auf das Problem.

Nach der Beschreibung von *Masson* (1922) soll jede argentaffine Zelle in allen seinen Schnitten von der menschlichen Appendix direkte Beziehungen zu Nervenfasern haben. Der Autor beschrieb zahlreiche Typen argentaffiner Zellen: Einen neurogliösen Typ, der durch die Eigenschaften der *Remak*schen Zellen und durch das Vorhandensein sehr feiner und widerstandsfähiger argentaffiner Granula ausgezeichnet ist, einen ganglionären Typ, der durch rundliche Zellen dargestellt wird, die Granula ähnlich den *Nissl*-Schollen enthalten, einen glandulären Typ und schließlich einen intestinalen Typ, der stets in so zahlreichen Exemplaren auftritt, daß er die Auskleidung einer Höhlung nach Art eines Epithels übernehmen kann. *Masson* hat angegeben, daß die argentaffinen Zellen durch Amitose am Grund eines Drüsensackes gelegener Zellen entstehen, die kleine Zellanhäufungen bilden und mit den Nerven verschmelzen.

Campenhout (1946, 1950, 1953) hält an dem Phänomen des „Bourgeonnement" fest, das er 1941 beschrieben hat und bestätigt so die Beschreibungen von *Masson*. Dieser Vorgang soll nur bei der neurogenen Appendicitis (1950) vorkommen. Auf Grund der Seltenheit dieser Bilder muß er als wenig häufig oder als sehr rasch ablaufend angesehen werden. *Campenhout* gelang es, nur fünf Fälle von Bourgeonnement in 500 Serienschnitten aufzufinden. Er hat diesen Prozeß auf folgende Weise beschrieben: Auf dem Grunde der *Lieberkühn*schen Krypten der Appendixschleimhaut verlassen einige Epithelzellen das Epithel, durchqueren die basale Gitterfasermembran und treten so in Beziehung zu den nervösen Fäserchen in der Nachbarschaft. Im Augenblick des Bourgeonnements haben die Zellen keine cytologischen Eigenschaften, die gestatten, sie von den benachbarten Epithelzellen zu unterscheiden, denn sie sind weder silberreduzierend noch argentaffin. Erst in dem Moment, in dem sich die ausgewanderten

Epithelzellen in Beziehung zu den nervösen Elementen begeben und ihr Protoplasma sich mit feinen, silberreduzierenden und argentaffinen Granula belädt, gewinnen sie den Charakter der *Kulchitzky*schen oder der chromo-argentoreduzierenden Zellen. Die silberreduzierenden, intranervösen Elemente sollen aus offensichtlich nicht differenzierten Zellen hervorgehen, die den intraepithelialen Elementen, d. h. den *Kulchitzky*schen Zellen ähnlich sind.

Nach der Beschreibung von *Campenhout* (1950) bilden sich die so entstandenen argentaffinen Zellen unter unmerklichen Übergängen zu Elementen um, deren zytologische Charakteristika sehr verschieden sind. Das Protoplasma wird reichlicher, während die silberreduzierenden und argentaffinen Granula eine zahlenmäßige Verminderung erfahren. Vielleicht lösen sie sich auf, ohne Spuren zu hinterlassen; vielleicht kann man darin auch einen Exkretionsvorgang erblicken, der die Nervenstämme zum Ziel hat, d. h. einen wirklichen Vorgang von Neurokrinie. Am Ende dieser Entwicklung gelangen Zellen zur Beobachtung, die hinsichtlich des Vorhandenseins einiger silberreduzierender oder argentaffiner Granula den Nervenzellen des *Meissner*schen Plexus sehr ähnlich sehen. Und nichts erlaubt mehr, diese Zellen mit solchen epithelialen Ursprungs zu identifizieren. Sich auf diese Umwandlungen stützend hat *Masson* (1922) seine Gedanken über das Neuroentoderm vorgebracht. *Campenhout* hat (1950) darauf hingewiesen, daß die erwähnte morphologische Ähnlichkeit zwischen dem letzten Stadium der Umwandlung der proliferierten Epithelzellen und Ganglienzellen nicht genügt, um vom physiologischen Standpunkt aus eine Umwandlung dieser Zellen in wirkliche Nervenzellen zu beweisen.

Kürzlich hat *Campenhout* im Wurmfortsatz des menschlichen Embryo Phasen eines sehr ähnlichen Vorganges beschrieben, der zwischen dem sechsten Monat und der Geburt abläuft. Der Autor glaubt, daß die von *Masson* beschriebenen Tatsachen bei der neurogenen Appendicitis nur eine Art Rückschlag in embryonale Potenzen darstelle. Die pathologische Reaktion hat nicht einen neuen Prozeß ausgelöst, sondern lediglich eine verlorengegangene Fähigkeit wieder erweckt.

Die These von *Masson* und *Campenhout* ist sehr suggestiv, scheint uns aber nicht genügend bewiesen zu sein. Der Evolutionsprozeß der Epithelzellen zu argentaffinen Elementen kann ohne große Reserve als wahr angenommen werden, weil er keine Denkschwierigkeiten mit sich bringt und sorglich beobachtet zu sein scheint. Aber die Umwandlung der argentaffinen Zellen in Nervenzellen ist nicht nachgewiesen (am wenigsten vom morphologischen Gesichtspunkt aus) und hat auch keine hinreichenden Beweise für sich. Überdies haben wir uns an einer großen Serie sorgfältig studierter Fälle nicht von dem Reichtum des nervösen Synzytiums in der Appendixschleimhaut überzeugen können, insbesondere an den Stellen, wo sich argentaffine Zellen vorfinden.

Anderseits sind die Beschreibungen über das Eindringen der argentaffinen Zellen in die Nervenzüge wenig vertrauenerweckend, weil in den Abbildungen, die vorgeblich diesen Prozeß darstellen sollen, das Protoplasma des Synzytiums nicht aufscheint und das Neurofibrillennetz nur unvollständig imprägniert ist.

Stöhr (1948): „Wie ich früher eingehend bemerkt habe, liegt somit kein hinreichender Grund vor, den argentophilen Zellen des Bindegewebes den Charakter einer Ganglienzelle nach den Vorstellungen *Massons* zuzuschreiben.“ Und *Feyrter* führt aus: „Daran, daß die eingewanderten argyrophilen Epithelzellen nicht zu ordinären Ganglienzellen werden, halte ich fest.“

Ein dem beschriebenen ähnliches Phänomen hat *Campenhout* (1941) im Duodenum des Rinderembryo geschildert. In den argentaffinen Zellen tritt eine periphere Vakuolisierung ein, die einer Verflüssigung der Granula zu entsprechen scheint. Die Vakuolisierung und das Verschwinden der argentaffinen Granula im Verein mit einer Verminderung der Protoplasmamenge lassen an eine Neurikrinie denken (*Campenhout,* 1950). In einigen Fällen scheinen die Granula ohne vorhergehende Vakuolisierung ausgestoßen zu werden.

Schofield (1951, 1952) hat die Entwicklung der argentaffinen Zellen in Dünn- und Dickdarm beschrieben. Die erwähnten Zellen zeigen in beiden Regionen gewisse Unterschiede. Im Dünndarm entwickeln sich die argentaffinen Zellen schrittweise und werden schließlich zu kelchförmigen Zellen. Aber nicht alle kelchförmigen Zellen des Dünndarmes entstehen auf diese Weise. Es scheint, als herrschten bei den argentaffinen Zellen des Dickdarmes ähnliche Verhältnisse. Es findet eine fortschreitende Verlagerung der intraepithelialen, argentaffinen Zellen aus dem Grund zum Hals der Drüsen hin statt. Im Gegensatz zu den Verhältnissen im Dünndarm scheint hier keine Beziehung zwischen den argentaffinen Zellen und den kelchförmigen Zellen zu bestehen.

Im Gegensatz dazu nimmt *Gluckmann* (1946) an, der das Vorkommen ganglionärer Formationen im Blinddarm des Hundsaffen beschrieben hat, die Granula der argentaffinen Zellen und die der Ganglienzellen hätten dieselbe Natur, woraus er schließt, die argentaffinen Zellen seien paraganglionäre Zellen, d. h. unizelluläre paraganglionäre Drüsen mit der Fähigkeit, eine chemische Reizsubstanz zu sezernieren.

Spoerri hat die argentaffinen Zellen des Magens (1949) als interstitielle Zellen beschrieben.

Wir stehen also einer Reihe von widersprechenden Meinungen über die genetische Bedeutung der argentaffinen Zellen gegenüber. Hinsichtlich ihrer physiologischen Bedeutung gehen die Meinungen in ähnlicher Weise auseinander:

Nach der Vorstellung von *Dias Amado* (1942, 1944) ist die granuläre Substanz der argentaffinen Zellen ein Diphenol. Der Autor hat gezeigt, daß injizierte Diphenole sich im Protoplasma dieser Zellen anhäufen. *Coujard* (1950) kommt zu einem ähnlichen Schluß, da es ihm gelungen ist, nachzuweisen, daß die argentaffinen Zellen sich intensiv mit der Methode von *Champy* anfärben. Bei Färbungen mit der erwähnten Technik sehen diese Zellen genau so aus wie interstitielle Zellen. *Ciaccio, Cordier* und *Lisson, Clara* und andere halten die argentaffinen Zellen für Adrenalinproduzenten.

In direktem Zusammenhang mit den letzteren Ansichten steht das Problem der Beziehungen oder Verbindungen der argentaffinen Zellen mit Nervenfasern. *Simard* (1934) beschrieb das Vorkommen direkter Beziehungen zwischen den argentaffinen Zellen des Verdauungstraktus und Nervenfasern. Der Autor hat einige Bilder wiedergegeben, deren oberflächliches Studium leicht Anlaß zu Irrtümern bieten kann. Es ist genugsam bekannt, daß sich beispielsweise im menschlichen Wurmfortsatz manchmal eine argentaffine Zelle in unmittelbarer Nachbarschaft eines Stranges des nervösen Synzytiums vorfindet. Diese Bilder sind jedoch sehr selten, wie schon *Masson* betont und *Campenhout* bestätigt hat. Sicherlich ist die Deutung einiger Bilder schwierig: aber diese Bilder sind keineswegs ein definitiver Beweis für eine plasmatische Kontinuität zwischen dem nervösen Element und dem argentaffinen Protoplasma. Im Gegenteil, die argentaffinen Elemente sind im allgemeinen von den Strängen des nervösen Synzytiums vollständig getrennt. Wenn *Stöhr* (1952) das Vorkommen plasmatischer Verbindungen zugegeben hat, so läßt sich dieses nur auf diesen Einzelfall der übergeordneten These vom Terminalretikulum anwenden, nicht aber auf die These von *Masson* bezüglich der Bedeutung der in Rede stehenden Relationen. *Llombart* (1935) hat ebenfalls nur Nachbarschaftsbeziehungen zwischen argentaffinen Zellen und Nervenelementen feststellen können. Auch *Dias Amado* beobachtete keine Kontinuität. *Coujard* ist der Ansicht, daß der Kontakt zwischen den Nervenelementen und den argentaffinen Zellen nicht enger ist als zwischen ersteren und Drüsenzellen.

Welches ist also die wirkliche Bedeutung der argentaffinen Zellen? Die Ansicht von *Masson* und *Campenhout* über die Umwandlung entoblastischer Zellen in Elemente, die morphologisch den Ganglienzellen ähnlich sind, scheint nicht hinreichend bewiesen zu sein. Dergleichen hat auch *Stöhr* angegeben. Die lokale Entstehung von Elementen des nervösen Synzytiums (und auch aller als vegetativ deutbarer Elemente) wird von verschiedenen Autoren als möglich angesehen, aber eine Umwandlung epithelialer Zellen beim erwachsenen Menschen (einschließlich pathologischer Fälle) in Ganglienzellen mit einem Zwischenstadium in Form der argentaffinen Zellen scheint auf Grund eigener Untersuchungen nicht annehmbar zu sein. Wir wollen diese Möglichkeit nicht leugnen, sehen uns aber gezwungen anzugeben, daß sie im Moment nichts weiter als eine noch vollständig unbewiesene Hypothese ist.

Erspamer (1954) hat den Begriff des Systems der enterochromaffinen Zellen aufgestellt. In diesem System faßt er nicht nur die wirklichen enterochromaffinen (argentaffinen) Zellen, sondern auch andere zusammen, die sich nicht in den Wandungen des Verdauungstraktus vorfinden, aber dieselben Eigenschaften haben.

Unter den Vertebraten besitzen lediglich einige Fische (Cyclostomen und Teleostier) typische enterochromaffine Zellen. Diese Tiere besitzen überdies in der Magendarmschleimhaut andere Zellelemente, die basalgekörnt sind und sich von den enterochromaffinen Zellen hinsichtlich ihrer morphologischen Eigenschaften und ihrer spezifischen Färbbarkeit nicht unterscheiden lassen, aber mit der Fähigkeit, besondere histochemische Reaktionen zu geben und zu fluoreszieren (Woodlicht), ausgerüstet sind. Dies sind die acidophilen, basalgekörnten Zellen oder die präenterochromaffinen argentophilen Zellen. Die enterochromaffinen Zellen sind in ihrem Vorkommen nicht auf die Schleimhaut des Magen-Darmkanals beschränkt, sondern kommen auch in den intra- und extrahepatischen Gallenwegen, im Pankreas, in den großen Speicheldrüsen, im Ovidukt, in der Blase des Frosches, in der Thymusdrüse einiger Tiere usw. vor. *Erspamer* nimmt in diese große Gruppe auch die chromaffinen Zellen der hinteren Speicheldrüsen der Tintenfische, die großen chromaffinen Zellen des Hypobranchialorgans der Muriciden, die Drüsenzellen der granulierten Hautdrüsen der Amphibien usw. mit hinein.

Das enterochromaffine System umfaßt alle Zellen, in denen nach Formalinfixierung eine spezifische Substanz, das Enteramin, nachweisbar ist. Es könnte sich dabei um Elemente handeln, die diese Substanz produzieren, oder auch um Speicherzellen, und schließlich könnten diese Zellen lediglich die Stellen sein, die ein zirkulierendes Enteramin ausscheiden.

Nach *Erspamer* hätte das enterochromaffine System die Funktion, das Enteramin zu produzieren, da alle Zellen dieses Systems fähig sind, 5-Hydroxytryptophan in 5-Hydroxytryptamin (Enteramin) umzuwandeln und Tryptophan zu 5-Hydroxytryptophan zu oxydieren. Diese letztere Aminosäure wurde bislang nur in Extrakten aus den Geweben gefunden, die enterochromaffine Zellen enthalten.

Im Hinblick auf die Aufgaben des Enteramins zieht *Erspamer* drei Möglichkeiten in Erwägung. Im Falle, daß die Zellen in der Haut vorkommen, wird das Enteramin nach außen ausgeschieden. In diesem Falle hat das Enteramin dieselbe Bedeutung wie andere Substanzen (Indolalkylamin, Bufotamin, Bufotamidin) und wie Adrenalin und Noradrenalin. Es würde einen Bestandteil des Hautgiftes bilden. Im Falle des Vorkommens des Enteramins in den Speicheldrüsen bei Octopus usw. würde es sich um das Produkt einer äußeren und einer inneren Sekretion handeln. *Bacq* und *Ghiretti* (1951, 1952) geben an, daß bei elektrischer Reizung sekretorischer

Nerven der Speicheldrüsen das Enteramin in der Durchströmungsflüssigkeit und im Sekretionsprodukt erscheint.

Schließlich im Falle der genuinen argentaffinen Zellen könnte das Enteramin ein für den Blutstrom bestimmtes Produkt darstellen, das auf Distanz regulierende Funktionen ausübt.

Die Argumente, auf die *Erspamer* seine Ansicht begründet, sind folgende: Unter normalen Bedingungen kommen enterochromaffine Zellen vor, die keine Beziehung zu einer inneren oder äußeren Oberfläche des Organismus haben. Einige Pharmaca, die die Gestalt der schleimbereitenden Acinuszellen des Pankreas usw. verändern (Pilocarpin, Histamin), modifizieren die Morphe der enterochromaffinen Zellen nicht. Und schließlich schließt die außerordentlich willkürliche Verteilung der enterochromaffinen Zellen eine rein externe Sekretion aus.

Die enterochromaffinen Zellen stellen ein diffuses endokrines System im Sinne *Feyrters* dar (siehe weiter unten); das Enteramin ist das typische Hormon dieses Systems.

Barter und *Everson* (1953) sowie *Lembeck* (1953) haben das Vorkommen erheblicher Mengen von 5-Hydroxytryptamin in Extrakten aus Carcinoiden des Verdauungskanals nachgewiesen, welche die typischen Tumoren des enterochromaffinen Systems darstellen.

Über die biologische Bedeutung des Enteramins sind drei Hypothesen aufgestellt worden: Es soll sich um einen Zwischenfaktor bei der Blutgerinnung handeln, oder um eine Substanz, die den Gefäßtonus beeinflußt und schließlich um ein Hormon, das die Nierenfunktion reguliert und die intrarenalen Blutgefäße beeinflußt. *Erspamer* hält letztere Hypothese für der Wirklichkeit am nächsten kommend.

Campenhout (1920) reiht die argentaffinen Zellen den neuroepithelialen Organen an. Für diesen Autor zeigen die zytologischen Charakteristika dieser Organe, daß die Epithelzellen wie neurokrine Elemente funktionieren; das soll für den Wurmfortsatz ebenso wie für das Pankreas und das Duodeneum, auch für die Genitaldrüsen, zutreffen. Demnach ließe sich ein Verschwinden der Granulationen im Zytoplasma, der Vakuolenbildung und eine offensichtliche Ausscheidung der Granula bis zu einer holokrinen Auflösung der Zellen im Inneren der Nerven beobachten.

Die physiologische Bedeutung dieser Neurokrinie könnte unter verschiedenen Gesichtspunkten betrachtet werden. Die periphere Lage der argentaffinen Zellen und ihre chemischen Eigenschaften (Adrenalinergismus) scheinen auf Beziehungen zu der Funktion des ebenfalls adrenergischen distalen nervösen Synzytiums hinzuweisen. Aber diese Beziehung ist noch weit davon entfernt, exakt bewiesen zu sein.

C. Das Problem der Systeme der hellen Zellen.

Dieses Problem steht in direkter Beziehung zu demjenigen der argentaffinen Zellen (siehe S. 273). *Da Costa* (1945) schreibt, es handle sich um ein ein wenig konfuses Gebiet, dem die sogenannten hellen Zellen des Pankreas, der Schilddrüse, der Speicheldrüsen, der Gallengänge usw. zugehörten, die weder argentaffin noch chromaffin sind.

Der Begriff der hellen Zellen wurde von *Feyrter* aufgestellt, und später in einer Reihe von Publikationen entwickelt (1931, 1938, 1943, 1952). Die argentaffinen Zellen (argyrophile Epithelzellen) sollen eines dieser Systeme bilden (Gelbe-Zellen-Organ). *Feyrter* (1951) nimmt an, daß die „Überleitung der Erregung aus dem vegetativen nervösen Endnetz zu den Erfolgszellen des Mesenchyms, z. B. auf die glatten Muskelfasern, durch interkaläre Elemente erfolgt, die in innigem Zusammenhang mit der neurofibrillären Strombahn des Endnetzes stehen und selber Neurofibrillen führen. Vieles scheint dafür zu sprechen, daß die Überleitung aus dem vegetativen nervösen Endnetz auf die Erfolgszellen und deren Antrieb auch im Bereich des Epithels, z. B. des Magen-Darmschlauches, über interkaläre, hier epitheliale Elemente erfolgt. Es sind dies die argyrophilen Epithelzellen (= die hellen Zellen)“. *Feyrter* glaubt, *Simard* habe dieselben Verhältnisse für die hellen Zellen der Bronchialschleimhaut aufgezeigt.

Fröhlich (1949) und *Büchner* (1944) nehmen für die hellen Zellen keine efferente Funktion an; sie glauben vielmehr, daß diese Elemente Rezeptoren (Chemorezeptoren) darstellen.

Nach *Feyrter* (1951) besitzen die Organe der hellen Zellen mannigfache Teilfunktionen, unter die auch diejenigen der interkalären epithelialen Zellen fallen. Nur in diesem Sinne gehören die in Rede stehenden Formationen in den Rahmen der vorliegenden Monographie. Anderseits sind die verschiedenen Organe der hellen Zellen hinsichtlich ihrer morphologischen und funktionellen Eigenschaften untereinander different.

„Es entspricht demnach dem insulären Gangorgan der Bauchspeicheldrüse im Magen-Darmbereich das Gelbe-Zellen-Organ, das wir allein schon wegen seines Bauplanes, der, wie gezeigt, jenem des insulären Gangorgans völlig entspricht, gleichfalls für ein diffuses endokrines (parakrines) epitheliales Organ erachten. Aber identisch sind diese beiden Organe nicht“ (*Feyrter*, 1952).

Bislang sind folgende Organe der hellen Zellen beschrieben worden: Das „insuläre Gangorgan“ (Pankreas), das heißt das ursprüngliche Organ im Sinne dieses Begriffes (*Feyrter*, 1931 bis 1952). Das „Gelbe-Zellen-Organ“ (Verdauungsschlauch) in der Schleimhaut der Gallenblase (*Erspamer,* 1936), im Uterus und seinen Anhangsdrüsen (*Feyrter,* 1952), in der Prostata (*Pretl,* 1944), in der Schleimhaut des Uterus und der Tube (*Feyrter,* 1938; *Feyrter* und *Fröwis,* 1949), in den Speicheldrüsen (*Feyrter,* 1952), in der Brustdrüse (*Vogler,* 1947), in den Bronchialepithelien (*Fröhlich,* 1949) und in der Niere (*Becher*sche Zellen).

Die Systeme der hellen Zellen sind imstande, Ursprung spezieller Tumoren zu werden. Das Gelbe-Zellen-System ist der Mutterboden der sogenannten Carcinoide. Die hellen Zellen der Bronchialschleimhaut dienen bronchialen Carcinoiden zum Ursprung, die durch ihre ausgesprochene Argyrophilie auffallen (*Hamperl,* 1951). „Eigenartig ist das Verhalten des besagten Zellsystems bei der Geschwulstbildung in der Prostata. In den adenomyomatösen Wucherungen bei der sogenannten Prostatahypertrophie finden sich diese Elemente nur spärlich, während die Karzinome der Prostata sich wiederholt als ausgesprochene Gewächse der argyrophilen Zellen erweisen" (*Feyrter,* 1952). *Feyrter* glaubt auch, daß das Hypernephrom von den „endophytischen Kolben des Schaltstückepithels" (*Berger*sche Zellen) seinen Ausgang nimmt. Es würde sich dabei also um eine tumoröse Formation vom selben Typ handeln.

D. Das Problem der neuroepithelialen Organe.

Wenn die argentaffinen Zellen der Darmschleimhaut und des Magens einerseits die Beziehungen zum System der hellen Zellen herstellen, so sind sie auch anderseits mit den neuroepithelialen Organen (*Campenhout*) verbunden. Die schon weiter oben erwähnten neuroepithelialen Komplexe sind durch das Vorkommen wohl lokalisierter neuroepithelialer Verbindungen charakterisiert, die unter der Gestalt gemischter Organe auftreten und aus einer gegenseitigen Durchdringung epithelialer oder epitheloider Zellen und Nervenfasern bestehen. In seiner Arbeit hat *Campenhout* 1946 drei Typen dieser Komplexe beschrieben:

1. Neuroektodermale Organe; die Paraganglien einschließlich des Nebennierenmarkes. Bei diesen Organen leitet sich das epitheliale Element von der Neuralleiste ab.

2. Neuroentodermale Organe; die sympathiko-insulären Komplexe des Pankreas, die neuro-hepatischen Komplexe, die neuroepithelialen Verbindungen des Wurmfortsatzes und des Duodenums (argentaffine Zellen). Bei diesem Organtyp stammt das epitheliale Element vom embryonalen Entoderm oder von Entodermderivaten des Erwachsenen ab. *Campenhout* glaubt, daß bei dreien dieser Komplexe die Umwandlung der Epithelzellen in Ganglienzellen (hierüber siehe weiter oben) die These *Massons* über das Neuroentoderm stützt. Gedanklich müssen hier auch andere Vorgänge angeschlossen werden, wie die Zurechnung des branchialen Entoderms zu den gemischten Hirnnerven.

3. Neuro-mesoblastische Organe, die sympathikotropen Zellen *Bergers.*

Außer diesen drei Gruppen nennt *Campenhout* noch eine Reihe neuroepithelialer Verbindungen zweifelhaften Ursprungs, in welche er das Glomus caroticum, das Glomus coccygicum und die sogenannten gemischten oder Vagusparaganglien hineinnimmt.

Wir haben bereits die Ansicht *Campenhouts* über die Bedeutung dieser neuroepithelialen Komplexe hinsichtlich der Neurokrinie wiedergegeben. Die Beziehungen zwischen den Nervenfasern und den Epithelzellen scheinen auf funktionelle Beziehungen hinzuweisen; aber hierüber sind wir noch sehr wenig oder gar nicht informiert.

Wir wollen nicht bei der Bedeutung der Zellen verweilen, die derartige Organe bilden, da diese Frage im Augenblick noch längst nicht abgeklärt ist. Es genügt, sich die Kontroverse von *Berger* und *Campenhout* einerseits und *Winiwarter, Celestino da Costa* usw. auf der anderen Seite über die Bedeutung der sympathikotropen Zellen am Hilus von Ovarium und Hoden zu vergegenwärtigen.

Man muß berücksichtigen, daß in den meisten Fällen die anatomischen Beziehungen zwischen den Nervenfasern und den Zellen der neuroepithelialen Komplexe noch nicht genügend geklärt sind. So sind beispielsweise die beim Studium der sympathikotropen Zellen angewendeten Techniken für derartige Untersuchungen nicht geeignet. *Gray* (1947) hat einige Nervenfaserendigungen beschrieben, die mit den interstitiellen Zellen des Hodens in Verbindung treten. Jedoch sind die entsprechenden Abbildungen nicht zufriedenstellend und auch nicht demonstrativ genug. Es muß vielmehr darauf hingewiesen werden, daß bis zum heutigen Tage niemand das Vorkommen von Nervenfaserendigungen weder zwischen noch im Kontakt mit den sympathikotropen Zellen nachgewiesen hat. Aus diesem Grunde zweifeln wir daran, daß es sich um eine neuroepitheliale Verbindung handelt, d. h. um einen nervösen Einfluß auf epitheliale Elemente. Da aber auch an Rezeptoren erinnernde Verhältnisse vorliegen, ist es auch möglich zu bezweifeln, daß es sich um einen hormo-neuralen Einfluß handelt. In dem aktuellen Stadium unserer Kenntnisse kann nicht mehr gesagt werden. Jede Behauptung schließt das Risiko der Widerlegung ein, da noch keine genügenden anatomischen Grundlagen vorliegen. Keine der im vorhergehenden aufgezählten Möglichkeiten läßt sich ausschließen, aber der überzeugende Beweis fehlt in jedem Falle.

Abb. 61 zeigt ein Gesichtsfeld aus unseren Präparaten vom menschlichen Ovarium. Man sieht eine mit einigen Auftreibungen versehene Nervenfaser, die zwischen sympathikotropen Zellen einherzieht. Handelt es sich um eine efferente Faser, und bedeuten die Auftreibungen physiologische Endigungen? Oder handelt es sich im Gegenteil um eine rezeptorische Faser? Für eine Entscheidung in diesem oder jenem Sinne fehlt jeglicher Beweis. Wir können uns nicht einmal entschließen, eine Meinung darüber zu äußern, denn

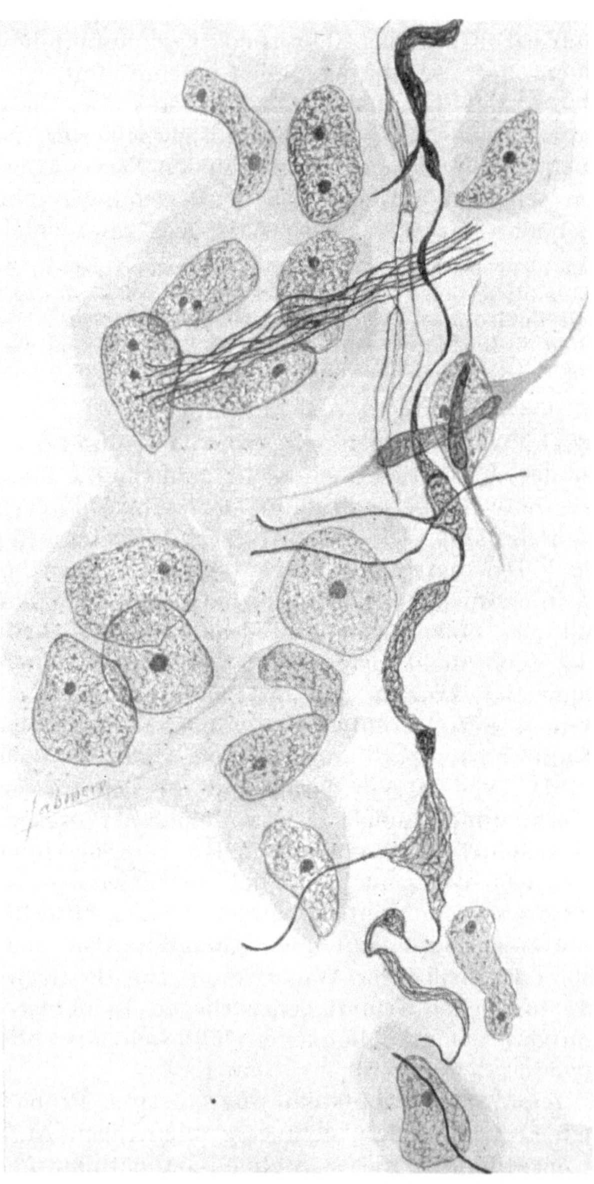

Abb. 61. Menschliches Ovarium. Eine Nervenfaser mit retikulierten Erweiterungen verläuft innerhalb einer Masse sympathikotroper Zellen. Bielschowsky-Silberkarbonat-Methode.

dieses Bild ist einmalig in hunderten durchgesehener Präparate. Es könnte sich vielleicht auch um ein pathologisches Bild handeln. Da uns keine weiteren Präparate zur Erweiterung unseres Gesichtswinkels zur Verfügung stehen, ziehen wir es vor, vorläufig von dieser letzteren Deutung Abstand zu nehmen.

Dieses kurze Referat über die neuroepithelialen Organe hat den einzigen Zweck, einen vollständigen Überblick über die verschiedenen bislang formulierten Hypothesen im Hinblick auf das Thema der vorliegenden Arbeit zu geben. Nichtsdestoweniger glauben wir, daß eine Zusammenfassung der in die genannte Bezeichnung einbegriffenen Formationen zu einer Gesamtauffassung nicht hinreichend begründet ist und der Begriff der neuroepithelialen Organe keinesfalls Klarheit oder Fortschritt für unsere gänzlich unvollkommenen Kenntnisse jeder dieser Strukturen bringt.

E. Die Mastzellen.

Hirt (1937/38) hat bei lebendigen Tieren den Übertritt der Mastzellengranula in das Innere peripherer Nerven beschrieben. Diese Granula sollen von einer Substanz gebildet sein, die eng mit dem Vitamin B_2 zusammenhängt.

Herzog und *Sepulveda* (1940) haben sehr häufig zwischen den Nervenfasern liegende Mastzellen angetroffen. Bei mehreren Gelegenheiten gelang es ihnen zu beobachten, wie Granula der Mastzellen aus dem Zellkörper austraten, um in das Protoplasma der *Schwann*schen Zellen einzudringen. Diese Beobachtungen erlauben nach Ansicht der Autoren den Schluß, es bestehe ein chemischer Einfluß seitens der Mastzellen auf die Satellitenzellen der Nervenfasern. Ähnliche Bilder konnten in den Ganglien, d. h. am gliösen intermediären Synzytium der Synapse nicht beobachtet werden.

Silven (1951) hat die chemische Zusammensetzung der Granula im Protoplasma der Mastzellen untersucht. In den Zellextrakten fanden sich drei Fraktionen: a) Dicke Granula, deren Oberfläche mit einer kleinen Menge metachromatischer Substanz bedeckt ist; b) Mikrosomen, die 10% extrahierbares Heparin enthalten; c) eine Lösung, die 80 bis 85% der extrahierten metachromatischen Substanz enthält. Der Heparinkomplex in dieser letzten Fraktion besteht aus Heparin, das mit einem Lipoprotein gemischt ist.

Die Mastzellen sind besonders häufig in der glatten Muskulatur (Verdauungstraktus, Uterus, Harnblase usw.) anzutreffen. Da sie dort in den Strängen des distalen Synzytiums angehäuft sind, könnte man an eine enge anatomische und funktionelle Beziehung zwischen beiden Elementen denken. Aber bis jetzt ist es uns nicht gelungen, sicherere anatomische Grundlagen als die angegebenen aufzufinden. Niemals haben wir Verhältnisse feststellen können, die erlauben, eine direkte Beziehung zwischen den Mastzellen und dem nervösen Synzytium anzunehmen.

V. Das Problem der neurohormonalen Zellen.

Sunder-Plassmann und seine Mitarbeiter haben den Begriff der neurohormonalen Zellen (nh-Zellen) auf der Basis der engen Verbindungen des Nervensystems mit dem endokrinen Apparat entwickelt. Die Bedeutung dieser Beziehungen kann keinesfalls verkannt werden, tatsächlich aber handelt es sich um ein Problem physiologischer Natur, das eines nachweisbaren anatomischen Substrates entbehrt.

Auf die Ubiquität der nervösen Wirkungen hat bereits *Ricker* hingewiesen; ein gleiches haben nach ihm eine große Anzahl von Autoren (*Stöhr, Boeke*) und auch wir in zahlreichen Arbeiten getan. Nichtsdestoweniger fehlt dem Begriff der neurohormonalen Zellen jegliche anatomische Basis; er enthält überdies zahlreiche hypothetische und willkürliche Voraussetzungen. Der These von *Sunder-Plassmann* wäre unserer Meinung nach diese Basis zu geben.

Das Plasmodium der nh-Zellen ist nach der Meinung *Sunder-Plassmanns* ein Gewebe sui generis, ... „das — so phantastisch es auch vorerst klingen mag — gemäß seiner embryonalen Valenzen mit gewissem Recht als Urgewebe im Individuum bezeichnet werden könnte. Die Determinierung der indifferenten Kerngruppen des nh-Zellensystems erfolgt ... durch das vegetative Nervensystem in engster Zusammenwirkung mit den Hormonen. Die nh-Zellen sind während des ganzen Lebens in der Lage, epitheliales Gewebe zu bilden". Aber sie können „... während des ganzen Lebens aber auch zu Fibrozyten oder anderen spezifischen Gewebselementen ausdifferenzieren". Die neurohormonalen Zellen sollen außerordentlich sensibel sein gegenüber „Eiweißschäden jedweder Art". Sie sollen auch auf unrichtige Hormondosen reagieren. Sie sollen auch am Stoffwechsel der Fette, des Cholesterins, an immunbiologischen Vorgängen, an allergischen Reaktionen usw. teilnehmen, „... ob ein Sympathikus- oder Parasympathikuseffekt eintritt, muß einzig und allein die Auswirkung des jeweils verschiedenen Impulses am nh-Zellensystem entscheiden".

Wiedmann (1950) und *Majer* (1951) haben einige Zellelemente in der Haut und in Nasenpolypen beschrieben, die sie für neurohormonale Zellen halten. Sie haben das Vorkommen einiger eigentümlicher Strukturen dieser Elemente als Anzeichen eines Sekretionsstadiums gedeutet (*Majer*, 1951).

Der Doktrin von den nh-Zellen *Sunder-Plassmanns* fehlt einstweilen eine gesicherte anatomische, experimentelle oder physiologische Grundlage. Sie muß daher noch immer als Arbeitshypothese angesehen werden.

Zusammenfassung.

1. Wir benützen das Wort Neurosekretion nicht nur, um eine andauernde oder zeitlich beschränkte drüsige Funktion einiger Ganglienzellen zu bezeichnen, sondern auch — und hauptsächlich — um einige Phänomene zu definieren, die mit der Produktion von Substanzen einhergehen, deren Aufscheinen eng mit einer spezifischen Tätigkeit nervöser Elemente verbunden ist. Mit dem Wort Neurosekretion wird folgendes zu bezeichnen sein: Die produktive Tätigkeit irgendeines Elementes des peripheren Nervensystems, wenn diese Tätigkeit direkt und notwendig eng mit den spezifischen Funktionen des Nervensystems verbunden ist. Reizüberleitung und synaptische Transmission sind zwei typische, aber auch ganz verschiedene Funktionen der nervösen Substanz.

2. Unsere Kenntnisse von der Neurosekretion in peripheren Ganglienzellen sind noch sehr gering. Möglicherweise ist die Interpretation histologischer Befunde von mehr oder weniger exakten Angaben über die Neurosekretion im Zentralnervensystem beeinflußt worden. Die Schemata von granulären oder

kolloiden Sekretionszellen, die einige Autoren angegeben haben, dürfen nur mit größter Zurückhaltung betrachtet werden.

3. Die anatomischen Tatsachen scheinen darauf hinzuweisen, daß das intermediäre Protoplasma der interneuronalen Synapse (vegetativen Ganglien) die Aufgabe hat, etwas zu produzieren, und dieser Umstand kann zu den Gegebenheiten bei der chemischen Übertragung des nervösen Impulses in Beziehung gesetzt werden. Wir müssen von einer synaptischen Sekretion, von einer Neurosekretion reden, da jener Prozeß innig mit einer der Grundfunktionen des Nervensystems verbunden ist.

4. Das zytologische Studium des Plasmas der motorischen Endplatte zeigt, daß es sich um ein Element handelt, das funktionelle Strukturen und einen den Funktionsstadien parallelen Tätigkeitsrhythmus (und den klinischen Erscheinungen entsprechende pathologische Veränderungen) aufweist. Die Auffassung von der produktiven Tätigkeit dieses Plasmas erscheint also absolut korrekt. Die Beweise für eine sekretorische Tätigkeit des intermediären Plasmas der myoneuralen Synapse sind viel klarer als die bislang für die interneuronalen Synapsen beigebrachten. Die intensiven Veränderungen des Chondrioms im intermediären Protoplasma der myoneuralen Synapse können als Übergangsformen zu gleichstarken physiologischen Veränderungen der sekretorischen Tätigkeit des erwähnten Protoplasmas aufgefaßt werden.

5. Unsere Kenntnisse von der sekretorischen Tätigkeit der Elemente, die die sensiblen Endigungen und Endkörperchen aufbauen, sind sehr unvollständig. Es handelt sich dabei lediglich um eine Reihe unzusammenhängender Befunde.

6. Das periphere vegetative Nervensystem ist nicht homogen, sondern heterogen gebaut. Hinsichtlich der distalen Anteile können die efferenten vegetativen Bahnen in verschiedene Gruppen eingeteilt werden: a) Efferente vegetative Bahnen, deren letzteres Glied durch ein Element nervösen Ursprungs ersetzt ist; b) Efferente vegetative Bahnen, deren zweites Neuron durch seine Zylinderachsen auf direktem Wege nicht nervöse Zellen innerviert; c) Efferente vegetative Bahnen, deren zweites Neuron durch seine Zylinderachsen bestimmte Zellelemente („key cells") innerviert, die möglicherweise fähig sind, vermittels Freisetzung einer chemischen Überträgersubstanz zu reagieren, die ihrerseits wieder den spezifischen Reiz für andere Elemente abgibt. d) Efferente vegetative Bahnen, deren letzter Teil durch ein nervöses Synzytium gebildet wird, das zwischen das Ende der postganglionären Nervenfasern und der nicht nervösen Elemente eingeschaltet ist.

7. Das Nebennierenmark hat eine präzise Bedeutung als chemisches nervöses Organ und wir können also von einer wirklichen Neurosekretion sprechen.

8. Die Theorie der „key cells" liegt auf einer rein hypothetischen Ebene, aber es kommen einige nicht chromaffine Zellen vor, für die die erwähnte Theorie im allgemeinen anwendbar und notwendig erscheint (Nervenendigungen im Inneren des Plasmas der Bindegewebszellen der Iris und des Corpus ciliare des Menschen).

9. Der Begriff der plexiformen Synapse auf Distanz leitet sich direkt aus dem Studium des Aufbaues und der Struktur des nervösen Synzytiums, das in den meisten Fällen den letzteren Teil der efferenten vegetativen Bahnen bildet, und aus dem Studium der Beziehungen dieses Synzytiums zu den nicht nervösen Elementen ab. Es handelt sich also um einen nur anatomischen Begriff, der aber gut mit den Daten der Physiologie übereinstimmt.

Das distale nervöse Synzytium bildet den nervösen Pol einer speziellen Synapse, einer plexiformen Synapse auf Distanz, deren zweiter Pol in Abwesenheit jeglicher individuellen Synapse von den Elementen jeglichen Gewebes gebildet wird. Jede Innervation isolierter Zellen im klassischen Sinne fehlt.

Die Variationen in der Färbbarkeit des Protoplasmas, in Imprägnierbarkeit, Größe und Form der argyrophilen Granula und im Ausmaß der Kondensation argyrophilen Materials in der Nachbarschaft der Vakuolen sind Anzeichen funktioneller Änderungen des Protoplasmas (Neuroplasmas) des distalen nervösen Synzytiums. Diese Vorgänge sind wahrscheinlich reversibel und haben einen progressiven oder regressiven Ablauf.

Die Funktion des distalen Synzytiums ist nicht nervös im engeren Sinne, da sie nicht direkt an den Zellen der Gewebe ansetzt. Die Aktivität dieses Synzytiums beschränkt sich auf das Entstehen chemischer Veränderungen in den Flüssigkeiten des Interstitiums der Gewebe, die sich infolge des Freiwerdens eines chemischen Mediatstoffes vollziehen. Es handelt sich um ein sezernierendes Element, das zwischen den Enden der nervösen postganglionären Fasern und den Gewebszwischenräumen, in denen sich die Erfolgszellen befinden, interkaliert ist.

Die anatomische Einheit des distalen Synzytiums erfordert auch einen einheitlichen chemischen Mediatstoff im Bereich dieser Synapse. Bis jetzt gibt es keinen Beweis für das Vorhandensein eines distalen cholinergischen Synzytiums; es liegt ausschließlich eine adrenergische (diphenolische) Formation vor.

An der plexiformen Synapse auf Distanz ist der „nervöse" Faktor tatsächlich von geringerer Bedeutung, da seine Tätigkeit auf die Freisetzung der Überträgersubstanz beschränkt ist. Die relative Einfachheit der Vorgänge an den interneuronalen Synapsen, den motorischen Endplatten usw. steht in außerordentlichem Kontrast zu den Vorgängen, die an der plexiformen Synapse auf Distanz ablaufen.

10. Neurokrinie und Neurikrinie sind in der Peripherie nur schwer voneinander zu trennen. In dem größten Teil der Fälle fehlt ein hinreichender Beweis für die angenommenen Vorgänge der peripheren Neuro- und Neurikrinie und es handelt sich im allgemeinen nur um eine physiologische Deutung mehr oder weniger nachgewiesener anatomischer Beziehungen. In den meisten Fällen kann nicht angegeben werden, ob die anatomischen Beziehungen für eine neurohormonale oder für eine hormo-neurale Tätigkeit sprechen.

Die kurzen Referate über die Probleme der argentaffinen Zellen, der Systeme der hellen Zellen, der neuroepithelialen Organe, der Mastzellen und der neurohormonalen Zellen haben den einzigen Zweck, einen vollständigen Überblick über die verschiedenen, bislang formulierten Hypothesen im Hinblick auf das Thema dieser Arbeit zu geben.

Summary.

1. We use the word neurosecretion not only to denote a permanent or temporarily limited glandular function of some ganglion cells but also and chiefly to define some phenomena occuring along with the production of substances which appear in close connection with a specific activity of nervous elements. The word neurosecretion will have to be used to denote the productive activity of any element of the peripheral nervous system, if this activity is in direct or necessarily close connection with the specific functions of the nervous system. Conduction of stimulations and synaptic transmission are two typical but also entirely different functions of the nervous substance.

2. Our knowledge of the neurosecretion in peripheral ganglion cells is still very small. Possibly the interpretation of histological findings has been influenced by more or less exact data on the neurosecretion in the central nervous system. The schemes of granular and colloid secretion cycles indicated by some authors may be considered with the utmost reserve only.

3. The anatomical facts seem to show that it is the task of the intermediary protoplasma of the interneuronal synapsis (vegetative ganglions) to produce something, and this circumstance may be related to the facts connected with the chemical transmission of the nervous impulse. We have got to speak of a synaptic secretion, of a neurosecretion, as that process is closely connected with one of the basic functions of the nervous system.

4. The cytological study of the plasma of the motor end plate reveals that there is an element showing functional structures and a rhythm of action parallel to the functional stages (and pathological changes corresponding to the clinical manifestation). Thus the concept of the productive activity of this plasma seems to be absolutely correct. The proof of a secretory activity of the intermediary plasma of the myoneural synapsis is much clearer than the former one of the interneuronal synapses. The intensive changes in the chondrioma in the intermediary protoplasma of the myoneural synapsis may be conceived as transitional forms to equally strong physiological changes in the secretory activity of the aforementioned protoplasma.

5. Our knowledge of the secretory activity of the elements, of which the sensitive terminations and terminal bodies consist, is very incomplete. There is merely a series of incoherent findings.

6. The structure of the peripheral nervous system is not homogenous but heterogenous. With regard to the distal parts, the efferent vegetative pathways may be distributed into various groups: a) efferent vegetative pathways, the last link of which is substituted by an element of nervous origin; b) efferent vegetative pathways, the second neurone of which innervates in a direct way by its cylinder axes non-nervous cells; c) efferent vegetative pathways, the second neurone of which innervates by its cylinder elements certain cellular elements („key cells"), which are possibly able to react by liberating a chemical transmittor substance, which, in turn, specifically stimulates other elements; d) efferent vegetative pathways, the last part of which is formed by a nervous syncytium, which is inserted between the ends of the postganglionic nervous fibers and of the non-nervous elements.

7. The marrow of the suprarenal bodies has a precise significance as a chemical nervous organ. Thus we may speak of an actual neurosecretion.

8. The theory of the "key cells" lies on a purely hypothetical level, but there are some non-chromaffine cells for which the aforementioned theory seems to be employable and necessary (nervous terminations in the interior of the plasma of the cells of the connective tissue of iris and ciliar body in man).

9. The term of the plexiform synapsis at distance is derived directly from the study of the organization and structure of the nervous syncytium, which, in most cases, forms the last part of the efferent vegetative pathways, and from the study of the relations of this syncytium to the non-nervous elements. Therefore this is an anatomical term which, however, is well in line with the physiological data.

The distal nervous syncytium forms the nervous pole of a special synapsis, of a plexiforme synapsis at distance, the second pole of which is formed, in the absence of any individual synapsis, by the elements of any kind of tissue. There is no innervation whatsoever of insulated cells in the classical sense.

The variations in the colorability of the protoplasma, in the impregnability, the size, and the form of the argyrophile granula, and to the extent of the condensation of argyrophile material in the vicinity of the vacuoles indicate functional changes in the protoplasma (neuroplasma) of the distal nervous syncytium. These processes are likely to be reversible and take a progressive or a regressive course.

The function of the distal syncytium is not nervous in the strict sense as it does not exercise a direct effect on the cells of the tissues. The activity of this syncytium is restricted to the development of chemical changes in the fluids of the interstitium of the tissues which occur following the liberation of a chemical mediate substance. It is a secerning element which is intercalated between the ends of the nervous postganglionic fibers and the spaces in the tissues in which the terminal cells are.

The anatomical unity of the distal syncytium requires also a uniform chemical mediate substance within the reach of this synapsis. There is no proof as yet of the existence of a distal cholinergic syncytium; there is only an adrenergic (diphenolic) formation.

In the plexiform synapsis at distance, the "nervous" factor is actually of minor importance, as its activity is restricted to the liberation of the transmittor substance. The relative simplicity of the processes in the interneuronal synapses, the motor end plates, etc., is in an extraordinary contrast to the processes occuring in the plexiform synapsis at distance.

10. In the periphery it is difficult to separate neurocrinia and neuricrinia from each other. In most cases no sufficient proof can be furnished for the presumed processes of peripheral neurocrinia and neuricrinia. In general, only a physiological interpretation of more or less proved anatomical relations can be given. Whether the anatomical relations speak in favor of a neuro-hormonal or of a hormo-neural activity cannot be indicated in the majority of the cases.

The short reports on the problems of the argentaffine cells, the systems of the clear cells, the neuroepithelial organs, the mastocytes, and the neurohormonal cells aim only at giving a complete survey on the various hypotheses formulated before, with regard to the subject of this work.

Résumé.

1. Nous employons le mot Neurosécrétion non seulement pour désigner une fonction permanente ou circonstancielle de quelques cellules ganglionnaires, mais aussi et tout spécialement pour désigner quelques phénomènes se rapportant avec la production de substances dont la signification se trouve très intimement liée avec une activité spécifique des éléments nerveux. Avec ledit mot, nous envisageons l'activité productrice d'un élément quelconque du système nerveux périphérique lorsque cette activité se trouve en rapport direct et nécessaire avec les fonctions spécifiques du système nerveux. La conduction des courants et la transmission synaptique représentent deux typiques et aussi entièrement différentes fonctions de la substance nerveuse.

2. Nos connaissances au sujet de la neurosécrétion dans les cellules ganglionnaires périphériques sont encore très limitées. L'interprétation des données histologiques a été influencée, peut-être, par des données, plus ou moins exactes, au sujet de la neurosécrétion dans le domaine du système nerveux central. Les

schèmes de quelques auteurs, concernant les cycles d'une sécrétion vacuolaire ou colloïde, doivent être envisagés avec prudence.

3. Les faits anatomiques semblent démontrer que le protoplasme intermédiaire des synapses interneuronales (ganglions végétatifs) a une fonction élaboratrice et cette circonstance s'accorde le mieux avec les données physiologiques au sujet de la transmission chimique de l'impulsion nerveuse. Nous pouvons, donc, parler d'une sécrétion synaptique, c'est-à-dire d'une neurosécrétion, étant donné que ce phénomène se trouve directement lié à l'une des fonctions fondamentales du système nerveux.

4. L'étude cytologique du protoplasme des plaques motrices montre qu'il s'agit d'un élément montrant des structures fonctionnelles et une activité parallèle aux états fonctionnaux. Il y a aussi un parallélisme entre ses altérations pathologiques et la quadre clinique de l'affection. La thèse concernant l'activité productrice dudit protoplasme semble, donc, absolument correcte. Les preuves en faveur d'une activité sécrétrice dudit protoplasme sont plus démonstratives encore que celles apportées en faveur d'une pareille activité du protoplasme intermediaire des synapses interneuronales. Les altérations du chondriome de la sole motrice peuvent être considérées comme des formes de transition en rapport avec les modifications physiologiques de celui-ci (sécrétion du médiateur chimique).

5. Nos connaissances au sujet de l'activité sécrétrice des éléments constituant les terminaisons et les corpuscules sensitifs sont très incomplètes. Il s'agit seulement d'une série de données partielles.

6. Le système neurovegetatif périphérique n'est point homogène mais plutôt hétérogène. En ce qui concerne le territoire distal des voies végétatives efférentes il faut séparer plusieurs types: a) Voies végétatives efférentes dont le dernier élément a été substitué par un élément d'origine nerveux. b) Voies vegetatives efférentes dont le deuxième neurone, au moyen de son cylindraxe, innerve directement les cellules non nerveuses. c) Voies végétatives efférentes, dont le deuxième neurone dessert directement quelques éléments («key cells») qui sont chargés de produire un médiateur chimique. Ce dernier représente le stimulant spécifique pour les autres éléments. d) Voies végétatives efférentes dont le dernier maillon se trouve constitué par un syncytium nerveux, situé entre les terminaisons des fibres nerveuses postganglionnaires et les éléments non nerveux.

7. La moelle surrénale a une signification bien définie comme un organe nerveux chimique. De cette façon nous pouvons parler d'une véritable neurosécrétion.

8. La théorie des «key cells» est seulement hypothétique, mais il y a quelques cellules non chromaffines pour lesquelles la théorie citée est utile et peut-être nécessaire (terminaisons nerveuses à l'intérieur du protoplasme des cellules conjonctives de l'iris et du corps ciliaire humains).

9. La notion d'une synapse plexiforme à distance derive directement de l'étude de l'organisation et de la structure de syncytium nerveux constituant, dans la plupart des cas, le maillon distal des voies végétatives efférentes, et aussi de l'étude des rapports entre ce syncytium et les éléments non nerveux. Il s'agit d'une notion anatomique mais elle s'accorde le mieux avec les données de la Physiologie.

Le syncytium nerveux distal représente le pôle nerveux d'une synapse tout spéciale, d'une synapse plexiforme à distance, dont le deuxième pôle se trouve constitué, en l'absence de toute synapse individuelle, par la totalité des éléments des tissus. Il manque toute sorte d'innervation individuelle, dans le sens classique, dans ces rapports.

Les variations dans la colorabilité du protoplasme, dans l'impregnation, le grandeur et la forme des granulations argyrophiles et le degré de la condensation du matériel argyrophile dans le voisinage des vacuoles, sont des signes d'une variabilité fonctionnelle du protoplasme (neuroplasme) du syncytium nerveux distal. Ce phénomène est très vraisemblablement, reversible, et il a un développement progressif et regressif.

La fonction du syncytium nerveux distal n'est pas nerveuse sensu stricto. étant donné qu'elle ne s'effectue pas directement sur les cellules des tissus. L'activité dudit syncytium est limitée à la production de modifications chimiques des liquides interstitiaux au moyen de la libération d'un médiateur chimique. Il s'agit d'un élément sécréteur intercalé entre les terminaisons des fibres nerveuses postganglionnaires et les espaces tissulaires dans lequelles se trouvent les cellules effectrices.

L'unité anatomique du syncytium distal exige comme conséquence directe, l'unité du médiateur chimique de cette synapse. Jusqu'ici il n'y a pas des preuves en faveur de l'existence d'un syncytium nerveux distal cholinergique. Il s'agit seulement d'une formation adrénergique (diphénolique).

En ce qui concerne la synapse plexiforme à distance, le facteur «nerveux» est réellement d'une faible signification, étant donné qu'il est seulement capable de libérer le médiateur chimique. La simplicité rélative des phénomènes dans les synapses interneuronales, dans les plaques motrices, etc., fait contraste avec les phénomènes très compliqués se developpant dans la synapse plexiforme à distance.

10. Il est extraordinairement difficile de separer, en ce qui concerne la périphérie, les phénomènes de la Neurocrinie et ceux de la Neuricrinie. Dans la plupart des cas, toute preuve décissive manque pour des tels phénomènes et il s'agit plutôt d'interprétations physiologiques de quelques rapports anatomiques plus ou moins définis. On ne peut pas assurer, généralement, si les rapports anatomiques parlent en faveur d'une action neuro-hormonale ou, par contre, d'un rapport hormo-neural.

Les résumés concernant les problèmes des cellules argentaffines, des systèmes des cellules claires, des organes neuro-epithéliaux, des mastocytes et des cellules neuro-hormonales, ont seulement l'objet de donner une image complète des hypothèses formulées jusqu'ici au sujet des questions étant l'objet de ce travail.

Literatur.

Bacq, Z. M., La transmission chimique dans le système nerveux autonome. Erg. Physiol. *37* (1935), 82. The oxidation of adrenaline in vivo. J. Physiol. (Brit.) *87* (1936), 6. Phénolases et excitation sympathique. C. r. Soc. Biol. belge *126* (1937), 1268. Inhibition adrénalinique et catécholoxidase. C. r. Soc. Biol. belge *127* (1938), 341. Acétylcholine et Adrénaline. Masson, Paris, 1937. Recherches sur la physiologie et la pharmacologie du S. N. A. Arch. internat. Physiol. *46* (1938), 417. Recherches sur l'adrénoxine. IV. Arch. internat. Physiol. *50* (1940), 141. Les amines biologiquement intéressantes dérivées des acides aminés. Rapp. au IIe congrès Internat. de Biochemie, Paris, 1952, p. 59. — *Bacq, Z. M.,* et *F. Ghiretti,* La sécretion externe et interne des glandes salivaires postérieures des céphalopodes octopodes. Arch. internat. Physiol. *59* (1951), 288.

— *Bakay, L. von, jr.,* Das chromaffine System der Harnblase des Menschen. Z. mikrosk.-anat. Forsch. *43* (1938), 111. — *Bachmann, R.,* Normale Anatomie der Nebennieren. Verh. dtsch. path. Ges., 36. Tag, p. 68 (1952). — *Bargmann, W.,* Die morphologische Erforschung der Hormondrüsen. Universitas *5* (1950), 963. — *Barthelemez, C. W.,* and *N. L. Hoerr,* The vestibular club endings in Ameiurus. Further evidence on the morphology of the synapse. J. comp. Neur. (Am.) *57* (1933), 401. — *Barter, R.,* and *A. G. Everson Pearse,* Detection of 5 nitroxytriptamine in mammalien enterochromaffin cells. Nature (Brit.) *172* (1953), 810. — *Baud, Ch. A., J. A. Baumann* et *A. Weber,* Aperçu morphologique sur les synapses chez les vertébrés. Arch. internat. Physiol. *59* (1951), 64. — *Beams, H. W.,* A cytological study of the spinal ganglion cells of the rat. Anat. Rec. (Am.) *49* (1931), 309. — *Bergami, G.,* Liberazione di una sostanza acetilcolino simile da un tronco nervoso sopravivente durante la stimolazione elettrica in vitro. Boll. Soc. ital. Biol. sper. *11* (1936), 275. — *Berger, L.,* Sur l'existence d'une glande ovarienne homologue de la glande interstitielle du testicule. C. r. Acad. Sci. *175* (1922), 489. Sur l'existence de glandes sympathicotropes dans l'ovaire et le testicule humains; leurs rapports avec la glande interstitielle du testicule. C. r. Acad. Sci. *175* (1922), 907. La glande sympathicotrope du hile de l'ovaire; ses homologies avec la glande interstitielle du testicule; les rapports nerveux des deux glandes. Arch. Anat. Histol. Embryol. *2* (1923), 255. La neurocrinie. Considération histologique sur le mécanisme de la sécretion interne. Presse méd. *38* (1930), 1729. Sympathicotrope Zellen im Eierstock und ihre neurokrine Funktion. Virchows Arch. *267* (1928), 433. Cellules sympathicotropes, cellules phéochromes et cellules interstitielles. Bull. Histol. appl. etc. *9* (1932), 5. Coéxistence de cellules sympathicotropes et de cellules phéochromes dans un testicule de nouveau-né. Arch. Anat. microsc. *31* (1935), 101. Amas phéochromes dans le ligament large et cellules sympathicotropes dans le hile d'un ovaire de nouveau-né. Leurs rapports avec les surrénales abérrantes. Arch. Anat. microsc. *32* (1936), 315. — *Bielschowsky, M.,* Allgemeine Histologie und Histopathologie des Nervensystems. In *Bumke* und *Foerster,* Handb. d. Neurol., Bd. I, Springer, Berlin, 1935. — *Blaschko, D., D. Richter* and *H. Schlossmann,* The oxidation of adrenaline and other amines. Biochem. J. (Brit.) *31* (1937), 2187. — *Bodian, D.,* The structure of the vertebrate synapse. A study of the axon endings on Mauthner's cells and neighbouring centers in the goldfish. J. comp. Neur. (Am.) *68* (1937), 117. Further notes on the vertebrate synapse. J. comp. Neur. (Am.) *73* (1940), 323. — *Boeke, J.,* Die Beziehungen der Nervenfasern zu den Bindegewebselementen und Tastzellen. Z. mikrosk.-anat. Forsch. *4* (1926), 448. Noch einmal das periterminale Netzwerk, die Struktur der motorischen Endplatte und die Bedeutung der Neurofibrille. Z. mikrosk.-anat. Forsch. 7 (1926), 95. The nature of the interneuronal connections. Proc. roy. Acad. Sci. Amsterdam *32* (1929), 683. Innervationsstudien. III. Die Nervenversorgung des M. ciliaris und des M. sphincter iridis bei Säugern und Vögeln. Z. mikrosk.-anat. Forsch. *33* (1933), 233. Innervationsstudien. IV. Die efferente Gefäßinnervation und der sympathische Plexus im Bindegewebe. Z. mikrosk.-anat. Forsch. *33* (1933), 276. Le plexus sympathique fondamental situé dans le tissu conjonctif et ses rapports avec les fibres musculaire lisses et striées. Bull. Histol. appl. etc. *11* (1934), 2. Le plexus sympathique fondamental situé dans le tissu conjonctif et ses rapports avec les éléments glandulaires. Bull. Histol. appl. etc. *11* (1934), 221. Innervationsstudien. VII. Der sympathische Darmplexus (Plexus entericus) von Amphioxus lanceolatus und die Bedeutung der interstitiellen Zellen und der Synapsen für den sympathischen Grundplexus. Z. mikrosk.-anat. Forsch. *38* (1935), 554. Innervationsstudien. VIII. Zur Innervation der Cornea bei Säugern. Die Innervation des Bindegewebes der Cornea bei Macacus rhesus. Z. mikrosk.-anat. Forsch. *38* (1935), 593. Das leitende Element des Nervensystems. Die Neurofibrillen und die Langleys receptive Substance. Die Synapsen. In *Bumke* und *Foerster,* Handb. d. Neurol., Bd. I, Springer, Berlin, 1935. Innervationsstudien. IX. Zur Nervenversorgung der Augenhäute. III. Die Beziehungen der Nervenfasern der Iris zu den Bindegewebszellen beim Affen. Die interstitiellen Elemente des Irisstromas und der sympathische Grundplexus. Z. mikrosk.-anat. Forsch. *39* (1936), 477. Le plexus nerveux de la cornèe des vertébrés supérieures et ses connections avec les cellules conjonctives. L'iris de Macaque. Bull. Histol. appl. etc. *13* (1936), 113. Innervationsstudien. X. Sympathischer Grundplexus und Bindegewebsstrukturen (Reticulinfasern des Bindegewebes und des Sarkolemmas). Z. mikrosk.-anat. Forsch. *46* (1939), 488. Plexus sympathique et cellules interstitielles. Ann. Anat. Pathol. *16* (1939/40), 8, 961. Innervationsstudien. XI. Zur Frage der Synapsen (und des periterminalen Netzwerkes). (Glomerule cerebellosi. Synapsen „à distance".) Acta neerld. Morph. *4* 1942), 31. Innervationsstudien. XII. Das Problem der interstitiellen Zellen in der nervösen Endformation. Acta neerld. Morph. *5* (1943), 131. Die Entwicklung der motorischen Endplatten bei den Säugetieren, mit besonderer Berücksichtigung der Kernverhältnisse und der interstitiellen Elemente in der nervösen Endformation. Acta neerl. Morph. *5* (1944), 189. The sympathetic Endformation, its synaptology, the interstitial cells, the periterminal Network, and its bearing on the neurone Theory. Discussion and critique. Acta Anat. *8* (1949), 18. Sur les synapses et leurs rapports avec la névroglia. Arch. Anat. Histol. Embryol. *34* (1952), 81. — *Boeke, J.,* et *R. Noël,* Sur la cytologie des plaques motrices dans les muscles de la langue chez le chat. C. r. Soc. Biol. *92* (1925), 263. Recherches cytologiques sur la sole protoplasmique de la plaque motrice des vertébrés. C. r. Assoc. Anat. XXe Congrès (Torino), 1925. — *Büchner, F.,* Beitrag zum Problem der Chemorezeptoren. Schriften d. Dtsch. Akad. f. Luftfahrtforsch. *8* (1944), 207. — *Bullon, A.,* Sobre la fina estructura del plexo de Auerbach del esófago y sus relaciones con los conductores preganglionicos que tienen su origen en el nervio vago. Trab. Inst. Cajal *37* (1945), 216. Contribución al conocimiento de la citoarquitectonía del plexo de Auerbach del recto. Trab. Inst. Cajal *39* (1947), 253. — *Bullon, A.,* und *F. Lamas,* Regeneración de la sinapsis después de la vagotomía cervical. En el plexo de Auerbach del esófago y estómago. Trab. Inst. Cajal *41* (1949), 277.

Cajal, S. R., El plexo de Auerbach de los batracios. Madrid, febrero 1892. Los ganglios y plexos nerviosos del intestino de los mamíferos. N. Moya, Madrid, 1893. Histologie du système nerveux de l'homme et des vertébrés. Maloine, Paris, 1911. Quelques remarques sur les plaques motrices de la langue des mammifères. Trav. Labor. Rech. biol. Univ. Madr. *23* (1925), 245. Les preuves objectives de l'unite anatomique des cellules nerveuses. Trav. Labor. Rech. biol. Univ. Madr. *29* (1934), 1. — *Campenhout, E. van,* Etude sur le développement et la signification morphologique des ilots endocrines du pancréas chez l'embryon de mouton. Arch. Biol. (Fr.) *35* (1925), 45. Contribution à l'histogénese du pancréas chez quelques mammiferes. Arch. Biol. (Fr.) *37* (1927), 121. Le neuroentoderme appendiculaire. Bull. Acad. Méd. Belg., Brux. *6* (1941), 406. Participatión de l'épithélium à la constitution des plexus nerveux intrinseques du duodenum de l'embryon de vache. Arch. Biol. (Fr.) *52* (1941), 473. Le neurentoblaste pancréatique chez l'embryon de vache. Bull Acad. Méd. Belg., Brux. *8* (1943), 254. Cellules sympathicotropes du testicule et de l'ovaire. Bull. Acad. Méd. Belg., Brux. *11* (1946), 344. Les cellules sympathicotropes de Berger. Acta Anat. *6* (1947), 73. Innervation de la glande interstitielle de l'ovaire de la femme. Brux. méd. *3* (1948), 1. Les cellules sympathicotropes du testicule des

Primates. Bull. Acad. Méd. Belg., Brux. *13* (1948), 436. Les cellules argentaffines de l'appendice iléocaecal de l'embryon humain. Bull. Acad. Méd. Belg., Brux. *18* (1953), 160. Les structures nerveuses du diverticule de Meckel chez l'homme. Bull. Acad. Méd. Belg., Brux. *19* (1954), 199. — *Cannon, W. B.*, Die Notfallsfunktionen des sympatho-adrenalen Systems. Erg. Physiol. 27 (1928), 380. Recent studies on chemical mediation of nerve impulses. Endocrinology (Am.) *15* (1932), 473. Chemical mediator of autonomic nerve impulses. Science *78* (1933), 43. — *Cannon, W. B.*, and *Z. M. Bacq*, Studies of activity in endocrine organs; hormone produced by sympathetic action on smooth muscle. Amer. J. Physiol. *96* (1931), 392. — *Cannon, W. B.*, and *Lissak*, Evidence for adrenaline in adrenergic neurones. J. Physiol. (Brit.) *125* (1939), 765 (zit. nach *Celestino da Costa*, 1939/40). — *Cannon, W. B.*, and *Rosenblueth*, Autonomic neuro-effector systems. MacMillan, New York, 1937. — *Carrato, A.*, Alteraciones morfológicas de la glándula suprarenal, tras las intervenciones sobre los nervios esplácnicos. Arqu. Anat. e Antrop. (Port.) *24* (1947), 41. — *Castro, F. de*, Evolucion de los ganglios simpáticos vertebrales y prevertebrales. Conexiones y citoarquitectonía de algunos grupos de ganglios, en el niño y hombre adulto. Trav. Labor. Rech. biol. Univ. Madr. *20* (1923), 113. Sur la structure et l'innervation de la glande intercarotidienne (Glomus caroticum) de l'homme et des mammifères, et sur un nouveau système d'innervation autonome du nerf glossopharyngien. Trav. Labor. Rech. biol. Univ. Madr. *24* (1926), 367. Sur la structure et l'innervation du sinus carotidien de l'homme et des mammifères. Nouveaux faits sur l'innervation et la fonction du glomus caroticum. Trav. Labor. Rech. biol. Univ. Madr. *25* (1928), 332. Recherches sur la dégénération et la régénération du système nerveux sympathique. Quelques observations sur la constitution des synapses dans les ganglions. Trav. Labor. Rech. biol. Univ. Madr. *26* (1930), 358. Sympathetic Ganglia. Normal and pathological. Cytology and Cellular Pathology of the Nerve System. *Penfield*. Hoeber, New York, 1932. Note sur la régénération fonctionelle hétérogénétique dans les anastomoses des nerfs Pneumogastrique et hypoglosse avec le sympathique cervical. Trav. Labor. Rech. biol. Univ. Madr. *29* (1934), 397. Sur la régénération fonctionelle dans le sympathique (anastomoses croisées avec des nerfs de type iso et hétéromorphes). Une référence spéciale sur la constitution des synapses. Trav. Labor. Rech. biol. Univ. Madr. *31* (1937), 271. Nuevas observaciones sobre la inervación de la región carotidea. Los quimio y presoreceptores. Trab. Inst. Cajal *32* (1940), 297. Modelación de un arco reflejo en el simpático, uniendolo con la raiz aferente central del vago. Nuevas ideas sobre la sinapsis. Trab. Inst. Cajal *34* (1942), 217. Sobre el comportamiento y significación de la oligodendroglía en la substancia gris central y de los gliocitos en los ganglios nerviosos periféricos. Arch. Histol. norm. Patol. (Buenos Aires) *3* (1946), 317. Die normale Histologie des peripheren vegetativen Nervensystems. Das Synapsenproblem: anatomisch-experimentelle Untersuchungen. Verh. dtsch. path. Ges., 1950. Sur la structure de la Synapse dans les chemocepteurs: Leur mécanisme d'excitation et role dans la circulation sanguine locale. Acta physiol. *22* (1951), 14. — *Castro, F. de*, und *M. L. Herreros*, Actividad funcional del ganglio cervical superior, en relaciôn al número y modalidad de sus fibras pregangliónicas. Modelo de la sinapsis. Trab. Inst. Cajal *37* (1945), 287. — *Champy, C.*, Granules et substances réduisant l'Iodure d'Osmium. J. Anat. Paris *49* (1913), 323. Le tissu muco-élastique de la crête du coq, réactif de l'hormone sexuelle. C. r. Soc. Biol. *92* (1925), 683. — *Champy, C.*, et *R. Coujard*, Sur une réaction particulière des neurones marquée surtout dans le système sympathique et à l'extrémité motrice des neurones centraux. C. r. Soc. Biol. *135* (1941), 938. — *Champi, C.*, *R. Coujard* et *Ch. Coujard-Champy*, L'innervation sympathique des glandes. Acta Anat. *1* (1945), 233. — *Champy, C., R. Coujard* et *M. Demay,* La sensibilité aux hormones, ses caractéristiques et son mécanisme. Ann. Endocrin. *11* (1950), 195. — *Chang, H. C.,* und *J. H. Gaddum,* Choline esters in tissue extracts. J. Physiol. *79* (1933), 255. — *Chauchard, P.,* Nouvelles recherches chronaximétriques sur les neurones ganglionnaires sympathiques. Arch. internat. Physiol. *55* (1947), 37. — *Celestino da Costa, A.,* Le tissu paraganglionnaire. Bull. Histol. appl. etc. *3* (1926), 12. Conception unitaire des paraganglions. C. r. Soc. Biol. *133* (1939), 103. — Le système paraganglionnaire. La notion de paraganglion et les principaux problèmes qu'elle souleve. Montpellier Méd. *16* (1939), 139. Paraganglions et sympathique. Ann. Endocrin. *1* (1939/40), 337. O conceito de sistema celular. Lucas, Lisboa, 1945. — *Collin, R.,* L'organisation nerveuse. Michel, Paris, 1944. — *Collin, R.,* et *F. Stutinsky.* Les problèmes posés par la neurohypophyse. J. Physiol. et Path. gén. *41* (1949), 7. — *Coujard, R.,* Le role du sympathique dans les actions hormonales. Thèse de Sci. Bull. biol. France et Belg. *77* (1943), 120. Recherches sur les plexus nerveux de l'intestin. Arch. Anat. microsc. (Fr.) *39* (1950), 110. Variations de structure des ganglions sympathiques. C. r. Ass. Anat. 33 Réunion. Louvain, 1950, p. 1. Asymétrie du tractus génital du cobaye mâle après destruction d'un ganglion prostato-vésiculaire. C. r. Soc. Biol. *145* (1951), 1470. Retentissement des lésions ganglionnaires sympathiques sur la réceptivité aux hormones sexuelles. C. r. Soc. Biol. *144* (1950), 1360. Action du sympathique terminal sur la sensibilité aux hormones gonadotropes. C. r. Soc. Biol. *144* (1950), 1492. Quelques considérations sur le système nerveux autonome utéro-vaginal. Gynéc. et Obstétr. *50* (1951), 270. — *Coutteaux, R.,* Sur l'origine de la sole des plaques motrices. C. r. Soc. Biol. *127* (1938), 218. Nouvelles observations sur la structure de la plaque motrice et interprétation des rapports myoneuraux. C. r. Soc. Biol. *138* (1944), 976. Rapports du buisson de Kühne et des noyaux musculaires chez la Grenouille. C. r. Soc. Biol. *139* (1945), 376. La névroglie terminale au niveau de la synapse myoneurale. C. r. Soc. Biol. *139* (1945), 641. Contribution à l'étude de la synapse myo-neurale. Thèse Sci. Montréal, 1947. — *Coutteaux, R.,* and *D. Nachmansohn,* Cholinesterase at the end-plates of voluntary muscles after degeneration. Nature (Brit.) *142* (1938), 1481. Changes of cholinesterase at end-plates of voluntary muscle following section of sciatic nerve. Proc. Soc. exper. Biol. a. Med. (Am.) *43* (1940), 177. La cholinestérase des plaques motrices après section du nerf moteur. Bull. biol. France et Belg. (Fr.) *76* (1942), 14.

Dale, H. H., Chemical transmission of nerve impulses. Brit. Med. J., S. 835 (1934). Chemical mediation in the peripheral nervous system and its relation to endocrine organs. C. r. 3e Congr. neurol. Intern. Copenhague. E. Munksgaard, Copenhague, 1939. — *Denber, H. C. B.,* Recherches sur l'innervation des capsules surrénales. Thèse, Genève, 1944. Arch suiss. Neur. *54* (1944) (zit. nach *Weber*). — *Dias Amado, L.,* Injections sous-cutanées d'hydroquinone chez le Cobaye. Bull. Soc. Port. Sci. Nat. *14* (1942), 4. Les granulations chromo-argentiques de la rate. Bull. Soc. Port. Sci. Nat. *15* (1944), 1. Les amas cellulaires de Becher. Arch. portug. Sci. biol. *7* (1944), 1. Complexos neuro-epiteliais e neuro-epitelioides. Disertacao de doutoramento. Lisboa, 1942. — *Duensing, F.,* Der Einfluß von Acetylcholin und Prostigmin auf die elektrische Erregbarkeit denervierter Muskeln des Menschen. Dtsch. Z. Nervenhk. *158* (1947), 95. — *Dumont, L.,* L'innervation cholinergique du tissu nodal. C. r. Acad. Sci. *238* (1954), 1263. L'innervation cholinergique du muscle vésical. C. r. Acad. Sci. *239* (1954), 194. — *Dumont, L.,* et *M. Drouin,* Localisation histochimique de l'acétylcholine dans le muscle cardiaque. C. r. Acad. Sci. *238* (1954), 274.

Elliot, T. R., The innervation of the adrenal glands. J. Physiol. (Brit.) *46* (1913), 285. — *Erspamer, V.*, Le cellule enterochromaffini nel coniglio. Boll. Soc. med.-chir., Pavia *49* (1935), 877. Die enterochromaffinen Zellen der Gallenwege in normalen und pathologischen Zuständen. Virchows Arch. *296* (1936), 170. Cellule enterochromaffini e cellule argentofile nel pancreas dell'uomo e dei mammiferi. Z. Anat. *107* (1937), 574. Caratterizzazione biologica di una nuova amina di- o polifenolica negli estratti acetonici di ghiandola salivare posteriore di Octopus vulgaris. Arch. Soc. Biol. Napoli *26* (1940), 296. Pharmakologische Studien über Enteramin. I. Arch. exper. Path. (D.) *196* (1940), 343. Pharmakologische Studien über Enteramin. II. Arch. exper. Path. (D.) *196* (1940), 366. Pharmakologische Studien über Enteramin. III. Arch. exper. Path. (D.) *196* (1940), 391. Pharmakologische Studien über Enteramin. IV. Arch. exper. Path. (D.) *200* (1942), 43. Pharmakologische Studien über Enteramin. VI. Arch. exper. Path. (D.) *201* (1943), 377. Über den Enteramingehalt der menschlichen Milz in normalen und pathologischen Zuständen. Virchows Archiv *310* (1943), 59. Presenza di enteramina o di una sostanza enteraminosimile negli estratti gastrointestinali e splenici dei Pesci e negli estratti gastroenterici delle Ascidie. Experientia *2* (1946), 369. — *Erspamer, V.*, e *B. Asero*, L'enteramina, prodotto ormonale specifico del sistema enterochromaffine. Ric. sci. *21* (1951), 2132. — *Erspamer, V.*, Modificazioni delle azioni dell'enteramina ad opera di farmaci simpaticomimetici e di farmaci simpaticolitici. Ric. sci. *22* (1952), 1568. Physiologische Bedeutung des Enteramins. Arch. exper. Path. (D.) *218* (1953), 92. Il sistema cellulare enterochromaffine e l'Enteramina Rend. Sci. Farmitalia *1* (1954). — *Esveld, L. W. van*, Über die nervösen Elemente in der Darmwand und das Verhalten von plexushaltigen und plexusfreien Darmmuskelpräparaten. Inaug.-Diss. Utrecht, 1927. Über die nervösen Elemente in der Darmwand. Z. mikrosk.-anat. Forsch. *15* (1928), 1. — Verhalten von plexushaltigen und plexusfreien Darmmuskelpräparaten. Arch. exper. Path. (D.) *134* (1928), 347. — *Euler, U. S. v.*, A specific sympathomimetic ergone in adrenergic nerve fibres (sympathin) and its relation to adrenaline and noradrenaline. Acta physiol. scand. *12* (1946), 73. Histamine as a specific constituent of certain autonomic nerve fibres. Acta physiol. scand. *19* (1949), 85. The distribution of sympathin N and sympathin A in spleen and splenic nerves of cattle. Acta physiol. scand. *19* (1949), 207. — *Euler, U. S.*, and *A. Amström*, Liberation of histamine and sympathine by stimulation of isolated splenic nerves from cattle. Acta physiol. scand. *16* (1948), 97.

Feldberg, W., zit. nach *De Castro* (1942). — *Feldberg, W., B. Minz* and *H. Tsudzimura*, Mechanism of nervous discharge of adrenaline. J. Physiol. *81* (1934), 286. — *Feyrter, F.*, Die „hellen" Zellen im Gangepithel der Bauchspeicheldrüse. Z. mikrosk.-anat. Forsch. *27* (1931), 535. Carcinoid und Carcinom. Erg. Path. *29* (1934), 305. Über eine eigenartige Geschwulstform des Nervengewebes im menschlichen Verdauungsschlauch. Virchows Arch. *295* (1935), 480. Über den Naevus. Virchows Arch. *301* (1938), 417. Über diffuse endokrine epitheliale Organe. Zbl. inn. Med. 545 (1938). Über das Inselorgan des Menschen. Erg. Path. *36* (1943), 3. — Über die These von den peripheren endokrinen Drüsen. Wien. Z. inn. Med. 10 (1946). Über die granulären neurogenen Gewächse. Beitr. path. Anat. *110* (1949), 181. Über die Pathologie der vegetativen nervösen Peripherie und ihrer ganglionären Regulationsstätten. Maudrich, Wien, 1951. Die normale und pathologische Anatomie der vegetativen nervösen Peripherie unter besonderer Berücksichtigung der intercalären Elemente *(Boeke)*. Acta neuroveget. *4* (1952), 168. Zum Begriff der Helle-Zellen-Systeme. Frankf. Z. Path. *63* (1952), 259. Zur Frage der Hellen Zellen der menschlichen Gebärmutterschleimhaut. Virchows Arch. *321* (1952), 134. Über das urogenitale Helle-Zellen-System des Menschen. Z. mikrosk.-anat. Forsch. *57* (1951), 324. Zur Pathologie des urogenitalen Helle-Zellen-Systems. Virchows Arch. *320* (1951), 564. — *Feyrter, F.*, und *J. Froewis*, Gynaecologia *127* (1949), 33 (zit. nach *Feyrter*, 1952). — *Fischer, E.*, Vertebrate smooth muscle. Physiol. Rev. (Am.) *24* (1944), 467. — *Fröhlich, F.*, Frankf. Z. Path. *60* (1949), 517 (zit. nach *Feyrter*, 1952).

Garven, H. S. D., Der autonome Grundplexus im Bindegewebe der menschlichen Brustwarze. Acta neuroveget., Suppl. VI, Springer, Wien, 1955. — *Gatenby, J. B., T. A. Moussa, M. Elbanhawy* and *J. I. Gornall*, Ciaccio Bodies and the Life of the Neurone. La Cellule *55* (1953), 139. — *Gattenby, B. J.*, and *A. Moussa*. The dorsal root ganglion cell of the kitten with sudan dyes and the Zernicke microscope. J. Roy. Miscrosc. Soc. *69* (1949), 185. The sympathetic ganglion cell with sudan black and the Zernicke microscope. J. Roy. Microsc. Soc. *70* (1950), 342. — *Gaup, R., jr.*, Die Neurosekretion des Sympathicus. Z. Neur. *160* (1938), 357. Die morphologischen Grundlagen zur Theorie einer Neurosekretion des vegetativen Systems. Z. Neur. *165* (1939), 273. — *Genieis, R.*, Nature et signification de la zone de jonction myoneurale. Thèse méd. Lyon, 1927. — *Gluckmann, F.*, Sur l'existence de formations ganglionnaires argentaffines dans le caecum des singes cynomorphes. Le système de caecal argentaffine autonome. C. r. Acad. Sci. *223* (1946), 517. — *Goffart, M.*, Action de l'Adrénoxine sur l'intestin isolé. C. r. Soc. Biol. *130* (1939), 1372. — *Gray, D. J.*, The intrinsic nerves of the testis. Anat. Rec. (Am.) *98* (1947), 325. — *Green, D. E.*, and *D. Richter*, Biochem. J. (Brit.) *31* (1937), 596 (zit. nach *Bacq*, 1938). — *Greving, R.*, Plasmodiales, nervöses Terminalnetz in der Submucosa des menschlichen Rectums. Acta neuroveget., Suppl. VI. Springer, Wien, 1955.

Heirman, P., Recherches sur l'adrénoxine. III. Effets de l'adrénoxine sur la pression artérielle et le coeur des mammifères. Ses propriétés physiques et chimiques. Arch. internat. Physiol. *50* (1940), 115. — *Hermann, H., F. Jourdan, J. Cier et L. Galloni*, Sur le comportement de la glande surrénale, après son énervation. Etude histologique. Bull. Histol. *15* (1937), 279. — *Hermann, H., F. Jourdan, G. Morin, Vial* et *Cornut*, Etude expérimentale de la glande médullo-surrénale en fonctionnement autonome. Rev. franç. Endocrin. *17* (1938), 81. — *Herzog, E.*, Zur Frage des Pigmentes und einer möglichen Neurosekretion in den sympathischen Ganglien. Beitr. path. Anat. *101* (1938), 390. Prinzipielles zur normalen und pathologischen Histologie des peripheren vegetativen Nervensystems. Klin. Wschr. *26* (1948), 641. Die Pathologie der peripheren vegetativen Ganglien. Verh. dtsch. path. Ges. 52 (1950). Bedeutung und Kritik des nervösen, vegetativen Terminalretikulums *(Stöhr)*. Acta neuroveget. *10* (1954), 110. Über die periphere Glia in den sympathischen Ganglien. Z. Zellforsch. usw. *40* (1954), 199. — *Herzog, E.*, und *H. Sepulveda*, Contribución al metabolismo y a las alteraciones postmortales del sistema nervioso vegetativo periférico. Bol. Soc. Biol. Concepción (Chile) *14* (1940), 55. — *Hillarp, N. A.*, Structure of the synapse and the peripheral innervation apparatus of the autonomic nervous system. Acta Anat., Suppl. IV, Bd. 2 (1946). Innervation of the adrenal medulla in the rat. Acta Anat. *3* (1947), 153. The Functional Organization of the Peripheral Autonomic Innervation. Acta physiol. scand. *17* (1949), 120. — *Hollingshead, W. H.*, The innervation of the adrenal gland. J. comp. Neur. (Am.) *64* (1936), 449. A histological comparison of the carotid and coccygeal bodies. Anat. Rec. (Am.) *79*, Suppl. 2 (1949), 73. — *Holmgren, H.*, Funktion und Chemie der Ehrlichschen Mastzellen. Erg.-H. z. Anat. Anz. *85* (1937/38), 489. Studien über Verbreitung und Bedeutung der chromotropen Substanz. Z. mikrosk.-anat. Forsch. *42* (1940), 242. — *Holmgren, H.*, and *B. Rexed*, Metachromatic staining of the Schwann cells in nerve Regeneration. Acta Anat. *2* (1947), 287. — *Huc, Ph.*, La zone de jonction myo-neurale dans quelques cas pathologiques. Thèse méd. Lyon, 1932.

Jabonero, V., Morfología del territorio de acción eficaz del sistema neurovegetativo periférico. I. Trab. Inst. Nac. Cienc. Med. *9* (1947), 237. Morfología del territorio de acción eficaz del sistema neurovegetativo periférico. II. Trab. Inst. Nac. Cienc. Med. *11* (1948), 213. Morfología del territorio de acción eficaz del sistema neurovegetativo periférico. Trab. Inst. Nac. Cienc. Med. *11* (1948), 243. Morfología del territorio de acción eficaz del sistema neurovegetativo periférico. IV. Trab. Inst. Nac. Cienc. Med. *12* (1949), 203. Estudios sobre la histopatología del sistema neurovegetativo periférico. I. Arch. Med. Exper. *14* (1951), 31. Observaciones sobre la inervación de la región carotidea humana. Arch. Med. Exper. *14* (1951), 59. Inervación eferente de la piel humana. Arch. Med. Exper. *14* (1951), 101. Organización anatómica y fisiológica del sistema neurovegetativo periférico. Act. Argent. Fisiopat. *1* (1951), 579. Sobre las sinapsis en los ganglios simpáticos. Arch. españ. Morfol. *10* (1953), 109. Etudes sur le système neurovégétatif périphérique. I. Structure des fibres nerveuses. Acta Anat. *6* (1948), 13. Etudes sur le système neurovégétatif périphérique. II. Innervation efférente des vaisseaux sanguins et de la musculature lisse. Acta Anat. *6* (1948), 375. Etudes sur le système neurovégétatif périphérique. III. Innervation de l'estomac humain. Acta Anat. *11* (1951), 490. Etudes sur le système neurovégétatif périphérique. IV. Innervation intramurale de la vesicule biliaire humaine. Acta Anat. *13* (1951), 171. Etudes sur le système neurovégétatif périphérique. V. Innervation de l'oesophage humain. Nouveaux faits concernant la constitution du S. N. V. et de ses synapses. Acta Anat. *15* (1952), 105. Etudes sur le système neurovégétatif périphérique. VI. Les Synapses. Acta Anat. *15* (1952), 329. Etudes sur le système neurovégétatif périphérique. VII. Le syncytium nerveux intramural de l'utérus humain. Acta Anat. *18* (1953), 295. Innervation efférente des vaisseaux sanguins. Cardiologia (Schwz) *19* (1951), 209. Etudes sur la morphopathologie des cellules interstitielles du système neurovégétatif périphérique. I. Biol. Lat. (Milano) *4* (1951), 323. Les fuseaux neuroleio-musculaires des voies respiratoires et leurs altérations au cours de la tuberculose. Pract. oto-rhino-laryngol. *14* (1952), 38. Die interstitiellen Zellen des vegetativen Nervensystems und ihre vermutliche Analogie zu anderen Elementen. I. Acta neuroveget. 5 (1952), 1. Die interstitiellen Zellen des vegetativen Nervensystems und ihre vermutliche Analogie zu anderen Elementen. II. Acta neuroveget. *5* (1953), 266. Innervation efférente du sein humain. Acta neuroveget. *6* (1953), 243. Le syncytium nerveux distal des voires végétatives efférentes. Acta neuroveget. *8* (1954), 291. Etudes sur le système neurovégétatif périphérique. VIII. Innervation efférente de la musculature lisse. Acta neuroveget. *10* (1954), 136. — *Jabonero, V.*, und *F. Bordallo*, Morfología normal y patológica de los elementos nerviosos del recto y conducto anal humans. Trab. Inst. Nac. Cienc. Med. *11* (1948), 151. — *Jabonero, V., P. Gomez Bosque, F. Bordallo* und *A. Perez Casas*, Der anatomische Aufbau des peripheren neurovegetativen Systems. Springer, Wien, 1953. — *Jabonero, V.*, und *H. Hermann*, Neurohistologische Beobachtungen an der menschlichen Haut bei der Lepra. Arch. Derm. (D.) *195* (1953), 447. — *Jabonero, V.*, and *J. Lorente*, The relation of the nerve fibres to the connective cells of the human cornea. Acta Anat. *16* (1952), 184. — *John, F.*, Zur mikroskopischen Anatomie des Gefäß- und Schweißdrüsennerven in der menschlichen Haut. Z. Zellforsch. usw. *30* (1940), 279. Sklerodermie und vegetatives Terminalreticulum. Arch. Derm. (D.) *188* (1949), 374. Röntgenspätschäden der Haut und nervöses Terminalreticulum. Strahlenther. *76* (1947), 271.

Kimura, Ch., The Problems of Abdominal Pain. Arch. jap. Chir. *22* (1953), 59. — *Kirsche, W.*, Die Innervation der Augenmuskulatur des Menschen. Z. mikrosk.-anat. Forsch. *57* (1951), 402. Synaptische Formationen im Ganglion stellare des Menschen. Z. mikrosk.-anat. Forsch. *60* (1954), 399. Zur Frage funktionell bedingter Veränderungen der synaptischen Formation des Ganglion stellare des Menschen. Psych. Neurol. u. med. Psychol. *6* (1954), 125. — *Kiss, T.*, Experimentell-morphologische Analyse der Nebenniereninnervation. Acta Anat. *13* (1951), 81. — *Klein, M.*, Les corpuscules tactiles. Problèmes morphologiques et physiologiques. Bull. Histol. appl. etc. *9* (1932), 113. — *Knoche, H.*, Über die feinere Innervation der Arteria uterina des Menschen. Zugleich ein Beitrag zum Bau der neurovegetativen Endformation. Z. Zellforsch. *37* (1952), 205. Zum Problem der intercalären Zellen. Acta neuroveget. *4* (1952), 177. Untersuchungen über die Endigungsweise cerebrospinaler und vegetativer Nervenfasern. Z. Zellforsch. usw. *40* (1954), 162. — *Kolossow, N. G.*, Observations concernant l'innervation de la voie digestive chez les rumiants. Trav. Labor. Rech. biol. Univ. Madr. *28* (1933), 385. — *Kornmüller, A. E.*, Erregbarkeitssteuernde Elemente und Systeme des Nervensystems. Grundriß ihrer Morphologie, Physiologie und Klinik. Fschr. Neurol. *18* (1950), 437. — *Kuntz, A.*, and *N. M. Sulkin,* The neuroglia in the autonomic ganglia: Cytologic structure and reactions to stimulation. J. comp. Neur. (Am.) *86* (1947), 467. Hyperplasia of peripheral neuroglia a factor in pathologic changes in autonomic ganglion cells. J. Neuropath. exp. Neur. *6* (1947), 323. A histochemical study of the autonomic ganglia of the cat following prolonged preganglionic stimulation. Anat. Rec. (Am.) *108* (1950), 255. Histochemical alterations in Autonomic Ganglion Cells associated with aging. J. Gereontology 7 (1952), 533. — *Kwiatkowsky, H.*, Histamine in nervous tissue. J. Physiol. (Brit.) *102* (1943), 34.

Langley, J. N., Le système nerveux autonome. Vigot, Paris, 1923. — *Lawrentjew, B. J.*, Über die Erscheinung der Degeneration und Regeneration im sympathischen Nervensystem. Z. mikrosk.-anat. Forsch. 2 (1925), 201. Über die Verbreitung der nervösen Elemente, einschließlich der interstitiellen Zellen *Cajals*, in der glatten Muskulatur, ihre Endigungsweise in den glatten Muskelzellen. Z. mikrosk.-anat. Forsch. *6* (1926), 467. Experimentell-morphologische Studien über den feineren Bau des autonomen Nervensystems. Z. mikrosk.-anat. Forsch. *16* (1929), 383. Einige Bemerkungen über Fortschritte und Aufgaben der Erforschung des autonomen Nervensystems. Z. mikrosk.-anat. Forsch. *36* (1934), 651. Experimentell-morphologische Studien über den feineren Bau des autonomen Nervensystems. IV. Weitere Untersuchungen über die Degeneration der Synapsen. Z. mikrosk.-anat. Forsch. *35* (1934), 71. — *Lembeck, F.*, 5-Hydroxytryptamine in a carcinoid tumor. Nature (Brit.) *172* (1953), 910. — *Leeuwe, E. H.*, Over de interstitieele cel van Cajal. Thesis. Utrecht, 1937. — *Lenette, E. H.*, and *E. Scharrer,* Neurosecretion. IX. Cytoplasmic inclusions in peripheral autonomic ganglion cells of the monkey. Anat. Rec. (Am.) *94* (1946), 85. — *Leulier, A.*, und *B. Pommé,* C. r. Soc. Biol. *109* (1932), 743 (zit. nach *Noël, Pommé* et *Buffé,* 1932). — *Lissak, K.*, Liberation of acetylcholine and adrenaline by stimulating isolated nerves. Amer. J. Physiol. *127* (1939), 263. — *Llombart, A.*, Neuromas y neurogénesis del apéndice ileocecal. Rev. españ. Biol. *4* (1935), 19. — *Llombart, A.*, und *V. Alcober,* Über eine besondere Form der sympathischen Hyperplasie bei der chronischen, obstruktiven Appendicitis. Beitr. path. Anat. *113* (1953), 90. — *Llombart, A.*, und *V. Jabonero,* Lesiones nerviosas en las apendicitis agudas. Trab. Inst. Nac. Cienc. Med. *5* (1945), 141. — *Llombart, A.*, und *D. F. Broseta,* Morfología del simpático en la úlcera crónica del estómago. Arch. españ. Morfol. *26* (1949), 523. — *Lopez Prieto, R.*, et *V. Jabonero,* Innervation des glandes sudoripares. Acta neuroveget. *8* (1953), 1. — *Lucké, B.*, A neoplastic disiase of the kidney of the frog, Rana pipiens. Amer. J. Canc. *20* (1934), 352.

Majer, E. H., Histologische Untersuchungen der Nasenschleimhäute bei allergischen Erkrankungen. Acta neuroveget. *3* (1951), 373. Carotisdrüsenähnliche Tumoren des Mittelohres (nicht chromaffine Paragangliome). Arch. Ohr- usw. Hk. u. Z. Hals- usw. Hk. *159* (1951), 277. — *Malafaya-Baptista, A.*, Inactivacao da adrenalina no organismo. Lisboa, 1938. — *Marnay, A.*, et *D. Nachmansohn*, Sur la repartition de la cholinesterase dans le muscle couturier de la grenouille. C. r. Soc. Biol. *125* (1937), 41. Choline esterase in voluntary muscle. J. Physiol. *92* (1938), 34. — *Masson, P.*, La glande endocrine de l'intestin de l'homme. C. r. Acad. Sci. *158* (1914), 59. Les névromes sympathiques et l'appendicite oblitérante. Lyon chir. *1* (1921), 1. Appendicite neurogene et carcinoides. Ann. Anat. path. *1* (1924), 3. Carcinoids (argentaffin-cell tumors) and nerve hyperplasia of the appendicular mucosa. Amer. J. Path. *4* (1928), 181. La neurogenèse dans la muqueuse de l'appendice pathologique. Role des cellules argentaffines dans ce phénomène. C. r. Ass. Anat. *17* (1922), 217. Contribution to the study of the sympathetic nerves of the appendix. The musculonervous complex of the submucosa. Amer. J. Path. *6* (1930), 217. Neural proliferations in the vermiform appendix. In Cytology and Cellular Pathology of the Nervous system. *Penfield*. Hoeber, New York, 1937. Experimental and spontaneous schwannomes (peripheral gliomas). Amer. J. Path. *8* (1932), 367. — *Mathelié, G.*, Contribution à l'étude de la zone de jonction myoneurale. Altérations du chondriome par l'acétate de plomb. Thèse méd. Lyon, 1944. — *Meyer, E. R.*, Zur Frage der Neurosekretion sympathischer Ganglien nach Untersuchungen des Ganglion stellatum bei Tier und Mensch. Beitr. path. Anat. *111* (1951), 373. — *Meyling, H. A.*, Bau und Innervation von Glomus caroticum und Sinus caroticus. Acta neerld. Morph. norm. et path. *1* (1938), 193. Structure and significance of the peripheral extension of the autonomic nervous system. J. comp. Neur. (Am.) *99* (1953), 495. — *Morato, W.*, Hypophysis cerebri, embriologia, histologia e histofisiologia. Thesis. Lisboa, 1939. — *Moussa, T. A.*, The cytology of the neurones of Limnaea stagnalis. J. Morph. (Am.) *87* (1950), 27. The cytoplasmic inclusions of the sympathetic neurons of the mouse. Amer. J. Anat. *90* (1952), 379. Senility Changes in the Spinal Ganglion Neurones of the Toad, Bufo vulgaris. Nature (Brit.) *170* (1952), 206. — *Muralt, A. v.*, Die Signalübermittlung im Nerven. Birkhäuser, Basel, 1946.

Nelemans, F. A., Innervation of the smallest blood vessels. J. Anat. (Brit.) *83* (1948), 43. Innervatie van Bloedvaten in verband met het vegetative Zenuwstelsel. Ndld. Tschr. Geneesk. *94* (1950), 477. — *Nelemans, F. A.*, and *W. J. H. Nauta*, Some observations on the contractility of the smallest blood vessels of the frog's tongue. Arch. int. Pharm. Thérapie *77* (1948), 186. Transmission of stimuli in the periphery of the autonomic nervous system. Acta neerld. Physiol. etc. *14* (1946), 94. Nieuwe opvattingen over de werking van het periphere autonome zenuwstelsel. Geneesk. Bl. (Nd.) Haarlem, 1951. — *Nodl, F.*, Das sensorische und das trophische Zellsystem der menschlichen Epidermis. (Ein Beitrag zum „Systema sensitivum intraepidermicum" *Ferreira-Marques*). Acta neuroveget. 7 (1953), 263. — *Noël, R.*, Sur la structure de la substance protoplasmique dans les plaques motrices des Vertébrés. Bull. Histol. appl. etc. *2* (1925), 124. Sur la nature de la substance granuleuse de la plaque motrice. Bull. Histol. appl. etc. *4* (1927), 382. Sur la valeur et la signification possible des variations morphologiques du chondriome de la plaque motrice. Bull. Histol. appl. etc. *29*, (1942), 177. Téloplasme, télosomes et zone de jonction myo-neurale. Bull. Histol. appl. etc. *20* (1943), 105. Le chondriome des synapses. Bull. Histol. appl. etc. *22*

(1945). 5. Les Synapses. C. r. Ass. Anat. 37e réunion. Lyon, 1950, p. 525. La zone de jonction myo-neurale. Contribution à l'étude morphologique des synapses. Biol. med. *39* (1950), 1. — *Noël, R., R. Delaye*, et *B. Pommé*, La zone de jonction myo-neurale chez l'homme. C. r. Soc. Biol. Lyon, 20. VII. 1931, S. 81. La zone de jonction myo-neurale dans quelques affections pathologiques. C. r. Soc. Biol. Lyon. 20. VII. 1931, S. 82. — *Noël, R.*, et *G. Mathelie-Guinlet*, Les altérations du chondriome de la zone de jonction myo-neurale dans l'intoxication par l'acétate de plomb. Bull. Histol. appl. etc. *22* (1945), 112. — *Noël, R.*, et *G. Pallot*, Sur la substance dite „granuleuse" des plaques motrices et des fuseaux musculaires. Bull. Histol. appl. etc. *12* (1935), 172. — *Noël, R.*, et *B. Pommé*, Etude cytologique de la zone de jonction myo-neurale chez l'homme. Bull. Histol. appl. etc. *8* (1931), 222. La zone de jonction myo-neurale à l'état normal et dans quelques cas pathologiques. Rev. Neur. *1* (1932), 589. La zone de jonction myoneurale dans quelques cas pathologiques. Rev. neur. *2* (1934), 1. Lésions de la zone de jonction myoneurale dans quelques myopathies atrophiques progressives. Bull. Histol. appl. etc. *11* (1933), 87. Examen de la zone de jonction myoneurale au point de vue des phénomènes de répercussion. C. r. Soc. Biol. *113* (1933), 974. — *Noël, R., B. Pommé* et *P. Buffé*, Examens des plaques motrices dans deux cas de paralysie post-sérothérapie (après sérum antidiphtérique). Lyon méd. *16* (1932), 1. La zone de jonction myoneurale dans trois cas de paralysie post-sérothérapie. Comparaison des constatations histopathologiques et des examens éléctriques. C. r. Soc. Biol. Lyon *110* (1932), 322. — *Noël, R., B. Pommé* et *C. Huc*, Sur l'existence d'éléments particuliers observés dans la sole protoplasmique de la zone de jonction myoneurale au cours de certains états pathologiques. C. r. Soc. Biol. Lyon *110* (1932), 853.

Oba, K., Y. Watanabe, N. Kimura, Y. Katsuta, H. Okawa, Y. Yohiike and *M. Yamamura*, The Problems of Abdominal Pain. I. Physiological Observations. Arch. jap. Chir. *22* (1953), 59. — *Ortiz Picon, J. M.*, Nouvelle contribution à l'étude de la névrologie des ganglions sensitifs. Bull. Histol. appl. etc. *26* (1949), 113. — *Otsu, A.*, A histological Study of sensory Nerve Endings *(Seto)* in the Alimentary Canal of Human Beings and Dogs. Acta Scholae med. Kyoto *31* (1953), 103.

Palay, S. L., Neurosecretion. V. The origin of neurosecretory granules from the nuclei of nerve cells in fishes. J. comp. Neur. (Am.) *79* (1943), 247. — *Pawn* (1935), zit. nach *Boeke* (1943). — *Piccard, D.*, Granulations et boules colorables dans la médullo-surrénale du Chat et du Chien. C. r. Soc. Biol. Marseille 14. XII. 1949. Sur le cycle sécretoire de la cellule adrénalinogene dans la médullo-surrénale. Schweiz. med. Wschr. *81* (1951), 778. — *Piccard, D.*, und Mme *Chambost*, Images de neurosécrétion dans un ganglion sympathique intrasurrénal chez le chat. Arch. Anat. Histol. Embryol. *34* (1952), 345. Neurosécrétion dans les amas ganglionnaires sympathiques surrénaux. C. r. Soc. Biol. *146* (1952), 1222. Les cellules de remplacement dans le système nerveux végétatif et les paraganglions. Observations sur les formations nerveuses intrasurrénales. Arch. Anat. microsc. et Morphol. Exper. *42* (1953), 85. — *Piccard, D.*, Mme *Chambost* und *G. Vitry*, Sur l'appareil de Golgi de la cellule adrénalinogene dans la médullo-surrénale. Soc. Biol. Marseille 23. I. 1953. — *Pieper, A.*, Neue Ergebnisse über Ganglienzellen, sensible Nervenfasern und vegetative Geflechte in der Wandung des Ureters. Z. Ur. *44* (1951), 576. — *Pines, L.*, und *K. Narowtschatowa*, Über die Innervation der Nebenniere. Z. mikrosk.-anat. Forsch. 25 (1931), 518. — *Pines, L.*, und *J. Pinski*, Über die Nervenapparate des Corpus ciliaris bei Säugetieren. Anat. Anz. *75* (1932), 160. — *Pretl, K.*, Virchows Arch. *238* (1922),

423 (zit. nach *Feyrter,* 1952, Acta neuroveget. *4,* 409). Virchows Arch. *312* (1944) 392 (zit. nach *Feyrter,* 1952, Frankf. Z. Pathol. *63,* 259).

Rexed, B., and *U. S. v. Euler,* The presence of histamine and noradrenaline in nerves as related to their content of myelinated and unmyelinated fibres. Acta psychiatr. (Dän.) *26* (1951), 61. — *Riegele, L.,* Über Veränderungen am Nervenapparat des entzündeten Trommelfelles. Z. Hals- usw. Hk. *35* (1934), 139. — *Rio Hortega, P.,* und *M. Prado,* Estudios sobre la neuroglia periférica. II. La Neuroglia de los ganglios simpáticos. Rev. Soc. Argent. Biol. *17* (1941), 512. — *Ritter, O.,* Etude sur les nerfs du pancréas exocrine et endocrine. Vierteljahrsschr. Naturforsch. Ges. Zürich *91* (1946), 51. Etude des relations morphologiques neuro-endocriniennes. Acta Anat. *2* (1946), 161. — *Rosenblueth, A.,* The chemical mediation of autonomic nervous impulses as evidenced by summation of responses. Amer. J. Physiol. *102* (1932), 12. The transmission of sympathetic nerve impulses. Physiol. Rev. (Am.) *17* (1937), 514. — *Rosenblueth, A.;* and *D. McK. Rioch,* Temporal and spatial summation in autonomic system. Amer. J. Physiol. *106* (1933), 365. — *Roussi, G.,* et *M. Mosinger,* Processus de sécretion neuronale dans les noyaux végétatifs de l'hypothalamus chez l'homme. La „neuricrinie". C. r. Soc. Biol. *115* (1934), 1143. Quelques données récentes fournies par l'étude histophysiologique du système neurovégétatif. Presse méd. 23 (1937). Traité de Neuro-Endocrinologie. Masson, Paris, 1946. — *Ruland, L.,* Über funktionelle Störungen der menschlichen Harnblase und Beobachtungen an ihrem vegetativen Nerven- und Ganglienapparat. Langenbecks Arch. u. Dtsch. Z. Chir. *271* (1952), 413. Id. id. II. Mitteilung. Langenbecks Arch. u. Dtsch. Z. Chir. *272* (1952), 55.

Schimert, J., Die „syncytielle" Natur des vegetativen Nervensystems. Z mikrosk.-anat. Forsch. *44* (1938), 85. — *Schofield, G.,* The argentaffin cells of the small intestine of the guinea-pig. Acta Anat. *11* (1951), 414. The argentaffin and mucous cells of the small and large intestines of the mouse. Acta Anat. *16* (1952), 1. — *Schüler, E.,* Contribución al estudio del sistema nervioso vegetativo en actividad y en reposo. Bol. Soc. Biol. Concepción *15* (1941), 63. — *Schumacher, S.,* Über die Bedeutung der arterio-venösen Anastomosen der epithelioiden Muskelzellen (Quellzellen). Z. mikrosk.-anat. Forsch. *33* (1937), 49. — *Sato, A.,* Innervation of Corpus Suprarenale in Human Adult. Tohoku J. exper. Med. *55* (1952), 259. — *Sebruins, M.,* Een histochemische methode voor de studie van het Sympathisch Zenuwstel. Vlaamsch Diergeneesk. Tschr. *16* (1947), 17. — *Seto, H.,* Über zwischen Aorta und Arteria pulmonalis gelegene Herzparaganglien. Z. Zellforsch. usw. *22* (1935), 213. — *Seto, H., S. Yamamoto* and *T. Fujii,* On the Paraganglia in the Ganglion of the Vagus Nerve. Tohoku J. exper. Med. *52* (1950), 39. — *Sgrosso, J. A. R.,* Effets éloignés de l'énervation de la glande surrénale sur la sécretion de l'adrénaline. C. r. Soc. Biol. *124* (1935), 270. — *Simard, L. C.,* Sur les relations des cellules argentaffines de l'intestin avec les nerfs chez l'embryon de Veau. Arch. Anat. microsc. (Fr.) *30* (1934), 235. Les complexes neuro-insulaires du pancréas humain. Arch. Anat. microsc. (Fr.) *33* (1937), 29. — *Smith, St. W.,* Neurosecretory phenomena in sympathetic ganglion cells of Bufo marinus with particular reference to their significance for Weiss' theory of proximodistal movement of axoplasm. Anat. Rec. (Am.) *112* (1952), 303. — *Spoerri, R.,* Histological studies on nerve elements and their endings at the epithelial cells of the gastric mucosa. J. Comp. Neur. (Am.) 90 (1949), 151. — *Stern, W.,* Über nervöse Feinstrukturen im Ulcusmagen. Acta neuroveget. *3* (1951), 531. — *Stöhr, Ph., jr.,* Beobachtungen und Bemerkungen über die Endausbreitung des vegetativen Nervensystems. Z. Anat. u. Entw.gesch. *104* (1935), 133. Über „Nebenzellen" und deren Innervation in Ganglien des vegetativen Nervensystems, zugleich ein Beitrag zur Synapsenfrage. Z. Zellforsch. usw. *29* (1939), 569. Studien zur normalen und pathologischen Histologie vegetativer Ganglien. III. Z. Anat. u. Entw.gesch. *114* (1948), 4. Zusammenfassende Ergebnisse über die mikroskopische Innervation des Magen-Darmkanals. Erg. Anat. *34*, 2. Aufl. (1952), 250. Zusammenfassende Ergebnisse über die Endigungsweise des vegetativen Nervensystems. I. Acta neuroveget. *10* (1954), 21. Id. id. II. Acta neuroveget. *10* (1954), 62. — *Strecht Ribeiro, C.*, Os complexos neurocelulares do ovario. Fol. anat. Univ. coimbr. *18* (1943), 1. — *Stutinsky, F.*, Contribution à la physiologie hypophysaire des Batraciens: les correlations opto-pituitomélanocytiques chez la grenouille. Thèse méd. Paris, 1939. — *Sunder-Plassmann, P.*, Die Bedeutung des NH-Zellsystems. Klin. Wschr. *21* (1942), 469. — *Sunder-Plassmann, P.*, und *W. H. Richter*, Grundlagen des neurohormonalen Systems. Klin. Wschr. *30* (1943), 484. — *Swinyard, A.*, The innervation of the suprarenal glands. Anat. Rec. (Am.) *66* (1937), 417. — *Sylven, B.*, On the cytoplasmic constituents of normal tissue mast cells. Exp. Cell. Res. *1* (1951), 252.

Tello, J. F., Sobre una vaina que envuelve toda la ramificación del axon en las terminaciones motrices de los músculos estriados. Trab. Inst. Cajal *36* (1944), 1. — *Thomas, O. L.*, Some observations with the Phase-constrast Microscope on the Neurones of Helix aspersa. Quart. J. microsc. Sci. *88* (1947), 269. The Cytology of the Neurones of Helix aspersa. Quart. J. microsc. Sci. *88* (1947), 445. A Study of the Spheroid System of Sympathetic Neurones with special reference to the problem of Neurosecretion. Quart J. microsc. Sci. *89* (1948), 333. — *Tinel, J.*, Le système nerveux végétatif. Masson, Paris, 1937. — *Turchini, J.*, C. r. Ass. Anat. Nancy *27* (1932) 560 (zit. nach *Noël*, 1942). — *Tusques, J.*, Recherches histologiques sur le sympathique terminal: L'innervation des mélanocytes. Thèse. Aix-Marseille, 1949.

Vasconcelos, J., Reaccoes do cortex e da medula suprarrenais a desnervacao. II. Reuniao Biol. Port., S. 3. 1947.

Wallart, J., Contribution à l'étude de l'innervation de l'ovaire. Les rélais nerveux chez l'hile. Bull. Histol. appl. etc. *13* (1936), 241. — *Weber, A.*, L'appareil nerveux métaterminal et ses altérations d'ordre expérimental ou pathologique. Bull. Histol. appl. etc. *23* (1946), 41. Instabilité des terminaisons nerveuses dans les synapses intracellulaires du système végétatif. C. r. Soc. Biol. *146* (1952), 813. Les terminaisons des fibres préganglionnaires sur les cellules nerveuses du système végétatif. C. r. Soc. Biol. *146* (1952), 883. — *Werle, E.*, und *G. Weicken*, Über das Vorkommen von Histamin in Nerven. Biochem. Z. *319* (1949), 457. — *Wiedmann, A.*, Über das Vorkommen von „neurohormonalen" Zellen in der menschlichen Haut. Acta neuroveget. *1* (1950), 617. — *Winiwarter, H.*, Origine et développement du ganglion carotidien. Arch. Biol. (Fr.) *50* (1938), 67. Nerfs du testicule et glande interstitielle. Bull. Histol. appl. etc. *17* (1940), 25. — *Wolter, J. R.*, Die Innervation des menschlichen Ciliarmuskels. Bericht üb. d. 58. Zusamm. d. dtsch. Ophthalm. Ges. Heidelberg 327 (1953).

Anschrift des Verfassers: Dr. *V. Jabonero*, Avenida del Estadio 2.—2°., Oviedo, Spanien.

Schlußwort.

Von

C. Coronini.

Rückblickend auf die im Rahmen unseres Colloquiums vorgebrachten Darlegungen der einzelnen Redner möchte ich bemerken, daß in bezug auf die postganglionäre Strecke der vegetativen Peripherie insbesondere durch die Ausführungen von *Garven* und *Jabonero* ein neuer Gesichtspunkt erörtert wurde, der besondere Beachtung verdient. Herr *Jabonero* bezeichnet die postganglionäre Strecke als synzytiale Bahn von protoplasmatischer Beschaffenheit, die — mit Kernen, Fibrillen, Vakuolen und Granula ausgestattet — humoralen Charakter besitzen dürfte. Mein Mitarbeiter *Stern* hat schon im Jahre 1949 Untersuchungen angestellt, die darauf hinzielten, im Bereiche der terminalen vegetativen Formation eine sekretorische Tätigkeit nachzuweisen. Dieser Versuch mißlang, da die Anwendung der Gomori-Färbung, die bei der Darstellung der zentralen Neurosekretion insbesondere in der hypothalamisch-hypophysären Bahn ausgezeichnete Resultate zur Sichtbarmachung der Trägersubstanz der Hormone gibt, hier versagte. Auch andere Färbeversuche fielen negativ aus und so mußte *Stern* in seiner Publikation aus dem Jahre 1952 die periphere Sekretion weiter zur Diskussion stellen. Ich glaube, daß wir heute dank der Fortschritte der histologischen Technik um ein gutes Stück vorwärts gekommen sind, wie aus den Ausführungen von *Meyling, Nelemans* und *Greving* und nicht zuletzt der bereits oben Genannten hervorgeht.

Es erscheint mir sehr bestechend, anzunehmen, daß innerhalb einer kernführenden protoplasmatischen Einheit, welche nicht mit der Erfolgszelle in direkter Verbindung stehen müßte, Mediatstoffe weitergeleitet bzw. gebildet werden, die vielleicht auf Grund eines elektrischen Potentialgefälles an die Erfolgsorgane herangetragen und dort deliberiert werden. Damit wäre in den heute hier vorgebrachten Ergebnissen das morphologische Substrat einer *peripheren Neurosekretion* aufgezeigt worden. Ich betrachte diese Zusammenkunft als die wirkliche Geburtsstätte einer neue Wege weisenden Erkenntnis über die so viel umstrittene terminale vegetative Formation. Ich glaube tatsächlich, daß Herr *Jabonero* damit recht hat, daß nun vor allem die Physiologen, Chemiker und Pharmakologen an das Problem heranzutreten hätten, um die Natur des Mediatstoffes oder der Mediatstoffe, die hier in Frage kommen, festzustellen.